715,-

Diener/Maier

DAS SCHMERZ THERAPIE BUCH

D1998154

DAS SCHMERZ THERAPIE BUCH

Herausgegeben von
H. C. Diener und C. Maier

Mit 55 Abbildungen und 152 Tabellen

Urban & Schwarzenberg
München – Wien – Baltimore

Planung: Dr. med. Thomas Hopfe, München
Lektorat: Petra Münzel-Kaiser M.A., München
Herstellung: Ulrike Urban, München
Graphiken: Henriette Rintelen, Velbert

Die Deutsche Bibliothek – CIP-Einheitsaufnahme

Das **Schmerz-Therapie-Buch** : mit Tabellen / hrsg. von H. C. Diener und C. Maier. – München ; Wien ; Baltimore : Urban und Schwarzenberg, 1997
ISBN 3-541-16041-1
NE: Diener, Hans-Christoph [Hrsg.]

Gebrauchsnamen, Handelsnamen, Warenbezeichnungen und dergleichen, die in diesem Buch ohne besondere Kennzeichnung aufgeführt sind, berechtigen nicht zu der Annahme, daß solche Namen ohne weiteres von jedem benutzt werden dürfen. Vielmehr kann es sich auch dann um gesetzlich geschützte Warenzeichen handeln.

Alle Rechte, auch die des Nachdrucks, der Wiedergabe in jeder Form und der Übersetzung in andere Sprachen behalten sich Urheber und Verleger vor. Es ist ohne schriftliche Genehmigung des Verlages nicht erlaubt, das Buch oder Teile daraus auf photomechanischem Weg (Photokopie, Mikrokopie) zu vervielfältigen oder unter Verwendung elektronischer bzw. mechanischer Systeme zu speichern, systematisch auszuwerten oder zu verbreiten (mit Ausnahme der in den §§ 53, 54 URG ausdrücklich genannten Sonderfälle).

Satz: Kösel, Kempten
Druck: Appl, Wemding
Bindung: Großbuchbinderei Monheim, Monheim
© Urban & Schwarzenberg 1997

ISBN 3-541-16041-1

Vorwort

Die Schmerztherapie war in den vergangenen Jahrzehnten Stiefkind der Medizin. Ein Beispiel war die, auch im internationalen Vergleich, katastrophale Unterversorgung von Patienten mit hochwirksamen Opioiden, die an schweren Tumorschmerzen litten. Eine, wenn auch vordergründige Ursache waren hierfür die in der Vergangenheit sehr restriktiven Beschränkungen der Betäubungsmittelverordnung. Aber darüber hinaus bestand bei Ärzten aller Fachrichtungen eine eher generelle Hilflosigkeit in der Therapie von Krankheitssymptomen, wenn die Grunderkrankung nicht oder nicht mehr kurabel war. Daher wurden auch Patienten mit nichttumorbedingten chronischen Schmerzsyndromen inadäquat behandelt, oftmals voreilig „psychiatrisiert“ oder ersatzweise durch nicht indizierte Psychopharmaka in eine iatrogen mitverschuldete Abhängigkeit getrieben.

In den letzten Jahren ist in der Schmerztherapie ein beachtlicher Fortschritt zu verzeichnen. Hierzu haben sicherlich die jetzt auch in Deutschland zahlreichen Einrichtungen beigetragen, die sich auf die Behandlung akuter und chronischer Schmerzsyndrome spezialisierten. Ein Umdenken ist aber auch in Fachdisziplinen, wie z.B. der Onkologie, zu beobachten, in der heute auch die Symptomlinderung in fortgeschrittenen Stadien der Erkrankung eine größere wissenschaftliche und klinische Beachtung erlangt hat. Und nicht zuletzt zeigt sich dieser Fortschritt auch in dem Beschluß des Deutschen Ärztetages 1996, die Zusatzbezeichnung „Spezielle Schmerztherapie“ einzuführen und – vielleicht noch wichtiger – alle klinischen Disziplinen aufzufordern, die fachbezogene Schmerztherapie in die jeweilige Weiterbildung zu integrieren.

Trotzdem besteht bis heute eine große Lücke zwischen den Therapiestandards, die in speziellen Zentren erreicht werden, und der andernorts gewährleisteten Grundversorgung von Patienten, die an akuten oder chronischen Schmerzen leiden. Das Wissen um die Möglichkeiten einer rational begründbaren Pharmakotherapie dringt, wie immer in der Medizin, nur langsam in das Bewußtsein der Ärzteschaft ein. Dies ist um so bedauerlicher, als naturgemäß die Mehrzahl der Patienten mit starken Schmerzen von denjenigen betreut werden, in deren Fachgebiet die Primärversorgung fällt. Es war das wichtigste Anliegen der Herausgeber und Autoren des hier vorgelegten „Schmerztherapie-Buchs“, diese Lücke zu verkleinern.

In den verschiedenen Kapiteln dieses Buches wird versucht, auf der Grundlage einer kurzen Darstellung der Epidemiologie und Pathogenese zuerst die Differentialdiagnose einzelner Schmerzsyndrome unter Beachtung besonders häufiger

Fehldiagnosen herauszuarbeiten. Einen zweiten Schwerpunkt des Manuals bilden therapeutische Stufenpläne. Hierin werden auch die Möglichkeiten spezialisierter Institutionen beschrieben und bewertet. Somit sollte es auch Nicht-Spezialisten möglich sein, den Nutzen und die Risiken spezieller Verfahren abzuschätzen und vor allem den richtigen Zeitpunkt zu erkennen, zu dem eine Vorstellung der Patienten in geeigneten Zentren sinnvoll sein könnte. Für weitere Details hinsichtlich spezieller Verfahren muß aber auf die Lehrbücher der Schmerztherapie, der Anästhesiologie und der Neurologie verwiesen werden. Der Schwerpunkt dieses Buches liegt auf der medizinischen und psychologischen Basistherapie akuter wie chronischer Schmerzen, die auf Grundlage der hier formulierten Regeln von jedem Arzt durchgeführt werden kann.

Schmerztherapie bleibt ein Anliegen aller Fachdisziplinen. Schmerzen gehören zu den häufigsten Begleitsymptomen der verschiedensten Erkrankungen. Die hierfür notwendigen Therapiemaßnahmen sind zwar primär überwiegend in anästhesiologisch oder neurologisch geleiteten Zentren erarbeitet worden, sie haben jedoch heute einen Stand erreicht, in dem es wünschenswert wäre, daß sie auch für eine flächendeckende und fachübergreifende Versorgung von Schmerzpatienten genutzt werden könnten. Die Schmerztherapie eines Patienten darf nicht enden, wenn die Methoden des Fachgebiets des jeweils primär behandelnden Arztes erschöpft sind. Der Umgang mit so einfachen Verfahren wie der elektrischen transkutanen Nervenstimulation, der sachgemäße Einsatz von Analgetika einschließlich der hochwirksamen Opioide und anderer Substanzen sollte künftig wieder Bestandteil des im Wortsinne allgemeinärztlichen Handelns werden.

Dieser interdisziplinäre Ansatz gilt selbstverständlich auch dann, wenn spezielle Therapieverfahren notwendig werden, weil die Basistherapie nicht oder nicht auf Dauer ausreichend wirksam bleibt. Die in der jüngsten Zeit zu beobachtenden unsinnigen, mehr berufspolitisch als sachlich begründbaren Differenzen zwischen einzelnen Fachgebieten in der Frage, wem das Primat in der Schmerztherapie zukommt, waren hierfür kontraproduktiv. Auch die speziellen, z.B. neurodestruktiven Verfahren sollten nicht als „Auftragsarbeit“ delegiert werden, sondern sind einzubetten in ein interdisziplinär in Schmerzzentren zu erarbeitendes Gesamtkonzept, das nicht durch die zufällig lokal vorhandenen therapeutischen Möglichkeiten limitiert sein sollte. Auch dieser Aspekt wird, so hoffen wir, in diesem Buch deutlich. Dieses Anliegen wird durch den Umstand unterstrichen, daß dieses „Schmerztherapie-Buch“ aus gutem Grund von Neurologen und Anästhesiologen gemeinsam herausgegeben und erarbeitet wurde.

Die Schmerztherapie ist ein noch junges Fach. Wissenschaftlich gesicherte therapeutische Standards können erst für Teilaspekte formuliert werden. Viele Empfehlungen, auch in diesem Buch, beruhen noch auf empirischen, nur teilweise validierten Grundlagen. Dies gilt in besonderer Weise für die Bewertung sogenannter alternativer, aber auch für eine Reihe physiotherapeutischer Therapierichtungen (ohne hier zu unterstellen, daß die „schulmedizinischen“ Therapierichtlinien stets wissenschaftlich abgesichert seien). Die Herausgeber haben sich zusammen mit den Autoren bemüht, einen Konsens in der Grundausrichtung aller Kapitel zu erreichen. Andererseits sollte durchaus das Gesamtspektrum der heutigen Schmerztherapie aufgezeigt werden, auch wenn die Herausgeber nicht mit jeder Autorenmeinung übereinstimmen.

Die Herausgeber danken allen Autoren, auch für ihre Kooperation in diesem Bemühen, sowie dem Verlag für seine Bereitschaft, ein solches interdisziplinäres Buch einer breiten Gruppe daran interessierter Ärzte zugänglich zu machen. Ein spezieller Dank gilt Herrn Dr. Hopfe für seine Initiative zu diesem Buch, und der Lektorin Frau Münzel-Kaiser für die hervorragende Betreuung.

Essen und Kiel im September 1996

Prof. Dr. H. C. Diener Priv.-Doz. Dr. C. Maier

Anschriften der Herausgeber und Mitautoren

Herausgeber

Professor Dr. med.
Hans Christoph Diener
Direktor der Neurologischen
Universitätsklinik Essen
Hufelandstraße 55
45147 Essen

Privatdozent Dr. med. Christoph Maier
Klinik für Anästhesiologie und
operative Intensivmedizin der
Christian-Albrechts-Universität
Schwanenweg 21
24105 Kiel

Mitautoren

Privatdozent Dr. med. Ralf Baron
Neurologische Klinik der
Universität Kiel
Niemannsweg 147
24105 Kiel

Dr. med. Gunda Comberg
Klinik für Anästhesiologie und
operative Intensivmedizin der
Christian-Albrechts-Universität
Schwanenweg 21
24105 Kiel

Diplompsychologe Rainer Eisentraut
Neurologische Universitätsklinik
Hufelandstraße 55
45122 Essen

Dr. med. Michael K. H. Elies
Facharzt für Allgemeinmedizin
Naturheilverfahren – Homöopathie
Erlenweg 31
35321 Laubach

Dr. med. Martin Gleim
Klinik für Anästhesiologie und
operative Intensivmedizin der
Christian-Albrechts-Universität
Schwanenweg 21
24105 Kiel

Professor Dr. med. Jan Hildebrandt
Zentrum Anästhesiologie,
Rettungs- und Intensivmedizin
Robert-Koch-Straße 40
37075 Göttingen

Professor Dr. med. Peter Layer
Chefarzt der Inneren Abteilung
Israelitisches Krankenhaus
Orchideenstieg 14
22297 Hamburg

Dr. med. Gabriele Lindena
Mundi-Pharma GmbH
Mundipharma-Straße
65549 Limburg

Dr. med. Johannes Nebe
Physiologisches Institut II
Röntgenring 9
97070 Würzburg

Dr. med. Manfred von der Ohe
Abteilung für Gastroenterologie
Zentrum für Innere Medizin
Medizinische Klinik und Poliklinik
Hufelandstraße 55
45122 Essen

Dr. med. Rudolf van Schayck
Klinikum für Neurologie
Klinikum der Universität
Philosophenweg 3
07743 Jena

Dr. med. Hans-Albrecht Schele
Arzt für Anästhesiologie
PraxisKlinik Kiel
Schönberger Straße 5–11
24148 Kiel

Dr. med. Bastian Steinberg
Am Sooren 1a
22149 Hamburg

Privatdozent Dr. med. Hinnerk Wulf
Klinik für Anästhesiologie und
operative Intensivmedizin der
Christian-Albrechts-Universität
Schwanenweg 21
24105 Kiel

Inhaltsverzeichnis

B Methoden

Einführung

1 Schmerzbegriffe

H. C. DIENER

Definitionen

Schmerz ist nach der Definition der Internationalen Gesellschaft zum Studium des Schmerzes (IASP) ein unangenehmes Sinnes- und Gefühlserlebnis, das mit aktueller oder potentieller Gewebeschädigung verknüpft ist oder mit Begriffen einer solchen Schädigung beschrieben wird.

Im folgenden werden einige für die Nomenklatur wichtige Begriffe erklärt.

Allodynie Schmerzauslösung durch Reize, die normalerweise keinen Schmerz verursachen (z.B. Berührung).

Analgesie Fehlende Schmerzempfindung bei physiologisch schmerzhaften Reizen.

Dysästhesie Unangenehme oder abnorme Empfindungen, entweder spontan entstehend oder provozierbar, beispielsweise durch Berührung.

Hyperästhesie Verstärkte Empfindung schmerzhafter und nicht schmerzhafter Reize (Schwellenerniedrigung).

Hyperalgesie Verstärkte Schmerzempfindung durch einen physiologisch schmerzhaften Reiz.

Hyperpathie Verstärkte Reaktion auf Reize, insbesondere wiederholte Reize bei erhöhter Schwelle.

Kausalgie Heute nicht mehr empfohlener Begriff für komplexes Syndrom, das durch einen brennenden Dauerschmerz, Allodynie und Hyperpathie nach einer Nervenläsion gekennzeichnet ist und mit vegetativen und trophischen Veränderungen einhergeht.

Neuralgie Schmerz im Versorgungsgebiet eines oder mehrerer Nerven.

Neuropathie Funktionsstörungen oder pathologische Veränderung eines Nerven (Mononeuropathie), verschiedener Nerven (Polyneuropathia multiplex) oder distal und bilateral (Polyneuropathie).

Akuter Schmerz tritt im Rahmen eines akuten Ereignisses, z.B. eines Traumas, einer Operation, einer entzündlichen Nervenläsion oder bei Migräne auf.

Von einem **chronischen Schmerz** spricht man je nach Definition bei einer ununterbrochenen Schmerzdauer von drei bis sechs Monaten und Beeinträchtigungen auf kognitiv-emotionaler Ebene durch Störung von Befindlichkeit, Stimmung und Denken, auf der Verhaltensebene durch schmerzbezogenes Verhalten, auf der sozialen Ebene durch Störung der sozialen Interaktion und Behinderung der Arbeit sowie auf der physiologisch-organischen Ebene durch Mobilitätsverlust und Funktionseinschränkungen.

Pathophysiologie

In diesem Abschnitt soll nicht auf die Physiologie des nozizeptiven Systems eingegangen werden, hierzu wird auf die entsprechenden Lehrbücher der Physiologie verwiesen. Es soll die Pathophysiologie vor allem unter dem Aspekt des chronischen Schmerzes dargestellt werden.

Beim chronischen Schmerz bzw. beim Übergang vom akuten zum chronischen Schmerz spielen die folgenden physiologischen Vorgänge eine wichtige Rolle:
- Sensibilisierung von Nozizeptoren: Durch Freisetzung von Prostaglandinen und Neuropeptiden kommt es zu einer Erniedrigung der Erregbarkeitsschwelle, einer Erhöhung der Zahl der neuronalen Entladungen und zur Entwicklung von Spontanaktivität, z.B. bei chronischer Entzündung.
- Rekrutierung stummer nozizeptiver Afferenzen: Diese Afferenzen sind unter physiologischen Bedingungen nicht aktiv und werden im Rahmen entzündlicher Reaktionen oder chronischer Läsionen zusätzlich rekrutiert.
- Ektope Entstehung von Spontanaktivität nach Läsionen nozizeptiver Neurone: Spontanaktivität durch mechanische, chemische oder thermische Reize, ephaptische Übertragung zwischen afferenten Axonen.
- Sensibilisierung von zentralen Neuronen: Sensibilisierung von Hinterhornneuronen mit Vergrößerung der rezeptiven Felder, beispielsweise durch vermehrte Aktivierung von NMDA-Rezeptoren und Freisetzung von Neuropeptiden, Verlust inhibitorischer Mechanismen, in der Folgezeit kommt es zur Expression früher Gene (z.B. C-fos).
- Zentraler Schmerz bei Läsionen des Rückenmarks, der spinothalamischen Bahnen oder des Thalamus sowie durch Läsionen efferenter schmerzmodulierender Systeme.
- Aufrechterhaltung des Schmerzes über permanente periphere Rückkopplung aus Muskel- und Dehnungsrezeptoren, z.B. Schmerzen bei Spastik.
- Chronische Schmerzen und Unterhaltung durch das efferente sympathische Nervensystem: beispielsweise sympathische Reflexdystrophie.
- Zentrale Auslösung von Schmerzen ohne Läsion: z.B. Migräne.

Durch die genannten physiologischen Phänomene können die folgenden klinischen Beobachtungen erklärt werden:
- Beim chronischen Schmerz nach peripherer Nervenschädigung kann es im Laufe der Zeit zu einer Ausbreitung des schmerzhaften Areals kommen (z.B. initial radikulärer Schmerz, später Schmerz der gesamten Extremität).
- Der Wegfall physiologischer Afferenzen (somatosensible Afferenzen, Muskelafferenzen) fördert das Entstehen von Spontanaktivität in peripheren Schmerzfasern und im Hinterhorn (Deafferenzierungsschmerz).

- Wiederholte traumatisierende Ereignisse, die zur Gewebeschädigung oder Entzündung führen, bahnen Schwellenerniedrigung, Summation und Vergrößerung rezeptiver Felder von Hinterhornneuronen (Zunahme von Schmerzen nach wiederholten operativen Eingriffen und Gewebeschädigung durch Injektionen).
- Persistenz des chronischen Schmerzes auch nach kompletter Ausschaltung des afferenten Neurons durch plastische Veränderungen im Hinterhorn und Thalamus (deshalb Unwirksamkeit von destruierenden chirurgischen Verfahren).
- Therapeutische Wirksamkeit von Krankengymnastik und physikalischer Therapie (vermehrter physiologischer afferenter Einstrom).

2 Besonderheiten der Anamnese und Therapieplanung bei Patienten mit chronischen Schmerzen

C. MAIER

Ein Schmerz wird in den meisten internationalen Klassifikationssystemen als **chronisch** bezeichnet, wenn er länger als sechs Monate besteht. Diese Unterteilung in akut und chronisch mag didaktisch nützlich sein, wird aber dem unterschiedlich dynamischen Krankheitsprozeß der Patienten mit Schmerzkrankheiten selten gerecht. Sie berücksichtigt eindimensional nur den Faktor der Anamnesedauer.

> Mit dem neueren Begriff der **Chronifizierung** wird versucht, multidimensional somatische, psychologische und soziale Faktoren zu erfassen, die den Prozeß der Loslösung des Symptoms „Schmerz" von seiner ursprünglichen Ursache beschreiben [2, 3, 4].

Ein solcher Prozeß kann bei einigen Patienten (z.B. mit atypischen Gesichtsschmerzen) schon nach wenigen Monaten weit, bei anderen (z.B. mit Rheuma) dagegen noch nach Jahren so wenig vorangeschritten sein, daß letztere in manchen Aspekten, wie dem der schmerzbedingten Beeinträchtigung ihrer Lebensqualität, durchaus mit Patienten, die an akuten Schmerzen leiden, vergleichbar sind.

Patienten mit fortgeschrittener Chronifizierung stellen nur einen kleinen Teil aller an chronischen Schmerzen leidenden Patienten (ca. 2–5%), während sie in der Patientenpopulation spezialisierter Schmerzeinrichtungen je nach Diagnosegruppe mit 25 bis über 50% vertreten sind.

Dieser Chronifizierungsprozeß ist beim einzelnen ein Kontinuum. Für epidemiologische und auch therapeutische Aspekte ist jedoch eine Stadieneinteilung der Chronifizierung sinnvoll. Im deutschsprachigen Raum findet das von Gerbershagen entwickelte, teilweise auch statistisch validierte, dreistufige Mainzer Stadienmodell immer größere Beachtung (Tab. 1). Die Zuordnung eines Patienten zu einem Stadium erfolgt über die Berechnung eines Scores, der auf vier

Tabelle 1 Ausprägungsgrad der einzelnen Dimensionen bei chronifizierten Schmerzen in unterschiedlichen Stadien (nach Gerbershagen).

Dimension	Stadium I	Stadium II	Stadium III
Schmerzverlauf	intermittierend, zeitlich wechselnd, Intensitätswechsel	lang anhaltend, Intensität wenig wechselnd	Dauerschmerz
Lokalisation	umschrieben, anatomisch nachvollziehbar, meist monolokulär	Ausdehnung auf größere Areale	> 70% der Körperfläche, multilokalisiert
Medikamenteneinnahmeverhalten	angemessen, entsprechend ärztlicher Verordnung	vereinzelte Mißbrauchs- oder Entzugsepisoden	langjähriger Mißbrauch, Polytoxikomanie o.ä.m.
Beanspruchung des Gesundheitswesens	überwiegend ein Arzt und empfohlene Spezialisten, nicht mehr als je eine Krankenhaus-/Reha-Behandlung wg. Schmerzen oder ein schmerzbedingter operativer Eingriff	2–3maliger Arztwechsel, häufige Wechsel von Spezialisten gleichen Fachs, 2–3 stationäre Behandlungen und operative Eingriffe	> 3maliger Arztwechsel, zielloses „Doctor shopping", > 3 schmerzbedingte stationäre Behandlungen und operative Eingriffe
psychosoziale Risikofaktoren	übliche familiäre und psychosoziale Probleme; adäquate Krankheitskontrolle	zunehmende Auswirkung auf Ehe, Familie, soziale Umwelt und Beruf; ungünstige Bewältigungsstrategien	Versagen in Familie, Ehe und Beruf; „erlernte Hilflosigkeit"

anamnestisch einfach zu erfassenden Dimensionen oder Achsen basiert (zeitliche und räumliche Achse, Medikamenteneinnahme und „Patientenkarriere") (Abb. 1), wobei zur Zeit die psychosozialen Kriterien (s. Tab. 1, untere Zeile) noch nicht in diesen Score einfließen.

Über wissenschaftliche Fragestellungen hinaus ist die Erfassung der Chronifizierung für die individuelle Therapieplanung von zentraler Bedeutung, nicht zuletzt auch für die Frage der Prävention der weiteren Krankheitsprogression.

Ein Patient im Stadium I, der nicht innerhalb weniger Wochen eine entscheidende Besserung durch eine monodisziplinäre Behandlung erfährt, sollte dann, und nicht erst nach jahrelangen Irrwegen, einer multidisziplinär arbeitenden

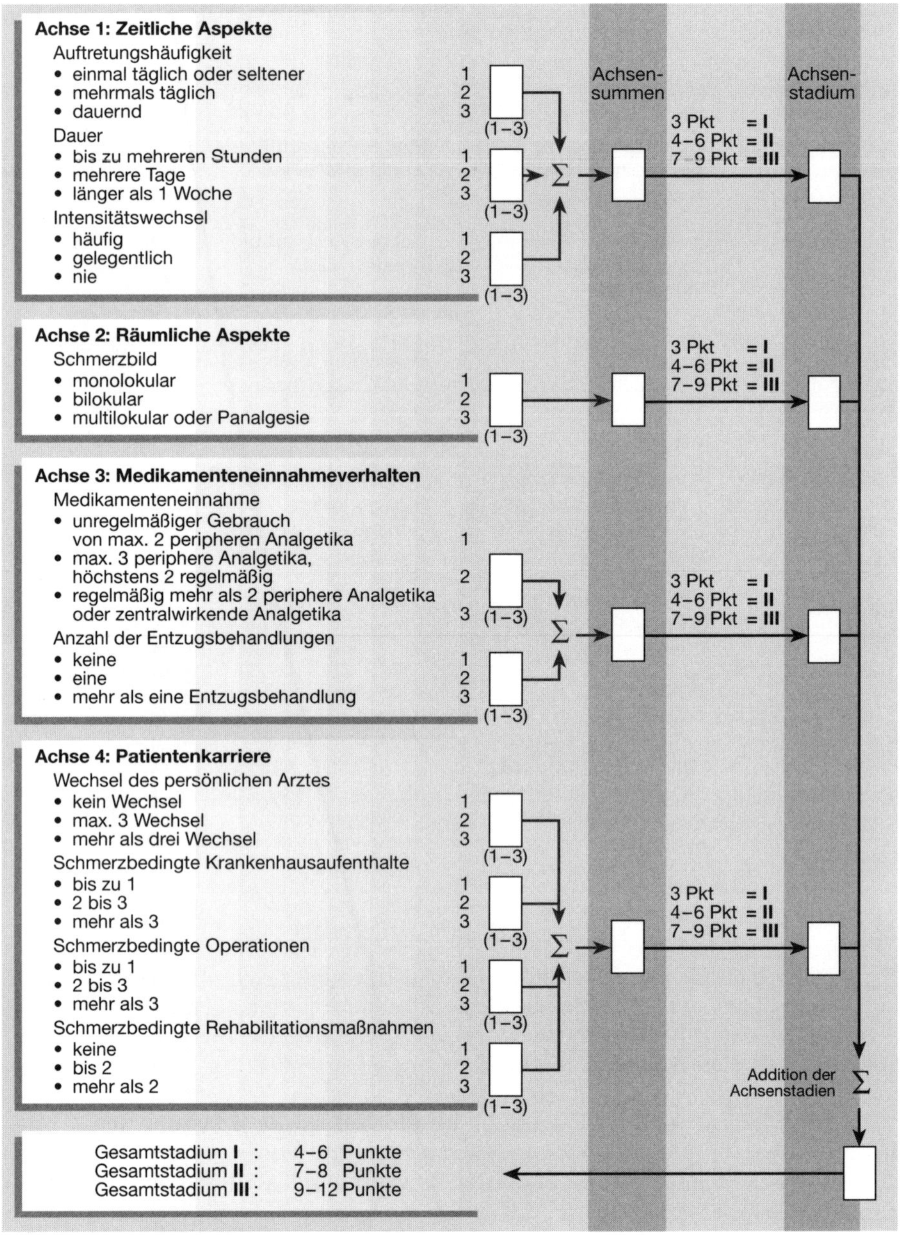

Abbildung 1 Berechnung des Chronifizierungsscores nach Gerbershagen (mod. nach [3]).

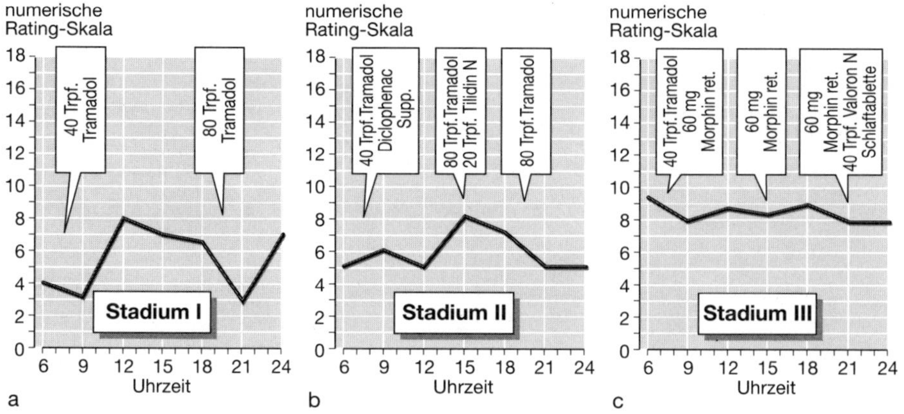

Abbildung 2 Charakteristische Beispiele für Schmerztagebücher von Patienten in unterschiedlichen Stadien der Schmerzchronifizierung.

Institution zugewiesen werden (s. Abb. 3). Bei Patienten in fortgeschrittenen Stadien sollte die gleiche Entscheidung möglichst umgehend fallen und eine Zurückhaltung gegenüber invasiven, nur auf das Symptom Schmerz abzielenden Therapieversuchen (z.B. Nervenresektion) zur Selbstverständlichkeit werden [2].

Merkmale fortgeschrittener Chronifizierung

Für die Diagnose eines fortgeschrittenen Chronifizierungsgrades (entsprechend Stadium II/III nach Gerbershagen) mögen einige Hinweise zur Anamneseerhebung nützlich sein, die für alle Schmerzpatienten unabhängig von der jeweiligen Schmerzdiagnose wichtig sind. Anhaltspunkte hierfür sind der Tabelle 1 zu entnehmen.

Patienten mit unterschiedlichem Chronifizierungsgrad unterscheiden sich weniger in der Schmerzintensität als in dem Maß der schmerzassoziierten Beeinträchtigung bzw. dem Verlust an Lebensqualität, der durch verschiedene Erhebungsinstrumente (s. Kap. B.3.2.2) quantifizierbar ist.

Hiermit assoziiert sind gravierende Veränderungen der beruflichen und sozialen Aktivität, wozu besonders auch die krankheitsbedingte Beeinträchtigung der (Ehe-)Partnerschaft zählt [5]. Hieraus ergibt sich die große Bedeutung der Fremdanamnese, also eine Befragung der wichtigsten Bezugspersonen des Patienten.

Auch das Schmerztagebuch des Patienten selbst ermöglicht wichtige Zusatzinformationen. Charakteristisch für eine fortgeschrittene Chronifizierung ist nicht so sehr die hohe Intensität als vielmehr der fehlende Wechsel der Intensität über den Tag (Abb. 2) oder längere Zeiträume. In den Tagebüchern dieser Patienten findet sich in krassen Fällen lediglich ein Strich. Es fehlt jede tageszeitliche oder belastungsabhängige Zu- oder Abnahme. Die Patienteneintragungen

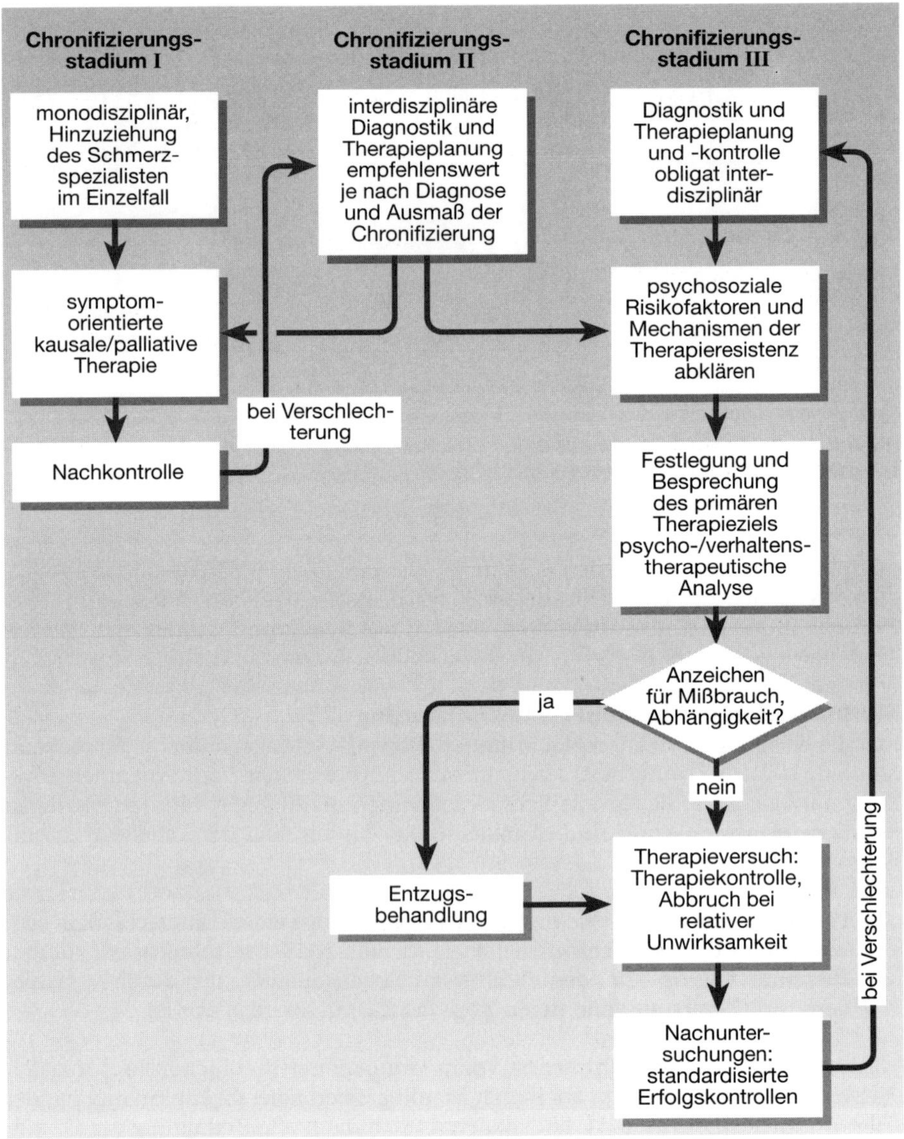

Abbildung 3 Therapeutischer Entscheidungsablauf bei Patienten in unterschiedlichen Stadien der Chronifizierung.

zur Medikamenteneinnahme in den Tagebüchern geben eine zusätzliche Information, ob überhaupt ein Effekt auftritt bzw. vom Patienten noch registriert wird.

Bei diesen Patienten sollte die im übrigen stets angekündigte Überprüfung der Medikamenteneinnahme durch Serum- oder Urinuntersuchungen zur Selbstverständlichkeit werden. Denn die Anzahl verschwiegener Medikamente liegt in einer Größenordnung von bis zu 40% [1].

Die Aufzeichnungen der Patienten selbst zeigen die in den Extremgruppen typischen multilokulären Schmerzen bis hin zur Panalgesie. Hiervon ist aber nur auszugehen, wenn die Schmerzen nicht durch die Grunderkrankung erklärbar sind, wie z.B. bei der Fibromyalgie mit ihren allerdings genau definierten Triggerpunkten.

Arzt-Patienten-Interaktionen bei fortgeschrittener Chronifizierung

Das Verhältnis des Patienten zum Arzt ist durch einen hohen Erwartungsdruck und eine initial positive Bestätigung mit anschließend rasch folgender Schuldzuweisung gekennzeichnet. Die Folge ist das bekannte „Doctor shopping“.

Die Diagnose einer fortgeschrittenen Chronifizierung ist für den Therapeuten so wichtig, weil sie es ihm erleichtern kann, das erwartete Rollenverhalten zu meiden, d.h. keine unreflektierte Helferrolle zu übernehmen.

Ein typischer Fehler eines neubehandelnden Arztes ohne adäquate Selbstreflexion ist es, bei diesen Patienten davon auszugehen, daß zuvor alles falsch gemacht wurde. Der Patient wird ihn allerdings in einer solchen Einschätzung unterstützen mit Bemerkungen wie „Sie sind der erste, der mich richtig untersucht oder überhaupt zuhört“. Zur selbstkritischen Bewertung erster eigener „Erfolge“ mag das Studium früherer Arztbriefe beitragen, aus denen in der Regel hervorgeht, daß bei diesen Patienten jede Therapie, gleichgültig, ob es sich um ein gesichertes Verfahren oder eine Außenseitermethode handelte, zunächst zu einer mehrtägigen oder -monatigen Schmerzfreiheit führte. Dagegen wurde in der Regel bei Schmerzrezidiven oder neu aufgetretenen Nebenwirkungen nicht adäquat reagiert, sondern die Therapie von einer der beiden Seiten abgebrochen.

Bei diesen Patienten besteht nicht selten eine frappierende Diskrepanz zwischen der geringen Toleranz gegenüber Nebenwirkungen von Medikamenten (z.B. orthostatische Beschwerden unter Antidepressiva) und der Bereitschaft, sich sogar sehr aggressiven, z.B. neurodestruktiven Verfahren zu unterziehen. Diese Patienten drängen ihren Therapeuten oftmals trotz aller Fehlschläge zu weiteren operativen Eingriffen (z.B. Zahnextraktionen oder Nervendurchtrennung).

Daher ist hier **vor Einleitung einer Schmerztherapie** eine umfassende Diagnostik nicht nur hinsichtlich der Schmerzsymptomatik und eventueller schmerzrelevanter Begleit- oder Grunderkrankungen erforderlich, sondern auch zur Abklärung der bisherigen Therapieresistenz (Abb. 1).

Therapieplanung

Ziel der Therapie und ärztlichen Betreuung ist – neben einer effektiven Schmerzbehandlung und Symptomkontrolle – zunächst die Verhinderung einer weiteren Progredienz der Chronifizierung mit ihren psychischen, sozialen und ökonomischen Folgen.

Im Stadium III ist das erste Ziel die Unterbrechung jener unsinnigen pseudotherapeutischen Spirale, in der die „Hilflosigkeit des Helfers" immer invasivere und polypragmatische Therapiekonzepte erzeugt. In den schlimmsten Fällen resultiert diese Spirale in der Polytoxikomanie und in diversen iatrogenen Zusatzschäden mit konsekutiver kompletter Therapieresistenz.

Die Erfassung des Chronifizierungsstadiums ist somit Voraussetzung für die Festlegung des Therapieziels.

Es sei aber betont, daß, wie bei allen derartigen Score-Systemen, z.B. in der Intensivmedizin, die Therapie dadurch nicht schematisch vorgegeben ist. Denn einige Patienten erreichen ein höheres Stadium, ohne jemals eine adäquate Therapie erhalten zu haben. Hierzu zählen unter anderem Patienten mit niemals diagnostizierter Migräne, Reflexdystrophie, Zosterneuralgie oder atypischem Gesichtsschmerz.

Vor Einleitung jedweder Therapie ist es weiterhin wichtig, sich über die Mechanismen der bisherigen Therapieresistenz Klarheit zu verschaffen.

Dieses verlangt obligat die Hinzuziehung von Experten der verschiedensten Fachgebiete, unabhängig von der Zahl der Voruntersucher und der Art der bislang beteiligten Fachdisziplinen. Gerade bei diesen Patienten ist es prognostisch besonders schädlich, wenn die Möglichkeit einer Psychotherapie erst diskutiert wird, wenn erneut somatische Behandlungsansätze fehlschlagen.

Folgende pragmatische Vorgehensweise bei Patienten mit höhergradiger Chronifizierung hat sich bewährt (vgl. Abb. 3):

1. Primär längerfristige Überprüfung des Ist-Zustandes: Da die Patienten in der Regel schon lange unter ihren Schmerzen und den Begleitsymptomen leiden, besteht fast niemals eine Notwendigkeit, sofort eine neue Therapie einzuleiten. Wichtig sind hier über Tage bis Wochen angelegte Tagebücher und Verlaufsbeobachtungen, um zunächst einmal dem Patienten wieder ein Gefühl für das Ausmaß seiner Beschwerden und den Einfluß der verschiedenen Medikamente, die er einnimmt, zu vermitteln.
   In besonderen Fällen ist hierfür auch eine stationäre Aufnahme indiziert, bei der zu Beginn keine Polypragmasie, sondern eine Beobachtungsphase durch Arzt und Psychologen notwendig ist. Die Herauslösung des Patienten aus seiner üblichen Umgebung kann hierfür hilfreich sein, aber auch das Verhalten der Bezugspersonen kann besser erfaßt und eventuell beeinflußt werden.

Tabelle 2 Muster eines „Patientenvertrags“ zur stationären Entzugsbehandlung (Schmerzambulanz Kiel).

Rahmenbedingungen für eine Entzugsbehandlung
Mir ist bekannt, daß zur Behandlung meiner Erkrankung eine stationäre Entzugstherapie vorgesehen ist. Darüber wurde mit mir ausführlich gesprochen, und ich stimme den folgenden Maßnahmen zu:

Während des stationären Aufenthalts werden die suchterzeugenden Medikamente verringert oder nach einem mit mir abgesprochenen zeitlichen Plan abgesetzt. Zur Behandlung etwaiger Entzugssymptome werde ich Medikamente erhalten. Mir ist bewußt, daß in dieser Phase eine auch nur vorübergehende Beurlaubung nur in besonderen Ausnahmefällen erfolgen kann.

Mir ist bekannt, daß es im Laufe dieser Maßnahmen auch zu einer Schmerzverstärkung kommen kann, die durch den Stationsarzt im Rahmen der medikamentösen Möglichkeiten behandelt wird.

Ich verpflichte mich ausdrücklich, während des stationären Aufenthalts keine Medikamente einzunehmen, die nicht mit dem Stationsarzt abgesprochen sind. Hierzu zählen namentlich Schmerzmittel (auch Kopfschmerztabletten und rezeptfrei erhältliche Präparate), Schlaf- und Beruhigungsmittel.

Ich erkläre mich damit einverstanden, daß Laborkontrollen durchgeführt werden.
Ich verpflichte mich außerdem, während des stationären Aufenthalts weder Alkohol noch andere Rauschmittel zu mir zu nehmen.

Ich wurde darüber aufgeklärt, daß bei einem zweifachen Verstoß gegen die in dieser Erklärung festgelegten Regeln die stationäre Behandlung abgebrochen werden kann.

Datum .... Unterschrift Patientin/Patient ....
Unterschrift Ärztin/Arzt ....
Oberärztin/Oberarzt ....

2. Besondere Bedeutung kommt der Diagnostik einer eventuell vom Patienten zunächst verschwiegenen Polytoxikomanie oder eines Suchtverhaltens zu.
3. Bei vermutetem oder gesicherten Mißbrauch, bei jeder Art von Suchtverhalten und auch in vielen Fällen einer langjährigen Medikamenteneinnahme (Opioide, Benzodiazepine u. a. m.), unter der es zu keiner relevanten Schmerzlinderung gekommen ist, ist der erste Schritt eine kontrollierte Entzugsbehandlung. Hierfür hat sich aus verschiedenen Gründen der Abschluß eines „Patientenvertrags“ bewährt (Tab. 2).
4. Durch entsprechende Testverfahren, die gegebenenfalls auch doppelblind angelegt sein sollten, ist der Sinn oder Unsinn der vorbestehenden Medikation zu überprüfen. Unwirksame Medikamente sollten – sobald der Patient davon überzeugt ist – je nach Art des Medikaments, der Dosis und Dauer der Voreinnahme rasch oder ausschleichend abgesetzt werden.
5. Jede neue Therapie sollte erst begonnen werden, wenn durch die begleitende Psychotherapie überhaupt die Sensibilität des Patienten wieder geweckt wor-

den ist, d.h. er in der Lage ist, auch geringe positive Effekte als solche wahrzunehmen und Nebenwirkungen dieser Medikation rational zu bewerten. Zumeist ist es erst dann sinnvoll zu prüfen, ob möglicherweise trotz der langen Vorgeschichte noch kausal wirksame Therapieansätze bestehen.
6. Im Mittelpunkt der Gespräche mit dem Patienten muß stets das jeweilige Therapieziel stehen bzw. später die Frage, inwieweit dieses schon erreicht wurde.
7. Nach Abschluß dieser ersten Phase sind regelmäßige Nachkontrollen unverzichtbar. Der Patient ist auf Rückschläge und Schmerzrezidive vorzubereiten.
8. Im Einzelfall können selbstverständlich auch später Akutinterventionen (Blockaden oder Infusionen) erfolgen. Aber die Zahl dieser Interventionen ist von vornherein zu begrenzen und darf nicht zum zentralen Inhalt der Patienten-Arzt-Beziehung werden.

Literatur

1. Berndt, S., C. Maier, H. W. Schütz: Polymedication and medication compliance in patients with chronic non-malignant pain. Pain 52 (1993), 331–339.
2. Gerbershagen, H. U.: Organisierte Schmerzbehandlung. Eine Standortbestimmung. Internist 27 (1986), 459–469.
3. Gerbershagen, H. U.: Das Mainzer Stadienkonzept des Schmerzes. Eine Standortbestimmung (im Druck).
4. von Korff, M., J. Ormel, F. J. Keefe, S. F. Dworkin: Grading the severity of chronic pain. Pain 30 (1992), 133–149.
5. Wurmthaler, C., H. U. Gerbershagen, G. Dietz, J. Korb, P. Niges, S. Schilling: Chronifizierung und psychologische Merkmale. Die Beziehung zwischen Chronifizierungsstadien bei Schmerz und psychophysischem Befinden, Behinderung und familiären Merkmalen. Z. Gesundh.psychol. IV (1996), 113–136.

3 Anamnese

H. C. DIENER

Grundlage der Diagnostik und der Zuordnung eines bestimmten Schmerztyps und Schmerzmechanismus ist die umfangreiche Erhebung der Anamnese. Diese ist wichtiger als die körperliche Untersuchung und sehr viel wichtiger als apparative Zusatzuntersuchungen.

Der Arzt sollte versuchen, der Anamnese eine gewisse Struktur zu geben, um sicher zu sein, alle wichtigen Punkte angesprochen zu haben. Dies vermittelt auch dem Patienten den Eindruck, daß der Arzt sich umfassend für seine Problematik interessiert. Wichtig ist die Beobachtung des Patienten während der Anamnese, z.B. ob Schmerzschilderung und Mimik bzw. Gestik oder Körperhaltung kongruent sind oder nicht.

Im folgenden wird ein strukturierter Vorschlag vorgestellt, wie eine **Schmerzanamnese** erhoben werden kann.

1. Schmerzlokalisation

Hier sollte der Patient gefragt werden, wo er das Maximum des Schmerzes empfindet, wohin die Schmerzen ausstrahlen und wie weit sie reichen:
- Neuralgien können in der Regel sehr exakt beschrieben werden.
- Bei Wurzelkompressionssyndromen im lumbosakralen Übergangsbereich kommt es zur typischen Ausstrahlung ins Bein.
- Bei sympathisch vermittelten Schmerzen kann der Schmerz eine ganze Extremität oder einen Körperquadranten erfassen.
- Beim zentralen Thalamusschmerz wird entweder ein Körperquadrant oder eine Körperhälfte als schmerzhaft empfunden.
- Typische belastungsabhängige Schmerzen finden sich bei der chronischen Ischämie (Claudicatio intermittens) oder beim spinalen Engesyndrom.
- Schmerzen unterschiedlicher und wechselnder Lokalisation können im Rah-

men einer Borreliose, aber bevorzugt im Rahmen funktioneller Schmerzzustände und bei Depressionen auftreten.
- Multilokalisation der Schmerzen ist ein charakteristisches Zeichen einer Chronifizierung.

2. Schmerzdauer

Hier sollte gefragt werden, ob es sich um einen intermittierenden oder um einen Dauerschmerz handelt:
- Bei den typischen Neuralgien dauert der Schmerz selbst nur Sekundenbruchteile.
- Bei chronisch neurogenen Läsionen handelt es sich um einen Dauerschmerz.
- Schmerzen im Rahmen entzündlicher Erkrankungen sind häufig nachts weniger quälend als am Tag.
- Ein intermittierender Schmerz tritt typischerweise bei der Migräne und beim Cluster-Kopfschmerz auf.

3. Schmerzverlauf

Hier sollte zunächst erfragt werden, ob der Schmerz ganz plötzlich oder schleichend begonnen hat:
- Neuralgien und Wurzelkompressionen führen in aller Regel zu einem plötzlich einsetzenden heftigen Schmerz.
- Rückenschmerzen entwickeln sich meist allmählich und werden in Schüben schlimmer. Liegt der Schmerzbeginn viele Jahre zurück und ist er durch langjährige Analgetikaeinnahme überdeckt, kann ein genauer Zeitpunkt des Beginns meist nicht mehr eruiert werden.
- Neurogene Schmerzen und Schmerzen im Rahmen einer Tumorerkrankung nehmen in aller Regel im Laufe der Zeit zu.

Wichtig sind allmähliche oder plötzliche Veränderungen der Schmerzqualität oder -lokalisation im Verlauf der Erkrankung, da sie den Übergang von einem idiopathischen Schmerzsyndrom zu einem symptomatischen Schmerz signalisieren können. Ein schubförmiger Verlauf mit allmählicher Verstärkung der Symptome ist charakteristisch für Systemerkrankungen wie z.B. Kollagenosen.

4. Qualität des Schmerzes

Hier müssen in aller Regel dem Patienten Bezeichnungen zur Charakterisierung der Schmerzen vorgeschlagen werden:
- Unerträglich, stechend, einschießend ist eine typische Beschreibung neuralgiformer Schmerzen.
- Pochend-pulsierend ist die Angabe bei der Migräne.
- Ein brennender quälender Dauerschmerz ist typisch für den Deafferenzierungsschmerz oder einen chronischen Schmerz im Rahmen einer Nervenläsion.
- Kribbelnde Parästhesien werden bei Polyneuritiden und Polyneuropathien angegeben.
- Evozierbare Schmerzen wie bei der Allodynie sind typisch für die postherpetische Neuralgie.

5. Schmerzintensität

Hier ist es am besten, den Patienten nach einem ihm bekannten Schmerz zum Vergleich zu fragen, beispielsweise Schmerz nach einer Zahnextraktion oder Schmerzintensität bei einer akuten Verletzung. Der Patient sollte gebeten werden, den jetzt empfundenen Schmerz auf einer visuellen Analogskala oder einer Intervallskala anzugeben (s. Kap. B.3.2.2). Für allgemeine Schmerzen hat sich eine Skalierung zwischen 0 und 10 und für Kopfschmerz eine Skalierung zwischen 0 = kein Schmerz und 3 = sehr starker Kopfschmerz bewährt.

6. Begleitsymptome

Die Frage nach Begleitsymptomen erleichtert die Zuordnung der Schmerzen zu Läsionen peripherer Nerven und Nervenwurzeln und zentraler Strukturen und die Schmerzen, die durch Infiltration eines Tumors in ein viszerales Organ bedingt sind:

- Reflexausfälle, radikuläre sensible Störungen und radikulär bedingte Paresen sind typisch für Läsionen zervikaler und lumbosakraler Wurzeln.
- Bei der Migräne kommt es typischerweise zu Übelkeit, Erbrechen, Lichtscheu und Lärmempfindlichkeit.
- Beim Cluster-Kopfschmerz sind Ptose, Lakrimation und Rhinorrhö typische Begleitsymptome.
- Bei der sympathischen Reflexdystrophie kommt es neben den Schmerzen zu livider Verfärbung der Haut, Schwellung und Kraftverlust.
- Bei der Polyneuropathie finden sich eine Minderung der Oberflächensensibilität und eine Abnahme des Vibrationsempfindens.

Zusätzlich sollten allgemeine und vegetative Begleitsymptome erfragt werden. Diese können Übelkeit, Erbrechen (Migräne), Schlaflosigkeit, Schlafstörungen (Polyneuropathie, Tumorschmerz), Appetitlosigkeit und andere gastrointestinale Symptome (Tumoren) mit unterschiedlichem Schweregrad sein. Zusätzlich muß erfaßt werden, inwieweit die Begleitsymptome belastungs-, schmerz- oder medikamentenabhängig sind.

7. Verhalten beim Schmerz

- Schmerzen im Rahmen einer Arthrose führen zur Immobilität.
- Neuralgiforme Schmerzen, beispielsweise bei der Trigeminusneuralgie, können verhindert werden, wenn der Patient nicht schluckt, ißt, trinkt oder spricht.
- Bei der Migräne suchen die Betroffenen in einem abgedunkelten ruhigen Raum das Bett auf.
- Bei Cluster-Kopfschmerzen gehen die Betroffenen auf und ab.
- Rückenschmerzen führen zu körperlicher Schonung und Fehlhaltung.

8. Bisherige Therapie

Hier sollten nach Möglichkeit alle bisher durchgeführten Therapien medikamentöser und nichtmedikamentöser Art erfragt und nach Erfolg oder Mißerfolg aufgeschlüsselt werden. Patienten mit langjähriger Anamnese berichten häufig von vielen Vorbehandlungen, bei denen es typischerweise zu Beginn zu einem Erfolg, später jedoch zu einem Mißerfolg kam. Dabei ist zu erfragen, ob die

Unwirksamkeit dieser Therapie oder die Nebenwirkungen maßgeblich für den Abbruch waren:
- Wer brach die Therapie ab (Arzt oder Patient)?
- Warum wechselte der Patient den Therapeuten (Gegenübertragung)?

Es sollten die genauen Modalitäten der Therapie erfragt werden. Häufig finden sich dann Fehler wie eine zu hohe Anfangsdosierung, keine einschleichende Dosierung oder unzureichende Aufklärung über bzw. Behandlung von Nebenwirkungen. Bei Tumorschmerzen ist bekannt, daß bis zu 95% aller angeblich opioidresistenten Fälle durch eine lege artis durchgeführte Therapie gut einstellbar sind. Sinnvolle und strukturierte Therapieverfahren, die lege artis angewandt ohne Erfolg blieben, können dann meist aus der zukünftigen Therapieplanung ausgeschlossen werden.

Es ist auch wichtig, nach Außenseitermethoden und nach Selbstmedikation zu fragen. Ein medikamenteninduzierter Dauerkopfschmerz kann durchaus allein durch frei verkäufliche Schmerzmittel unterhalten werden.

Auch Anzahl und Indikationen stationärer Behandlungen, die im Zusammenhang mit den Schmerzen notwendig waren, sind zu eruieren.

9. Persönliche Entwicklung

Hier sollten die wichtigsten Angaben zur biographischen Anamnese, zur persönlichen Entwicklung und zur aktuellen Lebenssituation erhoben werden. Wichtig ist zu erfragen, welche Auswirkungen der Schmerz oder die Schmerzkrankheit auf die persönliche Lage des Betroffenen und auf seine Arbeitsfähigkeit hat. Bestimmte chronische Schmerzerkrankungen wie Deafferenzierungsschmerzen oder chronische Rückenschmerzen können durchaus zur Trennung vom Partner führen. Viele schmerztherapeutische Ansätze sind nutzlos, solange entweder ein Rentenverfahren anhängig ist oder Folgen eines Unfalls noch nicht mit der Versicherung oder vor Gericht geklärt sind.

10. Krankheitskonzept

Hier sollte genau erfragt werden, welche Vorstellung der Patient von der Entstehung seiner Schmerzen hat und wie er mögliche Therapiekonzepte einschätzt. Die Fortführung einer Therapie bei einem Patienten mit chronischen Schmerzen, der eine völlige Heilung erwartet oder unrealistische Behandlungsziele hat, ist meist frustran.

11. Fremdanamnese

Bei jeder chronischen Schmerzerkrankung ist die Erhebung einer Fremdanamnese – entweder beim Lebenspartner oder engen Verwandten, Arbeitskollegen oder vorbehandelnden Ärzten – außerordentlich wichtig, da häufig zusätzliche Informationen über das soziale Umfeld, Störungen persönlicher Beziehungen und Erfolg oder Mißerfolg der bisherigen Therapie erfragt werden können.

4 Bildgebende Diagnostik

H. C. DIENER

Zu den Einzelheiten bildgebender Diagnostik mit Hilfe von Röntgen-Nativaufnahmen, Computertomographie, Kernspintomographie, Angiographie und Szintigraphie wird in den einzelnen Kapiteln eingegangen. Hier sollen überwiegend die Prinzipien dargestellt werden.

In aller Regel kann davon ausgegangen werden, daß bildgebende Diagnostik zu häufig und zu undifferenziert eingesetzt wird.

Dies liegt auch an dem Irrglauben vieler Patienten, man könne „Schmerzen" bzw. ihr Vorhandensein oder Nichtvorhandensein durch bildgebende Diagnostik beweisen oder widerlegen. Für die meisten Schmerzsyndrome gilt allerdings, daß ein grobes Mißverhältnis zwischen empfundener Schmerzintensität und -qualität und möglichen Veränderungen von Knochenstruktur oder Weichteilen besteht.

Eine großzügige Indikation bildgebender Verfahren, insbesondere der Computertomographie, besteht allerdings, wenn der Patient unter Tumorangst leidet.

4.1 Kopf- und Gesichtsschmerz

Läßt sich ein Kopfschmerz eindeutig diagnostisch zuordnen und besteht Migräne, Spannungskopfschmerz oder typischer Cluster-Kopfschmerz, ist keine bildgebende Diagnostik notwendig.

- Ändert sich der Charakter der Kopfschmerzen oder treten neurologische Herdsymptome auf, ist zunächst ein Computertomogramm (CT) des Gehirns und beim Cluster-Kopfschmerz der Schädelbasis durchzuführen.

- Nach einem Schädel-Hirn-Trauma mit Kopfschmerzen muß eine bildgebende Diagnostik mit CT erfolgen, ein Kernspintomogramm ist entbehrlich.
- Verschlechtern sich posttraumatische Kopfschmerzen oder treten neurologische Herdsymptome auf, muß sofort ein CT zum Ausschluß eines chronischen subduralen Hämatoms durchgeführt werden.
- Bei der Trigeminusneuralgie ist ein Kernspintomogramm indiziert, wenn neben den typischen Schmerzen auch sensible Ausfälle oder eine Parese der Kaumuskulatur besteht.

4.2 Schmerzen der Wirbelsäule und radikuläre Schmerzen

Bei lokalisierten Schmerzen im Bereich der Hals- und der Lendenwirbelsäule ist eine Leerdiagnostik ausreichend.

- Nur bei akuten radikulären Schmerzen ist ein CT aussagekräftig. Bei chronischen Schmerzen besteht meist ein grobes Mißverhältnis zwischen Ausmaß der degenerativen Veränderungen der Lendenwirbelsäule und der Bandscheibenprotrusion und den empfundenen Schmerzen.
- Bei belastungsabhängigen Schmerzen (Claudicatio spinalis) ist eine Röntgen-Nativuntersuchung der Lendenwirbelsäule und eine MRT-Untersuchung des unteren thorakalen und lumbosakralen Spinalkanals indiziert.

4.3 Andere Schmerzen

- Beim Deafferenzierungs- und Phantomschmerz ist bildgebende Diagnostik nicht notwendig. Dies gilt auch für Neuralgien.
- Bei der sympathischen Reflexdystrophie ist heute die Drei-Phasen-Skelettszintigraphie Methode der ersten Wahl.
- Bei Ischämieschmerzen bzw. belastungsabhängigen Extremitätenschmerzen von Patienten mit einer bekannten Arteriosklerose ist als erster Schritt nach der klinischen Untersuchung die Doppler-Sonographie indiziert.
- Schmerzen bei Spastik, bei Polyneuritis, Polyneuropathie und bei Engpaßsyndromen erfordern elektrophysiologische und nicht bildgebende Diagnostik.
- Bei progredienten Tumorschmerzen sollte sich die Indikation zur Bildgebung danach orientieren, ob sich aus dem zu erwartenden Befund therapeutische Konsequenzen ergeben. Bei Patienten mit Malignomen, die zunächst kurativ behandelt werden konnten und die erneut Schmerzen oder Schmerzen wechselnder Qualität haben, muß mit Hilfe bildgebender Verfahren ein Tumorrezidiv ausgeschlossen werden (z.B. Rektumkarzinom, Armschmerzen nach Mammakarzinom: DD radiogene Plexusschädigung). Eine Knochenszintigraphie ist indiziert bei ossär metastasierenden Tumoren. Das Ausmaß von Anreicherungen in der Knochenszintigraphie im Bereich von Gelenken oder Wirbelsäule erlaubt keine Aussagen über die Intensität der empfundenen Schmerzen in diesem Bereich.

Während der Schmerztherapie ist es wichtig, Patienten immer wieder darauf hinzuweisen, daß in den meisten Fällen keine Korrelation zwischen den Ergebnissen bildgebender Verfahren und empfundenen Schmerzen besteht.

Dieser Fehler wird am häufigsten bei Kopfschmerzen oder bei Schmerzen im Bereich der Halswirbelsäule gemacht, wo aufgrund obskurer Fehlstellungen im atlanto-okzipitalen Übergangsgelenk oder im Bereich der oberen Halswirbelsäule auf die Entstehung von Kopfschmerzen rückgeschlossen wird.

5 Neurophysiologische Verfahren

H. C. DIENER

Elektrophysiologische Untersuchungsverfahren kommen nur dann zum Einsatz, wenn eine grobe Diskrepanz zwischen den Angaben des Patienten und dem objektiven Untersuchungsbefund besteht und eine funktionelle Ausgestaltung oder Simulation vermutet wird. Eine zweite Indikation sind eindeutige subjektive Angaben des Patienten bei fehlenden neurologischen Ausfällen (z.B. beim Karpaltunnelsyndrom). In seltenen Fällen können elektrophysiologische Verfahren zur Therapiekontrolle einsetzt werden (z.B. nach Operation von Engpaßsyndromen).

5.1 Engpaßsyndrome

Durch Messung der distalen motorischen Latenz, der motorischen Nervenleitgeschwindigkeit und der sensiblen Nervenleitgeschwindigkeit können Ausmaß und Art peripherer Nervenläsionen erfaßt werden. Dies gilt insbesondere für das Karpaltunnelsyndrom, das Sulcus-ulnaris-Syndrom und das Tarsaltunnelsyndrom. Typische pathologische Befunde sind eine Verlängerung der distalen motorischen Latenz, eine Verlangsamung der sensiblen Nervenleitgeschwindigkeit, eine Herabsetzung des sensiblen Nervenaktionspotentials und beim Sulcus-ulnaris-Syndrom eine Reduktion der maximalen motorischen Nervenleitgeschwindigkeit im Sulcus-ulnaris-Bereich um mehr als 10 m/s.

5.2 Wurzelkompressionssyndrom

Durch Elektromyographie kann die Akuität der Läsion bestimmt werden: Frische Wurzelläsionen führen zu typischer Denervierung mit Fibrillationen und positiven Wellen; ein chronischer neurogener Umbau findet sich bei lang anhaltenden Wurzelläsionen mit polyphasischen Potentialen und Ausfall motorischer Einheiten.

Elektrophysiologische Untersuchungen sind notwendig, wenn sich klinisch nicht klären läßt, ob ein Schmerz durch eine Läsion mehrerer Nervenwurzeln oder durch eine Plexusläsion bedingt ist (s. u.).

5.3 Polyneuritis, Polyneuropathie

Hier findet sich, je nach Art der Schädigung, entweder in der Neurographie eine Verlangsamung der motorischen oder sensiblen Nervenleitgeschwindigkeit (demyelinisierende Polyneuropathie) oder in der Elektromyographie ein typischer neurogener Umbau (axonale Polyneuropathie). Das Ausmaß der Verlangsamung der sensiblen oder motorischen Nervenleitgeschwindigkeit korreliert nicht mit dem Ausmaß von Parästhesien und Schmerzen.

5.4 Schädigung des Plexus brachialis bzw. Plexus lumbosacralis

Elektroneurographie und Elektromyographie spielen eine wichtige Rolle bei der Unterscheidung von Plexusläsionen und peripheren Schäden oder Wurzelläsionen. Bei vermuteten Wurzelläsionen wird ein EMG der paravertebralen Muskulatur abgeleitet, das in diesem Fall eine pathologische Denervierung zeigt. Zur Abgrenzung gegenüber Wurzelläsionen ist auch die Ableitung von F-Wellen hilfreich. Sensibel evozierte Potentiale sind bei segmentaler Ableitung hilfreich zur Differenzierung von peripheren Nervenläsionen, Schädigungen des Plexus, der Wurzel oder zentraler Läsionen.

5.5 Untersuchungen der Sympathikusfunktion

Hier kommt die Erfassung der Schweißsekretion zum Einsatz. So ist bei chronischen peripheren Nervenläsionen die Schweißsekretion vermindert oder aufgehoben (z.B. führt traumatische Läsion des N. ulnaris zu einer aufgehobenen Schweißsekretion am Finger V). Bei der sympathischen Reflexdystrophie ist die Schweißsekretion verstärkt. Bei Wurzelläsionen (z.B. zervikaler Bandscheibenvorfall) ist die Schweißsekretion an der Hand normal.

A Schmerzsyndrome

A.1 Kopf- und Gesichtsschmerzen

1.1 Migräne

H. C. DIENER

Die Migräne ist eine häufige Erkrankung. Die Prävalenz beträgt 6 bis 8% bei Männern und 16 bis 24% bei Frauen. Nur 50% der Migränepatienten suchen jemals wegen der Migräne einen Arzt auf, 30% befinden sich in regelmäßiger ärztlicher Behandlung, aber nur 1% wird vom Neurologen gesehen.

1.1.1 Leitsymptome

Bei der Migräne ohne Aura (früher: „einfache Migräne") kommt es zu rezidivierenden Kopfschmerzattacken, die zwischen vier und 72 Stunden anhalten und mit pulsierender Hemikranie, Übelkeit, Licht- und Lärmempfindlichkeit sowie einem allgemeinen Krankheitsgefühl einhergehen. Die Kopfschmerzen sind stark und werden durch körperliche Tätigkeit akzentuiert.

Bei der Migräne mit Aura (früher „klassische Migräne", „Migraine accompagnée") kommt es vor oder selten unmittelbar zu Beginn der Migränekopfschmerzen zu neurologischen Reiz- oder Ausfallserscheinungen wie Gesichtsfelddefekten (Flimmerskotom), Wahrnehmung gezackter Figuren (Fortifikationen), halbseitigen Sensibilitätsstörungen, Paresen sowie Sprech- oder Sprachstörungen. Die neurologischen Ausfälle entwickeln sich üblicherweise graduell über fünf bis 20 Minuten und dauern höchstens 60 Minuten, bei der Migräne mit prolongierter Aura bis zu maximal einer Woche, und klingen wieder völlig ab.

Bei der Basilarismigräne handelt es sich um eine Sonderform der Migräne mit Aura, wobei es neben Gesichtsfelddefekten zu Sehstörungen, Schwindel, Tinnitus, Hörstörungen und Doppelbildern, Ataxie und einer Paraparese der Beine kommen kann. Seltene Migräneformen sind die ophthalmoplegische Migräne (mit inkompletter Abduzens- oder Okulomotoriusläsion) und die rein retinale Migräne mit einer flüchtigen monokulären Erblindung.

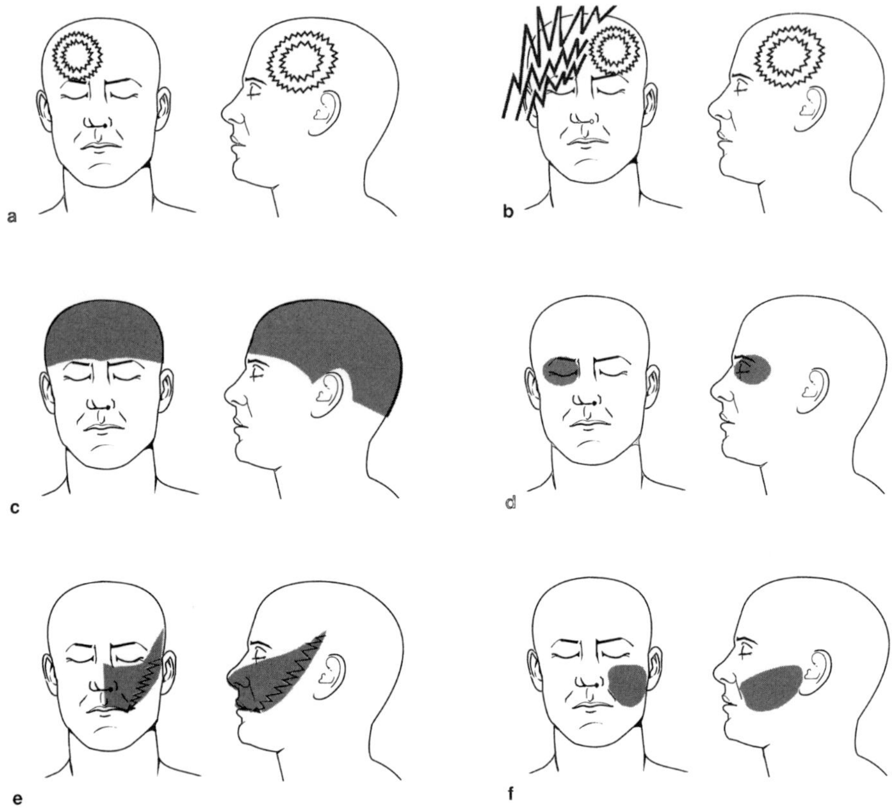

Abbildung A.1-1 Lokalisation der Schmerzen bei verschiedenen Kopf- und Gesichtsschmerzen: a) Migräne ohne Aura, b) Migräne mit Aura und Wahrnehmung von Fortifikationen, c) Spannungskopfschmerz, d) Cluster-Kopfschmerz, e) Trigeminusneuralgie in V2, f) atypischer Gesichtsschmerz.

Die pulsierend-pochenden Kopfschmerzen sind in mehr als der Hälfte der Attacken halbseitig lokalisiert (Abb. A.1-1a, b), wobei die Seite zwischen und innerhalb einer Attacke wechseln kann.

Der Beginn einer Migräneattacke liegt meist in den frühen Morgenstunden. Typische Triggerfaktoren sind Regelblutung, vorheriger Alkoholgenuß, Aufenthalt in verqualmten Räumen, Änderung des Schlaf-Wach-Rhythmus, vorangehende oder aktuelle streßreiche Situationen, Abfall des Koffeinspiegels und gelegentlich Nahrungsmittel wie Schokolade, Käse oder Zitrusfrüchte.

Begleitsymptome sind Übelkeit, Erbrechen, Licht-, Lärm- und Geruchsempfindlichkeit sowie vor der Attacke Flüssigkeitseinlagerung und während der Attacke Polyurie und Diarrhö. Es besteht eine erbliche Disposition.

Die Erwachsenenmigräne beginnt meistens während der Pubertät. Bei Kindern stehen die vegetativen Begleitsymptome im Vordergrund der Symptomatik.

1.1.2 Diagnostische Verfahren

Die Diagnose der Migräne erfolgt rein nach der Anamnese und der körperlichen und neurologischen Untersuchung.

Apparative Zusatzuntersuchungen (CT) sind bei normalem neurologischem Befund nicht notwendig und Kernspintomographien eher „gefährlich", da die gelegentlich bei Patienten mit Migräne zu beobachtenden hyperdensen Herde in T2-gewichteten Bildern fälschlicherweise als Durchblutungsstörungen oder Demyelinisierungsherde interpretiert werden. Eine Überweisung zum Neurologen wird notwendig, wenn neurologische Herdsymptome, psychopathologische Ausfälle oder epileptische Anfälle auftreten.

1.1.3 Differentialdiagnose

Die differentialdiagnostischen Erwägungen können den Tabellen A.1-1 und A.1-2 entnommen werden. Die dort erwähnten Kopf- und Gesichtsschmerzen sollten auch von den übrigen in diesem Abschnitt erwähnten Schmerzen differenziert werden.

Tabelle A.1-1 Wichtige Differentialdiagnosen und häufige Fehldiagnosen bei Migräne.

Begriff	Unterscheidungsmerkmal	Methode zum Ausschluß
HWS-Syndrom	durch HWS-Bewegung oder Haltung provozierbar, keine autonomen Symptome	Anamnese, HWS-Röntgen nicht hilfreich
Sinusitis	Schmerz dumpf, morgens Sekretabfluß, keine Photophobie	Nasennebenhöhlen-Röntgen
arterielle Hypotonie	macht nie Kopfschmerzen	keine
Kiefergelenksmyarthropathie	Schmerz vor allem beim Kauen und nach dem Essen	klinisch, Tasten der Kieferbewegung
Subarachnoidalblutung	heftigster, nie gekannter Kopfschmerz, z.T. Bewußtseinstrübung	CT, Liquorpunktion

Tabelle A.1-2 Wichtige Differentialdiagnosen und häufige Fehldiagnosen bei Migräne mit Aura (klassische Migräne).

Begriff	Unterscheidungsmerkmale	Methode zum Ausschluß
transiente ischämische Attacke (TIA)	apoplektiforme Symptome sind vorhanden, vaskuläre Risikofaktoren	Anamnese, Doppler-Sonographie, evtl. CT
fokaler epileptischer Anfall	Entwicklung der neurologischen Ausfälle über wenige Minuten	Anamnese, EEG, evtl. CT

1.1.4 Therapie

Akute Migräneattacke

Nichtmedikamentöse Verfahren

Wenn möglich, sollte eine Reizabschirmung in einem abgedunkelten, geräuscharmen Raum erfolgen. Bei vielen Patienten ist Schlaf hilfreich. Lokale Eisbehandlung (Eisbeutel) ist analgetisch wirksam.

Antiemetika

Die meisten Patienten leiden während der Migräneattacke unter gastrointestinalen Symptomen.

> Die Gabe von Antiemetika wie Metoclopramid oder Domperidon bessert nicht nur die vegetativen Begleitsymptome, sondern führt über eine Wiederanregung der zu Beginn der Migräneattacke zum Erliegen gekommenen Magenperistaltik zu einer besseren Resorption und Wirkung von Analgetika.

Angaben zu Antiemetika sind in Tabelle A.1-3 zu finden.

Tabelle A.1-3 Antiemetika in der Migränetherapie.

Substanzen	Dosis	Nebenwirkungen	Kontraindikationen
Metoclopramid (Paspertin®)	10–20 mg p.o. 20 mg rektal 10 mg i.m., i.v.	extrapyramidal-dyskinetisches Syndrom, Unruhezustände	Kinder unter 14 Jahren, Hyperkinesen, Epilepsie
Domperidon (Motilium®)	20–30 mg p.o.	s. Metoclopramid	s. Metoclopramid

Tabelle A.1-4 Analgetika in der Migränetherapie.

Substanzen	Dosis	Nebenwirkungen	Kontraindikationen
Acetylsalicylsäure (Aspirin®, Aspisol®)	500–1000 mg p.o. als Brause, 500-1000 mg i.v.	gastrointestinale Beschwerden, Asthma, Allergie	Ulkus, Asthma, Blutungsneigung, Tinnitus
Ibuprofen (Aktren®, Dolormin®)	300–600 mg, z.B. als Granulat	wie Acetylsalicylsäure	wie Acetylsalicylsäure
Paracetamol (ben-u-ron®)	500–1000 mg p.o. oder rektal	keine	Leberfunktionsstörungen

Analgetika

Acetylsalicylsäure (ASS), Ibuprofen und Paracetamol sind die Analgetika erster Wahl bei leicht- und mittelgradigen Migränekopfschmerzen (Tab. A.1-4).

Die optimale Dosis beträgt bei oraler Anwendung für ASS und Paracetamol 1000 mg, für Ibuprofen 200–600 mg. ASS sollte bevorzugt nach der Gabe eines Antiemetikums in Form einer Brausetablette eingenommen werden (schnellere Resorption). Paracetamol wird besser nach rektaler als nach oraler Gabe resorbiert (rektale Gabe bei initialer Übelkeit und Erbrechen).

Sind einfache Analgetika nicht wirksam, sollte ein Produkt einer anderen Firma versucht werden, da die Plasmaspiegel einiger Generika sehr gering sind.

Nichtsteroidale Antirheumatika wie Naproxen oder Diclofenac sind ebenfalls wirksam, der Wirkungseintritt ist allerdings langsamer.

Mutterkornalkaloide und Sumatriptan

Die Behandlung mit Ergotamintartrat sollte schweren und den obengenannten Analgetika nicht zugänglichen Migräneattacken vorbehalten bleiben.

Eine häufige Nebenwirkung der Ergotaminmedikation ist Erbrechen, was unter der falschen Annahme einer fortgesetzten Migräneattacke zur erneuten Einnahme von Ergotamin führen kann. Die gehäufte Einnahme von Ergotamin kann zu Kopfschmerzen führen, die in ihrer Charakteristik kaum von den Migränekopfschmerzen zu differenzieren sind. Da die orale Resorption von Ergotamin sehr schlecht ist, sollte es als Zäpfchen in einer Dosis von 2 mg appliziert werden (Tab. A.1-5).

Tabelle A.1-5 Mutterkornalkaloide und Sumatriptan in der Behandlung der Migräne.

Substanzen	Dosis	Nebenwirkungen	Kontraindikationen
Ergotamin-tartrat (ergo sanol®, Migrexa®)	2–4 mg p.o., 2 mg rektal	Erbrechen, Übelkeit, Kältegefühl, Muskelkrämpfe	koronare Herzkrankheit, AVK, Hypertonie, Schwangerschaft, Stillzeit, Kinder unter 12 Jahren
Dihydro-ergotamin (Dihydergot®)	1–2 mg i.m. oder i.v.	s. Ergotamintartrat, aber weniger ausgeprägt	
Sumatriptan (Imigran®)	25–100 mg p.o., 6 mg s.c. (Auto-injektor)	Druck-, Wärme-Schweregefühle, Brustschmerzen, Kältegefühl, Lokalreaktionen an der Injektions-stelle, Atemnot, allgemeines Schwächegefühl	Hypertonie, KHK, Angina pectoris, Myokardinfarkt, M. Raynaud, AVK, Schwangerschaft, Stillzeit, Kinder, Alter über 65 Jahre, Prophylaxe mit DHE oder Methysergid, Ergotaminmißbrauch, in der Migräneaura

Dihydroergotamin wird nach oraler Gabe weitaus schlechter resorbiert als Ergotamin und eignet sich daher nicht zur oralen Behandlung akuter Migräneattacken.

Der Serotonin-1D-Rezeptoragonist Sumatriptan ist sowohl bei oraler Gabe (50–100 mg) wie bei subkutaner Gabe (6 mg) gut wirksam. Große placebokontrollierte Studien zeigen, daß die orale Gabe von 100 mg Sumatriptan innerhalb von zwei Stunden bei etwa 60% der Betroffenen zu einer signifikanten Besserung oder zu einem Verschwinden der Kopfschmerzen führt (gegenüber 18% unter Placebo). Die subkutane Gabe von 6 mg Sumatriptan mit Hilfe eines Autoinjektors durch den Patienten selbst führt innerhalb von einer Stunde bei etwa 70 bis 80% der Betroffenen zu einer signifikanten Besserung der Kopfschmerzen verglichen mit 20% unter Placebo. Der praktische Einsatz von Sumatriptan ist in Tabelle A.1-6 dargestellt.

> Sumatriptan wirkt im Gegensatz zu Ergotamintartrat zu jedem Zeitpunkt innerhalb der Attacke, d.h. es muß nicht notwendigerweise unmittelbar zu Beginn der Attacke genommen werden.

Sumatriptan wirkt auch auf die typischen Begleiterscheinungen der Migräne, nämlich Übelkeit, Erbrechen, Lichtscheu und Lärmempfindlichkeit, und reduziert signifikant den Bedarf an Schmerzmitteln.

Tabelle A.1-6 Therapie der akuten Migräneattacke mit Sumatriptan.

– evtl. Meclopramid
– Frauen: Sumatriptan oral (z.B. Imigran®) 25–50 mg Männer: Sumatriptan oral (z.B. Imigran®) 50–100 mg
oder
– bei Erbrechen, Durchfall, notwendigem raschen Wirkungseintritt, nicht ausreichender oraler Medikation: Imigran® 6 mg s.c. per Autoinjektor

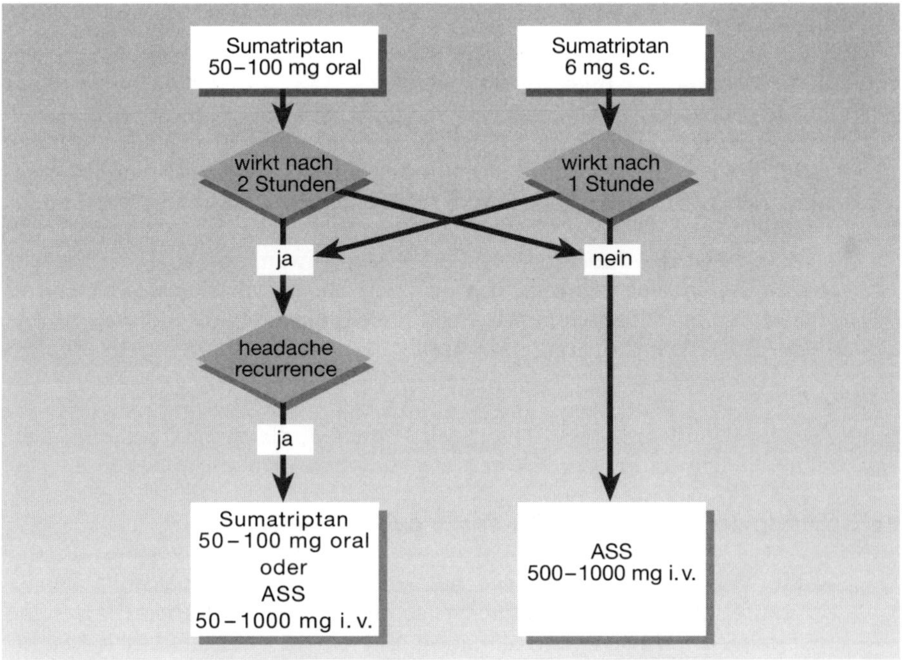

Abbildung A.1-2 Therapie der akuten Migräneattacke mit Sumatriptan.

Ein Problem aller Migränemittel ist, daß bei lang andauernden Migräneattacken gegen Ende der pharmakologischen Wirkung die Migränekopfschmerzen wieder auftreten können („headache recurrence“).

Dieses Problem ist bei Sumatriptan ausgeprägter als bei Ergotamintartrat oder bei Aspirin®, da die Halbwertszeit deutlich kürzer ist. So kann es bei etwa 40% der Patienten nach subkutaner Gabe und bei 25% nach oraler Gabe von Sumatriptan zu einem Wiederauftreten der Kopfschmerzen kommen, wobei dann eine zweite Gabe der Substanz wieder wirksam ist. Der praktische Umgang mit diesem Problem ist in Abbildung A.1-2 dargestellt.

Ist die erste Gabe von Sumatriptan unwirksam, ist es sinnlos, eine zweite Dosis zu applizieren.

Die subkutane Anwendung von Sumatriptan ist indiziert, wenn initial bereits Erbrechen oder Durchfall bestehen und so weder Tabletten noch Zäpfchen angewendet werden können oder wenn aus beruflichen Gründen ein rascher Wirkungseintritt erforderlich ist. Die initiale Dosis beträgt 6 mg. Eine zweite Dosis sollte nur bei Wiederauftreten von Kopfschmerzen innerhalb derselben Migräneattacke appliziert werden. Es sollten maximal zwei Applikationen in 24 Stunden erfolgen.

Typische unerwünschte Ereignisse nach der subkutanen Applikation sind vor allem Reaktionen an der Injektionsstelle (40%; s. Tab. A.1-5). Leichte, vorübergehende Blutdruckanstiege sind wie bei Ergotamin möglich. Nach der subkutanen Injektion treten die unerwünschten Nebenwirkungen innerhalb von zehn Minuten auf, bei der oralen Applikation innerhalb von einer Stunde. Die meisten unerwünschten Nebenwirkungen klingen innerhalb einer halben Stunde wieder ab.

Es ist wichtig, die Patienten vor der ersten Anwendung auf die mögliche Nebenwirkung eines Engegefühls im Bereich der Brust aufmerksam zu machen, da die Patienten sonst Angst haben, eine Angina-pectoris-Attacke zu erleiden. Die erste parenterale Applikation muß deshalb in Anwesenheit eines Arztes erfolgen.

In einzelnen Fällen wurde beobachtet, daß Patienten, die zuvor ergotamin- oder analgetikaabhängig waren, durch Umsetzen sumatriptanabhängig wurden.

Behandlung der Migräneattacke durch den Patienten

Leichte Migräneattacken werden mit Antiemetika und Analgetika behandelt. Mittelschwere Migräneattacken sollten mit einem Antiemetikum und Ergotamin, eventuell in Kombination mit einem Analgetikum behandelt werden. Für schwere Migräneattacken oder Attacken, die nicht ausreichend auf Ergotamin ansprechen, kommt Sumatriptan zum Einsatz (Tab. A.1-7).

Behandlung der Migräneattacke durch den Arzt

Wird der Arzt zu einem Patienten während einer mittelschweren oder schweren Migräneattacke gerufen, hat dieser in der Regel bereits ohne Erfolg eine orale Schmerztherapie versucht. Nach parenteraler intravenöser Gabe von 10 mg Metoclopramid kann 1 g Acetylsalicylsäure intravenös gegeben werden. Bei sehr starken Schmerzen kann auch 1 mg Dihydroergotamin, subkutan oder langsam i.v. verabreicht, helfen (Tab. A.1-8).

Tabelle A.1-7 Behandlung der Migräneattacke durch den Patienten.

bei leichten Kopfschmerzen	20 mg Metoclopramid oral oder als Supp. (ersatzweise Domperidon)
15 Minuten später	1000 mg ASS (Brausetablette) oder Paracetamol, alternativ 400–600 mg Ibuprofen
bei mittelschweren Kopfschmerzen	20 mg Metoclopramid + Analgetikum
15 Minuten später	2 mg Ergotamin als Supp. oder 1 mg als Inhalationsspray
bei starken Kopfschmerzen	20 mg Metoclopramid + 2 mg Ergotamin* + Analgetikum (ASS)
	alternativ (Ergotamin ohne Wirkung) 50–100 mg Sumatriptan oral
bei starkem Erbrechen	Sumatriptan 6 mg s.c.

* Sumatriptan nicht geben in zeitlichem Zusammenhang mit Ergotamin oder DHE. Beim Wiederauftreten von Kopfschmerzen erneut Ergotamin (max. 4 mg/Attacke) oder Sumatriptan (max. 200 mg/Attacke).

Tabelle A.1-8 Attackenbehandlung der Migräne durch den Arzt.

1. 10–20 mg Metoclopramid i.v.
+
2. 500–1000 mg Acetylsalicylsäure i.v.

oder

3. 1–2 mg Dihydroergotamin i.m. oder i.v.*

ersatzweise:
4. 6 mg Sumatriptan s.c.

ersatzweise:
5. 500 mg Metamizol i.v.**

unwirksam:
Codein, Opioide

* Sumatriptan nicht geben in zeitlichem Zusammenhang mit Ergotamin oder DHE. Beim Wiederauftreten von Kopfschmerzen erneut Ergotamin (max. 4 mg/Attacke) oder Sumatriptan (max. 200 mg/Attacke).
** Cave: RR-Abfall; nur bei von früheren Behandlungen her bekanntem positiven Effekt (keine klinischen Studien).

Tabelle A.1-9 Indikationen zur Migräneprophylaxe.

- mehr als zwei bis drei Migräneattacken pro Monat
- Migräneattacken >48 Std.
- Migräneattacken, die vom Patienten subjektiv als unerträglich empfunden werden
- komplizierte Migräneattacken (manifeste neurologische Ausfälle, die länger als sieben Tage anhalten)
- Nicht-Tolerierung der Akuttherapie wegen Nebenwirkungen
- Verlust von Arbeitstagen wegen geringer Wirksamkeit

Außenseitermethoden

Außenseitermethoden sind bei der Behandlung akuter Migräneattacken wirkungslos. Dies liegt daran, daß auch der Placeboeffekt in der Attackenbehandlung gering ist.

Migräneprophylaxe

Indikation

Die Indikation zu einer medikamentösen Prophylaxe der Migräne ergibt sich bei Migräneattacken, die nur unbefriedigend behandelt werden können (Tab. A.1-9).

> Sinn der medikamentösen Prophylaxe ist eine Reduzierung von Häufigkeit und Schwere der Migräneattacken und die Prophylaxe des analgetikainduzierten Dauerkopfschmerzes.

Vor Beginn einer medikamentösen Prophylaxe steht das ärztliche Gespräch, das dem Patienten erklärt, daß eine „Heilung" der Migräne nicht möglich ist. Eine optimale Migräneprophylaxe erreicht eine Reduktion von Anfallshäufigkeit, -intensität und Dauer um 50%.

Zunächst soll der Patient über vier Wochen einen Kopfschmerzkalender führen.

Die Erfolgsquote der verschiedenen Medikamentengruppen liegt zwischen 30 und 70%.

Substanzen zur Migräneprophylaxe

> Sicher wirksam für die Prophylaxe der Migräne sind der nichtselektive Betablocker Propranolol und der beta-1-selektive Betablocker Metoprolol (Tab. A.1-10).

Möglicherweise wirksam sind Atenolol, Bisoprolol, Nadolol und Timolol. Nicht wirksam sind Acebutolol, Alprenolol, Oxprenolol und Pindolol. Der Wirkungsmechanismus der Betarezeptorenblocker ist nicht bekannt. Auffällig ist, daß alle wirksamen Betablocker keine intrinsische sympathikomimetische Aktivität haben.

Tabelle A.1-10 Substanzen zur Migräneprophylaxe mit gesicherter Wirkung.

Substanzen	Dosis	Nebenwirkungen	Kontraindikationen
Metoprolol (Beloc®)	50–200 mg	häufig: Müdigkeit, Hypotonie gelegentlich: Schlafstörungen	absolut: AV-Block, Bradykardie
Propranolol (Dociton®)	30–240 mg	Schwindel selten: Hypoglykämie, Bronchospasmus, Bradykardie Retardform: Diabetes mellitus, Magen-Darm-Beschwerden	Herzinsuffizienz, Sick-Sinus-Syndrom, Asthma bronchiale, ausgeprägte Hypotonie
Flunarizin (Sibelium®)	5–10 mg	häufig: Müdigkeit, Gewichtszunahme bei Frauen gelegentlich: gastrointestinale Beschwerden selten: Hyperkinesen, Tremor, Parkinsonoid	absolut: Depression, fokale Dystonie, Stillzeit relativ: Übergewicht, Depression, M. Parkinson in der Familie
Cyclandelat (Natil®)	1200–1600 mg	häufig: Müdigkeit	s. Flunarizin

Aus der Gruppe der „Kalziumantagonisten" ist, soweit derzeit beurteilbar, nur Flunarizin sicher wirksam (Tab. A.1-10).

Cyclandelat ist wahrscheinlich wirksam, hat weniger Nebenwirkungen als Flunarizin, ist aber wahrscheinlich etwas weniger effektiv. Verapamil und Nifedipin sind nicht wirksam. Der genaue Wirkungsmechanismus von Flunarizin ist nicht bekannt. Flunarizin wird in einer Initialdosis von 5 mg eingesetzt. Die Enddosis beträgt bei Frauen 5 mg und bei Männern 10 mg. Die typischen Nebenwirkungen sind Müdigkeit, Gewichtszunahme, Depression und Schwindel sowie in sehr seltenen Fällen bei älteren Menschen extrapyramidalmotorische Störungen mit Entwicklung eines Parkinsonoids oder Dyskinesien.

Die Serotoninantagonisten Pizotifen und Methysergid sind ebenfalls prophylaktisch wirksam (Tab. A.1-11).

Pizotifen wird wegen der deutlich häufigeren Nebenwirkungen (Müdigkeit, Gewichtszunahme) aber weniger gut toleriert als Betablocker und Flunarizin. Methysergid sollte der Behandlung des Cluster-Kopfschmerzes vorbehalten sein. Es darf wegen der Gefahr einer Retroperitonealfibrose oder von Lungenfibrosen nicht länger als drei bis fünf Monate gegeben werden.

Lisurid, ein Dopaminagonist, ist ebenfalls prophylaktisch wirksam (Tab. A.1-11).

Tabelle A.1-11 Substanzen zur Migräneprophylaxe, 2. Wahl.

Substanzen	Dosis	Nebenwirkungen	Kontraindikationen
Valproinsäure	600 bis 1500 mg	Hautausschlag, Müdigkeit, Schwindel, Haarausfall	Leberfunktionsstörungen, Gravidität
Pizotifen (Sandomigran®)	1–3 mg	häufig: Müdigkeit, Gewichtszunahme, Hunger gelegentlich: Mundtrockenheit, Obstipation	absolut: Glaukom, Prostatahypertrophie relativ: KHK
Lisurid (Cuvalit®)	0,075 mg	gelegentlich: Müdigkeit, Übelkeit, Schwindel selten: Muskelschwäche	absolut: Gravidität, KHK, AVK
Methysergid (Deseril retard®)	2–6 mg	häufig: Müdigkeit, Schlafstörungen, Ödeme, Schwindel gelegentlich: Muskelschmerzen, Kopfschmerzen, Übelkeit selten: Retroperitonealfibrose (Anwendung nicht >3 Monate)	absolut: Gravidität, Hypertonie, Nieren- oder Leberfunktionsstörungen, AVK, KHK
Dihydroergotamin (DHE®)	1,5–6 mg	häufig: Übelkeit, Parästhesien gelegentlich: Kopfschmerzen, Durchfall, Schwindel selten: Ergotismus	absolut: Gravidität, Hypertonie, KHK, AVK

Die Tagesdosis beträgt 0,075 mg Lisurid. In letzter Zeit hat sich das Antikonvulsivum Valproinsäure in der Migräneprophylaxe bewährt. Die Tagesdosis beträgt 600–1200 mg (Serumspiegel um 50 µg/ml).

Amitriptylin und Amitriptylinoxid sind trizyklische Antidepressiva. Allein gegeben sind sie bei der Migräne nicht wirksam. Sie sollten aber zur Prophylaxe gegeben werden, wenn eine Kombination mit einem Spannungskopfschmerz vorliegt oder wenn, wie häufig bei chronischen Schmerzen, zusätzlich eine Depression besteht.

Dihydroergotamin ist zwar migräneprophylaktisch wirksam, kann aber nach längerer Einnahme zu einer Verschlechterung der Migräne und zur Induktion von Dauerkopfschmerzen führen.

Nichtsteroidale Antirheumatika wie Naproxen und Acetylsalicylsäure sind wahrscheinlich ebenfalls prophylaktisch wirksam. Limitierend sind hier die Nebenwirkungen wie Übelkeit, Erbrechen, Magenschmerzen, Tinnitus und Schwindel.

Bei der zyklusgebundenen Migräne kann eine Prophylaxe mit 2 × 250 mg Naproxen vier Tage vor bis drei Tage nach der Periode versucht werden. Als Alternativen für die Kurzzeitprophylaxe kommen Methysergid (2 × 1/2 Deseril®

ret.) oder Valproinsäure (2 × 300 mg) in Betracht. Hormonpräparate sind unwirksam.

Praktische Durchführung der medikamentösen Prophylaxe

Alle Migräneprophylaktika müssen vorsichtig einschleichend über zwei bis vier Wochen bis zur erwünschten Dosis gegeben werden. Der therapeutische Effekt der Migräneprophylaktika kann meist erst nach sechs Wochen bis drei Monaten beurteilt werden.

Die Prophylaxe sollte nach sechs bis neun Monaten beendet werden, um den Spontanverlauf der Migräne zu beurteilen. Die regelmäßige Einnahme von Analgetika oder ergotaminhaltigen Migränepräparaten hebt die Wirkung der Migräneprophylaxe auf.

Psychologische Verfahren

Es gibt einige psychologische Therapieverfahren, deren migränemildernde Wirkung nachgewiesen ist.

Dazu gehört leider nicht das autogene Training. Die folgenden nichtmedikamentösen Verfahren haben sich bei der Behandlung von Migräneattacken und bei der Vorbeugung bewährt:
Sporttherapie: Ausdauersportarten wie Jogging, Rudern, Schwimmen und Radfahren haben eine günstige Wirkung auf die Migräne. Kampfsportarten oder Sportarten, bei denen Ehrgeiz gefragt ist, sind weniger geeignet.
Streßbewältigungstraining: Hierbei wird davon ausgegangen, daß belastende Alltagssituationen, die mit Streß und Hektik verbunden sind, Migräneanfälle auslösen können. In regelmäßigen Sitzungen mit einem Psychologen bzw. in einer Gruppe von Patientinnen und Patienten mit der gleichen Erkrankung sollen die Patienten streßauslösende Situationen erkennen und vermeiden lernen. Die Betroffenen können aber auch selbst ein solches Training in vereinfachter Form durchführen. Wenn morgens der Wecker klingelt, sollten sie sich fünf Minuten lang den Tagesablauf durch den Kopf gehen lassen. Dabei soll versucht werden zu analysieren, wo und wann an diesem Tag wahrscheinlich Streß auftreten wird und was dagegen unternommen werden kann.
Relaxationstraining (progressive Relaxation nach Jacobson): Viele Psychologen können diese Entspannungstechnik vermitteln. Die Technik kann aber auch selbst erlernt werden. Dabei werden nacheinander bestimmte Muskelgruppen isometrisch angespannt. Danach werden die Muskeln entspannt. Diese Übungen können auf eine Tonbandkassette gesprochen und dann während der Übungen abgespielt werden.
Vasokonstriktions-, Biofeedbacktraining: Diese Behandlung geht davon aus, daß es bei der Migräne zu Veränderungen der Gefäßweite kommt. Den Patienten wird ein kleiner Meßfühler auf eine Arterie an der Schläfe aufgelegt. Im Lauf einiger Trainingssitzungen lernen sie über eine Rückmeldung der Pulsation dieser

Tabelle A.1-12 Unzureichend wirksame Therapieverfahren (wahrscheinlich nur Placeboeffekt).

Substanz	Behandlung
– Antihypotonika	– autogenes Training
– Bromocriptin (Pravidel®)	– Bäder
– Carbamazepin (Tegretal®)	– chiropraktische Behandlung
– Cimetidin (Tagamet®)	– Dauerschlaf
– Clonidin (Dixarit®)	– Fangopackungen
– Diuretika	– Frischzellen
– Ergotamintartrat	– Halskrawatte
– Gestagene	– Herdsanierung
– Indometacin (Amuno®)	– Homöopathie
– Lithium	– Magnetströme
– Magnesium	– Massagen
– Neuroleptika	– Neuraltherapie
– Nifedipin (Adalat®)	– Ozontherapie
– Phenytoin (Zentropil®)	– Reizstrom
– Proxibarbal (Axeen®)	– Spritzen in die Kopfhaut
– Östrogene	– Tonsillektomie
– Reserpin	– Ziehen von Zähnen

Arterie auf einem Fernsehschirm, die Weite dieses Gefäßes willkürlich zu beeinflussen. Nach weiteren Trainingssitzungen können die Patienten ohne eine optische Rückmeldung über einen Fernsehschirm die Gefäßweite willentlich beeinflussen. Bei einigen der Betroffenen führt dieses Training zu einer deutlichen Besserung der Migräne.

Psychologische Behandlungsverfahren werden von einigen in dieser Methode ausgebildeten Psychologen angewandt. Hinweise, wer diese Therapie durchführt, können bei den meisten Krankenkassen erfragt werden.

Außenseitermethoden und nichtwirksame Verfahren
Die meisten nichtmedikamentösen (Akupunktur, Massagen etc.) oder naturheilkundlichen Therapieverfahren gehen in ihrer Wirksamkeit nicht über den ausgeprägten Placeboeffekt hinaus (dieser hält nicht länger als drei Monate an). Einzelheiten können der Tabelle A.1-12 entnommen werden.

1.2 Spannungskopfschmerz

H. C. DIENER

1.2.1 Epidemiologie

Die Prävalenz des episodischen Spannungskopfschmerzes beträgt 40 bis 50%. Männer und Frauen sind im Gegensatz zur Migräne fast gleich häufig betroffen.

Die Prävalenz des chronischen Spannungskopfschmerzes beträgt 2%. Das durchschnittliche Erkrankungsalter liegt mit 25 bis 30 Jahren höher als das der Migräne.

1.2.2 Definition und Leitsymptome

Der episodische Spannungskopfschmerz (früher vasomotorischer Kopfschmerz) tritt nur gelegentlich für ein bis zwei Tage auf. Treten die Kopfschmerzen durchschnittlich an mehr als 15 Tagen/Monat oder mehr als 180 Tagen im Jahr auf, spricht man vom chronischen Spannungskopfschmerz. Im englischen Schrifttum wird diese Form des Kopfschmerzes als „Muskelkontraktionskopfschmerz“ oder „tension headache“ bezeichnet, obwohl nach EMG-Messungen der Tonus der extrakraniellen Muskulatur nicht erhöht ist. Es gibt Übergangsformen von der Migräne zum Spannungskopfschmerz und Patienten, die an beiden Kopfschmerzformen leiden.

Der Spannungskopfschmerz geht mit dumpf-drückenden, bilateralen Kopfschmerzen einher, die teilweise frontal, teilweise okzipital, auch bitemporal oder holozephal lokalisiert sind (s. Abb. A.1-1c). Der Schmerz wird wie ein „zu enger Hut“, ein „Band um den Kopf“ und das Gefühl „des Nicht-klar-denken-Könnens“ beschrieben. Er ist von mittelschwerer Intensität und schränkt die Arbeitsfähigkeit meist nicht wesentlich ein. Vegetative Begleiterscheinungen fehlen oder sind gering ausgeprägt.

1.2.3 Diagnostische Verfahren und Differentialdiagnose

Wie bei den anderen Kopfschmerzen erfolgt die Diagnose durch die Anamneseerhebung. Die Differenzierung gegenüber der Migräne erfolgt durch das Fehlen oder die geringe Ausprägung von vegetativen Begleiterscheinungen (z.B. Erbrechen, Geruchsüberempfindlichkeit bei der Migräne).

Ein CT ist nur notwendig bei therapieresistenten Schmerzen und beim Auftreten fokaler neurologischer Ausfälle.

Die Differentialdiagnose kann der Tabelle A.1-13 entnommen werden.

1.2.4 Medikamentöse Therapie

Der akute Spannungskopfschmerz wird zunächst physikalisch mit Eisbeuteln behandelt. Ist er von ausgeprägter Intensität, werden 500–1000 mg Acetylsalicylsäure oder Paracetamol eingesetzt. Auch nichtsteroidale Antirheumatika wie Ibuprofen sind wirksam. Kombinationspräparate, die zusätzlich Koffein, Codein, Muskelrelaxanzien, Antihistaminika, Tranquilizer, DHE oder Ergotamin enthalten, sind nicht indiziert.

Chronische Spannungskopfschmerzen werden mit den trizyklischen Antidepressiva Amitriptylin oder Amitriptylinoxid behandelt (Tab. A.1-14). Die initiale Dosis beträgt 10 mg Amitriptylin oder 30 mg Amitriptylinoxid, die Enddosis nach drei bis vier Wochen 50–75 mg Amitriptylin oder 60 mg Amitriptylinoxid.

> Die Therapieerfolge sind mäßig. Häufige Folge ist die unkontrollierte Einnahme von Schmerzmitteln mit Entwicklung eines chronischen Analgetikaabusus, der den Kopfschmerz langfristig noch verschlimmert.

Tabelle A.1-13 Spannungskopfschmerz und ähnliche Kopfschmerzen.

Kopfschmerz-entität	Lokalisation	Alter, Geschlecht	Dauer	Charakteristik, Diagnose
Spannungs-kopfschmerz	diffus, holokraniell	30 Jahre, W:M 1:1	ganz-tags	dumpf, drückend
medikamenten-induzierter Kopfschmerz	diffus, holokraniell	40 Jahre, W:M 8:1	ganz-tags	dumpf, drückend; tägliche Einnahme von Migränemitteln oder Analgetika
posttrauma-tischer Kopfschmerz	diffus, holokraniell	ab 15. Lebens-jahr, W:M 2:1	ganz-tags	dumpf, drückend; Vorgeschichte
postpunktio-neller Kopf-schmerz	diffus, nuchal	20–55 Jahre, W:M 2:1	ganz-tags	heftig, pulsierend, besser im Liegen
Arteriitis temporalis	bitemporal, frontal	>60 Jahre	ganz-tags	heftig, BSG er-höht, Leukozytose

Tabelle A.1-14 Medikamentöse Therapie des chronischen Spannungskopfschmerzes.

Substanzen	Dosis	Nebenwirkungen	Kontraindikationen
Amitriptylin (Saroten®) Amitriptylin-oxid (Equilibrin®)	25–150 mg 30–90 mg	häufig: Mundtrockenheit, arterielle Hypotonie, Ge-wichtszunahme, Müdig-keit, Obstipation gelegentlich: Akkommoda-tionsstörungen	absolut: Glaukom, Prosta-taadenom, Therapie mit MAO-Hemmern

In der Hand des Neurologen oder Nervenarztes kann auch ein Therapieversuch mit MAO-Hemmern (Jatrosom®) unternommen werden.

1.2.5 Nichtmedikamentöse Therapie

Bei den nichtmedikamentösen Therapieverfahren hat sich das muskuläre Relaxationsverfahren nach Jacobson bewährt (s. Kap. A.1.1.4). Gelegentlich ist auch Akupunktur für einen begrenzten Zeitraum wirksam.

1.2.6 Unwirksame Therapie

Unwirksam sind lokale Injektionen in den Nacken oder die Kopfhaut und chiropraktische oder manualtherapeutische Maßnahmen an der Halswirbelsäule. Unwirksam sind auch die modernen selektiven MAO-Hemmer.

1.3 Cluster-Kopfschmerz und chronisch-paroxysmale Hemikranie

H. C. DIENER

1.3.1 Definition und Klinik

Beim Cluster-Kopfschmerz (früher: Bing-Horton-Syndrom, Erythroprosopalgie) kommt es zu immer streng einseitigen heftigen Schmerzattacken mit Punctum maximum periorbital, retroorbital und temporal (s. Abb. A.1-1d). Bei der chronisch-paroxysmalen Hemikranie ähneln Schmerz und Begleitsymptome denen des Cluster-Kopfschmerzes, die Schmerzattacken sind aber deutlich kürzer (zehn Minuten), häufiger, treten meist bei Frauen auf und sprechen auf eine Behandlung mit Indometacin an.

Die heftigen Schmerzattacken beim Cluster-Kopfschmerz dauern zwischen 15 und 180 Minuten, treten meist einmal pro Nacht, aber auch häufiger auf und sind mit einer konjunktivalen Injektion, Lakrimation, Schwellung der Nasenschleimhaut, Rhinorrhö, Miosis, Ptosis und Ödem des ipsilateralen Augenlids assoziiert. Bei 90% der Betroffenen treten die Kopfschmerzen im Frühjahr und Herbst gehäuft in „Clustern“ auf, bei 10% besteht ein chronischer Cluster-Kopfschmerz. Männer sind im Verhältnis 5:1 bis 8:1 überrepräsentiert. Die einzelnen Attacken können durch Alkohol, Nitroglycerin oder Histamin provoziert werden.

Während Patienten mit Migräne eher ein abgedunkeltes Zimmer und das Bett aufsuchen, sind Patienten während der Cluster-Kopfschmerzattacke motorisch unruhig und gehen umher.

Die Pathophysiologie des Cluster-Kopfschmerzes ist noch weitgehend unverstanden. Eine wichtige Rolle scheint eine aseptische Entzündung und Vasodilatation im Sinus cavernosus zu spielen.

1.3.2 Therapie

Die Behandlung der akuten Cluster-Attacke ist schwierig, da die meisten zentral oder peripher angreifenden Analgetika unwirksam sind und die Attacke selbst häufig bereits abgeklungen ist, bevor die Substanz wirkt.

Die Inhalation von 100%igem Sauerstoff (7 l/min, Gesichtsmaske, sitzend) stellt eine effiziente Attackenkupierung dar. Auch Ergotamin-Aerosol (Ergotamin Medihaler®), 3 Stöße à 0,45 mg, ist wirksam. Nasale Instillation von 4%iger Lidocainlösung bei 45° rekliniertem und ca. 30° zur betroffenen Seite rotiertem Kopf hilft gelegentlich. Neueste Studien zeigen einen guten therapeutischen Effekt von Sumatriptan 6 mg subkutan.

Die Prophylaxe des Cluster-Kopfschmerzes ist indiziert, wenn die überwiegend nächtlichen Attacken durch eine Akutmedikation nicht beherrscht werden können und der Cluster über zwei Wochen anhält.

Mittel der ersten Wahl zur Unterbrechung des Clusters ist Prednison in einer initialen Dosis von 60–80 mg und ausschleichender Dosierung in den nächsten Tagen. Methysergid (Deseril retard®, 1–4 mg/d) ist ebenfalls gut prophylaktisch wirksam, die Therapie kann aber nicht länger als drei bis fünf Monate durchgeführt werden (Gefahr der Lungen- und Retroperitonealfibrose). Der Kalziumantagonist Verapamil wirkt in einer Dosis von 4 × 80 mg prophylaktisch. Bei einigen Patienten ist auch die prophylaktische Gabe von Lithiumcarbonat mit Plasmaspiegeln zwischen 0,3 und 1,2 mmol/l hilfreich. Hier sind allerdings die Nebenwirkungen wie Polyurie, abdominelle Beschwerden, Tremor, Schlafstörungen und Erbrechen limitierend.

Beim chronischen Cluster-Kopfschmerz beginnt die Behandlung mit 4 × 80 mg Verapamil. Ist dies nicht ausreichend wirksam, kann eine Kombination mit Methysergid oder Lithium versucht werden.

> In verzweifelten Fällen, bei denen alle medikamentösen Therapieversuche gescheitert sind und bei denen Suizidalität besteht, kann eine Kryokoagulation oder Hochfrequenz-Rhizotomie des Ganglion Gasseri versucht werden. Anschließend sind allerdings Ergotamin und Sumatriptan wegen der funktionellen Denervierung zur Attackenkupierung nicht mehr wirksam.

1.3.3 Unwirksame Therapie

Unwirksam sind peripher oder zentral angreifende Analgetika, Antikonvulsiva, Thymoleptika oder Neuroleptika, Antihistaminika sowie die Akupunktur. Ebenfalls unwirksam sind alle psychologischen Therapieverfahren.

1.4 Posttraumatischer Kopfschmerz

H. C. DIENER

1.4.1 Definition und Symptome

Der akute posttraumatische Kopfschmerz tritt innerhalb von acht Tagen nach einem leichten oder mittelgradigen Schädel-Hirn-Trauma (Bewußtseinsverlust, amnestische Lücke >10 min, evtl. fokale neurologische Ausfälle) auf und klingt innerhalb von acht Wochen spontan wieder ab. Beim chronischen posttraumatischen Kopfschmerz, der auch nach Schleudertraumen der Halswirbelsäule auftreten kann, halten die Kopfschmerzen länger als acht Wochen an.

Meist handelt es sich um dumpf drückende Kopfschmerzen, die sich über den gesamten Kopf ausbreiten, den ganzen Tag anhalten und durch Lageänderung oder körperliche Aktivität verstärkt werden. Vegetative Begleitsymptome fehlen meist. Vorbestehende andere idiopathische Kopfschmerzformen wie Migräne oder Spannungskopfschmerz machen das Auftreten eines posttraumatischen Kopfschmerzes wahrscheinlicher. Längere Immobilisation, Tragen einer Halskrawatte und fortdauernde Gabe von Analgetika verlängern den Zeitraum der Beschwerden.

1.4.2 Differentialdiagnose und diagnostische Verfahren

Kopfschmerzen im Rahmen eines akuten epiduralen oder subduralen Hämatoms mit rascher Zunahme der Kopfschmerzen, Entwicklung einer Halbseitensymptomatik, Pupillendifferenz und rascher Bewußtseinstrübung bis zum Koma dürfen nicht übersehen werden.

Der chronische posttraumatische Kopfschmerz darf nur dann diagnostiziert werden, wenn nach klinischen Kriterien und/oder mit Hilfe des CT ein chronisches subdurales Hämatom ausgeschlossen ist.

1.4.3 Therapie

Bei Kopfschmerzen, die nur einige Tage anhalten, erfolgt die Behandlung mit Paracetamol (keine Mischpräparate) oder Ibuprofen. Länger anhaltende Kopfschmerzen werden analog dem chronischen Spannungskopfschmerz mit trizyklischen Antidepressiva wie Amitriptylin (Saroten®, Tagesdosis 25–75 mg) behandelt.

1.5 Kopfschmerzen bei zerebralen Zirkulationsstörungen

H. C. DIENER

Beim **ischämischen Insult** kommt es vor allem bei Durchblutungsstörungen in der hinteren Schädelgrube und im Versorgungsgebiet der A. cerebri posterior zu ausgeprägten, vorwiegend okzipitalen Kopfschmerzen. In diesen Fällen kann Acetylsalicylsäure auch parenteral angewandt werden.

Hirndruck bei jüngeren Menschen im Rahmen eines Hirnödems, zwei bis drei Tage nach dem akuten Hirninfarkt, führt zu diffusen Kopfschmerzen.

Bei den **intrazerebralen Blutungen** steht der Kopfschmerz im Vordergrund der klinischen Symptome. Heftigste, okzipital betonte bilaterale Kopfschmerzen, die bei körperlicher Anstrengung akut auftreten, gefolgt von Nackensteifigkeit und gegebenenfalls neurologischen Ausfällen, sind typisch für die Subarachnoidalblutung. Die Therapie der Kopfschmerzen erfolgt hierbei mit Opiaten.

Bei Subarachnoidalblutungen dürfen wegen der Gefahr angiospastischer Infarkte weder Ergotamin noch Sumatriptan eingesetzt werden.

Arteriovenöse Malformationen führen zu Kopfschmerzen, wenn sie ein hohes Shuntvolumen aufweisen. Heftige Schmerzen, die in der lateralen Halsregion beginnen, dann in die Temporalregion und ins Gesicht ausstrahlen, mit einem Horner-Syndrom und einem pulssynchronen Tinnitus einhergehen und dann zu transienten ischämischen Attacken oder einem progredienten Schlaganfall führen, weisen auf eine Karotisdissektion hin.

Langsam, über Tage bis Wochen zunehmende Kopfschmerzen mit teils fokalen, teils generalisierten Anfällen, Stauungspapille und fokalen neurologischen Zeichen sprechen am ehesten für eine **Sinusvenenthrombose**.

Akute Blutdruckerhöhungen, sei es im Rahmen eines Phäochromozytoms oder einer hypertensiven Enzephalopathie, gehen mit pulsierenden Kopfschmerzen einher. Der diastolische Blutdruck ist in diesen Fällen auf über 120 mmHg erhöht.

Entgegen einem weitverbreiteten Irrtum führt die unkomplizierte Hypertonie nicht zu Kopfschmerzen.

Die Riesenzellarteriitis (Arteriitis temporalis) führt neben vorwiegend temporalen Kopfschmerzen zu einer Verdickung der extrakraniellen Arterien und einer deutlich erhöhten Blutsenkung. Hier droht bei Befall der A. centralis retinae die Erblindung. Die sofortige Cortisonbehandlung bessert die Kopfschmerzen innerhalb weniger Tage. Es besteht häufig eine Assoziation mit der Polymyalgia rheumatica mit zusätzlichen Gelenk- und Muskelschmerzen.

1.6 Kopfschmerzen bei intrakranieller Druckerhöhung und Änderung des Liquordrucks

H. C. DIENER

Ganz im Gegensatz zu den Erwartungsängsten der Patienten kommt es nur bei 1% aller **Hirntumoren** ohne zusätzliche neurologische oder psychopathologische Auffälligkeiten zu isolierten Kopfschmerzen. Allerdings befürchten 70% der Menschen mit idiopathischen Kopfschmerzen, an einem Hirntumor zu leiden. Diesen Ängsten muß der Arzt aufklärend entgegenwirken.

Bei der **benignen intrakraniellen Hypertonie** (Pseudotumor cerebri) bestehen neben den Kopfschmerzen bilaterale Stauungspapillen und gelegentlich eine Abduzensparese. Mittels CT oder NMR muß eine zerebrale Raumforderung und durch Angiographie eine Sinusvenenthrombose ausgeschlossen werden. Der Liquordruck liegt über 200 cm H_2O.

Beim **Verschlußhydrozephalus** oder beim **Hydrocephalus aresorptivus** nehmen die Kopfschmerzen innerhalb kurzer Zeit an Intensität zu, außerdem kommt es zu Hirndruckzeichen wie Nüchternerbrechen, Stauungspapillen und zunehmender Bewußtseinstrübung.

Der typische **postpunktionelle Kopfschmerz** tritt 24 bis 48 Stunden nach einer Lumbalpunktion (auch Myelographie oder Spinalanästhesie) auf. Hier sind die Kopfschmerzen streng lageabhängig, sie nehmen im Sitzen und Stehen deutlich zu und klingen im Liegen ab. Häufige Begleiterscheinungen sind Hörstörungen, Tinnitus, Schwindel und gelegentlich Abduzensparesen. Die üblicherweise empfohlenen Therapiemaßnahmen wie vermehrtes Trinken, auf dem Bauch liegen, i.v. Flüssigkeitssubstitution und Analgetika sind unwirksam.

Die einzig wirksame Therapie ist ein lokaler „Eigenblut-Patch“ an der Punktionsstelle (die einzig medizinisch sinnvolle Variante einer Eigenblutbehandlung).

Hierzu wird dem Patienten venöses Blut (5 ml) entnommen, das dann an der Punktionsstelle außerhalb der Dura injiziert wird und so über den entstehenden künstlichen Bluterguß das Liquorleck abdichtet.

1.7 Medikamenteninduzierter Kopfschmerz

H. C. DIENER

1.7.1 Definition und Klinik

Medikamenteninduzierte Kopfschmerzen sind definiert als Kopfschmerzen, die unmittelbar nach oder bei längerer Einnahme von Medikamenten, insbesondere Schmerzmitteln, auftreten. Meist kommt es zu dumpf-drückenden, gelegentlich auch zu pulsierenden Kopfschmerzen. Bei Patienten mit vorbestehender Migräne können die untengenannten Medikamente auch Migräneattacken auslösen. Ein akuter medikamenteninduzierter Kopfschmerz kommt am häufigsten durch Nitrate, Kalziumantagonisten (Nifedipin), Theophyllin und nichtsteroidale Antirheumatika zustande. Chronische Einnahme der folgenden Medikamentengruppen kann zu Kopfschmerzen führen:

- Antihistaminika
- Antirheumatika
- Barbiturate
- Benzodiazepine
- Glukokortikoide (beim Absetzen)
- Herzglykoside

Die regelmäßige Einnahme von Schmerzmitteln (auch Opioide) und/oder Mutterkornalkaloiden, insbesondere bei Patienten mit vorbestehender Migräne oder Spannungskopfschmerz, kann zu einem medikamenteninduzierten Dauerkopfschmerz führen. Beim Absetzen der Substanzen kommt es dann zu einer Verstärkung des Kopfschmerzes im Sinne eines Rebound-Kopfschmerzes. Frauen sind hier deutlich häufiger betroffen als Männer.

1.7.2 Therapie und Prophylaxe

Die Prophylaxe des analgetikainduzierten Dauerkopfschmerzes beginnt bereits mit der Verschreibung der Schmerzmittel. Monosubstanzen und Medikamente ohne psychotrope Zusätze (Coffein, Codein) sind vorzuziehen.

Ambulanter Medikamentenentzug

Ein ambulanter Medikamentenentzug (Tab. A.1-15) kann versucht werden, wenn folgende Voraussetzungen vorliegen:

- Einnahme von analgetischen Mischpräparaten ohne gleichzeitige Einnahme von Barbituraten oder Tranquilizern
- hohe Motivation des Patienten
- Mithilfe durch die Familie oder Freunde

Tabelle A.1-15 Pragmatisches Vorgehen beim ambulanten Medikamentenentzug.

- abruptes Absetzen aller Schmerzmittel
- Bedarfsmedikation gegen Übelkeit und Erbrechen:
  Metoclopramid (Paspertin®), 3 × 20 Tropfen/d
  oder
  Domperidon (Motilium®), 3 × 1 Tablette (10 mg)
- zur Behandlung der Entzugskopfschmerzen:
  nichtsteroidales Antirheumatikum, z.B. 2 × 500 mg Naproxen (Proxen®) über 10 Tage
- Einleitung einer Verhaltenstherapie, falls möglich und indiziert
- Wiedervorstellung nach 10 Tagen

Alle Patienten sollten vor dem Medikamentenentzug die aktuelle Medikamenteneinnahme protokollieren.

Bei Migräne als ursprünglichem Kopfschmerz wird wie folgt vorgegangen: Zu Beginn des Medikamentenentzugs (bevorzugt an einem Freitag) dürfen Schmerzmittel nicht mehr zugänglich sein. Schmerzmittel werden abrupt abgesetzt, psychotrope Substanzen (Barbiturate, Tranquilizer) in Abhängigkeit von der Ausgangsdosis über zwei bis sechs Wochen langsam ausschleichend abgesetzt. Mit dem Entzug sollte eine Migräneprophylaxe entsprechend den Empfehlungen der Deutschen Migräne- und Kopfschmerzgesellschaft erfolgen.

Bei Spannungskopfschmerz als ursprünglichem Kopfschmerz sollte gleichzeitig mit dem Entzug eine Prophylaxe mit dem trizyklischen Thymoleptikum Amitriptylin (Saroten® retard, 25–50 mg) oder Amitriptylinoxid (Equilibrin®, 30–60 mg) in einer Einzeldosis vor dem Zubettgehen begonnen werden.

Stationärer Medikamentenentzug

Ein stationärer Medikamentenentzug ist angezeigt, wenn folgende Voraussetzungen gegeben sind:
- langjähriger medikamenteninduzierter Dauerkopfschmerz
- zusätzliche Einnahme psychotroper Substanzen (Schlafmittel, Tranquilizer, Anxiolytika)
- regelmäßige Einnahme von Migränemitteln, die Codein oder Barbiturate enthalten
- mehrere erfolglose Selbstentzüge
- Angst des Patienten vor dem ambulanten Entzug
- hoher Leistungsanspruch und Angst auszufallen
- ungünstige familiäre Begleitumstände
- ausgeprägte Begleitdepression

Die Behandlung während der akuten Entzugsphase ist in Tabelle A.1-16 zusammengefaßt.

Im Entzug vermieden werden sollte die Gabe von:
- Ergotamintartrat
- Dihydroergotamin
- Sumatriptan
- zentral wirksamen Analgetika und Opioiden

Tabelle A.1-16 Pragmatisches Vorgehen beim stationären Medikamentenentzug.

- parenterale Gabe eines Antiemetikums 3 × täglich, z.B. 3 × 1 Amp. Paspertin®
- Flüssigkeitssubstitution per infusionem (das heftige Erbrechen führt zu Exsikkose, die ihrerseits den Kopfschmerz verstärkt)
- während der ersten 10 Tage der Entzugsphase bei mittelschweren Entzugskopfschmerzen Naproxen (Proxen®, 2 × 500 mg)
- bei starken Entzugskopfschmerzen maximal alle 8 Stunden 500–1000 mg Acetylsalicylsäure i.v. (Aspisol®)
- bei erforderlicher Sedierung niedrigpotente Neuroleptika wie Thioridazin (z.B. 30–60 mg Melleril® retard)

Die Dauer des stationären Aufenthalts sollte je nach Schwere der Entzugssymptomatik zwischen fünf und 14 Tagen betragen. Bei regelmäßiger Einnahme von Barbituraten müssen diese langsam über zehn Tage bis sechs Wochen abgesetzt werden. Ein analoges Vorgehen ist auch erforderlich bei regelmäßiger Einnahme von Tranquilizern und Anxiolytika (Gefahr eines Medikamentendelirs oder epileptischer Anfälle bei abruptem Absetzen).

Verhaltenstherapeutische Begleittherapie

Die Betreuung des Patienten durch Arzt und Psychotherapeuten verbessert die Compliance.

An Tagen, an denen die Entzugssymptomatik nicht zu ausgeprägt ist, können spezifische verhaltenstherapeutische Behandlungsstrategien (z.B. Streßbewältigungstraining, progressive Relaxation) eingeleitet werden. Die Beratung schließt auch die Aufklärung des Lebenspartners ein (z.B. wissen die Partner häufig nicht, daß es sich bei der Migräne um keine rein psychosomatische Erkrankung handelt).

Nachbehandlung

Nach dem Medikamentenentzug auftretende Migräneattacken oder Spannungskopfschmerzen werden nach den Richtlinien der Deutschen Migräne- und Kopfschmerzgesellschaft behandelt.

Vor, während und nach dem Medikamentenentzug und Abklingen der Entzugssymptomatik muß eine ausführliche Beratung des Patienten bezüglich einer weiteren medikamentösen und nichtmedikamentösen Prophylaxe erfolgen und – wenn möglich – eine Verhaltenstherapie zur Vermeidung eines erneuten Medikamentenmißbrauchs eingeleitet werden.

Zur Dokumentation des Therapieerfolgs und der Wirksamkeit der prophylaktischen Nachbehandlung sollte der Patient ein Kopfschmerztagebuch führen.

Die nach der Entzugsbehandlung eingeleitete Prävention mit Migräneprophylaktika oder trizyklischen Antidepressiva wird über einen Zeitraum von mindestens drei bis sechs Monaten nach dem Medikamentenentzug fortgeführt und dann ausschleichend abgesetzt. Kontrolluntersuchungen zur Überprüfung des Therapieerfolgs sind alle vier bis sechs Wochen erforderlich.

Den Patienten muß eine Telefonnummer mitgeteilt werden, unter der sie während des Entzugs und bei Rückfallgefahr mit dem Therapeuten Kontakt aufnehmen können.

Bei der weiteren Akuttherapie der Migräneanfälle müssen die kritischen kumulativen Monatsdosen der einzelnen Schmerzmittel beachtet werden, um eine erneute Abhängigkeit zu vermeiden. Die kritischen kumulativen Wochendosen betragen 4–6 mg Ergotamintartrat (2–3 Suppositorien oder 4–6 Tabletten eines handelsüblichen Migränemittels), wobei maximal zweimal pro Woche Schmerzmittel eingesetzt werden dürfen.

1.8 Seltene Kopfschmerzarten

H. C. DIENER

Bei einigen seltenen Kopfschmerzarten läßt sich der Schmerz durch bestimmte Tätigkeiten oder physikalische Reize provozieren. Neurologischer Befund und Computertomogramm sind in diesen Fällen immer unauffällig. Es bestehen fließende Übergänge zur Migräne und zum Spannungskopfschmerz.

Beim „Ice-pick“-Schmerz kommt es zu für Sekunden anhaltenden heftigsten stechenden Schmerzen, ausschließlich im Versorgungsgebiet des 1. Trigeminusastes, wobei die Schmerzregion selten größer als eine Münze ist. Der Schmerz spricht zuverlässig auf nichtsteroidale Antirheumatika an. Kontinuierliche Stimulation von Hautnerven durch Druck (Hut, Stahlhelm, Schutzbrille) kann zu Kopfschmerzen führen. Der Genuß von Speiseeis oder Applikation von Kälte (Eiswasser, Eisbeutel) kann ebenfalls Kopfschmerzen auslösen. Weiterhin gehören in diese Kategorie der benigne Hustenkopfschmerz, Kopfschmerzen bei schwerer körperlicher Anstrengung (Gewichtheben) und der koitale Kopfschmerz.

1.9 Neuralgien

H. C. DIENER

1.9.1 Definition und Klinik

Bei den Neuralgien kommt es zu schlagartigen, für Sekunden oder Sekundenbruchteile einschießenden heftigsten Schmerzen im Bereich eines oder mehrerer Trigeminusäste, seltener im Bereich des N. glossopharyngeus, des N. intermedius, des N. laryngeus superior und des N. occipitalis major. Die Schmerzen werden als stechend, scharf oder „wie ein Blitz“ beschrieben (Tab. A.1-17). Typische Trig-

Tabelle A.1-17 Diagnose der Trigeminusneuralgie nach Kriterien der Internationalen Kopfschmerzgesellschaft.

A) streng einseitige paroxysmale Schmerzattacken im Gesicht und im Stirnbereich von wenigen Sekunden bis zu 2 Minuten Dauer

B) Schmerz erfüllt wenigsten 4 der nachfolgend genannten Charakteristika:
- Ausbreitung entsprechend einem oder mehreren Ästen des N. trigeminus
- plötzlicher heftiger, scharfer, oberflächlicher, stechender oder brennender Schmerz
- sehr starke Schmerzintensität
- Auslösung über Triggerfaktoren durch bestimmte alltägliche Vorgänge, wie z.B. Essen, Sprechen, Waschen des Gesichts oder Reinigung der Zähne
- zwischen den Schmerzepisoden komplette Beschwerdefreiheit

C) kein neurologisches Defizit

D) Attacken bei jedem Patienten mit stets stereotypem Muster

E) Ausschluß anderer Ursachen des Gesichtsschmerzes durch Anamnese, körperliche Untersuchung und, wenn nötig, weitere Zusatzuntersuchungen

germechanismen sind Essen, Kauen, Schlucken, Sprechen oder Zähneputzen. Zwischen den einzelnen Schmerzattacken ist der Patient meist schmerzfrei.

Im Gegensatz zum Cluster-Kopfschmerz hält sich die Schmerzausstrahlung streng an die Versorgungsgebiete der drei Trigeminusäste (s. Abb. A.1-1e).

Bei der idiopathischen Trigeminusneuralgie wird ein trigemino-vaskulärer Mechanismus mit enger räumlicher Assoziation einer kleinen Gefäßschlinge zu dem Nervenstamm in der hinteren Schädelgrube vermutet. Symptomatische Trigeminusneuralgien, aber auch Dauerschmerzen im Bereich des N. trigeminus können bei Demyelinisierung im Rahmen einer Multiplen Sklerose, eines Herpes zoster (postherpetische Neuralgie) und eines Tolossa-Hunt-Syndroms (entzündliche Erkrankung des Sinus cavernosus) zustande kommen. Neurinome des N. trigeminus sind eine Rarität und gehen neben den Schmerzen mit Sensibilitätsstörungen und einer Atrophie der Kaumuskulatur einher (Tab. A.1-18).

Tabelle A.1-18 Differentialdiagnose der Trigeminusneuralgie.

- atypischer Gesichtsschmerz
- Cluster-Kopfschmerz (Bing-Horton-Syndrom)
- Sinusitis maxillaris
- postherpetische Neuralgie
- Myarthropathie des Kiefergelenks
- Deafferenzierungsschmerz nach Zahnextraktion

Tabelle A.1-19 Medikamentöse Prophylaxe der Neuralgien.

Substanz	Mittlere Dosis	Nebenwirkungen
Carbamazepin (Tegretal®, Timonil®, Sirtal® retard)	600–1500 mg	Müdigkeit, Hautausschlag, Schwindel, Ataxie, Übelkeit, Kopfschmerz, Leukopenie, Erhöhung von Leberenzymen, Doppelbilder
Phenytoin (Zentropil®, Phenhydan®, Epanutin®)	300–400 mg	Hautausschlag, Übelkeit, Ataxie, Müdigkeit, Erhöhung von Leberenzymen, Gingivahyperplasie, Hirsutismus
Clonazepam (Rivotril®)	3–8 mg	Müdigkeit, Sedierung, Ataxie; langsames Ein- und Ausschleichen erforderlich
Baclofen (Lioresal®)	30–75 mg	Schwindel, Ataxie, Müdigkeit, Verwirrtheit

1.9.2 Therapie

Die akute Attacke dauert nur Sekunden und ist daher einer direkten Therapie nicht zugänglich.

Medikamentöse Prophylaxe der Wahl ist der Einsatz der Antikonvulsiva Carbamazepin und (etwas weniger wirksam) Phenytoin.

Die Dosierungen entsprechen denen bei der antikonvulsiven Behandlung (Tagesdosen: 300 mg Phenytoin, 400–600 mg Carbamazepin, Serumspiegel bestimmen; Tab. A.1-19).

Wichtig ist eine regelmäßige Medikamenteneinnahme mit möglichst gleichbleibenden Serumspiegeln.

Andere peripher oder zentral wirksame Analgetika sind bei der typischen Neuralgie nicht wirksam.

Bei Therapieresistenz sollte zunächst die Compliance bezüglich der Medikamenteneinnahme überprüft werden. Zur Wiederherstellung der Carbamazepinsensitivität kann ein perkutanes Injektionsverfahren wie die GLOA (ganglionäre Opioidanalgesie) versucht werden. Bei fortbestehender Therapieresistenz kommen operative Verfahren zum Einsatz. Bei jüngeren Menschen ist die mikrovaskuläre Dekompression nach Janetta kausal wirksam, bei der über eine subokzipitale Trepanation der N. trigeminus unter dem Mikroskop von assoziierten kleinen Arterien freipräpariert wird. Die Letalität des Eingriffs beträgt etwa 1%, die Morbidität bis zu 5% (am häufigsten Hörverlust und periphere Fazialisparese). Rezidive sind möglich. Die Operation nach Janetta ist nicht angezeigt bei einer Trigeminusneuralgie im Rahmen einer Multiplen Sklerose. Bei älteren Menschen oder bei Patienten mit hohem Narkoserisiko empfiehlt sich die perkutane Thermokoagulation oder Kryokoagulation des Ganglion Gasseri in Kurznarkose. Bei zu ausgeprägten Läsionen kann es allerdings zu einem Deafferenzierungsschmerz kommen. Die Rezidivrate beträgt 15 bis 25% innerhalb von sieben Jahren.

Bei den meisten Patienten werden leider immer noch Zähne gezogen oder vermeintliche Sinusitiden operativ saniert.

1.10 Atypischer Gesichtsschmerz

C. MAIER

1.10.1 Definition und Epidemiologie

Der atypische Gesichtsschmerz gehört zu den therapeutisch besonders schwierigen Schmerzsyndromen. Aber bereits die Definition ist umstritten. Viele Autoren benutzen den Begriff eines atypischen Gesichtsschmerzes als Ausschlußdiagnose, sofern andere Erkrankungen von Kopf- und Gesichtsstrukturen, der arthrogen-myofaziale Gesichtsschmerz (Synonym: Temporo-mandibulo-joint-(TMJ-)Syndrom, Costen-Syndrom, Kiefergelenksarthropathie) und eine „typische" Trigeminusneuralgie ausgeschlossen werden können. Es ist aber wenig sinnvoll, den Begriff „atypisch" als Restkategorie für alle nicht befriedigend erklärbaren Gesichtsschmerzen zu rekrutieren; dies verleitet zudem zu einseitigen, meist nur resignativen therapeutischen Konsequenzen.

Der Begriff „atypisch" leitet sich historisch aus der Abgrenzung von der typischen Trigeminusneuralgie her, bei der im Unterschied zum atypischen Gesichtsschmerz stets schmerzfreie Intervalle zwischen den Attacken bestehen. Ein Dauerschmerz kann natürlich auch bei einer chronifizierten Kiefergelenksarthropathie oder einem Tumorleiden entstehen.

Von einem atypischen Gesichtsschmerz sollte man nur sprechen, wenn folgende drei Kriterien erfüllt sind:

- Es besteht ein Dauerschmerz im Gesicht ohne schmerzfreie Intervalle, der in der Regel aber nicht dem Innervationsgebiet eines oder mehrerer Äste des N. trigeminus zugeordnet werden kann.
- Die Intensität der Schmerzen erklärt sich nicht durch eine lokalisierte Erkrankung (Infektion etc.), bzw. der Dauerschmerz persistiert auch nach Ausheilung der Grunderkrankung.
- Die Schmerzen beginnen entweder spontan oder im engen zeitlichen Zusammenhang mit einer Infektion oder einem oftmals geringen Trauma oder operativen Eingriff (Tab. A.1-20).

Tabelle A.1-20 Häufigste Erkrankungen oder Traumata, die einen atypischen Gesichtsschmerz auslösen (bei 140 Patienten der Kieler Schmerzambulanz).

Auslöser	Häufigkeit
Zahnärztliche und kieferchirurgische Behandlungen – Zahnextraktion (häufig: Prämolaren, Molaren) – Wurzelspitzenresektion – intraorale Eingriffe mit konsekutiver Nervenläsion (z.B. durch Lokalanästhesie) – präprothetische Eingriffe – Nervenexhairesen – Dissektomie – Tumoreingriffe	35%
HNO-ärztliche Eingriffe – Kieferhöhleneingriff (speziell Op. nach Caldwell-Luc)	10%
Verletzungen – Jochbeinfraktur (vor allem mit Nervenläsion)	8%
Infektionen – (chronische) Osteomyelitis – chronische Pulpitis	5%
Systemerkrankungen – Morbus Sjögren – Neuroborreliose – Multiple Sklerose	4%
Ohne bekannte Auslöser	38%

Nach diesen Kriterien ist der atypische Gesichtsschmerz eine Sonderform der posttraumatischen oder postläsionellen Neuropathie (s. Kap. A.4.1), im Prinzip also eine „typische“ Schmerzkrankheit.

Die Gefahr einer später schnell therapieresistenten Chronifizierung ist höher als bei anderen Schmerzformen.

Hierfür sind drei Gründe wahrscheinlich maßgebend:

- Die Gesichtsregion besitzt mit die höchste Innervationsdichte. Dieses begünstigt das Auftreten von Schmerzen hoher Intensität, wahrscheinlich durch ausgeprägte neuroplastische zentralnervöse Umbauvorgänge nach einer Nervenläsion.
- Schmerzen und andere unangenehme Sensationen aus dem Mund- und Gesichtsbereich sind stark emotional gefärbt und mit psychischen Belastungen verbunden, die, vielleicht noch begünstigt durch bereits vorhandene Verarbeitungsstörungen und -strategien, schneller als bei anderen Schmerzformen zur Dekompensation mit Erschöpfungszuständen, depressiven Reaktionen bis hin zur Suizidalität und neurotischer Fehlverarbeitung führen.

- Der Erwartungsdruck von Gesichtsschmerzpatienten an ihre behandelnden Ärzte ist sehr hoch. Dieses mag erklären, aber nicht entschuldigen, warum gerade bei Patienten mit atypischem Gesichtsschmerz die behandelnden Ärzte so oft zu verstümmelnden oder (neurodestruktiven) Verfahren greifen oder diese veranlassen. Hierzu zählen auch Serien von nichtindizierten Zahn- und Wurzelbehandlungen bzw. -extraktionen, Revisionseingriffe am Kiefer oder an den Nebenhöhlen bis hin zu Exhairese oder chemischer und thermischer Zerstörung peripherer Äste oder am Ganglion Gasseri mit konsekutiver Anaesthesia dolorosa, einem in der Regel komplett therapieresistenten Krankheitsbild. Andere Formen ärztlichen Fehlverhaltens, wie die Verschreibung nichtindizierter Psychopharmaka ohne Erfolgs- und Therapiekontrolle, tragen erheblich zur Entwicklung einer Sucht oder Polytoxikomanie bei.

Inzidenz und Prävalenz und Spontanverlauf des atypischen Gesichtsschmerzes sind unbekannt. Frauen im Alter zwischen 20 und 70 Jahren sind mit 80–90% deutlich häufiger betroffen als Männer.

1.10.2 Leitsymptome

Die anamnestisch bereits evaluierbaren Leitsymptome sind der Tabelle A.1-21 zu entnehmen.

Die Orte der maximalen Schmerzintensität liegen in der Regel in den Übergangszonen zwischen den Versorgungsgebieten der einzelnen Trigeminusäste (z.B. am lateralen Nasenflügel, Lippenwinkel; s. Abb. A.1-3a), werden aber nach

Tabelle A.1-21 Leitsymptome des atypischen Gesichtsschmerzes.

Schmerzdauer, -intensität	Dauerschmerz ohne schmerzfreies Intervall mit oft hoher, im Frühstadium noch wechselnder Intensität; zusätzliche Schmerzattacken bei ca. 30%
Schmerzqualität	brennend (ca. 30–50%), ziehend, oft auch pochend
Schmerzlokalisation	zumeist einseitig, bisweilen mit Seitenwechsel, nicht radikulär, überwiegend fleckförmig lokalisiert im Versorgungsgebiet eines, selten zweier Trigeminusäste (V/II > V/III > V/I), zervikal innervierte Areale nur bei Mischbildern (s. Tab. A.1-22), Quadrantensymptome mit ipsilateraler Brachialgie möglich
Triggermechanismen	eher selten
neurologischer Befund	abhängig von der (operativen) Vorbehandlung; primär keine sensiblen Defizite, bei 50–70% sog. Plus-Symptome (Hyperalgesie an den Nervenaustrittspunkten; taktile oder Kälteallodynie)
Begleitsymptome	eher diskrete vegetative Symptome, Hauttemperaturseitendifferenz besonders bei Belastung, Schwellneigung, selten trophische Störungen

distal oder noch häufiger nach proximal projiziert. Auch wenn die Schmerzausbreitung nicht, wie bei der Trigeminusneuralgie (s. Abb. A.1-3c), dem Versorgungsgebiet eines oder mehrerer Nervenäste entspricht, überschreitet sie nur selten die Gesichtsmittellinie oder das Innervationsgebiet eines Nervenastes.

Bei einem Teil der Patienten sind die Schmerzen z.B. nach einer Zahnextraktion weiterhin relativ scharf begrenzt lokalisiert und strahlen höchstens bei Schmerzspitzen proximal oder distal aus („atypische Odontalgie"). Hier klagen die Patienten meistens über einen spitzen oder dumpf klopfenden Schmerz. Im letzteren Fall verstärken sich diese Beschwerden bei Kopftieflage.

Eine weitere Sondergruppe stellt die Glossodynie („burning mouth syndrome") mit Zungenbrennen dar.

Eine andere Gruppe von Patienten klagt zumeist über periokulär „zwiebelschalenartig" lokalisierbare Schmerzen, die mit Nackenschmerzen assoziiert sind und prä- oder retroaurikulär in das Gesicht einstrahlen können (s. Abb. A.1-3b) und häufig zervikogen sind. Sie werden durch eine Sensibilisierung der kaudalen, d. h. dem 1. Trigeminusast zugeordneten Kerngebiete erklärt, die durch eine chronische Nozizeptorerregung, z.B. der 2. und 3. Spinalwurzel, ausgelöst und unterhalten werden kann. Atypische Gesichtsschmerzen im Versorgungsbereich des 1. Trigeminusastes sind sehr selten, dann aber besonders oft Folge eines Malignoms oder einer Systemerkrankung (z.B. Multiple Sklerose).

> Wie bei anderen neuropathischen Schmerzen auch, können einzelne Symptome fehlen und im Schweregrad von Patient zu Patient variieren, unter anderem als Folge der unterschiedlichen Grunderkrankung und der Vorbehandlung.

Üblicherweise besteht, sofern nicht das Primärtrauma oder operative Folgeeingriffe zu einer bleibenden Nervenläsion geführt haben, nur eine erhöhte Druckschmerzhaftigkeit an den jeweiligen Nervenaustrittspunkten (NAP) oder eine zumeist taktile Allodynie (s. Kap. A.4.1) im schmerzhaften Areal, während Beschwerden im Bereich V/3 mit sensorischen Störungen des Geschmackssinns (z.B. als Kakogeusie) vergesellschaftet sein können.

> Sofern sich ein pathologischer neurologischer Befund aus dem Grundleiden oder der (neurodestruktiven) Vortherapie nicht ausreichend erklären läßt, muß bis zum Beweis des Gegenteils von einem symptomatischen Gesichtsschmerz, der durch Tumor oder Systemerkrankung (z.B. Multiple Sklerose) ausgelöst wird, ausgegangen werden.

Im Vergleich zur Trigeminusneuralgie sind Triggermechanismen selten, d.h. Schlucken, Sprechen oder Zungenbewegung verstärken nur selten die Beschwerden. Bei intraoraler Allodynie ist eine Verwechslung mit Triggerreizen möglich.

> Bei einer Allodynie ist bereits die leichte Berührung an sich schmerzhaft, bei getriggerten Schmerzen ist die Berührung selbst nicht schmerzhaft, löst jedoch Schmerzattacken aus!

Vasomotorische Auffälligkeiten sind häufig, jedoch schwer zu objektivieren. Anamnestisch finden sich rezidivierende Lidödeme und einseitige trophische Hautveränderungen. Die autonome Symptomatik kann jedoch unter anderem mit Hyper- oder Dyshidrosis, erhöhter oder verminderter Tränensekretion so ausgeprägt sein, daß manche Autoren von einer „Kausalgie des Gesichts" sprechen.

1.10.3 Diagnostische Verfahren

Wie bei allen Neuropathien gibt es keine charakteristischen Laborbefunde. Neurologische (SEP) und neuroradiologische Untersuchungen (HWS-Funktionsaufnahmen, CT der Schädelbasis, zerviko-kranielles MRT) dienen dem Ausschluß oder Nachweis von Erkrankungen, die mit symptomatischen Gesichtsschmerzen einhergehen können (s. u.).

Die häufige Polytoxikomanie in diesem Kollektiv erfordert auch bei fehlenden anamnestischen Hinweisen die Überprüfung der Medikamenteneinnahme, z.B. mittels Screening-Untersuchung des Urins (vgl. Kap. Einführung 2).

1.10.4 Differentialdiagnose

Differentialdiagnostische Überlegungen sind auf zwei Ebenen erforderlich:

- Ausschluß anderer Gesichtsschmerzen, also die Sicherung der Diagnose „atypischer Gesichtsschmerz"
- Ausschluß eines symptomatischen atypischen Gesichtsschmerzes

Ausschluß anderer Gesichtsschmerzen: Einige klinische Aspekte, die für die Differentialdiagnose entscheidend sind, wurden bereits angesprochen und werden in Tabelle A.1-22 zusammengefaßt. Am wichtigsten ist die Abgrenzung zur Trigeminusneuralgie, da die dort eventuell sinnvollen operativen Maßnahmen (s. Kap. A.1.5) den Verlauf beim atypischen Gesichtsschmerz stets ungünstig beeinflussen. Hilfsinstrumente hierfür sind die Schmerzzeichnungen und -tagebücher der Patienten (s. Abb. A.1-3). Differentialdiagnostisch abzugrenzen ist außerdem der Cluster-Kopfschmerz (s. Kap. A.1.2).

Ausschluß eines symptomatischen atypischen Gesichtsschmerzes: Wie bei der Trigeminusneuralgie (s. Kap. A.1.5) kann man unter gewissen Vorbehalten auch hier zwischen idiopathischem und symptomatischem Gesichtsschmerz unterscheiden.

Ursachen eines symptomatischen Gesichtsschmerzes können benigne oder maligne Tumoren oder Metastasen (z.B. Akustikusneurinom) sein, die zu einem hohen Prozentsatz jedoch zu Schmerzen im Versorgungsgebiet des ersten Nerven führen. Systemerkrankungen, die mit einem atypischen Gesichtsschmerz vergesellschaftet sein können, gehören zum Formenkreis der Autoimmunerkrankungen (Morbus Sjögren, CREST-Syndrom u. a., s. Tab. A.1-20). Hieran ist besonders beim Vorliegen einer Sicca-Symptomatik zu denken, weshalb ophthalmologische (Augenhintergrund, Schirmer-Test) und Laboruntersuchungen (Autoantikörper), gegebenenfalls auch weiterführende szintigraphische Verfahren oder eine Probeexzision der Speicheldrüsen indiziert sein können.

Eine Lokalisation der Beschwerden im ersten Trigeminusast lenkt den Verdacht auf einen symptomatischen Schmerz. Daher ist hier, ebenso bei jeder nicht durch Vorbehandlungen erklärbaren sensiblen Funktionsstörung, eine intensive Diagnostik zum Ausschluß von Tumoren und Systemerkrankungen obligat. Bei

Tabelle A.1-22 Differentialdiagnose und häufige Fehldiagnosen bei atypischem Gesichtsschmerz (vgl. Abb. A.1-3).

	Atypischer Gesichtsschmerz	Trigeminusneuralgie	Zervikogener Gesichtsschmerz
Alter	Mehrzahl 30–60 Jahre	meist über 60 Jahre	alle Altersgruppen
zeitliche Charakteristika	kein schmerzfreies Intervall, evtl. wechselnde Intensität	immer auch schmerzfreie Intervalle	überwiegend als Dauerschmerz, bewegungs- und belastungsabhängig
Triggerbarkeit der Schmerzen	selten (evtl. Allodynie)	häufig (Schlucken, Zungenbewegung, Sprechen, Berührungen)	keine, evtl. bestimmte Bewegung der HWS
Lokalisation	V2 > V3 (V1 fast nur bei Tumoren/Systemerkrankung), Übergang in C2/C3-Areale, nicht radikulär	radikulär: V2 > V1 oder V3, zervikal innervierte Areale nie betroffen	überwiegend peri- oder retrookulär („zwiebelschalenartig"), Mitbeteiligung C2/C3-innervierter Strukturen, Nackenschmerz
neurologischer Befund	evtl. Allodynie, sonstige Befunde nur nach neurodestruktiven Eingriffen oder spezieller Grunderkrankung (z.B. Tumor)	zumeist unauffällig	Druckschmerz am N. supraorbitalis, sonst unauffällig, evtl. diskrete Hyperalgesie periokulär
sonstige Befunde	keine	keine	radiologische oder klinische Hinweise für HWS-Dysfunktion

Verdacht auf einen zervikogen ausgelösten Gesichtsschmerz (s. Tab. A.1-22, Abb. A.1-3b) sind manuelle und radiologische Untersuchungen der Halswirbelsäule und ihrer Funktion indiziert. Hierbei können auch diagnostische Wurzelblockaden (z.B. in Höhe C2) hilfreich sein (s. Kap. B.2).

Die sehr häufigen psychischen Störungen und Alterationen verlangen eine möglichst frühe, d.h. vor Beginn der somatischen Therapie, und kompetente psychologische, evtl. psychiatrische Exploration und Diagnostik.

In jedem Fall ist es bei neu auftretenden Schmerzen und bei einem Wechsel der Symptomatik vor der Festlegung auf die Diagnose eines idiopathischen atypischen Gesichtsschmerzes erforderlich, eine kompetente neurologische, psychologische, ophthalmologische, kieferorthopädische und -chirurgische sowie HNO-Untersuchung zu veranlassen!

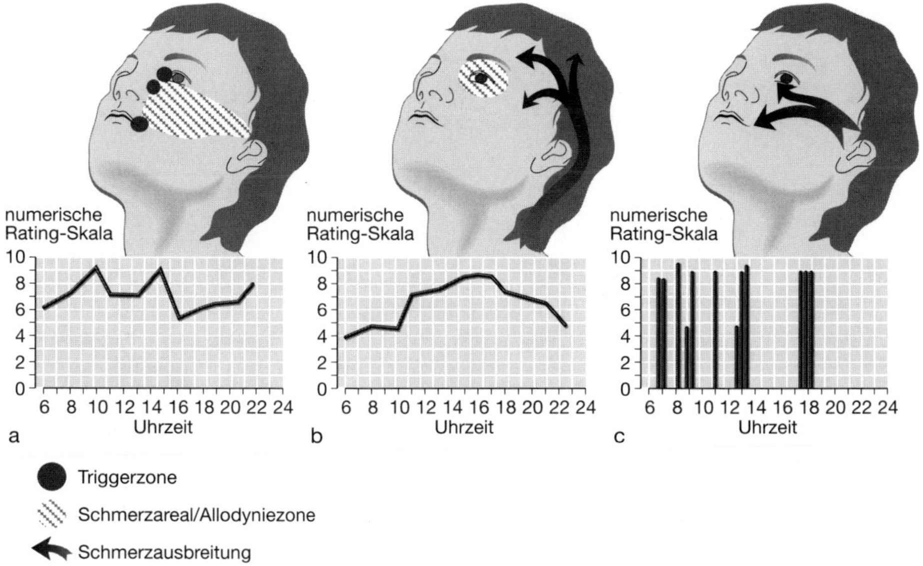

Abbildung A.1-3 Charakteristische Schmerzzeichnungen und -tagebücher bei: a) atypischem Gesichtsschmerz, hier nach Kieferhöhleneingriff, b) zervikogen ausgelöstem Gesichts- und Kopfschmerz, c) Trigeminusneuralgie (hier im Ast V2).

1.10.5 Therapie

Im Schrifttum wird der atypische Gesichtsschmerz oftmals als weitgehend therapieresistent eingestuft. Im Vordergrund der therapeutischen Überlegungen steht dort lediglich der Leitsatz des „Nil nocere", der auch unbedingt zu unterstreichen ist.

> Jedes operative Vorgehen, wie weitere Extraktion von Zähnen, Wurzelresektion, Nachresektion und Revisionseingriffe an den Nervenaustrittspunkten, ist nahezu immer erfolglos und sollte daher unterbleiben, soweit der Eingriff „nur" wegen der Schmerzpersistenz erfolgen soll.
>
> Neurodestruktive Eingriffe sind, im Gegensatz zur Trigeminusneuralgie, beim atypischen Gesichtsschmerz als Behandlungsfehler einzustufen.

Andererseits ist der Leitsatz des „Nil nocere" kein Grund, in therapeutischen Nihilismus zu verfallen. Grundsätzliche Unterschiede zu anderen neuropathischen Schmerzsyndromen bestehen weder hinsichtlich der Therapie noch der Prognose, sofern einige Besonderheiten berücksichtigt werden.

Bei diesem Schmerzbild ist allerdings eine multidisziplinäre Therapiebegleitung unumgänglich.

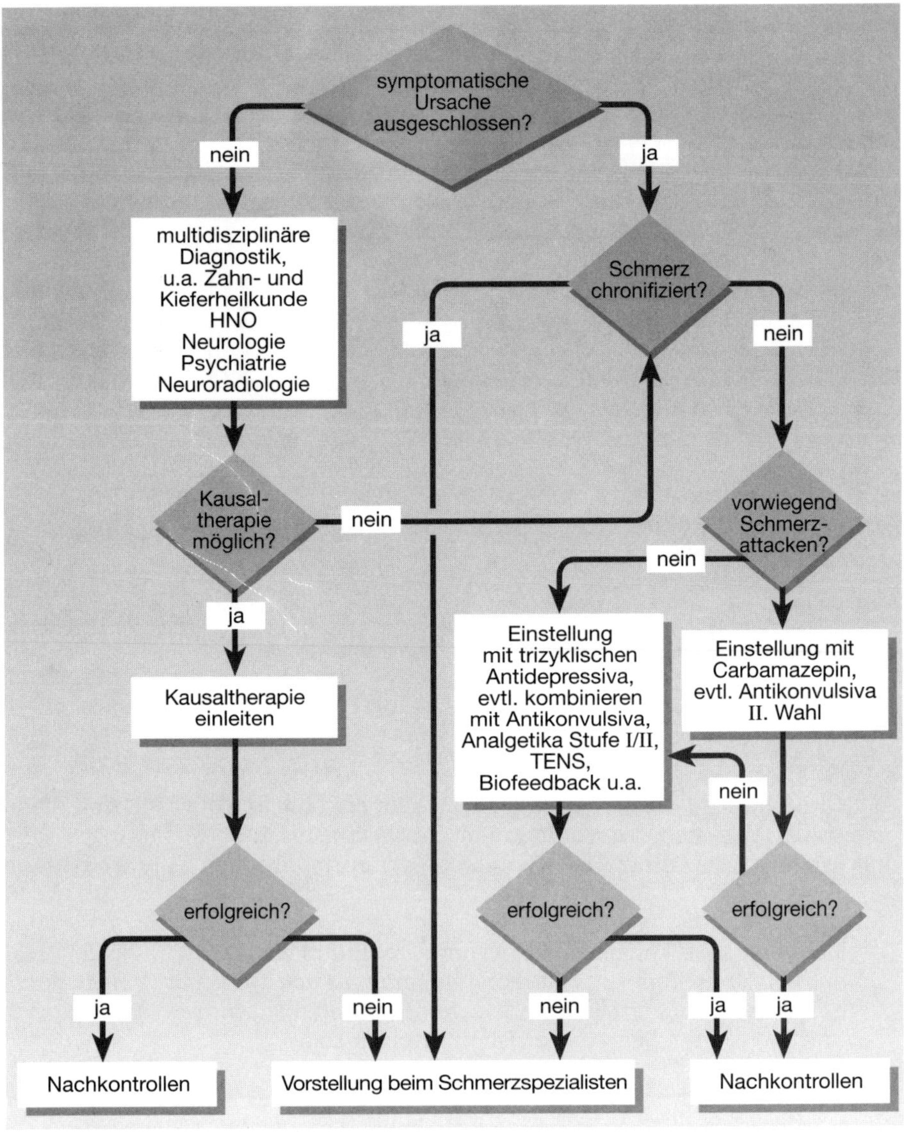

Abbildung A.1-4 Entscheidungsablauf in der Diagnostik und Basistherapie beim atypischen Gesichtsschmerz.

Aufgrund der besonderen Tendenz dieser Patienten zur raschen Progredienz ihrer Chronifizierung sollte sowohl zur Sicherung der Diagnose als auch zur Erarbeitung eines Therapiekonzepts frühzeitig eine Vorstellung bei einem Schmerzspezialisten erwogen werden (Abb. A.1-4).

Zumindest bei Patienten mit fortgeschrittener Chronifizierung oder bereits früh sichtbaren Risikokonstellationen (psychische Alteration, inadäquate Medikamenteneinnahme, extreme Schmerzintensität, Arbeitsunfähigkeit) sollte ein monodisziplinärer Therapieansatz vermieden werden.

Auch in einer schmerztherapeutischen Einrichtung kommt der Zusammenarbeit mit erfahrenen Psychologen hier eine besondere Bedeutung zu. Die in Abbildung 2 des Kapitels Einführung 2 dargelegten Grundsätze des Behandlungsablaufs gelten auch für die Mehrzahl der Patienten mit atypischem Gesichtsschmerz, zumindest bei längerem Bestehen. Bei entsprechender Anamnese ist eine Entzugsbehandlung Voraussetzung jeder weiteren Therapie.

Medikamentöse Therapie

Die medikamentöse Basistherapie ist die gleiche wie bei anderen neuropathischen Schmerzen. Die Erfolgsquote der medikamentösen Behandlung liegt jedoch nur in einem Bereich von 30–50%.

Eine mehrwöchige Behandlung mit einem niedrigdosierten trizyklischen Antidepressivum ist das Verfahren der ersten Wahl (s. Kap. B.1.2). Die Effizienz ist durch kontrollierte Studien belegt. Auch wenn in der Regel das Schmerzbild nicht durch Attacken gekennzeichnet ist, kann ein Versuch mit einschleichender Dosierung eines Antikonvulsivums (z.B. Carbamazepin ret.) sinnvoll sein (Abb. A.1-4). Bei Hinweisen auf eine muskuläre Beteiligung können Relaxanzien wie Tizanidin (Sirdalud®) sinnvoll sein. Erfahrungen mit Baclofen liegen hier nur als Fallberichte vor.

Eine Behandlung des Gesichtsschmerzes mit Benzodiazepinen oder Neuroleptika ist schon wegen der hier besonders hohen Mißbrauchs- und Suchtgefahr nicht indiziert. Neuroleptika können zudem durch eine Zunahme der Gesichtsmuskelrigidität schmerzverstärkend wirken. Analgetika, einschließlich der hochpotenten Opioide, sind selten wirksam und sollten als Langzeittherapie nur durchgeführt werden, wenn interventionelle Verfahren fehlgeschlagen sind.

Gegenirritations- und psychologische Verfahren

Solche Verfahren (Akupunktur, TENS etc.) sind bislang nicht systematisch untersucht, werden aber durchaus erfolgreich, in der Regel adjuvant, eingesetzt.

TENS ist im Gesicht für den Patienten oft nur wenig praktikabel. Bei begleitender Myarthropathie oder Hinweisen auf eine muskuläre Begleitsymptomatik (z.B. Masseterhypertrophie, Myogelosen) können spezielle Entspannungstechniken sowie das Biofeedback außerordentlich hilfreich sein.

Invasive Schmerztherapie

Bereits seit den 50er Jahren wird in Lehrbüchern auf die Möglichkeit einer Sympathikusblockade eingegangen. Insbesondere bei jenen Formen des atypischen Gesichtsschmerzes, die durch eine Ausbreitung der Schmerzen auf die Gebiete mehrerer Trigeminusäste charakterisiert sind und mit autonomen Störungen einhergehen, können Stellatumblockaden durchaus hilfreich sein.

Effektiver ist nach eigenen Erfahrungen hier die ganglionäre lokale Opioidanalgesie (GLOA, s. Kap. B.2) am Ganglion cervicale superius. Ihre Vorteile liegen in der einfachen Durchführung bei intraoraler Technik sowie dem deutlich geringeren Risiko. Die GLOA-Behandlung muß in der Regel durch eine medikamentöse und psychologische Begleittherapie ergänzt werden. Sie ist aber das Verfahren der Wahl zur Akutintervention bei sehr starken oder medikamentös zunächst nicht beeinflußbaren Schmerzen. Bei Respondern sind drei bis zehn Injektionen erforderlich, deren Wiederholung bei Rezidiven vom Effekt abhängen sollte. Lange Behandlungsserien ohne primäres Ansprechen sind auch hier nicht indiziert. Die initiale Ansprechquote liegt nach eigenen Ergebnissen in einer Größenordnung von 75%. Bei ca. der Hälfte der Patienten kommt es jedoch zu Rezidiven, die entweder durch wiederholte Injektionen oder mit der obengenannten medikamentösen Einstellung beherrscht werden.

Neurodestruktive Verfahren sind, wie schon gesagt, beim atypischen Gesichtsschmerz nicht indiziert, auch wenn Einzelberichte über einen positiven Effekt z.B. von Glycerininjektionen an das Ganglion Gasseri vorliegen. Hier sollten jedoch entsprechend kontrollierte Studien abgewartet werden.

1.10.6 Prognose

Die langfristige Erfolgsrate des hier skizzierten multidisziplinären Vorgehens, das in vielen Fällen auch eine primäre Entzugsbehandlung und eine begleitende verhaltenstherapeutische Betreuung einschließen muß, liegt nach eigenen Erfahrungen immerhin in einer Größenordnung von 60%, wobei allerdings nur etwa 10% auf Dauer schmerzfrei wurden.

Literatur

Lehrbücher/Monographien und Übersichten:

1. Blanchard, E. B.: Psychological treatment of benign headache disorders. J. Consult. Clin. Psychol. 4 (1992), 537–551.
2. Dichgans, J., H. C. Diener: Clinical manifestations of excessive use of analgesic medication. In: Diener, H. C., M. Wilkinson (eds.): Drug Induced Headache, pp. 8–15. Springer, Heidelberg–Berlin–New York 1988.
3. Dichgans, J., H. C. Diener, W. D. Gerber, E. J. Verspohl, H. Kukiolka, M. Kluck: Analgetica-induzierter Dauerkopfschmerz. Dtsch. med. Wschr. 109 (1984), 369–373.
4. Diener, H.-C., J. Dichgans, E. Scholz, S. Geiselhart, W. D. Gerber, A. Bille: Analgesic-induced chronic headache: long-term results of withdrawal therapy. J. Neurol. 236 (1989), 9–14.

5. Diener, H. C., V. Pfaffenrath, D. Soyka, W.-D. Gerber: Therapie des medikamenteninduzierten Kopfschmerzes. Münchn. med. Wschr. 134 (1992), 159–162.
6. Diener, H. C., P. Tfelt-Hansen: Headache associated with chronic use of substances. In: Olesen, J., P. Tfelt-Hansen, K. M. A. Welch (eds.): The Headaches, pp. 721–727. Raven Press, New York 1993.
7. Ensink, F. B. M., D. Soyka (Hrsg.): Migräne. Springer, Berlin–Heidelberg–New York 1994.
8. Göbel, H., M. Petersen-Braun, D. Soyka: The epidemiology of headache in Germany: a nationwide survey of a representative sample on the basis of the headache classification of the International Headache Society. Cephalalgia 14 (1994), 79–106.
9. Handwerker, H. O.: Die Pathophysiologie des Kiefer-Gesichtsschmerzes. Dtsch. zahnärztl. Z. 44 (1989), 932–935.
10. Headache Classification Committee of the International Headache Society: Classification and diagnostic criteria for headache disorders, cranial neuralgias and facial pain. Cephalalgia 8 (1988), 1–96.
11. Loeser, J. D.: Tic douloureux and atypical face pain. In: Wall, P. D., R. Melzack (eds.): Textbook of Pain, 3. ed., pp. 699–710. Livingstone, Edinburgh 1994.
12. Olesen, J., P. Tfelt-Hansen, K. M. A. Welch (eds.): The Headaches. Raven Press, New York 1993.
13. Paffenrath, V., M. Dietrich: Diagnostik und Therapie des atypischen Gesichtsschmerzes – eine Übersicht. Schmerz 9 (1995), 235–242.
14. Pfaffenrath, V., H. C. Diener, D. Soyka, K.-H. Grotemeyer: Behandlung des Clusterkopfschmerzes. Münchn. med. Wschr. 134 (1992), 154–158.
15. Sessle, B. J.: Anatomy, physiology and pathophysiology of orofacial pain. In: Jacobson, A. L., W. C. Donlon (eds.): Headache and Facial Pain. Diagnosis and Management, pp. 1–25. Raven Press, New York 1990.
16. Soyka, D., H. C. Diener, W. D. Gerber, V. Pfaffenrath, A. Ziegler: Die Behandlung des Spannungskopfschmerzes. Empfehlungen der Deutschen Migränegesellschaft. Münchn. med. Wschr. 132 (1990), 1–8.
17. Soyka, D., H. C. Diener, V. Pfaffenrath, W. D. Gerber, A. Ziegler: Therapie und Prophylaxe der Migräne. Überarbeitete Empfehlungen der Deutschen Migräne- und Kopfschmerzgesellschaft. Münchn. med. Wschr. 134 (1992), 35–51.
18. Sprotte, G.: Gesichtsschmerz. In: Zenz, M., I. Jurna (Hrsg.): Lehrbuch der Schmerztherapie. Grundlagen, Theorie und Praxis für Aus- und Weiterbildung, S. 405–416. Wissenschaftliche Verlagsgesellschaft, Stuttgart 1993.

Spezielle Literatur:

19. Gregg, J. M.: Studies of traumatic neuralgia in the maxillofacial region: symptom complexes and response to microsurgery. J. oral maxillofac. Surg. 48 (1990), 135–140.
20. Maier, C., B. Hoffmeister: Führung und Behandlung von Patienten mit atypischem Gesichtsschmerz. Dtsch. zahnärztl. Z. 44 (1989), 977–983.
21. Mongini, F., D. Piazza, C. Tetti, F. Caselli, V. Macri: Variations of skin temperature in patients with craniofacial pain. A. thermographic evaluation. Funct. Neurol. 4 (1989), 203–206.
22. Murphy, G. J.: Management of craniofacial pain with transcutaneous electrical nerve stimulation: a clinical protocol. J. Pain Symptom Manag. 4 (1989), 41–43.
23. Rasmussen, P.: Facial pain. I. A prospective survey of 1052 patients with a view of: definition, delimitation, classification, general data, genetic factors, and previous diseases. Acta Neurochir. (Wien) 107 (1990), 112–120.

24. Rasmussen, P.: Facial pain. II. A prospective survey of 1052 patients with a view of: character of the attacks, onset, course, and character of pain. Acta Neurochir. (Wien) 107 (1990), 121–128.
25. Rasmussen, P.: Facial pain. IV. A prospective study of 1052 patients with a view of: precipitating factors, associated symptoms, objective psychiatric and neurological symptoms. Acta Neurochir. (Wien) 108 (1991), 100–109.
26. Remick, R. A., B. Blasberg: Psychiatric aspects of atypical facial pain. Can. Dent. Ass. J. 51 (1985), 913–919.
27. Sharav, Y., E. Singer, E. Schmidt, R. A. Dionne, R. Dubner: The analgesic effects of amitriptyline on chronical facial pain. Pain 31 (1987), 199–201.
28. Zakrzewska, J. M.: The burning mouth syndrome remains an enigma. Pain 62 (1995), 253–257.

Sinnvolle Ratgeber für die Praxis:

29. Diener, H. C.: Migräne: Informationen und Ratschläge, 3. Aufl. Piper/vch, München–Weinheim 1993.
30. Diener, H. C., K. G. Brauer: Kopfschmerz, Migräne – was tun? edition medpharm, Stuttgart 1994.
31. Göbel, H.: Kopfschmerzen. Springer, Berlin 1994.
32. Peikert, A.: Kopfschmerzen. Thieme, Stuttgart 1993.
33. Pfaffenrath, V.: Migräne und Kopfschmerzen. Wort & Bild Verlag, Baierbrunn 1994.
34. Stiftung Warentest: Kopfschmerzen, Migräne. Stiftung Warentest, Berlin 1993.

A.2 Rücken- und Halswirbelsäulenschmerzen

JAN HILDEBRANDT

Störungen der Wirbelsäule sind, abgesehen von Kopfschmerzen, die häufigste Ursache chronischer Schmerzen.

Mehr als 80% der Bevölkerung leiden mindestens einmal in ihrem Leben an Rückenschmerzen. Die Punktprävalenz (Anzahl von Menschen, die zu einem definierten Zeitpunkt Rückenschmerzen haben) bewegt sich zwischen 12 und 25%, während die rheumatischer Erkrankungen unter 1% liegt. Bei belasteten Berufsgruppen kann die Ein-Jahres-Prävalenz (Wahrscheinlichkeit des Auftretens von Rückenschmerzen bei einem individuellen Menschen innerhalb eines Jahres) auf über 65% ansteigen [19].

Die anatomische Lokalisation betrifft mit ca. 65% den lumbalen, mit 33% den zervikalen und nur mit 2% den thorakalen Bereich. Bei chronifizierten Schmerzen sind häufig mehrere Wirbelsäulenabschnitte beteiligt.

Wirbelsäulenbedingte Schmerzen stehen an zweiter Stelle der Erkrankungen, die Patienten zum Arzt führen. In orthopädischen Praxen machen Patienten mit diesen Beschwerden 40% der gesamten Klientel aus.

Grundsätzlich haben Rückenschmerzen eine gute Prognose.

Nur 10% der Betroffenen suchen einen Arzt auf. Von diesen sind 60% bereits nach einer Woche wieder voll arbeitsfähig.

Allerdings kommt es in vielen Fällen zu Rezidiven, die Auftakt zu komplizierteren Verläufen sein können. Patienten mit zusätzlichen radikulären Schmerzen benötigen längere Rekonvaleszenzzeiten und zum Teil invasivere therapeutische Maßnahmen.

In ca. 85% der Fälle sind Rückenschmerzen jedoch mit einfachen Maßnahmen wie körperlicher Entlastung, Analgetika und Muskelrelaxanzien sowie Physiotherapie innerhalb von sechs bis acht Wochen erfolgreich zu behandeln.

In vielen Fällen ist es nicht möglich, eine ätiologisch exakte Diagnose von Nacken- oder Rückenschmerzen zu geben. Deshalb fehlen effektive Therapiekonzepte, und es kann schnell zu Chronifizierungsvorgängen kommen, die einen multimodalen Therapiezugang notwendig machen.

2.1 Diagnostische Grundlagen

Rückenschmerz ist ebenso wie Nackenschmerz ein Symptom und keine Krankheit. Das differentialdiagnostische Spektrum dieser Beschwerden umfaßt eine große Anzahl von Krankheitszuständen, die über eine ätiologisch orientierte Diagnosestellung auszuschließen sind.

Spezifische Krankheitsprozesse liegen aber selten (< 1%) zugrunde, so daß überwiegend degenerative Veränderungen und Funktionsstörungen die Ursache sind. Häufig werden radiologisch erkennbare, aber schmerzirrelevante Veränderungen als Diagnoseäquivalent angegeben.

Prinzipiell sollte die Diagnostik folgende Fragestellungen beinhalten:
- Ist der Schmerz durch somatische Ursachen erklärbar?
- Kann eine maligne oder infektiöse Ursache ausgeschlossen werden?
- Liegt die Schmerzursache im Bereich der Wirbelsäule oder außerhalb?
- Ist der Schmerz radikulären Ursprungs?
- Was ist die Ursache des radikulären Schmerzes?
- Welche Wurzeln sind betroffen?
- Ist der Schmerz nicht radikulär?
- Kann eine bestimmte Struktur der Wirbelsäule (z.B. Wirbelgelenk, Bandscheibe, Iliosakralgelenk) als Ursache identifiziert werden?
- Welche anderen muskuloskelettalen Strukturen (z.B. Bänder, Muskulatur) sind – meist sekundär – an den Schmerzen beteiligt (z.B. in Form von myofazialen Schmerzen/Triggerpunktsyndromen)?
- Welche Funktionsdefizite sind aufgetreten (Muskelschwächen oder -verkürzungen, Beckenringfunktionsstörungen einschließlich Beckenschiefständen, funktionelle Beinverkürzungen, Formänderungen der Wirbelsäule)?

Diese Fragen sollten durch logische Untersuchungsabläufe beantwortet werden. Die Diagnostik von wirbelsäulenbedingten Schmerzen wird durch die Komplexität von spinaler Innervation und biomechanischer Funktion im Bereich der Wirbelsäule sowie durch die nur mangelhafte Darstellung schmerzverursachender dynamischer Veränderungen in bildgebenden Verfahren allerdings deutlich eingeschränkt.

Die Bedeutung bildgebender Verfahren zur Abklärung von Rückenschmerzen wird erheblich überschätzt.

Das native Röntgenbild trägt z.B. zur Diagnose nur in 1,5% bei. Es dient im wesentlichen dem Ausschluß spezifischer Erkrankungen. Bei der differenzierten

Tabelle A.2-1 Übersicht der Verfahren zur Diagnostik bei Rückenschmerzen.

Strukturelle Untersuchungen (anatomische Läsion)
- Röntgen nativ (a–p + seitlich)
- Röntgen-Funktionsaufnahmen
- Computertomographie
- Kernspintomographie
- Myelographie
- Diskographie/-metrie
- Knochenszintigraphie

Funktionelle Untersuchungen (Störung der motorischen, sensorischen und nozizeptiven Funktion)
- neurologische Untersuchung
- Lasègue-Test

Objektive Untersuchungen (durch Neurologen):
- Elektromyographie
- Nervenleitgeschwindigkeit
- F-Welle
- H-Reflex
- SEP (sensorisch-evozierte Potentiale)

Subjektive Untersuchungen (durch erfahrene Spezialisten):
- Provokationsradiologie (Radikulographie, Facettenarthrographie, Diskographie)
- Nervenblockaden (Wurzel, Facetten/Iliosakralgelenk, Sympathikus)

Tabelle A.2-2 Ätiologie von Rückenschmerzen.

„Mechanische“ Rückenschmerzen
- muskulär/ligamentär
- Zwischenwirbelgelenke
- diskogen ohne Radikulopathie
- Iliosakralgelenk

Wurzelreiz- und Kompressionssyndrome
- Bandscheibenvorfall
- enger Spinalkanal
- laterale Wurzelkanalstenose
- Spondylolisthese
- Radikulitis ohne Raumforderung
- postoperativ (Fibrose, Deafferenzierung)

Metabolische Knochenerkrankungen
- Osteoporose
- Osteomalazie
- Hyperparathyreoidismus
- Morbus Paget

Entzündliche Erkrankungen
- chronische rheumatische Erkrankungen (Morbus Bechterew, Psoriasisarthritis, Morbus Reiter)
- akute bakterielle Erkrankungen (Discitis, Osteomyelitis [endogen, exogen])

Maligne Erkrankungen
- primäre Tumoren (z.B. Plasmozytom)
- Metastasen

Tabelle A.2-3 Diagnostik bei Rückenschmerzen.

	„Mechanische" Rückenschmerzen	Wurzelreiz- und Kompressions-syndrome	Metabolische Knochen-erkrankungen	Entzündliche Erkrankungen	Maligne Erkrankungen
Anamnese	+	+	(+)	+	
klinischer Befund	+	+ +	(+)	(+)	
Röntgen	Ø	+ +	+ +	++	
Labor	Ø	Ø	+	++	

Zu den Laboruntersuchungen gehören: BSG, Hämoglobin, Erythrozytenzahl, Serumeisen, alkalische Phosphatase, Serumkalzium, Gesamteiweiß, α-, β-, γ-Globuline, evtl. HLA-Typisierung

Tabelle A.2-4 Risikofaktoren.

	Fraktur	Tumor oder Entzündung	Cauda-equina-Syndrom
Anamnese/ Symptome	wesentliches Trauma unwesentliches Trauma bei Älteren oder bei Osteoporose	Alter > 50 o. < 20 Jahre Tumor in der Vorgeschichte erhebliche Schmerzen unklares Fieber anamnestisch Gewichtsverlust abgelaufene bakterielle Infektion Drogenabhängigkeit Immunsuppression Schmerzverstärkung im Liegen starke Schmerzen nachts	Reithosenanästhesie Blasenentleerungs-störungen schwere und/oder fortschreitende neurologische Ausfälle
klinische Untersuchung	unterschiedlicher Befund	unterschiedlicher Befund	Parese des Sphincter ani perianaler Sensibilitäts-verlust erhebliche Paresen bei Kniestreckung, Fußhebung oder -senkung

erweiterten Diagnostik unklarer Schmerzen spielen dagegen röntgenkontrollierte Nervenblockaden bzw. provokationsradiologische Maßnahmen eine wichtige Rolle.

Tabelle A.2-1 zeigt eine Übersicht der Verfahren zur Diagnostik bei Rückenschmerzen.

Spezifische Erkrankungen der Wirbelsäule können differentialdiagnostisch durch die Anamnese und einfache Untersuchungsgänge sowie einige technische Untersuchungen (Röntgen nativ in zwei Ebenen, Knochenszintigramm, Labor [BSG, Erythrozytenzahl, Hb, Fe, Ca, alkalische Phosphatase, Gesamteiweiß,

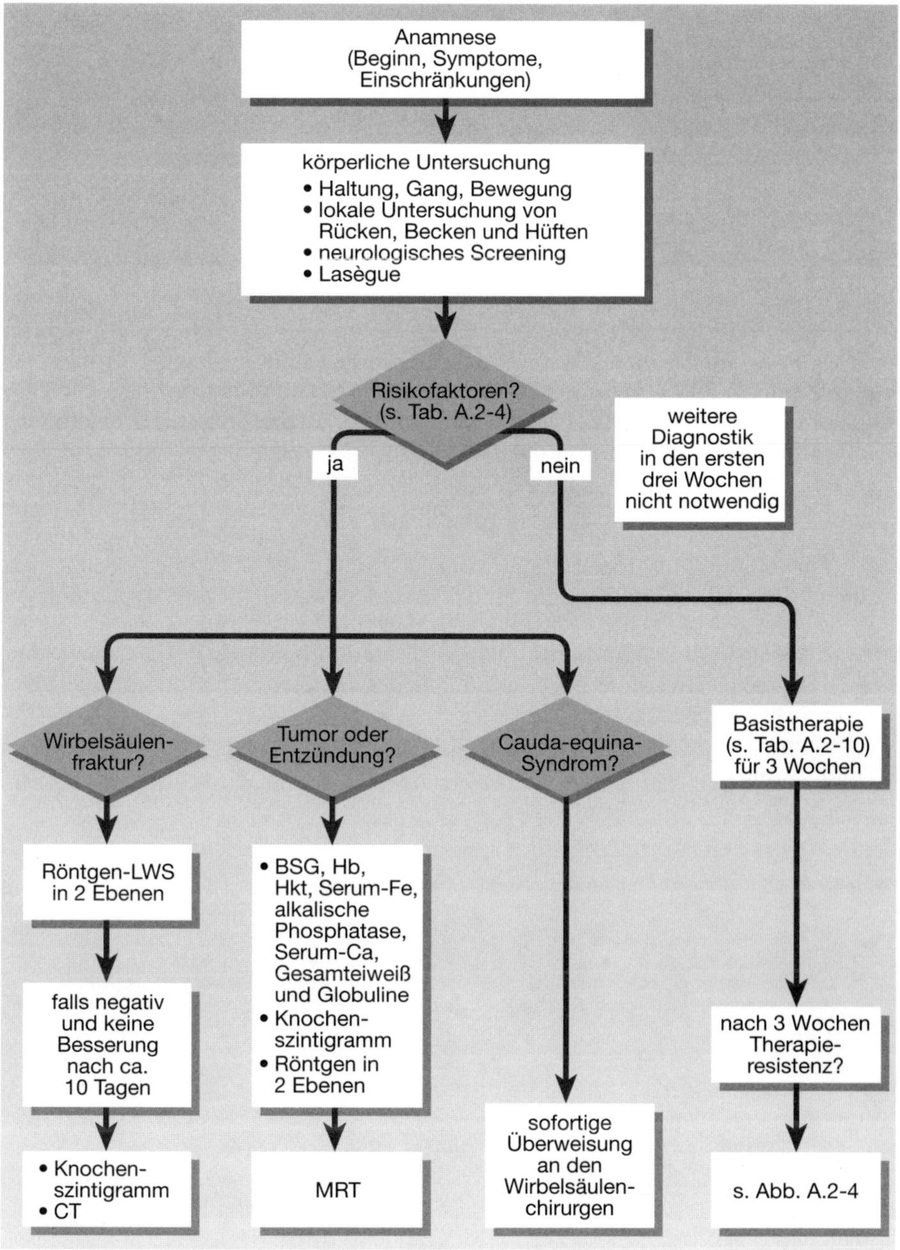

Abbildung A.2-1 Basisuntersuchung akuter Rückenschmerzen.

Alpha-2-, Beta-, Gammaglobuline, evtl. HLA B27]) ausgeschlossen oder voneinander abgegrenzt werden (Tab. A.2-2 bis A.2-4 und Abb. A.2-1):

- maligne Erkrankungen
- chronisch entzündliche Erkrankungen der Wirbelsäule
- metabolisch bedingte Veränderungen
- lumbale und zervikale Wurzelreiz- und Kompressionssyndrome

Am wichtigsten ist es, rechtzeitig eine maligne Erkrankung auszuschließen, die in 0,66% der Fälle anhaltender unspezifischer Rückenschmerzen gefunden wird (i.d.R. Wirbelsäulenmetastasen) [6].

Signifikant korreliert mit der Diagnose „Tumor“ sind das Alter der Patienten (> 50 Jahre), eine frühere Tumorerkrankung, eine Schmerzdauer von mehr als einem Monat, eine ergebnislose konservative Therapie, eine erhöhte Blutsenkungsgeschwindigkeit (BSG) und eine Anämie. Anamnestische Hinweise wie unerklärlicher Gewichtsverlust, unveränderte Beschwerden bei Entlastung bzw. Bettruhe, schleichender Beginn oder die Untersuchungsbefunde wie Muskelspasmen, Druckschmerz, neurologische Veränderungen oder eine erhöhte Temperatur eignen sich weniger dazu, Patienten mit Wirbelsäulenmetastasen abzugrenzen. Die meisten Wirbelsäulenmetastasen treten bei Mamma-, Bronchial-, Magen-, Ovarial-, Schilddrüsen- und Prostatakarzinom sowie Hypernephrom auf.

Weit weniger deutlich ist die Diagnostik und Abgrenzung nichtspezifischer Wirbelsäulenbeschwerden, die hinsichtlich des Gesamtanteils bei weitem überwiegen (ca. 90% der Fälle):

- mechanische, statische bzw. myofasziale Rückenschmerzen (Tab. A.2-5, Abb. A.2-2)
- Rückenschmerz als verstärkender Faktor einer psychosomatischen Störung

Tabelle A.2-5 Ursachen „idiopathischer“ Rückenschmerzen.

Radikulär
diskogen:
– Protrusion
– Prolaps
– Sequester
Stenose:
– subartikulär, lateral
– zentral
– Spondylolisthesis
postoperativ (inoperative Nervenschädigung, Arachnitis)
Radikulitis ohne Raumforderung
Nicht radikulär
diskogen
Zwischenwirbelgelenke
Bänder, Muskulatur und Iliosakralgelenk

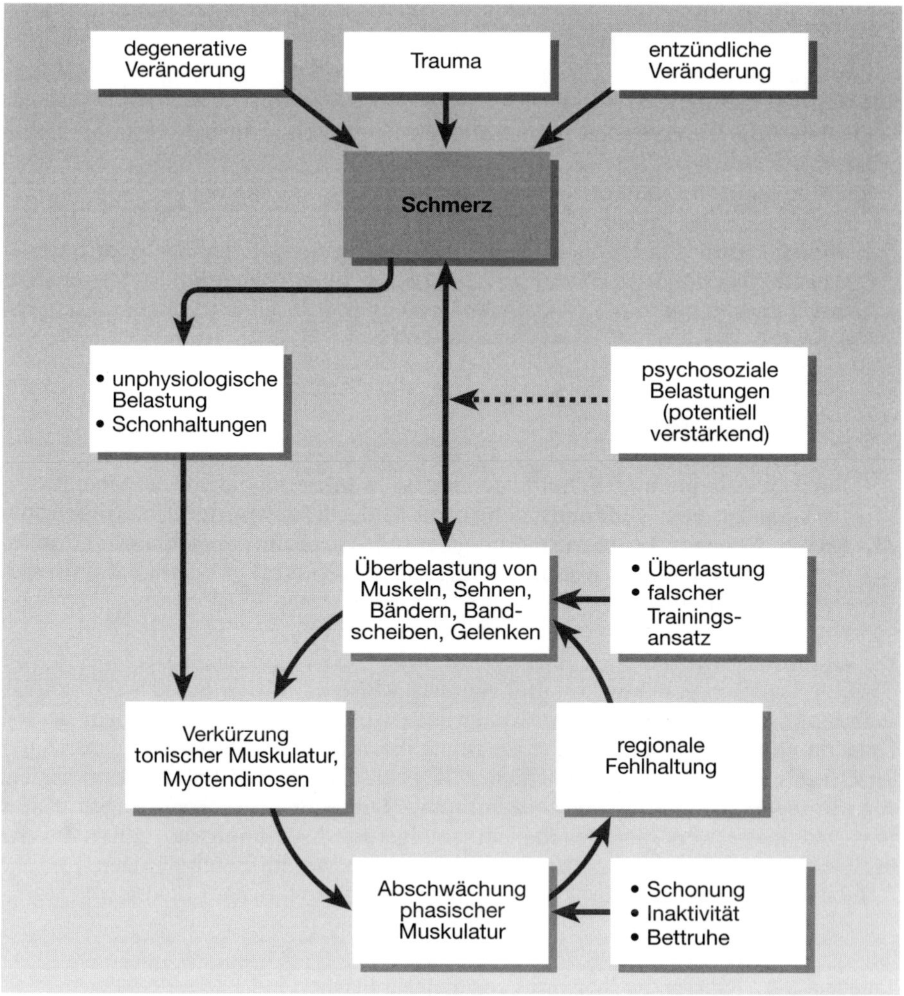

Abbildung A.2-2 Myofasziale Schmerzentstehung.

Chronische Nacken- und Schulterschmerzen treten oft gemeinsam mit Rückenschmerzen auf. Häufig sind sie mit psychosozialen Problemen verbunden oder werden durch eine gleichzeitig bestehende psychopathologische Störung akzentuiert [3, 10, 18].

Als prognostisch ungünstige Bedingungen haben sich in verschiedenen Studien herausgestellt:

– die Arbeitssituation (schwere körperliche Arbeit, langes Sitzen, Vibrations-

streß, monotone, langweilige Arbeit, Unzufriedenheit mit der Arbeit bzw. wenig qualifizierte Arbeit)
- die Lebenssituation (wie geringe Intelligenz und Schulbildung oder niedrige soziale Schicht)
- das persönliche Verhalten (wie schlechte Kondition, schwache Rumpfmuskulatur, ein Mißverhältnis von körperlicher Leistungsfähigkeit und Arbeit, starkes Rauchen und passive Lebenseinstellung)
- das medizinische System (wie mangelhafte Information des Patienten über die harmlose Natur des Leidens, Empfehlung zu Schonung, passive oder traumatisierende Therapie [Spritzen] zuviel bzw. zu lange Behandlung, länger dauernde Krankschreibung, frühzeitiger Rentenwunsch, fehlende Rehabilitationskonzepte)

2.2 HWS-Syndrom

Nacken-, Kopf- und Schulterschmerzen werden häufig mit degenerativen, in bildgebenden Verfahren sichtbaren Veränderungen der Halswirbelsäule (HWS; Spondylose) in Verbindung gesetzt. Die Schmerzsymptome korrelieren jedoch normalerweise nur wenig mit diesen strukturellen anatomischen Gegebenheiten.

Bei **akuten** zervikogenen Schmerzen überwiegt die myofasziale Ursache infolge direkter Traumen von Muskel- und Bandstrukturen.

Der akute Schiefhals ist eine Sonderform zervikogener Beschwerden, dessen Ursache noch weitgehend unklar ist. Er steht häufig mit Irritationen myofaszialer Strukturen in Verbindung. Plötzlicher Beginn, fixierte Fehlhaltung und Besserung unter Traktion sind die Leitsymptome. Diese Beschwerden klingen in der Regel nach wenigen Tagen wieder ab. Analgetika, Myotonolytika, physikalische Maßnahmen und manuelle Therapie können den Verlauf beschleunigen.

Tabelle A.2-6 stellt die funktionelle Systematik zervikogener Schmerzen dar.

Tabelle A.2-6 Funktionelle Systematik zervikogener Schmerzen.

„Mechanisch" bedingte Schmerzsyndrome
– Zwischenwirbelgelenkschmerzen
– diskogene, nichtradikuläre Schmerzen
Radikulär bedingte Schmerzsyndrome
– Bandscheibenvorfall
– (knöcherne) Stenose des Wirbelkanals oder der Zwischenwirbelforaminae
– vaskuläre Kompression C2/C3
Myofaszial bedingte Schmerzsyndrome
– primär infolge direkter Noxen
– sekundär infolge radikulärer oder mechanisch bedingter Schmerzsyndrome

Chronische zervikogene Schmerzen sind dagegen im wesentlichen auf Irritationen im Bereich von Bandscheiben oder Zwischenwirbelgelenken zurückzuführen [5], wobei ätiologisch ein Trauma, eine Funktionsstörung unbekannter Ursache oder degenerative Prozesse zugrunde liegen. Im zervikalen Bereich scheint dabei im Gegensatz zum lumbalen die Schmerzentstehung aus den Wirbelgelenken deutlich zu überwiegen.

2.2.1 Leitsymptome

Aufgrund experimenteller Untersuchungen bei Patienten und Probanden – z.B. durch lokale Injektionen von hypertonen Kochsalzlösungen – weiß man, daß Schmerzen aus den Gelenken C2/C3 häufig in Hinterkopf, Stirn, Augen und Schläfen ausstrahlen, aus C3/C4 in Nacken und Hinterkopf, aus C4/C5 in Nacken und obere Schulterpartie, aus C5/C6 in Schultern und Oberarm und aus C6/C7 in Schultern und Scapulae. Distalere Projektionen sind selten. Beschwerden aus den Gelenken C2/C3 sind am häufigsten. Zervikogen bedingte Schmerzen werden praktisch nie in das Gesicht (V2 und V3) projiziert.

Nackenschmerzen mit Ausstrahlung in den Kopf oder in die Schultern und Arme können halbseitig oder beidseitig auftreten und andauernden, intermittierenden oder einschießenden Charakter haben. Bei beidseitig auftretenden Symptomen ist eine radikuläre Schmerzursache praktisch ausgeschlossen. Halbseitig und insbesondere anfallsweise auftretende Nackenkopfschmerzen weisen dagegen häufig auf die Möglichkeit einer neurogenen Beteiligung hin. Beidseitige Nackenkopfschmerzen, insbesondere ohne Modulation durch Haltung, Bewegung und Belastung, lassen eher an Spannungskopfschmerzen denken. Diese Schmerzen können jedoch auch durch Irritationen von Zwischenwirbelgelenken und des hinteren Längsbandes im Rahmen von Bandscheibenvorfällen auftreten.

Insgesamt ist die Abgrenzung zervikogener Beschwerden von sogenannten Spannungskopfschmerzen in deren chronischer oder rezidivierender Form nicht einfach und kann in vielen Fällen nur durch gezielte diagnostische Nervenblokkaden und provokationsradiologische Maßnahmen erfolgen (z.B. Diskographie, Facettenblockade) oder sich im Verlauf der Therapie differenzieren.

2.2.2 Diagnostische Verfahren

- Anamnese (Trauma, Schmerzbeginn, Schmerzverstärkung, Topographie der Schmerzen)
- Identifikation einer Bewegungseinschränkung der Halswirbelsäule (HWS) hinsichtlich In- und Reklination, Seitbeugung und Rotation in Neutralstellung, Anteflexion (obere HWS) und Retroflexion (mittlere und untere HWS) sowie Prüfung der translatorischen Beweglichkeit (manuelle Untersuchung)
- Palpation der Wirbelgelenke (hinter dem M. sternocleidomastoideus) und Feststellung von Irritationszonen auf diesen Gelenken
- Identifikation von Hartspann und Triggerpunkten in oberflächlichen und tiefen Muskelgruppen der HWS
- Ausschluß neurogener Störungen (Paresen, Atrophien, Reflexabschwächung, radikuläre sensible Ausfälle).

Tabelle A.2-7 Differentialdiagnose von Schulter-Arm-Schmerzen.

Diagnose	Symptome	Befunde
radikulärer Schmerz (Diskushernie/Stenose)	radikuläre Projektion Verstärkung durch Bewegung des Kopfes Parästhesien im Bereich der Hand	neurologische Befunde (+/–) Röntgen, CT, NMR, Myelographie positiv
zervikogene mechanische Schmerzen	nur Schmerzen, Neurologie negativ, Projektion eher proximal (Kopf/Schulter)	oft Bewegungseinschränkung der HWS, Irritationszonen über den zervikalen Gelenken Schmerzfreiheit nach Facettenblockade
Thoracic-outlet-Syndrom	evtl. Plexus-brachialis-Parese, Kompression der A. subclavia (Adson-Manöver positiv)	Halsrippe, evtl. untere Armplexuskompression (Nachweis durch Doppler-Sonographie)
Pancoast-Tumor	sehr intensiver Schmerz, evtl. rasch Paresen Störung von Sympathikus (Horner) und Schweißsekretion	neurologische Befunde positiv, CT, NMR der oberen Thoraxapertur positiv
Karpaltunnelsyndrom	nächtliche Schmerzen, distal Mißempfindung, Schwellungs- und Steifheitsgefühl der Hand	spät neurologische Zeichen einer N.-medianus-Schädigung (Bestätigung durch NLG)
neuralgische Schulteramyotrophie	akut, z.T. nach Infekt sehr starker (reißender) Schmerz, relativ rasch Paresen (gutartiger Verlauf)	Parese im Bereich des Schultergürtels und Oberarmes (oder Plexusparese), Liquor und Röntgen normal
sympathische Reflexdystrophie	brennender oder dumpfer Schmerz Hypo- oder Hyperthermie distal generalisiert	sensorische und autonome Störungen distal trophische Störungen und Bewegungseinschränkung der Finger, Schwellung
Schulter-Hand-Syndrom	allmählich einsetzender, diffuser, z.T. distal projizierter Schmerz im Bereich der Schulter, z.T. verbunden mit Algodystrophie der Hand	deutliche Einschränkung der Beweglichkeit des Schultergelenks, häufig Arthrose des Schultergelenks; evtl. Osteopetrose
Supraspinatus-Tendinopathie	Schmerzen untere Schulter Verstärkung bei Bewegung	Röntgen und Neurologie negativ, muskuläre Tests positiv: meist Abduktion gegen Widerstand schmerzhaft, schmerzhafter Bogen
Arthropathie des Schultergelenks	Schmerzen untere Schulter keine Verstärkung bei Bewegung gegen Widerstand	Röntgen z.T. negativ (bei Entzündung), z.T. positiv (Arthrose) Kapselmuster (Bewegungseinschränkung): Außenrotation > Abduktion > Innenrotation

Apparative diagnostische Möglichkeiten einschließlich bildgebender und elektrophysiologischer Verfahren treten im Gegensatz zu den manuellen Untersuchungstechniken diagnostisch in den Hintergrund.

Bei trotz Therapie fortbestehendem HWS-Syndrom ist aber eine native Röntgendiagnostik notwendig. Auch ohne daß ein Verdacht radikulärer Beteiligung besteht, sind Aufnahmen in vier Ebenen (also einschließlich Darstellung der Foramina in schräger Position) sinnvoll. Bei manuellen pathologischen Untersuchungsbefunden sowie nach Schleudertraumen kann eine röntgenologische Funktionsdiagnostik (Aufnahmen in maximaler In- und Reklination) hilfreich sein. Diese Aufnahmen sollten nach Funktionsdiagrammen [7] ausgewertet werden. Degenerative Veränderungen trifft man überwiegend in den Segmenten C5/6 und C6/7 an.

Bei chronischen, therapieresistenten Beschwerden ist im Verlauf die Durchführung einer MRT der HWS sinnvoll. Hier muß allerdings bedacht werden, daß die MRT knöcherne Veränderungen nicht optimal darstellt und das Ausmaß einer Myelonkompression bei der MRT häufig überschätzt wird.

2.2.3 Differentialdiagnose

Differentialdiagnostisch sollten neben dem Ausschluß maligner Prozesse (im wesentlichen Knochenmetastasen) Krankheiten der Schulter (Schultergelenk, Schultereckgelenk, Rotatorenmanschette) abgegrenzt werden (Tab. A.2-7).

2.2.4 Therapie

Akute Intervention

Im Prinzip gelten die gleichen Kriterien und Maßnahmen wie beim akuten Rückenschmerz (Abb. A.2-1, Tab. 2-11).

- physikalische Maßnahmen (Wärme/Kälte, Lockerungsmassage)
- medikamentöse Behandlung (nichtopioide Analgetika und schwache Opioidanalgetika sowie Muskelrelaxanzien) siehe Stufenplan in Tabelle A.2-8
- Physiotherapie (einschließlich schonender manueller Therapie und Muskeldehnung, ggf. unter Kälteapplikation oder nach Injektion in Triggerpunkte in der Muskulatur)
- Chirotherapie
- lokale Infiltration von Lokalanästhetika im Bereich der Muskulatur (Triggerpunkte) und Wirbelgelenke (falls **ohne** Röntgenkontrolle: von dorsal her ca. 2 cm lateral neben dem Dornfortsatz auf die Lamina und nur bei sicherem Knochenkontakt)
- Anästhesie der Wirbelgelenke bzw. der sie versorgenden Rami dorsales von lateral unter Röntgendurchleuchtung (nur durch den Erfahrenen)

Massage und Wärme sind nur zu Beginn eines Zervikalsyndroms nützlich und sinnvoll und sollten grundsätzlich in Kombination mit Krankengymnastik angewandt werden.

Eine konsequente analgetische medikamentöse Therapie mit physikalischen Maßnahmen ist bei akutem Zervikalsyndrom meist ausreichend.

Tabelle A.2-8 Medikamentöser Stufenplan bei Rückenschmerzen.

Medikamente	Dosis	Nebenwirkungen
1. Stufe		
Acetylsalicylsäure (Aspirin®)	500–1000 mg alle 4 h	gastrointestinale Störungen, erhöhte Blutungsneigung
Diclofenac (Voltaren Dispers®) Diclofenac ret. (Voltaren Resinat®)	50–100 mg alle 6 –8 h	gastrointestinale Störungen
Ibuprofen	400–1000 mg alle 6–8 h	gastrointestinale Störungen
Metamizol (Novalgin®)	500–1000 mg alle 4 h	Lebertoxizität bei Dosen > 10 g
2. Stufe		
Tramadol (Tramal®)	50–100 mg alle 4 h	Obstipation, selten Übelkeit, Erbrechen
Tilidin (Valoron N®)	50–100 mg alle 2 –4 h	Obstipation, selten Übelkeit, Erbrechen
Codein	30–100 mg alle 4 h	Obstipation, selten Übelkeit, Erbrechen
retardiertes Codein (DHC®)	60/90/120 mg alle 8 –12 h	Obstipation, selten Übelkeit, Erbrechen
3. Stufe		
Morphin (Sevredol®)	10–20 mg 1–4% Lösung jeweils alle 4 h	Obstipation, Übelkeit, Erbrechen, Müdigkeit, Abhängigkeit bei längerer Einnahme
Morphin ret. (MST®, M-long®)	10–30–60–100 mg alle 8–12 h Lösung (1–4%) alle 4 h	Obstipation, Übelkeit, Erbrechen, Müdigkeit, Abhängigkeit bei längerer Einnahme
Buprenorphin (Temgesic®)	Beginn mit 0,2–0,4 mg alle 6–8 h ab ca. 4 mg „Ceiling"-Effekt, d.h. keine Steigerung der Analgesie, jedoch Zunahme der Nebenwirkun- gen bei höheren Dosierungen	Obstipation, Übelkeit, Erbrechen, Müdigkeit, Abhängigkeit bei längerer Einnahme
Koanalgetika		
Muskelrelaxanzien (Musaril®, Muskel Trancopal®)	entweder abends 1–2 Tabl. (Müdigkeit!) oder 3 x 1 Tabl.	Müdigkeit, Abhängigkeit bei längerer Einnahme

Für intramuskuläre Injektionen von Analgetika/Antiphlogistika gibt es keine Indikationen!

Für den Ablauf zervikogener Beschwerden gilt grundsätzlich auch der Behandlungsalgorithmus in Abbildung A.2-4 (s. dort).

Langzeittherapie
Die Wertigkeit ist befundabhängig (vgl. Abb. A.2-1).
- Physiotherapie einschließlich edukativer und trainingstherapeutischer Maßnahmen
- ein- bis zweimal intraartikuläre Blockaden der Zwischenwirbelgelenke mit und ohne Kortikosteroide
- perkutane Neurostimulation (z.B. durch TENS, s. Kap. B.4.5)
- röntgenkontrollierte Anästhesie der die Wirbelgelenke nerval versorgenden Rami dorsales; bei Therapieresistenz von physiotherapeutischen und medikamentösen Verfahren nach wiederholten Blockaden und reproduzierbarer Schmerzfreiheit nach den Blockaden perkutane Denervation der Wirbelgelenke mittels Radiofrequenzläsion
- in Einzelfällen Spondylodese (nur nach sicherer Schmerzfreiheit im Rahmen provokationsradiologischer und lokaler Anästhesiemaßnahmen: zervikale Epiduralanästhesie, Diskographie, Facettenarthrographie bzw. Anästhesie der entsprechenden Rami dorsales)
- psychotherapeutische Verfahren

2.3 Akute zervikale radikuläre Schmerzen

Einseitige, anfallsweise auftretende Nackenkopfschmerzen (selten!) von zehn bis 60 Minuten Dauer sind meist zervikogen bedingt. Es kann diesen Schmerzen eine Irritation oberer zervikaler Wurzeln (C2), meist durch Gefäße, analog der Pathomorphologie von Trigeminusneuralgien zugrunde liegen [11].

Differentialdiagnostisch sind in diesem Fall Migräne, Myoarthropathie, paroxysmale Hemikranie, Cluster-Kopfschmerz oder Trigeminusneuralgie zu bedenken.

Zervikale radikuläre Schmerzen im Sinne eines zervikobrachialen Syndroms aufgrund von Bandscheibenvorfällen oder durch degenerative, meist knöchern bedingte Irritationen der Wurzeln im Rahmen einer Spondylose entstehen in der Regel in den Höhen C5/6 und C6/7, betreffen demnach die Wurzeln C6 und C7.

2.3.1 Leitsymptome

Im Vordergrund der Beschwerden stehen Schmerzausstrahlungen entlang dem entsprechenden Dermatomstreifen, die zum Teil in diesem Bereich auch von Sensibilitätsstörungen begleitet sind.

Je nachdem, welcher Teil eines Spinalnervs betroffen ist, entstehen Schmerzen, Sensibilitätsstörungen oder motorische Ausfälle. Neurologische Symptome sind in höchsten 50% der Fälle festzustellen. Daneben bestehen meist Symptome eines lokalen Zervikalsyndroms. Die häufig von den Patienten geklagten Schmerzen zwischen den Schulterblättern werden über die Nn. recurrentes oder Rr. dorsales der unteren zervikalen Bewegungssegmente projiziert.

2.3.2 Diagnostische Verfahren

- Anamnese (segmentale Par- und Hypästhesien) und Topographie (segmentale Ausstrahlung)
- klinische, insbesondere neurologische Untersuchung
- elektrophysiologische Maßnahmen, insbesondere EMG und fraktionierte evozierte Potentiale (somatosensorisch-evozierte Potentiale zur Darstellung sensibler Defizite und Magnetstimulation des Kortex zur Darstellung motorischer Läsionen)
  Ein EMG ist erst nach Ablauf von zehn Tagen sinnvoll; die paravertebrale Elektromyographie erlaubt die Differenzierung zwischen Wurzelläsionen und Schädigungen des Plexus brachialis
- bildgebende Verfahren (HWS in 4 Ebenen sowie CT oder/und MRT)

2.3.3 Differentialdiagnose

Differentialdiagnostisch müssen im wesentlichen Bewegungs- und Funktionsstörungen mechanischer Teile der HWS mit sogenannter pseudoradikulärer Ausstrahlung, eine Arthropathie des Akromioklavikular- oder Schultergelenks, eine Affektion der Schulterrotatorenmanschette und Tumoren ausgeschlossen werden (s. Tab. A.2-7).

2.3.4 Therapie

Die therapeutischen Maßnahmen werden in der angegebenen Reihenfolge oder parallel durchgeführt (vgl. Tab. A.2-8, A.2-10 und A.2-11).

- Antiphlogistika, z.B. Diclofenac 150–300 mg oder Ibuprofen bis 2400 mg täglich für zwei bis drei Wochen
- schwache Opioidanalgetika zusätzlich bei stärkeren Schmerzen (z.B. Tramadol® bis 6 × 50 mg bzw. 2 × 200 mg retard; Tilidin [Valoron® N] bis 6 × 50 mg, Propoxyphen [Develin® retard] 3 × 150 mg für maximal acht Tage), siehe Tabelle A.2-8
- Muskelrelaxanzien (z.B. Sirdalud® oder Muskel Trancopal®) für wenige Tage
- Physiotherapie
- periradikuläre und/oder epidurale Applikation von Kortikosteroiden (nicht eindeutig durch kontrollierte Studien abgesichert)
- nur bei fortschreitender Parese, neurologischen Symptomen durch Kompression des Myelons (Spastik) und Therapieresistenz konservativer Maßnahmen (nur selten der Fall) operative Dekompression (i.d.R. in Verbindung mit einer Spondylodese)

2.4 Akute lumbale radikuläre Schmerzen

Durch Bandscheibenvorfälle verursachte akute Rückenschmerzen mit radikulärer Ausstrahlung sind am besten bekannt, obwohl sie zahlenmäßig gegenüber nichtradikulären Beschwerden weit im Hintergrund stehen. Bei dieser Erkrankung kommt es zu einer mechanischen Kompression und Dehnung der betroffenen Nervenwurzel durch prolabierendes Bandscheibenmaterial, zumeist in den unteren beiden Segmenten L4/5 und L5/S1, also die Wurzeln L5 und S1 betreffend.

Ohne zusätzliche lokale Entzündung und Schwellung der betroffenen Wurzel entstehen jedoch keine Schmerzen [20].

Manchmal stehen die Entzündungsphänomene ganz im Vordergrund, so daß auch physikalisch kleinere Bandscheibenvorfälle erhebliche Schmerzen verursachen können; andererseits können auch größere Bandscheibenvorfälle symptomlos bleiben.

Zu bedenken ist, daß schon in ca. einem Drittel der Fälle junge, gesunde Menschen substantielle Bandscheibenvorfälle ohne Beschwerden haben!

Schmerzen und neurologische Symptome infolge lumbaler Stenosen entstehen häufig infolge mechanischer Kompression der Cauda equina bzw. der spinalen Wurzeln. Kombinationen mit Bandscheibenvorfällen sind möglich.

2.4.1 Leitsymptome

Die Beschwerden infolge akuter Bandscheibenvorfälle sind meist einfach zu diagnostizieren, vor allem wenn neurologische Zeichen, d.h. Sensibilitätsstörungen, Reflexabschwächungen und eventuell motorische Ausfälle vorhanden sind. Die typische Haltung bei akuten Bandscheibenvorfällen besteht in einer fixierten Stellung der Wirbelsäule (Ausweich-, Streckhaltung) und einem starken Muskelhartspann. Anhaltende (chronische) radikulär bedingte Beschwerden sind dagegen häufig von den Symptomen her (z.B. fehlende neurologische Symptome und

Tabelle A.2-9 Ablauf von Degenerationen der hinteren und vorderen Wirbelstrukturen [12].

Hintere Gelenke		**Bandscheiben**
Synovitis		Risse im Anulus fibrosus
↓		↓
Knorpeldestruktion	Vorfall	Risse bis zum Nucleus
↓		↓
Osteophyten		vollständige Degeneration
↓		↓
Kapselerschlaffung	Instabilität	Höhenminderung
↓		↓
Subluxation	laterale Stenose	Resorption der Bandscheibe
↓		↓
Hypertrophie des Gelenks u. der Lamina	zentrale Stenose	Osteophyten an der Rückseite der Wirbelkörper
↘	fortschreitende Degeneration	↙
	↓	
	zentrale Stenose in mehreren Höhen	

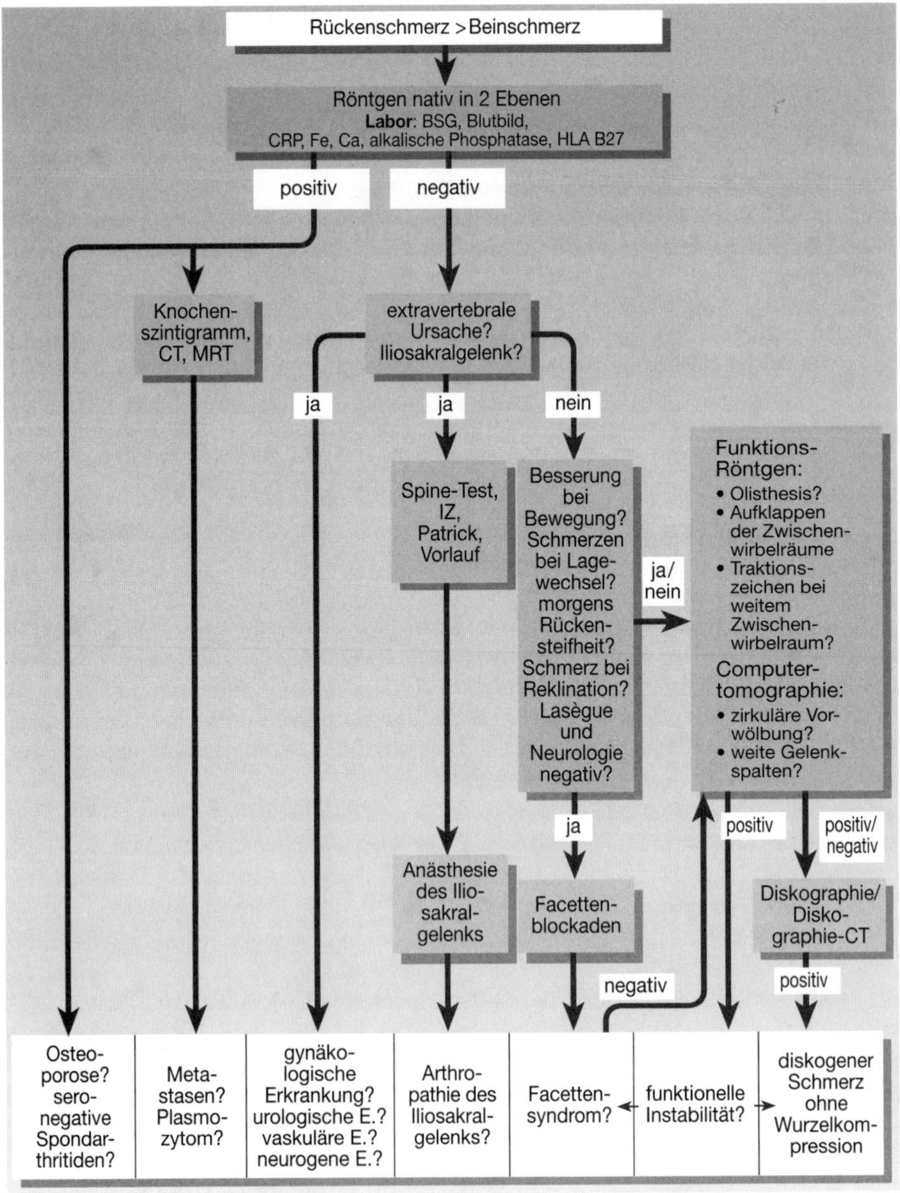

a

Abbildung A.2-3a und b Algorithmus der somatischen Diagnostik bei chronischen Rückenschmerzen. ▷

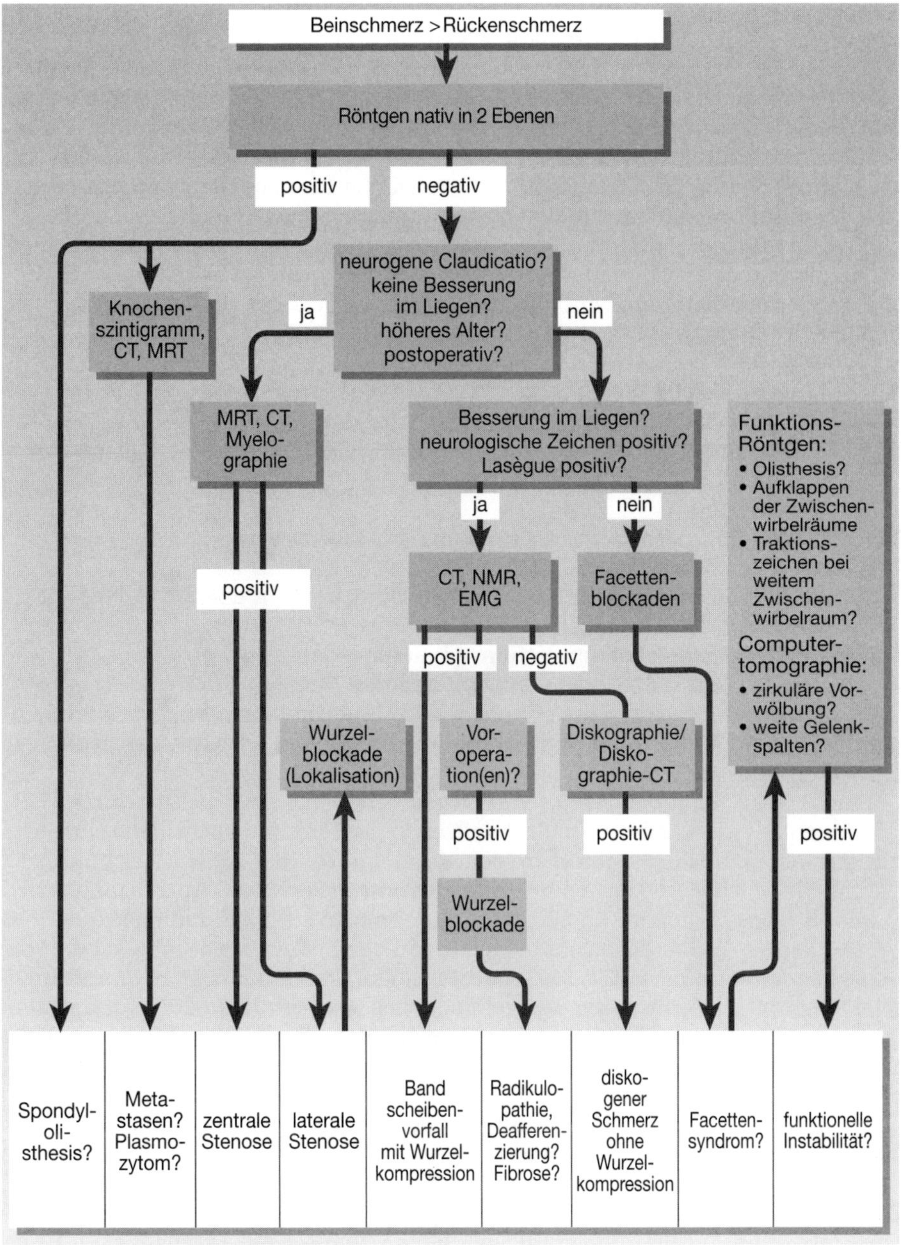
Beinschmerz > Rückenschmerz
Röntgen nativ in 2 Ebenen
positiv
negativ
Knochen-szintigramm, CT, MRT
neurogene Claudicatio? keine Besserung im Liegen? höheres Alter? postoperativ?
ja
nein
MRT, CT, Myelo-graphie
Besserung im Liegen? neurologische Zeichen positiv? Lasègue positiv?
Funktions-Röntgen:
• Olisthesis?
• Aufklappen der Zwischen-wirbelräume
• Traktions-zeichen bei weitem Zwischen-wirbelraum?
Computer-tomographie:
• zirkuläre Vor-wölbung?
• weite Gelenk-spalten?
ja
nein
positiv
CT, NMR, EMG
Facetten-blockaden
positiv
negativ
Wurzel-blockade (Lokalisation)
Vor-opera-tion(en)?
Diskographie/ Disko-graphie-CT
positiv
positiv
positiv
Wurzel-blockade
Spondyl-oli-sthesis?
Meta-stasen? Plasmo-zytom?
zentrale Stenose
laterale Stenose
Band scheiben-vorfall mit Wurzel-kompression
Radikulo-pathie, Deafferen-zierung? Fibrose?
disko-gener Schmerz ohne Wurzel-kompression
Facetten-syndrom?
funktionelle Instabilität?

b

Bewegungseinschränkungen) deutlich weniger auffällig und erschweren die Abgrenzung gegenüber nichtradikulär bedingten Schmerzen erheblich.

Radikuläre Schmerzen infolge einer lumbalen knöchernen Stenose (zentral oder lateral) sind dagegen wesentlich schwieriger zu bewerten. Schmerzcharakter und Symptome sind sehr inkonstant, die körperlichen Befunde oft gering. Insbesondere bei zentralen, weniger deutlich auch bei lateralen Stenosen bietet die sogenannte neurogene Claudicatio, d.h. zunehmende bilaterale Schmerzen (zentrale Stenose) oder unilaterale Schmerzen (laterale Stenose) und eventuell Sensibilitätsstörungen und motorische Schwäche nach einer kurzen Gehstrecke, einen wichtigen Hinweis, während die Beschwerden z.B. beim Radfahren nicht auftreten. Linderung tritt beim Vorbeugen des Oberkörpers ein (Entlordosierung der Lendenwirbelsäule). Die Fußpulse sind normal tastbar.

2.4.2 Diagnostische Verfahren

Die Diagnostik erfolgt im wesentlichen klinisch. Apparative Untersuchungen sollten die Diagnose nur bestätigen.

Der Schmerz gilt international als radikulär bei Bestehen von:
- stärkeren Schmerzen im Bein (einschließlich Gesäß) als im Rücken
- Sensibilitätsstörungen in einem typischen Dermatom (in über 90% der Fälle in den Dermatomen L5 und S1)
- Paresen der entsprechenden Kennmuskulatur
- Lasègue-Zeichen < 50% des normalen anderen Beines

Zwei dieser vier Zeichen müssen positiv sein. Eine Bestätigung erfolgt durch CT oder MRT bzw. EMG. Eine Myelographie wird gelegentlich vor einer geplanten Operation notwendig sein.

Tabelle A.2-9 zeigt den Ablauf von Degenerationen der Wirbelstrukturen [12].

Während Bandscheibenvorfälle häufiger in der ersten Lebenshälfte vorkommen, treten lumbale Stenosen in der Regel im zweiten Lebensabschnitt auf. Wegen der Schwierigkeit einer differentialdiagnostischen Abgrenzung (z.B. Durchblutungsstörung im Rahmen einer arterieller Verschlußkrankheit) oder bei Problemen der Höhenlokalisation der betroffenen Wurzel sind abgesehen von bildgebenden Verfahren (CT, MRT und Myelographie) bei lateraler Kompression selektive, röntgenkontrollierte Wurzelblockaden mit periradikulärer Kontrastmittelapplikation zur Darstellung der entsprechenden Wurzel sehr hilfreich. Diese Wurzelblockaden können durch ein Hinzufügen kleiner Mengen von Depotkortikosteroiden auch therapeutisch genutzt werden.

Abbildung A.2-3 zeigt einen klinischen Algorithmus der somatischen Diagnostik bei chronischen Rückenschmerzen.

2.4.3 Therapie

Die Einhaltung von Bettruhe in Rücken- oder Seitenlage mit angewinkelten Hüft- und Kniegelenken (Stufenlagerung) über mehrere Tage ist neben einer konsequenten analgetischen und antiphlogistischen Therapie die wirksamste konservative Maßnahme bei akuten radikulären Schmerzen (Tab. A.2-10 und A.2-11) [15].

Tabelle A.2-10 Basistherapie.

Obligatorisch
Nichtopioidanalgetika wie Paracetamol (am sichersten) oder andere wie Aspirin®, Diclofenac, Ibuprofen, Flupirtin

Fakultativ

	Medikamentös	**Physikalisch**
Nichtradikulär	opioide Analgetika Muskelrelaxanzien (kurzzeitig) starke Opioide (kurzzeitig)	Wärme/Kälte bis 2 Tage Bettruhe Chirotherapie Rückenschule [14]
Radikulär	opioide Analgetika Muskelrelaxanzien starke Opioide epidurale Kortikosteroide	bis max. 2 Wochen Bettruhe (Stufenlagerung) Krankengymnastik Wärme/Kälte Traktion

Dauer der Analgetikabehandlung

Nichtsteroidale Analgetika	**Muskelrelaxanzien**	**Opioide**
minimal: 5–10 Tage maximal: 6 Wochen	optimal: 1 Woche maximal: 2–4 Wochen	optimal: 1–3 Tage maximal: 2–3 Wochen

Tabelle A.2-11 Effektivitätsnachweis von Behandlungen bei radikulären Rückenschmerzen [17].

	Bandscheibenvorfall Dauer der Schmerzen		**Stenose**
	< 4 Wochen	**5–36 Wochen**	
bis zu 1 Woche Bettruhe	++	(+)	–
> 2 Wochen Bettruhe	–	–	–
Orthose (Mieder)	–	–	++
Traktion	–	–	–
Medikamente (NSAID)	++	++	–
epidurale Steroide	+	+	(+)
Akupunktur/TENS	–	–	–
Chemonukleolyse/Laser	(+)	(+)	–
operative Dekompression*	(+)	(+)	–
Chirotherapie	kontraindiziert	kontraindiziert	kontraindiziert

* nur bei Versagen einer ausreichenden und kompetenten konservativen Therapie

Abgesehen von Ausnahmefällen wurde die Effektivität einer länger als zwei Wochen andauernden Bettruhe nicht nachgewiesen.

Prinzipien der Stufenlagerung sind:
- geringerer intradiskaler Druck
- Erweiterung der lumbalen Zwischenwirbellöcher
- Entspannung der Wirbelgelenkkapseln
- Abflachung dorsaler Bandscheibenvorwölbungen
- Erweiterung des Wirbelkanals
- Entlastung der Kreuzdarmbeingelenke
- Entspannung des N. ischiadicus

In Ergänzung zur antiphlogistischen Therapie sind (nur zu Beginn) Myotonolytika sinnvoll (s. Tab. A.2-7, Tab. A.2-11 [17]). Gleichzeitig werden (meist stationär) Krankengymnastik und Rückenschulung durchgeführt.

Fast alle akuten radikulären lumbalen Schmerzsyndrome können konservativ befriedigend behandelt werden, d.h. operative dekomprimierende Maßnahmen sind auch bei radikulär bedingten Beschwerden die Ausnahme (< 10%).

Absolute Indikationen für eine operative Therapie bestehen nur bei Cauda-equina-Syndrom mit Blasen- und vor allem Mastdarmlähmung und schwerer oder progressiver Parese, die funktionell beeinträchtigend ist. Relative Indikationen sind starke, andauernde Schmerzen bei Versagen der konservativen Therapie und eindeutiger segmentaler Topographie.

Bandscheibenoperationen (heute im wesentlichen mikrochirurgisch, z.T. auch perkutane Eingriffe) haben bei monosegmentalen Beschwerden einen sehr hohen Erfolgsgrad hinsichtlich der Ischialgien. Im Vergleich zu operativen Maßnahmen ist eine konservative Therapie bei radikulären Schmerzen und Bandscheibenvorfällen anscheinend, von wenigen Ausnahmen abgesehen, langfristig gleichwertig.

Eine wichtige konservative Therapie ist die **rückenmarknahe Applikation von Lokalanästhetika und/oder Kortikosteroiden** [13], falls Bettruhe, Krankengymnastik und Analgetika keinen ausreichenden Effekt zeigen. Die Basis der Behandlung von radikulären Schmerzen mit Kortikosteroiden ist die Vorstellung, daß der wesentlichste pathophysiologische Befund nicht eine mechanische Kompression des Spinalnervs bzw. des Spinalganglions ist, sondern eine entzündliche Veränderung. Es liegen aber bisher nur sehr wenige, gut kontrollierte Untersuchungen dieser Therapie vor und die Ergebnisse widersprechen sich.

Nach unseren eigenen Erfahrungen sind epidural oder periradikulär applizierte Kortikosteroide (z.B. 20–40 mg Triamcinolon® Depot) bei radikulären Schmerzen infolge von Bandscheibenvorfällen und weniger gut bei spinalen Stenosen in der Mehrzahl der Fälle wirksam und haben auch prognostisch eine große Bedeutung (Abbruch weiterer konservativer Maßnahmen und Operationsindikation bei erfolgloser epiduraler Therapie). Die Wirkung scheint um so besser zu sein, je genauer das Kortikosteroid an die betroffene Wurzel appliziert wird. Das Alkohol enthaltende Lösungsmittel (Überstand in der Ampulle) sollte sicherheitshalber entfernt und durch ein Lokalanästhetikum (z.B. Bupivacain 0,25%) ersetzt werden. Unwirksam sind Kortikosteroide dagegen bei nichtradikulär bedingten Lumboischialgien, deutlich weniger wirksam bei postoperativ weiterbestehenden radikulären Schmerzen.

Wurzelblockaden, mit und ohne Kortikosteroide zur Therapie radikulär bedingter Schmerzen, haben neben ihrem wichtigen diagnostischen Wert therapeutisch ebenfalls eine Bedeutung. Sie sind ohne Röntgenkontrolle aber nur ungezielt durchführbar und somit mit einer hohen Fehlerquote behaftet; auch unter Röntgenkontrolle sind sie technisch relativ schwierig, für den Patienten teils unangenehm und vermutlich häufig nicht wesentlich wirksamer als eine epidurale, segmental plazierte Applikation der Kortikosteroide.

2.5 Chronische Lumbago

2.5.1 Leitsymptome

Nichtradikuläre Schmerzen, die vom Bewegungssegment (Gelenke, Bandscheiben, Bänder, Muskulatur) ausgehen, sind dumpf, tiefsitzend, schlecht lokalisierbar und können nach proximal oder weit nach distal ausstrahlen, ohne daß ein eindeutiger pathologischer Befund zu erheben ist. Die Beschwerden werden ein- oder beidseitig im Bereich des Rückens, des Gesäßes und der Hinterseite der Oberschenkel empfunden, manchmal auch in der Leiste, selten im Unterschenkel und Fuß.

Eine klinische Abgrenzung der spezifischen Struktur und Ätiologie dieser Beschwerden ist häufig nicht möglich. Es besteht oft eine Schmerzzunahme bei einseitigen, meist statischen Belastungen, die Schmerzen verstärken sich bei Lagewechsel, sind auch im Liegen häufig vorhanden oder treten nachts beim Umdrehen auf und manifestieren sich morgens in Form eines steifen Kreuzes. Bewegung bessert die Beschwerden fast immer. Dies ist anders als bei den radikulär bedingten Schmerzen.

Große Probleme in der Diagnostik, auch in der Abgrenzung zu wirbelsäulenbedingten Beschwerden, machen Störungen im Bereich des Beckens, die teilweise mit Arthropathien des Iliosakralgelenks (ISG) bzw. des Lig. sacroiliacale verbunden sind, da hier eine ähnliche Schmerzprojektion wie bei radikulärer Kompression oder bei einer Coxarthrose entsteht.

Dysfunktionen des ISG sind häufig auch im Zusammenhang mit Bandscheibenvorfällen zu beobachten.

2.5.2 Diagnostische Verfahren

> Die Diagnostik der Lumbago erfolgt hauptsächlich durch Anamnese und Untersuchung. Weitere Befunde (bildgebende Verfahren, Labor) dienen im wesentlichen nur dem Ausschluß spezifischer Erkrankungen.

Die neurologischen Untersuchungsverfahren, insbesondere die Elektrodiagnostik, spielen keine Rolle.

Es sei hier ausdrücklich darauf hingewiesen, daß degenerative und funktionelle Veränderungen im Bereich der Wirbelsäule an der Entstehung von Schmerzen beteiligt sein **können**, jedoch nicht notwendigerweise zu Schmerzen führen müssen.

Zwar sind bei den meisten Patienten mehr oder weniger deutlich ausgeprägte somatische Befunde bzw. degenerative Veränderungen im Bereich der Wirbelsäule festzustellen. Aber sowohl die häufig auftretenden begleitenden Funktionsstörungen (z.B. Blockierungen von Gelenken oder muskuläre Verspannungen), als auch die radiologisch in vielen Fällen sichtbaren morphologischen Veränderungen (z.B. Arthrosen der Zwischenwirbelgelenke, Bandscheibenvorfälle, knöcherne Stenosen oder epidurale Verwachsungen) können die Beschwerden der Patienten häufig nicht eindeutig erklären.

Radiologisch sichtbare Veränderungen müssen auch **nicht** notwendigerweise Schmerzen verursachen, und ihr Ausprägungsgrad korreliert nur schwach mit der subjektiven Schmerzintensität [4].

Die Zwischenwirbelgelenke sind nur in 10–15% der Fälle Ursache der Beschwerden. Vermutlich sind lumbale Schmerzen am häufigsten diskogen bedingt.

Wichtig bei diesem Krankheitsbild ist die Abklärung zusätzlicher psychogener Ursachen oder Verstärkungsbedingungen.

In einer integrativen Sichtweise schließt weder das Vorliegen einer diagnostizierbaren Organschädigung die Beteiligung psychosozialer Faktoren am Schmerzgeschehen aus, noch ist – umgekehrt – beim Fehlen einer objektivierbaren organischen Grundlage automatisch auf eine Psychogenese der Schmerzen zu schließen. Diese muß im Einzelfall jeweils positiv verifiziert werden.

Bei der Chronifizierung gehen viele Faktoren eine komplizierte, interindividuelle Interaktion ein [21]. Vermutlich sind Aussagen über generell wirksame Chronifizierungsmechanismen nicht möglich. Es ist zu differenzieren zwischen den Mechanismen, die Rückenschmerzen auslösen können, und solchen, die für deren Aufrechterhaltung verantwortlich sind: Bei der Ersterkrankung wirken wahrscheinlich eher exogene Faktoren auslösend (z.B. ein Bandscheibenvorfall oder die körperliche Überlastung am Arbeitsplatz), während psychosoziale Variablen (im engeren Sinne die Krankheitsverarbeitung) bei Rezidiven und der Chronifizierung in den Vordergrund treten [3, 10]. Die Vorgeschichte weist häufige Arztbesuche, auch unterschiedlicher Fachdisziplinen, mehrfachen Arztwechsel, wiederholte apparative Diagnostik sowie multiple erfolglose Behandlungen, fehlende Ansprechbarkeit auf Physiotherapie, Ausbreitung und Lokalisationswechsel der Schmerzen, Symptomwechsel und Wechsel in den anamnestischen Angaben, Einschränkung der Modulationsfähigkeit (fehlender Intensitätswechsel bei Therapie, Belastung), einen hohen Schmerzscore und oftmals eine inadäquate Steigerung im Medikamentenverbrauch (zentrale Analgetika und Myotonolytika) sowie erfolglose operative Eingriffe (perkutane Nukleotomien, Chemonukleolysen, offene Bandscheibenoperationen) auf. Der Lebensfokus ist eingeengt auf „Schmerzmanagement"-Aktivitäten, d.h. daß sich im Leben dieser Patienten nahezu alles um den Schmerz dreht (Arztbesuche, Medikamenteneinnahme, Behandlungen; vgl. Kap. Einführung 2).

Die Patienten weisen in der Regel folgende psychologisch relevante Merkmale auf:
- fehlende Übereinstimmung von Verhalten und klinischem Befund (inadäquates Schmerz- und Vermeidungsverhalten)
- inadäquates soziales Verhalten (Rückzug), z.B. Beenden von Mitgliedschaften, vermehrte Ruhezeiten, Abbruch der Sozialkontakte, Fokussierung auf „Schmerzmanagement"-Aktivitäten
- psychovegetative Reaktionsweisen, z.B. häufig begleitend Gastritiden, Kopfschmerzen
- spezielle psychopathologische Verarbeitungsstrategien, z.B. Depressionen

2.5.3 Therapie

Die Blockadetherapie mit Lokalanästhetika spielt in der Behandlung von Rückenbeschwerden in der täglichen Praxis immer noch eine große Rolle. Häufig sind es ungezielte Infiltrationen subkutan, intramuskulär oder im Bereich der Laminae und Wirbelbogengelenke.

Ein Effektivitätsnachweis dieser Injektionen wurde bisher nicht erbracht.

Durch die permanente Mikrotraumatisierung kann sich sogar eine Verschlechterung einstellen.

Medikamentöse Behandlungen sollten, abgesehen von Antidepressiva, in indizierten Fällen ebenfalls zurückhaltend verordnet werden. Physikalische Maßnahmen einschließlich Krankengymnastik spielen nur in der akuten und subakuten Phase eine Rolle. Bei chronischen Schmerzen sind sie oft wirkungslos.

Tabelle A.2-12 zeigt den Effektivitätsnachweis bei Behandlungen von unspezifischen Rückenschmerzen mit einer Beschwerdedauer von bis zu drei Monaten [17].

Bei chronischen Rückenschmerzen **primär organischer Genese** können folgende Behandlungsmethoden sinnvoll sein:
- systemische Medikation (Analgetika, Antidepressiva)
- transkutane Nervenstimulation
- in Ausnahmefällen nach sorgfältiger diagnostischer Blockade: perkutane Denervation der Wirbelgelenke
- bei eindeutiger Instabilität in ausgewählten Fällen: Spondylodese

Das Behandlungskonzept sollte sich insgesamt von einer Philosophie der Ruhe, Schonung und Erholung hin zu aktiver funktioneller Wiederherstellung körperlicher Aktivitäten umkehren, bei der passive Behandlungen keinen Platz mehr haben.

Tabelle A.2-12 Effektivitätsnachweis von Behandlungen bei unspezifischen Rückenschmerzen mit Beschwerdedauer von bis zu drei Monaten [17].

	Dauer der Schmerzen		
	< 7 Tage	1–6 Wochen	6–12 Wochen
bis zu 2 Tagen Bettruhe	++	+	–
> 7 Tage Bettruhe	–	–	–
Medikamente (NSAID)	++	++	(+)
Chirotherapie	–	+	(+)
Rückenschule	(+)	++	(+)
Wärme/Kälte	(+)	–	–
Fitnesstraining	–	(+)	++
Traktion	–	–	–
Stretching	–	–	–
Injektionen (epidural, Facetten, Triggerpunkte)	–	–	–
Akupunktur, TENS	–	–	–
Operation (Spondylodese)	Effekt bisher nicht nachgewiesen		

Da die Behandlung chronifizierter Beschwerden außerordentlich aufwendig ist, müssen frühzeitig (primär- und sekundär-)präventive Maßnahmen durchgeführt werden.

Ziele der Behandlung chronifizierter Rückenschmerzen sollten sein:
- Erhöhung des Aktivitätsniveaus
- Abbau inadäquaten Krankheitsverhaltens
- Steigerung des Kontrollerlebens
- Abbau von Angst und Depressivität

Im körperlichen Bereich gehören hierzu in der Regel:
- Steigerung der allgemeinen Fitness
- Verbesserung der kardiovaskulären und pulmonalen Kapazität
- Verbesserung der Koordination und Körperwahrnehmung
- Verbesserung der Eigenkontrolle hinsichtlich der Belastungskapazität

Da Rückenschmerz und Arbeitsplatz meist eng verknüpft sind und häufig längere Ausfallszeiten oder Arbeitsunfähigkeit bestehen, muß die Behandlung durch sozialtherapeutische Interventionen (Umsetzung der individuellen Leistungsfähigkeit bezogen auf das jeweilige berufliche Anforderungsprofil) ebenso wie durch Veränderung der beruflichen Umgebungsvariablen (z.B. Umsetzung am Arbeitsplatz, Umschulung etc.) erfolgen.

Bei derartigen Behandlungkonzepten sind nicht so sehr die einzelnen Bausteine wichtig, sondern vielmehr ein multimodales Vorgehen unter einem übergeordneten integrativen Konzept der funktionalen Wiederherstellung auf verschiedenen Ebenen [1, 10, 16]. Dieses dient im wesentlichen der Steigerung der Kontrollfähigkeit und des Kompetenzgefühls der Betroffenen.

Vordringliches Ziel ist neben dem Abbau des Analgetikabedarfs und der Reduktion der Inanspruchnahme medizinischer Leistungen die Wiederaufnahme der beruflichen Tätigkeit bzw. die Reduktion von Arbeitsausfallzeiten.

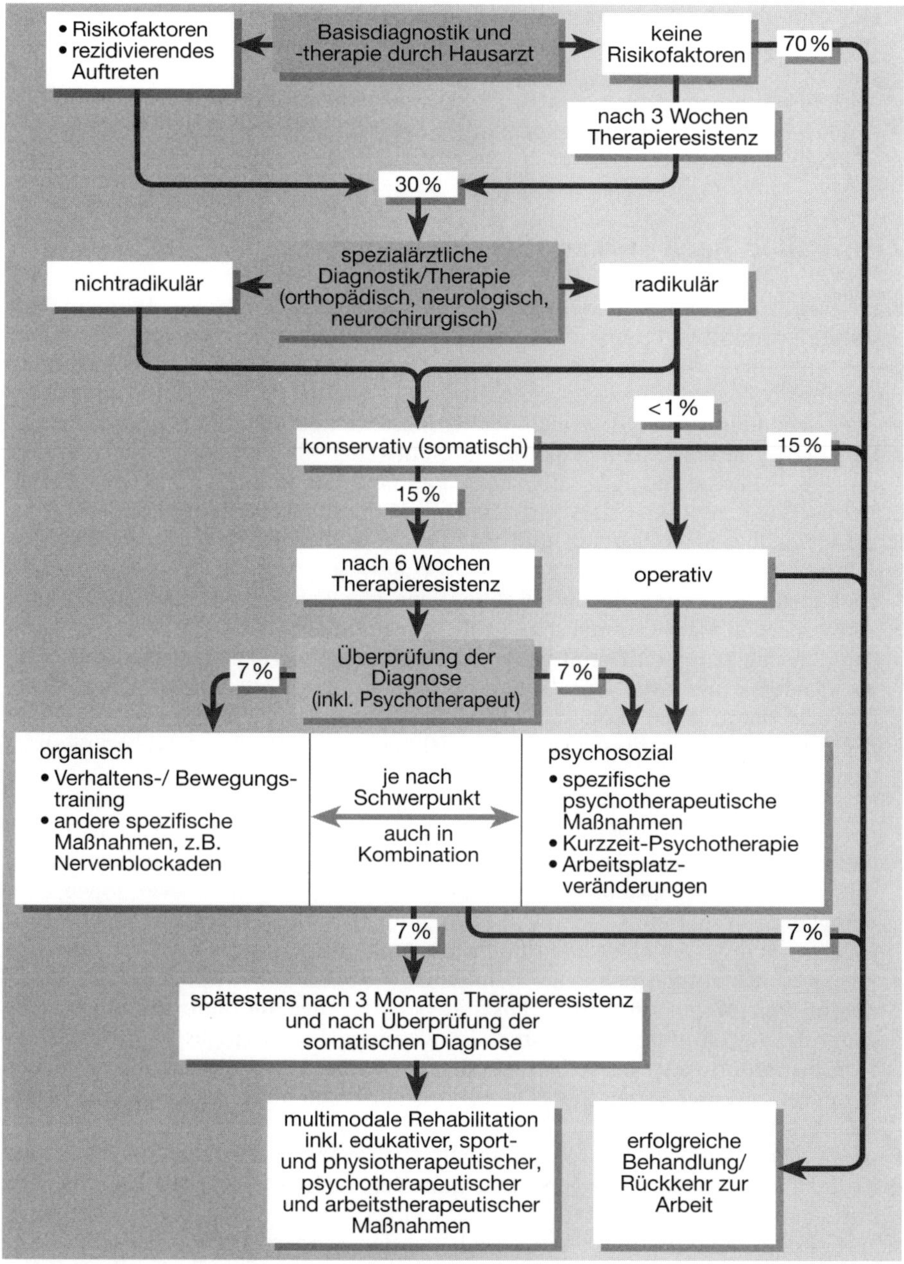

Abbildung A.2-4 Behandlungsalgorithmus bei Rückenschmerzen.

Das therapeutische Vorgehen besteht des weiteren aus psychotherapeutischen Behandlungsmaßnahmen zur Veränderung des auf Ruhe und Schonung ausgerichteten Krankheitsverhaltens sowie der kognitiv repräsentierten Einstellungen bzw. Befürchtungen in bezug auf Aktivität und Arbeitsfähigkeit.

Abbildung A.2-4 zeigt den allgemeinen Behandlungsalgorithmus bei Rückenschmerzen.

2.6 Failed-back-surgery-Syndrom

Schmerzen nach Bandscheibenoperationen sind häufig ein großes Problem, insbesondere, wenn es sich um radikulär bedingte Beschwerden handelt. Man kann davon ausgehen, daß das Problem des sogenannten FBSS (failed back surgery syndrome) oder „Postdiskektomie-Syndroms" eine Vielzahl einzelner morphologischer Veränderungen im Bereich der Wirbelsäule und nervaler Strukturen beinhaltet, die in unterschiedlichem Ausmaß, entweder für sich allein oder in einer komplexen Verbindung, der Anlaß für weiterbestehende oder wiederauftretende Lumboischialgien sind. Dabei müssen Operationen spätestens bei dem zweiten Rezidiv mit äußerster Sorgfalt und nur durch erfahrene Wirbelsäulenchirurgen durchgeführt werden.

Im Prinzip kann man davon ausgehen, daß vier Faktoren den Mißerfolg lumbaler Wirbelsäulenoperationen maßgeblich bestimmen:

- Der „falsche Patient": Damit ist das Übersehen schwerwiegender psychosozialer Probleme und/oder eine Operation trotz unklarer oder blander Beschwerden und Befunde gemeint.
- Die falsche Lokalisation: Die Verwechslung von Seiten- und Höhenlokalisation ist nicht selten.
- Die falsche Operation: Dies beinhaltet im wesentlichen das Übersehen von pathologischen Veränderungen, die neben dem Hauptbefund bestehen: dislozierte Bandscheibenfragmente, laterale spinale Stenosen, Anomalien lumbosakraler Wurzeln, zweiter Bandscheibenvorfall in anderer Höhe sowie eine mangelhafte Operationstechnik, Schädigung von Nervenwurzeln, starke Blutungen mit späterer Narbenbildung oder Arachnitis.
- Iatrogene Komplikationen: Sie beinhalten – neben der intraoperativen Schädigung von Nervenwurzeln – Diszitiden sowie Instabilitäten als Folgen des Eingriffs. Arachnitiden sind durch Verwendung von weniger neurotoxischen Kontrastmitteln und besserer Operationstechnik, Instabilitäten infolge schonenderer (mikrochirurgischer) Operationsmethoden in der letzten Zeit wesentlich seltener geworden.

Falls die oben beschriebenen Kriterien von radikulären Schmerzen beachtet werden und die Klinik mit bildgebenden und elektrophysiologischen Befunden in Einklang steht, sind die operativen Erfolge hinsichtlich Beseitigung der Ischialgie sehr hoch; weitaus weniger erfolgreich werden jedoch die Rückenschmerzen beeinflußt.

In wenigen Fällen entstehen – entweder infolge der Wurzelkompression oder intraoperativ iatrogen – Wurzelschädigungen mit Deafferenzierungsschmerzen, die außerordentlich schlecht zu beeinflussen sind. Aufgrund neuerer Untersuchungen muß bezweifelt werden, ob epidurale Verwachsungen eine größere Bedeutung bei der Entstehung dieser Beschwerden haben [2].

Insgesamt beruht das sogenannte Postdiskektomie-Syndrom nach Meinung vieler Autoren zunächst auf einem organischen Prozeß unterschiedlicher Ätiologie (s. o.), zu dem sich psychische Faktoren im Sinne erlernter Reaktionen auf den chronischen Schmerz, reaktive somatisierte Depressionen und Veränderungen im sozialen Bereich gesellen, so daß eine Gewichtung organischer und psychischer Anteile am Gesamtbild im Laufe der Zeit außerordentlich schwierig wird. Von einigen Untersuchern wurden hier explizit auch psychosoziale Risikofaktoren identifiziert, über die der postoperative Verlauf vorhersagbar wurde [8, 9]. Übereinstimmend wurde in den Studien das präoperative Ausmaß eines depressiven Zustandsbildes (bzw. dessen kognitive Manifestationen Hilf- und Hoffnungslosigkeit) als Risikofaktor identifiziert.

Die Behandlung postoperativer Schmerzen umfaßt:

- nichtopioide Analgetika
- opioide Analgetika einschließlich starker Opioide
- periradikuläre Kortikosteroide (ohne großen Effekt)
- Antikonvulsiva bei Deafferenzierungsschmerz
- trizyklische Antidepressiva
- Neurostimulation (transkutane elektrische Nervenstimulation [TENS], s. Kap. B.4.5], epidurale Stimulation [Spinal-cord-Stimulation = SCS], s. Kap. B.2.2.12), bei Radikulopathien in Ausnahmefällen
- intrathekale Opioide mittels implantierter Medikamentenpumpe (in Ausnahmefällen)
- psychosoziale Maßnahmen (Veränderungen am Arbeitsplatz, Schmerz- und Streßbewältigung)

Literatur

1. Alaranta, H., U. Rytökoski, A. Rissanen, S. Talo, T. Rönnemaa, P. Puukaa, S. L. Karppi, T. Videman, V. Kallio, P. Slätis: Intensive physical and psychosocial training program for patients with low back pain. Spine 19 (1994), 1339–1349.
2. Annertz, M., B. Jönsson, B. Strömqvist, S. Holtås: No relationship between epidural fibrosis and sciatica in the lumbar postdiscectomy syndrome. Spine 20 (1995), 449–453.
3. Basler, H. D.: Prävention chronischer Rückenschmerzen. Schmerz 4 (1990), 1–6.
4. Boden, S., D. O. Davis, T. S. Dina: Abnormal magnetic-resonance scans of the spine in asymptomatic patients. J. Bone Joint Surg. (Amer.) 72 (1990), 403–408.
5. Bogduk, N., C. Aprill: On the nature of neck pain, discography and cervical zygapophysial joint blocks. Pain 54 (1993), 213–217.
6. Deyo, R. A., A. K. Diehl: Psychosocial predictors of disability in patients with low back pain. J. Rheumatol. 15 (1988), 1557.
7. Dvorak, J., D. Froehlich, L. Penning, H. Baumgärtner, M. M. Panjabi: Functional radiographic diagnosis of the cervical spine: flexion/extension. Spine 13 (1988), 748–755.

8. Hasenbring, M.: Chronifizierung bandscheibenbedingter Schmerzen. Schattauer, Stuttgart 1992.
9. Herda, C., T. Wirth, H. D. Basler, I. Florin, P. Griss: Prognose des Erfolges von Operationen an der Bandscheibe. Schmerz 3 (1991), 148–154.
10. Hildebrandt, J., M. Pfingsten, P. Saur: Das Göttinger Rücken Intensiv Programm (GRIP), Teil 1. Schmerz 8 (1996), 190–203.
11. Jansen, J., A. Bardosi, J. Hildebrandt, A. Lücke: Cervicogenic, hemicranial attacks associated with vascular irritation or compression of the cervical nerve root C2. Clinical manifestations and morphological findings. Pain 39 (1989) , 203–212.
12. Kirkaldy-Willis, W. H.: Managing Low Back Pain. Churchill Livingstone, London 1983.
13. Koes, B. W., R. J. P. M. Scholten, J. M. A. Mens, L. M. Bouter: Efficacy of epidural steroid injections for low-back pain and sciatica: a systematic review of randomized clinical trials. Pain 63 (1995), 279–288
14. Krämer, J.: Bandscheibenschäden – Vorbeugen durch „Rückenschule". Heyne, München 1987.
15. Krämer, J.: Bandscheibenbedingte Erkrankungen. Thieme, Stuttgart 1994.
16. Mayer, T. G., R. J. Gatchel: Functional Restoration for Spinal Disorders: The Sports Medicine Approach. Lea & Febiger, Philadelphia 1988.
17. Nachemson, A. L.: Newest knowledge of low-back pain. Spine 18 (1992), 8–20.
18. Pfingsten, M., J. Hildebrandt, G. Kaluza: Rückenschmerzen. In: Basler, H. D., C. Franz, H. Seemann, B. Kröner-Herwig, H. P. Rehfisch (Hrsg.): Psychologische Schmerztherapie. 2. Aufl. Springer, Heidelberg 1996.
19. Raspe, H. H., A. Wasmus, G. Greif, T. Kohlmann, P. Kindel, M. Mahrenholtz: Rückenschmerzen in Hannover. Akt. Rheumatol. 15 (1990), 32–37.
20. Saal, J. S.: The role of inflammation in lumbar pain. Spine 20 (1995), 1821–1827.
21. Waddell, G.: Occupational low-back pain, illness behaviour, and disability. Spine 16 (1991), 683–685.

A.3 Gelenk- und Muskelschmerzen

J. NEBE

Gelenk- und Muskelschmerzen sind in Praxis und Klinik sehr häufig. Auch nach sorgfältiger Anamnese, Untersuchung und zusätzlicher Diagnostik können etliche dieser Beschwerden noch nicht klar einem Krankheitsbild zugeordnet werden. Es kann lange dauern, bis sich die Konstellation aus Symptomen, Laborbefunden und Ergebnissen der bildgebenden Diagnostik so weit entwickelt hat, daß sich eindeutig eine Krankheitsentität herauskristallisiert.

Von besonderer Bedeutung ist es, dennoch zu erkennen, ob ein Zustand ein sofortiges diagnostisches oder therapeutisches Eingreifen erfordert oder ob der Verlauf länger beobachtet werden darf. Viele Gelenk- und Muskelbeschwerden sind selbstlimitierend und bedürfen nur kleinerer Maßnahmen.

Bei Schmerzen des Bewegungsapparats gründet sich die Überlegenheit spezialisierter Einrichtungen vor allem darauf, daß dort leichter eine Zusammenarbeit verschiedener Disziplinen (Internisten, Neurologen, Orthopäden) zu erreichen ist und daß die Intensität der Therapie, z.B. krankengymnastischer Übungen oder psychologischer Verfahren, aus organisatorischen Gründen höher sein kann.

Abbildung A.3-1 gibt eine Übersicht über die Erkrankungen des Bewegungsapparats.

3.1 Arthrosen

Synonyme sind Arthrosis deformans, degenerative Gelenkerkrankung und Osteoarthritis.

Arthrosen sind die häufigsten Gelenkkrankheiten. Sie beruhen auf Störungen der Matrix des hyalinen Gelenkknorpels. Zwar gelten Arthrosen als degenerative

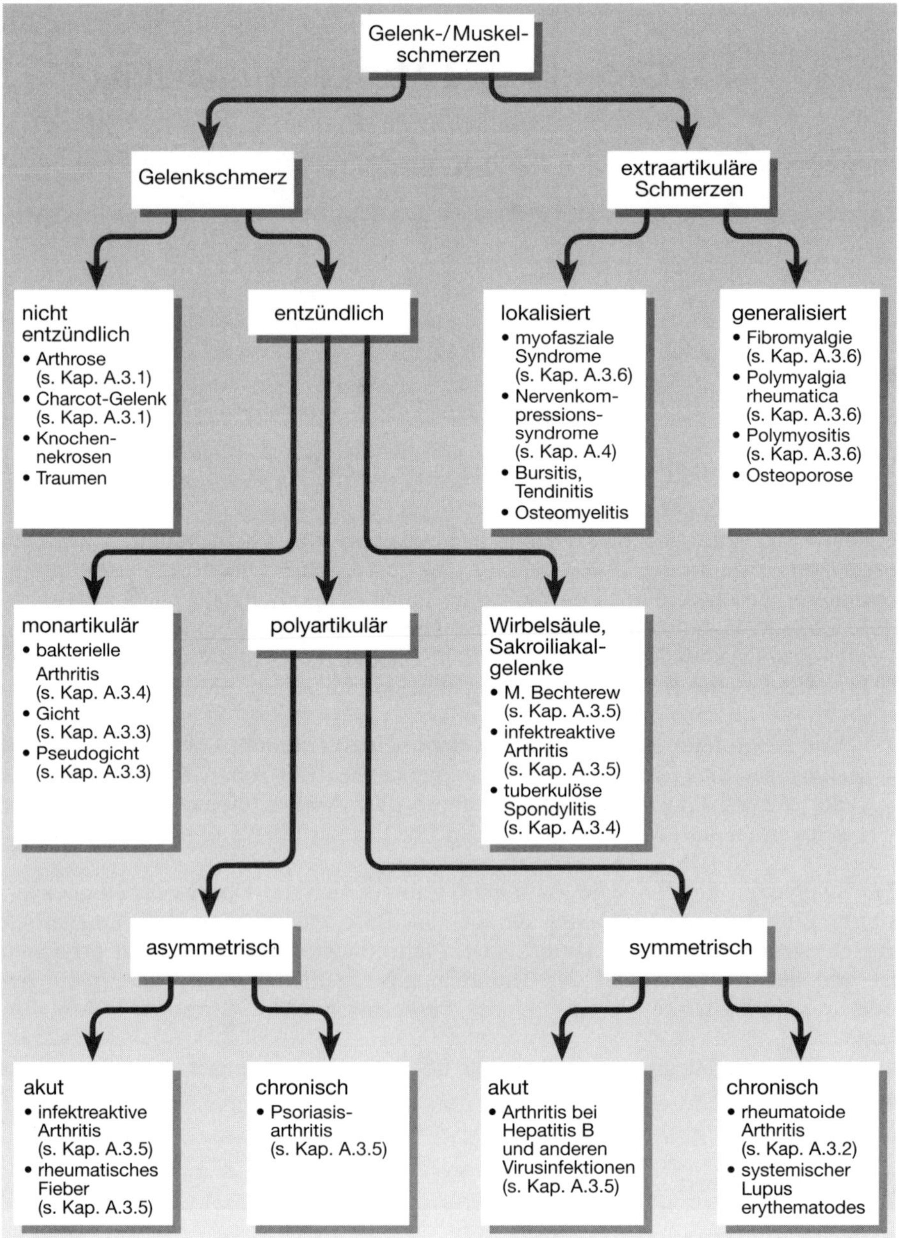

Abbildung A.3-1 Übersicht über Ursachen von Gelenk- und Muskelschmerzen. Hinter den Krankheiten sind die Kapitelnummern aufgeführt. Einige knöcherne Schmerzursachen sind mit einbezogen (angelehnt an [3]).

Krankheiten, doch steht am Anfang der Arthrose ein erhöhter Knorpelmetabolismus mit gesteigerter Proteoglykan- und Kollagenproduktion und dem Aufbau eines minderwertigen Ersatzknorpels. Erst später nehmen Zellgehalt und Dicke des Gelenkknorpels ab (Gelenkspaltverschmälerung im Röntgenbild). Schließlich verändert sich auch der subchondrale Knochen: Es kommt zu Knochenverdichtung (Sklerose), Zystenbildung („Geröllzysten") und am Gelenkrand zu osteophytären Randwülsten.

Der Gelenkknorpel selbst ist nicht innerviert. Schmerzquellen sind der subchondrale Knochen, das Knochenmark (erhöhter Druck), das Periost über

Tabelle A.3-1 Ursachen sekundärer Arthrosen.

Mechanische Belastung und Traumen
- akute Traumen
- chronische Traumen
  - Adipositas
  - Beruf (Preßlufthämmer, Fliesenleger)
  - Sport
- präarthrotische Deformitäten
  - kongenitale Hüftdysplasie
  - M. Perthes
  - Epiphysiolyse
  - Achsenfehler
  - Beinlängendifferenz

Postinflammatorisch
- rheumatoide Arthritis und andere rheumatische Erkrankungen
- infektiöse Arthritiden
- Gelenkblutungen bei Hämophilie

Kristallarthropathien
- Gicht
- Chondrokalzinose
- Hydroxylapatitkrankheit

Neuropathisch
- denervierte Gelenke
  - bei Tabes dorsalis (Knie, „Charcot-Gelenk")
  - Syringomyelie (Schulter)

Metabolisch
- Alkaptonurie
- Hämochromatose
- M. Wilson

Endokrin
- Diabetes mellitus
- Akromegalie
- Hypothyreose
- Hyperparathyreoidismus

den Osteophyten, Kapseldehnung bei Gelenkinstabilität und gegebenenfalls die Synovitis. Periartikuläre Faktoren für den Schmerz können ferner Bursitiden, Tendopathien und Muskelspasmen sein [1].

Wie auch bei anderen Gelenkerkrankungen führen entzündliche Reaktionen zur Aktivierung von Nozizeptoren, und es kommt schließlich, z.B. auf spinaler Ebene, zur zentralen neuronalen Übererregbarkeit und zur Ausdehnung der schmerzhaften Areale [8].

Primäre Arthroseformen haben die Risikofaktoren hohes Lebensalter, weibliches Geschlecht und genetische Disposition. Die Ursachen **sekundärer** Formen zeigt Tabelle A.3-1. Die Unterscheidung zwischen idiopathischen und symptomatischen Formen ist oft nicht klar zu treffen, da immer prädisponierende Faktoren und mechanische Belastungen zusammenspielen.

Von einer generalisierten Arthrose (**Polyarthrose**) spricht man, wenn drei oder mehr Gelenkregionen befallen sind. Polyarthrosen werden dominant vererbt, betreffen vorwiegend Frauen mittleren Alters und beginnen meist an den Fingerendgelenken und am Daumengrundgelenk.

Im Verlauf führen knöcherne Gelenkdeformierung, Gelenkkapselverdickung und periartikuläre Muskelatrophie zu Bewegungseinschränkung und nachfolgender Kontraktur. Arthrosen sind aber nicht immer progredient, sondern es treten auch Stillstände und Remissionen auf.

3.1.1 Symptome und Diagnostik

Leitsymptome der Arthrose sind Anlauf- und Bewegungsschmerz. Der Gelenkschmerz ist tief und gut lokalisiert. Er wird durch Gelenkbewegung verstärkt, ist betont abends, am Wochenende, bei Kälte und Nässe, später auch konstant vorhanden. Die Gelenksteifigkeit dauert nur kurz an, morgens bis zu 30 Minuten und nach längerer Inaktivität weniger als fünf Minuten.

Klinische Untersuchungsbefunde sind Krepitation und tastbare Osteophyten. Gelegentlich und fluktuierend treten Entzündungszeichen auf: Knochen- und Weichteilschwellung, milde Überwärmung, Rötung und leichte Gelenkergüsse. Im Spätstadium kommt es zu Knochendeformitäten, Knochenhypertrophie und Subluxationen.

Die Korrelation zwischen Symptomen und Ausmaß der röntgenologischen bzw. pathologischen Befunde ist gering. Die klinische Arthrosekrankheit muß deswegen von den pathologisch-röntgenologisch klassifizierten Störungen unterschieden werden.

Die Laborbefunde sind bei der primären Arthrose für Blut und Serum normal. In der Gelenkflüssigkeit findet sich eine leichte Leukozytose (< 2000/µl, v.a. mononukleäre Zellen).

Hüfte (Coxarthrose)

In etwa 80% der Fälle handelt es sich um eine sekundäre Arthrose, vor allem nach Coxitis, Hüftgelenksdysplasie, Genu valgum, M. Perthes, Epiphysiolyse; die

Arthrosis coxae senilis gilt als primäre Coxarthrose. Klinische Zeichen sind Hüftstauchungsschmerz, Leistendruckschmerz sowie Klopfschmerz des Trochanter major. Nicht selten besteht zusätzlich eine Bursitis trochanterica. Die Schmerzausstrahlung geht inguinal, gluteal, in den proximalen Oberschenkel (laterale Kälteparästhesien), gelegentlich ins Knie. Es kommt zu Schonhinken und Gangunsicherheit, besonders beim Treppensteigen. Die Bewegungseinschränkung führt zu Außenrotations-, später Adduktions- und Flexionskontrakturen, was funktionelle Beinverkürzung, Beckenschiefstand und Lumbalskoliose nach sich zieht. Meist kommt es nicht zur völligen Versteifung der Hüfte, was auch bewirkt, daß die Schmerzen weiter unterhalten werden.

Knie (Gonarthrose)
Betroffen sind Femorotibialgelenk (mediales oder laterales Kompartiment) und Femoropatellargelenk. Gonarthrosen sind meist sekundär, z.B. durch Inkongruenz der Gelenkflächen nach Frakturen, durch Achsenfehler und chronische Bandinstabilitäten. Oft ist die Bursa anserina an der medialen Tibiakopfseite beteiligt. Zeichen für eine Beteiligung des femoropatellaren Gelenks ist Schmerz bei Anspannung des M. quadriceps und gleichzeitigem Druck der Patella gegen den Femur.

Bei der **Chondropathia patellae** handelt es sich um eine Veränderung des Patellagelenkknorpels im femoropatellaren Gelenk bei Jugendlichen und jungen Erwachsenen (Frauen). Sie ist nicht progredient und führt gewöhnlich später nicht zur Arthrose.

Wirbelsäule
Beteiligung von Wirbelkörpern, Bandscheiben (Spondylose) und kleinen Wirbelgelenken (Spondylarthrose) (s. Kap. A.2).

Interphalangealgelenke
Die Interphalangealgelenke sind typische Manifestationsorte der idiopathischen Polyarthrose. Es entstehen Heberden- (Endgelenke) und Bouchard-Knoten (Mittelgelenke).

Der Krankheitsverlauf ist meist symptomarm und nur langsam progredient, in der Regel besteht eine gute Gelenkfunktion. Gelegentlich kommt es zu akuten Entzündungen, z.B. ausgelöst durch Bagatelltraumen.

Daumengrundgelenk (Rhizarthrose)
Das Karpometakarpalgelenk I ist häufig bei idiopathischer Arthrose betroffen. Durch Osteophyten entstehen ausgeprägte Gelenkverplumpungen. Durch die Adduktionsschonhaltung kommt es zur Kontraktur des Spatium interossale I und zur kompensatorischen Hyperextension des Metakarpophalangealgelenks.

Schulter
Die Lokalisation ist nicht häufig, die Ursachen von Schulter-Arm-Schmerzen liegen häufiger extraartikulär (s. Kap. A.3.6.5). Bei Arthrose des Akromioklavikulargelenks kommt es gewöhnlich zur Schmerzverstärkung durch maximale Adduktion des Armes vor den Thorax.

3.1.2 Differentialdiagnose

Sekundäre Arthroseformen

Die Diagnostik ist Voraussetzung, um die zugrundeliegenden Ursachen zu behandeln (s. Tab. A.3-1).

Entzündliche Gelenkerkrankungen

Der Ausschluß erfolgt durch Antikörperuntersuchungen (Rheumafaktor und antinukleäre Antikörper), Entzündungsparameter im Serum (BSG, Akutphasenproteine; s. a. Tab. A.3-3), Röntgen und gegebenenfalls Gelenkpunktion.

Bei der rheumatoiden Arthritis dauert die Gelenksteifigkeit länger an. An der Hand läßt sie sich gut durch den Gelenkbefall abgrenzen (Fingergrundgelenke, Metakarpophalangealgelenk des Daumens, Handgelenke).

3.1.3 Akute Schmerztherapie

Im allgemeinen führen Arthrosen zu chronischen Beschwerden. Akute Schmerzverstärkungen, z.B. im Zusammenhang mit Entzündungszeichen am betroffenen Gelenk, sind aber nicht selten und erfordern häufig eine sofortige Therapie.

> Wirksam sind einfache Analgetika und nichtsteroidale Antirheumatika (NSAR, s. Kap. B.1.1.1), z.B. Paracetamol (3–4 × 500–1000 mg), Ibuprofen (3 × 400–600 mg) oder Diclofenac (z.B. Voltaren®, 3 × 25–50 mg).

Es ist nicht geklärt, ob NSAR aufgrund ihrer analgetischen Eigenschaften allein wirken oder ob auch ihre antiphlogistische Wirkung eine wesentliche Rolle spielt. Unterstützend können Myotonolytika eingesetzt werden (z.B. Chlormezanon, Muskel Trancopal®, 2–3 × 200 mg), besonders wenn periartikuläre Muskelspasmen nachweisbar sind.

Die Applikation von Wärme wirkt günstig auf Schmerzen und Gelenksteifigkeit. Seltener hat bei Arthrosen auch Kälte eine schmerzlindernde Wirkung. Transkutane elektrische Nervenstimulation (TENS, s. Kap. B.4.5) kann hilfreich sein; jedoch ist meist eine gewisse Erprobungszeit erforderlich, um gute Resultate zu erzielen. Hyperämisierende Salben tragen durch die Wärme und die Massage beim Einreiben zur Schmerzlinderung bei. Ob lokale antirheumatische Präparate spezifische Wirkungen haben, ist fraglich.

Nicht indiziert in der Behandlung von Arthrosen sind Opioide und systemische Kortikoide.

3.1.4 Langzeittherapie und Prophylaxe

> Neben der Schmerzbekämpfung sind die Ziele hier, die Mobilität zu erhalten und Gelenkschäden zu verhindern.

Schmerztherapie

Bei nicht sehr stark ausgeprägten Arthrosen haben die Beschwerden oft einen fluktuierenden Verlauf. Dann machen die oben erwähnten akuten Interventionen schon einen großen Teil der Langzeittherapie aus.

Im Vordergrund der Therapie stehen passive und aktive krankengymnastische Übungen.

Es ist z.B. nachgewiesen, daß isometrische Kräftigungsübungen von Kniestreckern und Kniebeugern bei der Gonarthrose nicht nur die Funktion verbessern, sondern auch die Schmerzen lindern. Die krankengymnastischen Behandlungsziele sind vor allem, der periartikulären Muskelatrophie und den daraus resultierenden Gelenkinstabilitäten entgegenzuwirken, die Gelenkdurchblutung zu verbessern sowie Bewegungsumfang und Gleitfähigkeit des Gelenks zu erhalten. Massagen können die Auflösung von periartikulären Muskelspasmen unterstützen. Auch eine krankengymnastische Verbesserung der Körperhaltung ist sinnvoll, um die mechanische Belastung der Gelenke zu verringern. Andere Themen der physiotherapeutischen Schulung sind, wie bei Arthrosen des Knies oder der Hüfte langes Stehen, Knien oder Hocken im Alltag vermieden werden kann und welches Schuhwerk geeignet ist.

Kurze Ruheperioden können zur Linderung der Schmerzen beitragen, eine Immobilisierung der Gelenke wirkt sich jedoch ungünstig aus.

Zur Entlastung des betroffenen Gelenks können bei einseitiger Arthrose ein Gehstock (auf der gesunden Seite), bei beidseitigem Befall Unterarmgehstützen oder andere Gehhilfen verschrieben werden. Die mechanischen Belastungen der Gelenke können durch dämpfende Schuheinlagen reduziert werden (zur Entlastung bestimmter Gelenkabschnitte keilförmig).

Bei Adipösen gehört zur Therapie auch eine Beratung zur Gewichtsreduktion, denn Übergewicht ist zum einen eine Ursache fortschreitender Arthrosen an den unteren Extremitäten, zum anderen verschlechtert es die Symptome bei schon bestehender Arthrose.

Das Einreiben gelenknaher Hautbezirke mit Capsaicinsalbe führt allmählich zum Ausfall von nozizeptiven unmyelinisierten Nervenfasern. Bei nicht zu tief liegenden Gelenken (Hand, Knie) kann die Anwendung drei- bis viermal täglich über mehrere Wochen schmerzlindernd wirken. Zu Beginn kommt es häufig zu Hautreizungen mit brennenden Mißempfindungen.

Bei Schmerzen, die hauptsächlich durch extraartikuläre Veränderungen (Bursitiden, Bänderdehnung, Muskelspasmen, Tendopathien) bedingt sind, kommen periartikuläre Glukokortikoidinjektionen in Betracht. Auch können einzelne oder Serien von Lokalanästhetikainfiltrationen in das gelenknahe Gewebe wirkungsvoll sein.

Die Wirksamkeit von Substanzen, die chondroprotektiv wirken sollen (z.B. Glucosaminsulfat p.o., Hyaluronsäure intraartikulär), ist noch nicht belegt.

Bei milden Formen der Arthrose reichen häufig eine Beratung zur Gelenkschonung und der gelegentliche Einsatz von Analgetika aus.

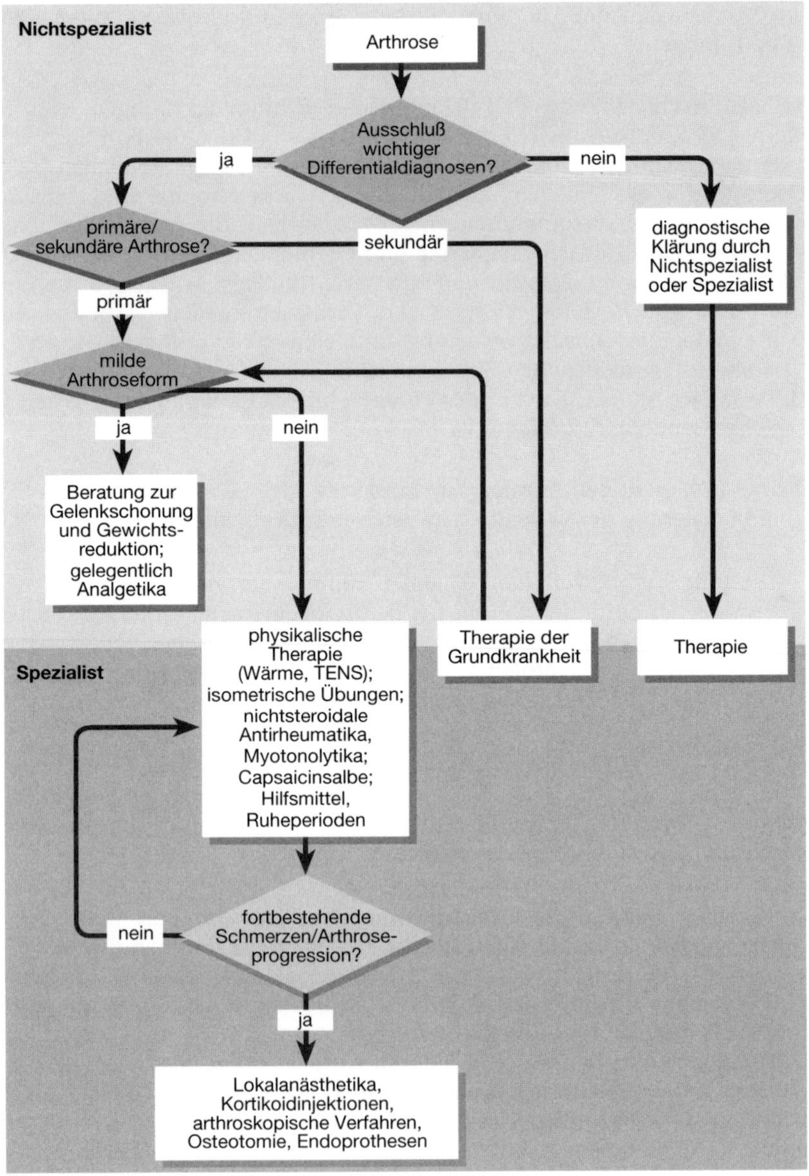

Abbildung A.3-2 Stufenschema zur Arthrosebehandlung. Die Zusammenarbeit mit und Überweisung an Spezialisten der Inneren Medizin ist erforderlich zum Ausschluß und gegebenenfalls zur Behandlung der Differentialdiagnosen und wenn eine Grundkrankheit bei sekundärer Arthrose therapiert werden muß. Die Überweisung an Schmerzspezialisten erfolgt zur invasiven Schmerztherapie, in besonders schwierigen Fällen auch zur konservativen Behandlung.

Abbildung A.3-2 illustriert, in welchen Situationen Spezialisten zu Rate gezogen werden sollten.

Therapie durch rheumatologische oder chirurgische Spezialisten

Die Therapie sollte von Spezialisten fortgesetzt oder begleitet werden, wenn
- mit einfacheren Mitteln die Schmerzen nicht behandelt werden können;
- es gilt, bei sekundären Arthrosen die Grundkrankheit zu therapieren;
- durch ein invasives oder operatives Therapieverfahren der Verlauf der Arthrose günstig beeinflußt werden kann.

Invasive Verfahren

Die Tatsache, daß Arthrosen morphologisch und klinisch nicht zwangsläufig progredient sind, sondern daß es spontan zu Stillständen und Remissionen kommt, sollte allgemein zu einer zurückhaltenden Einstellung gegenüber invasiven und operativen Verfahren führen.

Bei sehr starken und schlecht therapierbaren Gelenkschmerzen können in manchen Fällen (z.B. am Daumengrundgelenk) intraartikuläre Depot-**Kortikoidinjektionen** zur symptomatischen Schmerzlinderung gerechtfertigt sein. Sie bergen aber das Risiko der iatrogenen Gelenkinfektion. Außerdem wird die Zerstörung des Gelenkknorpels beschleunigt, wenn die Injektionen häufiger als etwa alle sechs Monate durchgeführt werden.

Durch **Arthroskopien** können Gelenkfragmente und -splitter entfernt und eine drohende Einklemmung verhindert werden. Arthroskopische Gelenklavagen sollen eine sekundäre Synovitis verhindern, indem feine Knorpelsplitter, abgeriebenes Gewebematerial und intraartikulär abgelagertes Fibrin entfernt werden.

Operative Verfahren

Umstellungsosteotomien sollen mechanische Verhältnisse korrigieren, die zur Progression der Arthrose führen. Das Ziel ist es, mechanische Spitzenbelastungen bestimmter Gelenkareale zu vermeiden, z.B. eine betont mediale oder laterale Gelenkbelastung des Knies. Osteotomien können beispielsweise am Knie und an der Hüfte in mittleren Stadien der Arthrose indiziert sein.

Wenn andere Therapien versagt haben und die Arthrose sich im Endstadium befindet, kann ein operativer Gelenkersatz (Endoprothese) erforderlich sein, um Schmerzen und Funktion zu verbessern. Ist keine Endoprothese möglich, muß statt dessen manchmal eine operative Gelenkversteifung (Arthrodese) durchgeführt werden.

Von fraglichem Wert sind bei Arthrosen chirurgische oder radiochemische Synovektomien. Bei der Chondroplastik werden oberflächliche Schichten des Gelenkknorpels operativ abgetragen. Jedoch ist der danach neu gebildete Ersatzknorpel mechanisch nicht widerstandsfähig genug, und die Arthroseursachen wirken weiter.

3.2 Rheumatoide Arthritis

Synonym ist die (primär) chronische Polyarthritis.

Die rheumatoide Arthritis (RA) ist mit einer Prävalenz von etwa 1% häufig. Sie kommt bei Frauen dreimal so oft vor wie bei Männern. Die RA ist genetisch mit beeinflußt: Es besteht eine Assoziation mit dem Histokompatibilitätsantigen HLA DR4, und Verwandte ersten Grades erkranken etwa viermal so häufig wie andere.

Primär kommt es zu einer autoimmunen Synovitis, deren Ursache nicht bekannt ist. Die Synovialis hypertrophiert zu zottenförmigem Granulationsgewebe (Pannus). Zusammen mit Gelenkkapselverdickung und Gelenkergüssen kommt es zur Gelenkschwellung. Die Freisetzung aggressiver Entzündungsmediatoren aus dem wuchernden Pannus verursacht Knorpeldestruktion und Knochenerosion. Periartikuläre Synovitisfolgen sind Bursitis und Tendovaginitis. Knochen-, Knorpel-, Bänder- und Gelenkkapselschäden, Sehnenrisse und die Muskelatrophie, die zum Ungleichgewicht der Muskelkräfte führt, resultieren in Gelenkdeformitäten.

Der Krankheitsbeginn liegt typischerweise zwischen dem 35. und dem 50. Lebensjahr. In zwei Drittel der Fälle ist der Beginn schleichend mit einem wochen- bis monatelangen Prodromalstadium mit Abgeschlagenheit, Appetitlosigkeit, Schweißneigung und allgemeiner Schwäche, bevor ein typischer Befall der Gelenke erfolgt. Nur bei einem Zehntel der Patienten beginnt die Krankheit als akute Polyarthritis, dann oft mit Fieber, Lymphknotenschwellung und Splenomegalie.

3.2.1 Symptome

Leitsymptome sind:

- bewegungsabhängige und von Entzündungszeichen begleitete Gelenkschmerzen
- lang dauernde Morgensteifigkeit
- symmetrische Gelenkdeformierungen

Die Diagnosekriterien sind in Tabelle A.3-2 aufgelistet.

Allgemeinsymptome der RA sind Appetitminderung, Gewichtsverlust, rasche Ermüdbarkeit und gelegentlich Fieber.

Gelenksymptome sind Zeichen der Synovitis (Gelenkerguß, -schwellung, -überwärmung, Druckempfindlichkeit, selten Rötung), Bewegungseinschränkung durch Schmerzschonhaltung in Flexionsstellung, dann durch Weichteilkontrakturen und fibröse oder knöcherne Ankylosen sowie Gelenkdeformitäten.

Veränderungen an der Hand sind Ulnardeviation der Finger, palmare Subluxation der proximalen Fingerphalangen, Radialabweichung im Handgelenk, „Gaenslen-Zeichen“ (schmerzhafter Händedruck), „Bajonettstellung“ (palmare Verschiebung der Hand im Handgelenk), „dropped fingers“ durch Fingerstrecksehnenschäden, „Schwanenhals-“ und „Knopflochdeformität“ der Finger sowie Karpaltunnelsyndrom durch Kompression des N. medianus. Die Fingerendgelenke II bis V sind fast nie betroffen.

Deformitäten am Fuß umfassen Pes planovalgus, plantare Subluxation der

Tabelle A.3-2 Kriterien des American College of Rheumatology für die Diagnose der rheumatoiden Arthritis.

1. Morgensteifigkeit in 3 oder mehr Gelenken / um die Gelenke herum, Dauer vor größtmöglicher Besserung: $\geq$ 1 h
2. Arthritis gleichzeitig in 3 oder mehr Gelenkregionen der folgenden 14 möglichen Regionen (je links und rechts): proximale Interphalangealgelenke der Finger, Metakarpophalangealgelenke, Handgelenke, Ellbogengelenke, Knie-, Sprunggelenke, Metatarsophalangealgelenke
3. Arthritis der Finger- und Handgelenke: Handgelenk, Metakarpophalangealgelenk, proximales Interphalangealgelenk der Finger
4. Symmetrische Arthritis
5. Rheumaknoten
6. Erhöhter Rheumafaktor im Serum
7. Typische Veränderungen in p.a.-Röntgenaufnahmen der Hände/Handgelenke: Knochenerosionen und eindeutige gelenknahe Knochenaufhellungen

Vier der sieben Kriterien müssen erfüllt sein.
Die Kriterien 1–4 müssen mindestens sechs Wochen bestehen.
Die Kriterien 2–5 müssen von einem Arzt beobachtet worden sein.

Metatarsalköpfchen, Lateraldeviation und Dorsalsubluxation der Zehen, Hallux valgus, Vorfußauftreibung. Am Kniegelenk entsteht gelegentlich eine dorsale Gelenkkapselhernie (Baker-Zyste).

Brust- und Lendenwirbelsäule sind nie betroffen, häufig aber die Halswirbelsäule mit Lockerung und Luxation der Intervertebralgelenke, Deckplattenerosionen, Denserosion und Lockerung des Dens durch ligamentäre Schäden. Klinische Folgen können sein:

- Tetraparese und Blasenstörungen als Ausdruck einer zervikalen Myelopathie oder Densluxation
- einschießende Schmerzen in die Arme durch Wurzelreizung
- Mißempfindungen am Rumpf (panzerförmig) und in den Armen durch Kompression von Rückenmarksgefäßen bei Densluxation

Extraartikuläre Manifestationen sind mit einem hohen Rheumafaktortiter assoziiert:

- Subkutane Knoten (Rheumaknoten, in 20–30%) treten über Knochenvorsprüngen, an den Streckseiten der Extremitäten oder in gelenknahen Regionen auf
- Muskelschwäche oder -atrophie, Vaskulitis, Perikarditis, Pleuritis, Sjögren-Syndrom (in 15–20%)
- Osteoporose und sekundäre Amyloidose (in etwa 5%)

Die Nägel werden oft glanzlos und brüchig.

Der Verlauf der RA ist sehr variabel. Etwa 15% der Patienten haben nur für kurze Zeit Gelenkbeschwerden, ohne daß später Gelenkdeformitäten entstehen. Etwa ein Viertel der Patienten wird durch die Gelenkdeformitäten invalidisiert.

In frühen Phasen der Krankheit ist die Diagnose schwierig zu stellen. Prodromi und erste Gelenkmanifestationen sind häufig noch untypisch. Auch die Röntgenaufnahmen zeigen zunächst nur eine Weichteilveränderung.

Bei Laboruntersuchungen sind Rheumafaktoren sind in 70–80% positiv. Sie sind aber nicht spezifisch, sondern können auch positiv sein bei

- Gesunden (5%, ab 65 Jahre 10–20%)
- systemischem Lupus erythematodes
- Sjögren-Syndrom
- chronischen Leberkrankheiten
- Infektionskrankheiten
- Sarkoidose
- Verwandten von Patienten mit RA
- nach Impfungen oder Transfusionen

Tabelle A.3-3 Differentialdiagnose der rheumatoiden Arthritis.

Krankheit	Unterscheidungsmerkmale
Arthrosen	bei Polyarthrose Veränderung auch der Fingerendgelenke Labor: keine Auffälligkeiten im Blut/Serum Röntgen: subchondrale Sklerosierung
Gicht	Großzehengrundgelenk, starke Gelenkrötung Labor: Hyperurikämie
Borreliose	Zeckenstich, Erythema migrans Labor: Antikörper gegen Borrelia burgdorferi
infektiöse Arthritis	meist Monarthritis Gonorrhö? Gelenkpunktion: Erregernachweis
HLA-B27-assoziierte Arthritiden	Sakroiliitis, LWS/BWS-Beteiligung (M. Bechterew); Urethritis, Konjunktivitis (Reiter-Syndrom); Diarrhö (enteropathische/reaktive Arthritiden); Hautveränderungen (Psoriasisarthritis) Labor: HLA B27
andere	Sarkoidose, Sharp-Syndrom, Sklerodermie, Wegenersche Granulomatose, Panarteriitis nodosa, M. Behçet
Gelenkkrankheiten ohne Gelenkdestruktion	Röntgenbefunde
Arthralgien bei Virusinfektionen	Dauer < 1 Monat
Fibromyalgie	schmerzhafte „tender points“ Labor/Röntgen: keine nachweisbaren organischen Veränderungen
systemischer Lupus erythematodes	Hautveränderungen Labor: antinukleäre Antikörper (95%), Anti-Doppelstrang-DNA-Antikörper

Andere Laborbefunde sind Anämie, Thrombozytose, höchstens leichte Leukozytose, Serumeisen ↓, BSG ↑, C-reaktives Protein ↑ und in der Serumelektrophorese Albumin ↓ bei α_2- und ↑ bei γ-Globulinen. Antinukleäre Antikörper sind in 30–40% der Fälle positiv.

Befunde des Gelenkpunktats: trübe, sterile Gelenkflüssigkeit, vermehrt Eiweiß, ca. 5000–50 000 polymorphkernige Leukozyten/µl, „Rhagozyten", C_3/C_4 ↓.

3.2.2 Differentialdiagnosen

Wichtige Differentialdiagnosen sind in Tabelle A.3-3 dargestellt.

3.2.3 Akute Schmerztherapie

Sofortiges Eingreifen wird vor allem bei Schüben notwendig. Zur schnellen medikamentösen Symptomkontrolle sind einfache Analgetika, nichtsteroidale Antirheumatika (NSAR) und Glukokortikoide geeignet.

Das therapeutische Vorgehen illustriert Abbildung A.3-3.

Einfache Analgetika/nichtsteroidale Antirheumatika zur symptomatischen Therapie: Acetylsalicylsäure wirkt zunächst nur analgetisch, erst ab 2–3 g/d auch antiphlogistisch. NSAR sind im Vergleich zwar nicht wirksamer, haben aber bei gleichem Effekt weniger gastrointestinale Nebenwirkungen (vgl. Kap. B.1.1.1). Tabelle A.3-4 zeigt einige Beispiele.

Glukokortikoide: Sie wirken ebenfalls vorwiegend rein symptomatisch und sind in der Lage, bei akuten Schüben sowohl die Schmerzen zu bekämpfen als auch Gelenkergüsse und Begleitsymptome wie Fieber rasch unter Kontrolle zu bringen. Nach Beginn mit 20–60 mg/d Prednison sollte die Dosis bald schrittweise auf Null reduziert werden, um die Nebenwirkungen einer längeren Kortikoidtherapie zu vermeiden (s. Kap. A.3.2.4).

Auch durch die Behandlung von Muskelspasmen mit **Myotonolytika** (z.B. Chlormezanon, Muskel Trancopal®) können die Schmerzen angegangen werden.

Akut entzündete Gelenke reagieren gut auf **Kältepackungen**.

3.2.4 Langzeittherapie und Prophylaxe

Neben der Kontrolle von Schmerzen und Entzündung ist es hier das Ziel, die Gelenkfunktion zu erhalten, indem Knorpelschäden und knöcherne Erosionen verhindert werden. Wegen des schubweisen Verlaufs der RA ist es häufig sehr schwierig, den Therapieerfolg zu beurteilen.

Rheumatologische Therapie

Medikamentöse Therapie

Basistherapeutika werden solche Medikamente genannt, die in der Lage sind, den Verlauf der Krankheit in bezug auf Gelenkdestruktion und -funktion günstig zu beeinflussen (krankheitsmodifizierende Pharmaka). Immunsuppressiva wirken ebenfalls auf den Krankheitsverlauf. Beide Gruppen werden als Medikamente der zweiten Stufe („second-line drugs") zusammengefaßt. Präparate und Dosierungen zeigt Tabelle A.3-5.

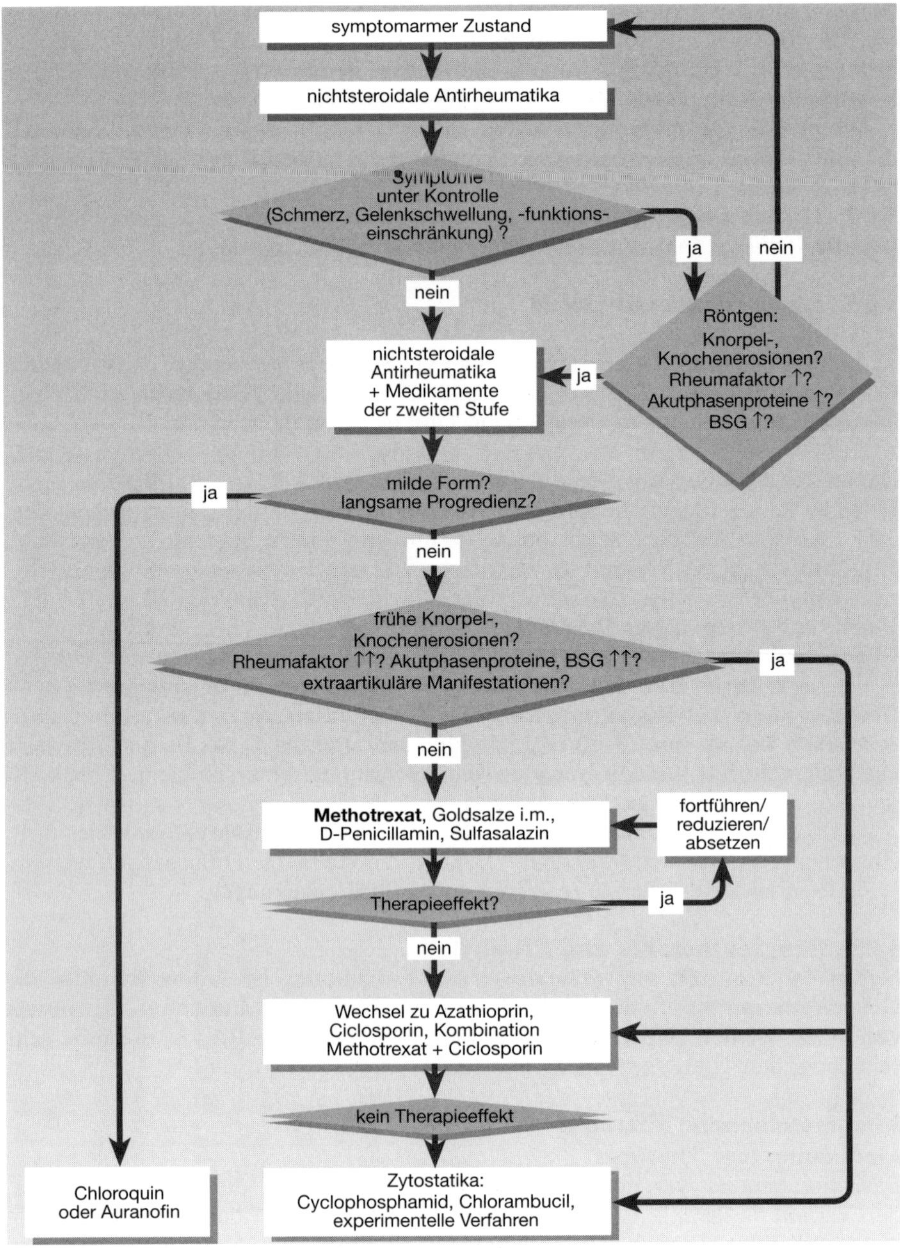

Abbildung A.3-3 Behandlungsstrategie bei rheumatoider Arthritis. Außer bei problemloser Symptomkontrolle ist immer die Zusammenarbeit mit rheumatologisch orientierten Internisten notwendig, vor allem bei Entscheidungen zur Therapie mit Medikamenten der zweiten Stufe.

Tabelle A.3-4 Symptomatische Therapie der rheumatoiden Arthritis: nichtsteroidale Antirheumatika.

Freiname	Handelsname (Beispiel)	mittlere Dosis	Höchstdosis
Ibuprofen	Aktren®, Anco®	600–1200 mg/d	2400 mg/d
Naproxen	Proxen®	2 × 250 mg/d	1000 mg/d
Diclofenac	Voltaren®	50–150 mg/d	150 mg/d
Indometacin	Amuno®	50–75 mg/d, bei nächtlichen Schmerzen abends 1 Supp. 50–100 mg	200 mg/d
Piroxicam	Felden®	20 mg/d	40 mg/d

Tabelle A.3-5 Zweitstufenmedikamente der rheumatoiden Arthritis: Dosierungen (angelehnt an [2]).

Freiname	Handelsname (Beispiel)	Dosierung
Basistherapeutika:		
Goldverbindungen:		
– Natriumaurothiomalat	Tauredon®	i.m. 10 mg, nach 7 d 20 mg, dann alle 7 d 50 mg
– Aurothioglukose	Aureotan®	i.m. 10 mg, nach 7 d 25 mg, dann alle 7 d 50 mg
– Auranofin	Ridaura®	p.o. 6 mg/d, Höchstdosis 9 mg/d
Antimalariamittel:		
– Hydroxychloroquin	Quensyl®	p.o. 4–6 Wochen 400–600 mg/d, dann 200–400 mg/d
– Chloroquin	Resochin®	p.o. 250 mg/d
andere:		
– D-Penicillamin	Metalcaptase®, Trolovol®	p.o. initial 150 mg/d, alle 2 Wochen steigern um 150 mg/d bis max. 1200 mg/d, Erhaltungsdosis 300–600 mg/d
Sulfasalazin	Azulfidine RA®	p.o. initial 500 mg, langsame Steigerung bis 2000 mg/d, max. 3000 mg/d
Immunsuppressiva/ Zytostatika:		
Methotrexat	Lantarel®	p.o. 7,5–15 mg 1×/Woche
Azathioprin	Imurek®	p.o. 100–150 mg/d, Höchstdosis 2,5 mg/kg KG/d, Ziel: Lymphozyten 750/µl
Ciclosporin	Sandimmun®	p.o. 2,5–5 mg/kg KG/d

Die große Mehrheit der Patienten erhält im Verlauf ihrer Krankheit schließlich Medikamente der zweiten Stufe. Unterschiede in der Wirksamkeit der Basistherapeutika untereinander sind häufig nicht sicher erwiesen, jedoch scheinen orale Goldsalze die geringste Wirkung zu haben.

Die Wirkung der Basistherapeutika setzt erst nach Wochen bis Monaten ein.

Sie haben keinen direkten Einfluß auf Schmerzen und Entzündungsaktivität, so daß meistens eine Therapie mit NSAR aufrechterhalten werden muß. Vollremissionen unter Basistherapeutika sind selten, Therapieversager häufig. Nach dem Absetzen der Medikamente kommt es recht regelmäßig zum Wiederaufflammen der Krankheit.

Methotrexat wird zunehmend die Therapie der ersten Wahl. Es hat einen schnelleren Wirkungseintritt als andere Medikamente der zweiten Stufe, reduziert effektiv die Synovitis und besitzt in dieser Dosierung eine relativ niedrige Toxizität.

Methotrexat kann im Gegensatz zu Gold und D-Penicillamin auch bei Patienten mit Nierenerkrankungen angewandt werden.

Antimalariamittel und orales Gold sind geeignet für Patienten mit blander und langsam progredienter Arthritis. Cyclophosphamid und Chlorambucil sollten ihrer hohen Toxizität wegen nur bei Patienten eingesetzt werden, bei denen alle anderen Medikamente versagt haben. Bei Ciclosporin ist die Frage der Langzeitsicherheit und -wirksamkeit nicht endgültig geklärt. Eine Behandlung mit γ-Interferon (Polyferon®) muß noch als experimentell gelten.

In der Regel wird mit nur einem Medikament der zweiten Stufe begonnen. Kommt es innerhalb von vier bis sechs Monaten nicht zu einem Therapieeffekt, wird die Dosis erhöht, das Zweitstufenmedikament durch ein anderes ersetzt oder gelegentlich ergänzt. Das Ansprechen auf ein Medikament ist kein Prädiktor für die Wirkung eines anderen. Die Auswahl der Substanzen ist großenteils empirisch.

Früher wurde immer erst mit einer NSAR-Monotherapie begonnen. Da aber bei diesem stufenweisen Vorgehen häufig Funktionseinbußen und schließlich Gelenkdestruktionen auftreten, werden nun vermehrt zwei andere Strategien angewandt:
- ein früherer Therapiebeginn
- eine Kombinationstherapie aus mehreren Medikamenten der zweiten Stufe

Ein **früher Therapiebeginn**, wenn Pannusbildung und Gelenkzerstörung noch nicht begonnen haben, ist empfehlenswert
- bei Hinweisen auf eine schwere Synovitis
- bei Zeichen einer schlechten Prognose (hoher Rheumafaktortiter, hohe Akutphasenproteinkonzentrationen, extraartikuläre Manifestationen, frühe Funktionseinschränkung, frühe Röntgenzeichen)

Da zu Beginn der RA der spätere Verlauf schlecht vorhergesagt werden kann, besteht jedoch die Gefahr, daß Patienten mit einer milden Form der RA oder mit einer harmlosen, selbstlimitierten Polyarthritis bei frühem Behandlungsbeginn übertherapiert werden.

Von einer **Kombinationstherapie** erhofft man sich eine synergistische Wirkung bei niedrigerer Toxizität der Medikamente. Den Einzelsubstanzen nicht überlegen sind folgende Kombinationen: Hydroxychloroquin + D-Penicillamin, Gold + Hydroxychloroquin, Methotrexat + Azathioprin, Methotrexat + Auranofin [2]. Bei schwerer RA und partiellem Ansprechen auf Methotrexat ist die Wirksamkeit der zusätzlichen Gabe von 2,5–5 mg/kg KG/d Ciclosporin erwiesen [10]. Die Kombination aus Methotrexat, Sulfasalazin und Hydroxychloroquin ist bei Patienten mit unbefriedigender Zweitstufenmonotherapie dem Methotrexat allein und der Kombination aus Sulfasalazin und Hydroxychloroquin überlegen [7]. Die Kombination mehrerer Immunsuppressiva erhöht generell die Infektions- und Malignomgefahr.

Die Überwachung der **Nebenwirkungen** (Tab. A.3-6) ist der Hauptgrund für Arztbesuche und der Hauptkostenfaktor in der Therapie.

Nebenwirkungen sind der häufigste Grund dafür, daß Medikamente der zweiten Stufe wieder abgesetzt werden.

Allen Medikamenten gemeinsam sind gastrointestinale und hämatologische Störungen sowie Haut- und Schleimhautreaktionen. Die erwarteten Nebenwirkungen bestimmen oft, welches Medikament zuerst eingesetzt wird. Das teratogene Risiko ist am größten bei Methotrexat, Cyclophosphamid und Chlorambucil; jedoch sollte auch keine der anderen Substanzen in der Schwangerschaft oder bei Kinderwunsch verabreicht werden. Da die Belastungen der Patienten durch die Nebenwirkungen und durch häufige Kontrolluntersuchungen sehr groß sind, sollten die Patienten in die Entscheidung einbezogen werden, ab wann Medikamente der zweiten Stufe verabreicht werden.

Eine besonders schwierige Frage ist, ob **Glukokortikoide** eingesetzt werden sollen. Die Versuchung, durch sie die Symptome schlagartig zu bessern, ist groß. Jedoch fällt es Arzt und Patient oft sehr schwer, die Dosis wieder zu reduzieren und die Kortikoidbehandlung zu beenden. Die Langzeitnebenwirkungen sind aber nicht akzeptabel. In jüngster Zeit wird eine Dauertherapie mit Kortikoiden an der Cushing-Schwelle erwogen. Ein Einfluß auf die Progression der RA im frühen Krankheitsstadium (2 Jahre ab der Diagnose) ist nun für die niedrigdosierte Therapie mit Prednisolon (7,5 mg/d) belegt [4]. Bei einem schweren Schub können Glukokortikoide als Stoßtherapie (1000 mg Methylprednisolon i. v. [11]) die Zeit bis zum Wirkungseintritt der Basistherapeutika überbrücken.

In der Regel sollten Kortikoide nicht Bestandteil der Langzeittherapie sein.

Invasive und operative Therapie

Bei anhaltendem Gelenkerguß kann eine **Gelenkpunktion** zur symptomatischen Besserung führen; durch die Verminderung des Gehalts an aggressiven Entzündungsmediatoren wird unter Umständen auch der Verlauf beeinflußt. Das Gelenkpunktat muß zur Untersuchung gegeben werden, auch um eine mögliche bakterielle Infektion zu erkennen. Bleiben Zeichen einer floriden Synovitis nur an einem Gelenk bestehen, können **intraartikuläre Prednisoloninjektionen** (10–40 mg oder Äquivalent von Volon A® o. a.) erwogen werden. Wegen der knorpelschädigenden Wirkung darf die Injektionsserie nur drei bis fünf Injektionen im Abstand von je etwa vier Wochen umfassen. Es muß unter aseptischen Kautelen punktiert werden, um das Risiko einer bakteriellen Gelenkinfektion zu verringern.

Tabelle A.3-6 Zweitstufenmedikamente der rheumatoiden Arthritis: Nebenwirkungen.

Substanz	Nebenwirkungen gastrointestinal*	hämatologisch	Leber	Lunge	Nierenfunktion	Infektionsneigung	andere Nebenwirkungen/ Besonderheiten
parenterale Goldsalze	+	++	+	+	++**	–	Nebenwirkungen früh nach Behandlungsbeginn, Dermatitis, Stomatitis
Auranofin	+++	+	–	–	+	–	Nebenwirkungen schwächer als bei i.m. Goldsalzen
(Hydroxy-)Chloroquin	++	+	–	–	–	–	Retinopathie, Neuromyopathie, myasthenisches Syndrom, Korneatrübungen
D-Penicillamin	++	++	+	++	++**	–	Goodpasture-Syndrom, Polymyositis, Myasthenia gravis, Lupus-erythematodes-Induktion, Geschmacksstörungen, cholestatischer Ikterus, Exantheme, Stomatitis
Sulfasalazin	+++	++	+	+	–	–	Oligospermie
Methotrexat	+++	+	++	++	–	++	Malignomrate ↑, Transaminasen ↑, symptomlose Leberfibrose (evtl. Kontrollbiopsien), Leberzirrhose, Lungeninfiltrate, Lungenfibrose, Mundschleimhautulzera/ Stomatitis, Haarausfall, Osteoporose?
Azathioprin	+++	++	++	–	–	++	Malignomrate ↑
Ciclosporin	++	+	+	–	+++	+	Malignomrate ↑, arterielle Hypertonie, Neuropathie

* gastrointestinale Nebenwirkungen: Nausea, Erbrechen, abdominelle Schmerzen, Diarrhö
** Proteinurie bei parenteralen Goldsalzen ist korreliert mit Proteinurie bei D-Penicillamin.

Bei infektiösen Arthritiden sind Kortikoidinjektionen, bei Infektionen in Gelenknähe Gelenkpunktionen kontraindiziert.

Bei ausgeprägtem Pannus und einzelnen schlecht therapierbaren Gelenken kann eine **Synovektomie** hilfreich sein, wenn noch keine Knochenerosionen aufgetreten sind. Sie wird offen operativ, arthroskopisch oder radiochemisch durchgeführt. Am Handgelenk kann eine frühe **Tenosynovektomie** Sehnenrisse verhindern. Gerissene Sehnen können operativ versorgt werden. An der Hand sind in nicht zu späten Stadien Rekonstruktionsoperationen möglich. Bei ausgeprägter Gelenkdeformierung kann die Gebrauchsfähigkeit an den Fingergrundgelenken, an Knie und Hüfte durch **Endoprothesen** zum Teil gebessert werden. Ferner sind dadurch die Schmerzen zu lindern, und es wird eine kosmetische Verbesserung erreicht.

Nicht wirksam sind Diäten und topisch angewandte Substanzen.

Schmerztherapie

Krankengymnastik und physikalische Therapie

Krankengymnastische Übungen (s. Kap. B.4.1) sollten die Therapie von Beginn an begleiten. Aktive und passive Bewegungsübungen führen zu einer verbesserten Ernährung des Gelenkknorpels. Durch behutsame isometrische Kräftigungsübungen wird der Muskelatrophie entgegengewirkt und werden Sehnen und Ligamente gestärkt. Damit treten weniger extreme Gelenkbelastungen auf, und die Schmerzen werden gelindert.

Bei nicht akut entzündeten Gelenken kann die Bewegungstherapie mit Bädern kombiniert werden, um eine Unterstützung durch Wärme und Gewichtsentlastung zu erreichen.

Wärmeanwendungen an den Gelenken (Bäder, Wattepackungen) führen zur Schmerzreduktion und mindern die Gelenksteifigkeit. Akut entzündete Gelenke sollten nur mit Kälte behandelt werden.

Ruhe

Bei Bedarf, vor allem bei akutem Befall mehrerer Gelenke, ist eine Schonung durch Bettruhe sinnvoll. Gegebenenfalls sind geplante Ruhepausen im Tagesablauf hilfreich. Durch zeitweises Anlegen von Schienen und Manschetten, z.B. am Handgelenk, können unbeabsichtigte, schmerzhafte Bewegungen verhindert werden.

Psychologische Schmerztherapie

Patienten mit RA sind wegen der Kombination aus chronischen Schmerzen, Invalidisierung und kosmetischen Veränderungen seelisch besonders belastet. Indiziert sein können, je nach Einzelfall, Entspannungsmethoden (Kap. B.3.4.1), operante oder kognitiv-behaviorale Behandlungsansätze (Kap. B.3.4.5 und B.3.4.6).

Durch Biofeedback kann eventuell erlernt werden, die Temperatur der betroffenen Gelenke zu beeinflussen (Kap. B.3.4.3).

3.2.5 Zusammenarbeit mit Spezialisten

Eine Trennung der Aufgaben von Spezialisten und Nichtspezialisten ist bei der RA schwierig. Rheumatologische Spezialkenntnisse sind schon früh erforderlich in der Diagnose und Differentialdiagnose, später bei den Therapieentscheidungen. Der Nichtspezialist kann zum Teil die symptomatische medikamentöse Therapie und die Überwachung von Nebenwirkungen übernehmen.

Eine ständige Zusammenarbeit mit Rheumatologen ist bei der RA wichtiger als die Überweisung an Schmerzspezialisten und Schmerzzentren.

3.3 Gicht

Die Grundlage der häufigen Arthritis urica ist eine Hyperurikämie (Serumharnsäure > 7,0 mg/dl). Männer sind deutlich häufiger betroffen als Frauen.

Ursache der primären Gicht ist eine genetisch bedingte, verminderte renale Ausscheidung, bei sekundären Formen erhöhte Produktion (z.B. bei Zytostatikatherapie) oder erniedrigte Ausscheidung von Harnsäure.

In Gelenkknorpel und Synovialis kommt es zur Bildung von Uratkristallen und anschließend zur Synovitis.

3.3.1 Symptome

Im akuten Gichtanfall tritt, oft nachts, eine fulminante Monarthritis mit ausgeprägten Schmerzen und Entzündungszeichen auf, gelegentlich mit leichtem Fieber. Die Gicht bevorzugt das Großzehengrundgelenk (Podagra, ca. 50%), befällt aber auch andere Gelenke, vor allem der unteren Extremitäten, die Hand (Chiragra) und periartikuläre Orte. Manchmal sind auch mehrere Gelenke gleichzeitig betroffen.

Unbehandelt ist die Arthritis am heftigsten nach ein bis zwei Tagen, und die Attacke dauert etwa ein bis zwei Wochen. Auslöser sind Zustände, die den Harnsäurespiegel erhöhen oder auch senken, z.B. Infektionen, Fasten, übermäßiges Essen, Alkoholgenuß und Medikationswechsel (z.B. bei Krankenhausaufenthalten).

Ohne Behandlung rezidivieren die Gichtanfälle meist in den darauffolgenden Jahren und treten dann im Laufe der Zeit häufiger auf. Die schmerzfreien Intervalle werden kürzer, die betroffenen Gelenke zahlreicher und die Gichtanfälle weniger heftig. Im Extremfall kommt es nach vielen Jahren zur chronischen Gicht.

Nach jahrelangem Krankheitsverlauf können Tophi, (peri)artikuläre Uratablagerungen mit umgebendem Granulationsgewebe, auftreten und Knorpel- und Knochenerosionen entstehen.

Extraartikuläre Komplikationen der Hyperurikämie sind Nephrolithiasis und Uratnephropathie.

Irreführend sind niedrige Harnsäurespiegel, wie sie bei Gicht manchmal im Anfall gemessen werden. Die Diagnose wird gesichert durch die polarisationsmikroskopische Untersuchung des Gelenkpunktats, in dem sich Natriumuratkristalle zeigen.

3.3.2 Differentialdiagnose

Durch Kristallanalyse kann auch die Chondrokalzinose (Pseudogicht, Kalziumpyrophosphatdihydratkristalle) abgegrenzt werden, die wie die Gicht mit Arthritisattacken in Erscheinung treten und auf Colchicin (s. u.) ansprechen kann. Bei der Chondrokalzinose finden sich ferner Knorpel- und Sehnenverkalkungen; bevorzugtes Gelenk ist das Knie.

Andere Differentialdiagnosen sind die infektiöse oder infektreaktive Arthritis, eine Aktivierung einer Arthrose des Großzehengrundgelenks, an den anderen Zehengelenken die rheumatoide Arthritis.

3.3.3 Schmerztherapie des akuten Gichtanfalls

Die Therapie eines Gichtanfalls ist um so erfolgreicher, je früher sie begonnen wird.

Mittel der ersten Wahl ist **Colchicin** (Colchicum-Dispert®). Es werden zunächst 1 mg p. o., dann 0,5–1 mg alle ein bis zwei Stunden verabreicht, bis die Schmerzen gebessert sind, gastrointestinale Nebenwirkungen auftreten oder eine Tagesdosis von 5–8 mg erreicht ist. Colchicin hat den Vorteil, daß es spezifisch bei Kristallarthropathien wirkt und ein Behandlungserfolg damit die Diagnose erhärtet. Nach Abklingen der Schmerzen wird die Dosis zügig reduziert. Häufig wird Colchicin jedoch vor allem wegen Diarrhö nicht vertragen.

Die Alternative sind nichtsteroidale Antirheumatika wie Indometacin (100 mg p. o., max. 300 mg/d), Diclofenac, Ibuprofen oder Naproxen. Sie werden unter Beachtung der Kontraindikationen möglichst hoch dosiert, dann ausschleichend einige Tage über den Zeitpunkt hinaus gegeben, an dem sich die Entzündungszeichen zurückgebildet haben.

Bei fehlendem Therapieerfolg kann Prednison (40–60 mg p. o.) gegeben werden. Ist keine orale Behandlung möglich, können parenterale systemische oder intraartikuläre Glukokortikoidinjektionen verabreicht werden.

Abbildung A.3-4 gibt einen Überblick über das therapeutische Vorgehen bei und nach Gichtanfällen.

3.3.4 Langzeittherapie und Prophylaxe

Die weitere Therapie wird von Internisten durchgeführt. Ob schon nach dem ersten oder erst nach weiteren Gichtanfällen eine antihyperurikämische Behandlung begonnen werden soll, wird unterschiedlich beurteilt. Das Ziel ist es, Schmerzrezidive und vor allem Gelenkdestruktionen zu verhindern, indem der Harnsäureserumspiegel auf 5–6 mg/dl gehalten wird.

Mittel der Wahl ist der Xanthinoxidaseinhibitor **Allopurinol** (initial 300 mg/d, später 100–300 mg/d).

Bei Therapiebeginn kann durch vorübergehende Gabe von Colchicin ($3 \times 0{,}5$ mg/d) Gichtanfällen vorgebeugt werden, die bei sinkendem Harnsäurespiegel durch Uratmobilisation ausgelöst werden können.

Mittel der zweiten Wahl sind Urikosurika, z.B. Benzbromaron.

Bevor der erste Gichtanfall aufgetreten ist, sollte eine Hyperurikämie nur in Ausnahmefällen medikamentös behandelt werden. Ansonsten wird eine purinarme Diät mit wenig Fleisch (v. a. Innereien), Hülsenfrüchten und Alkohol gehalten.

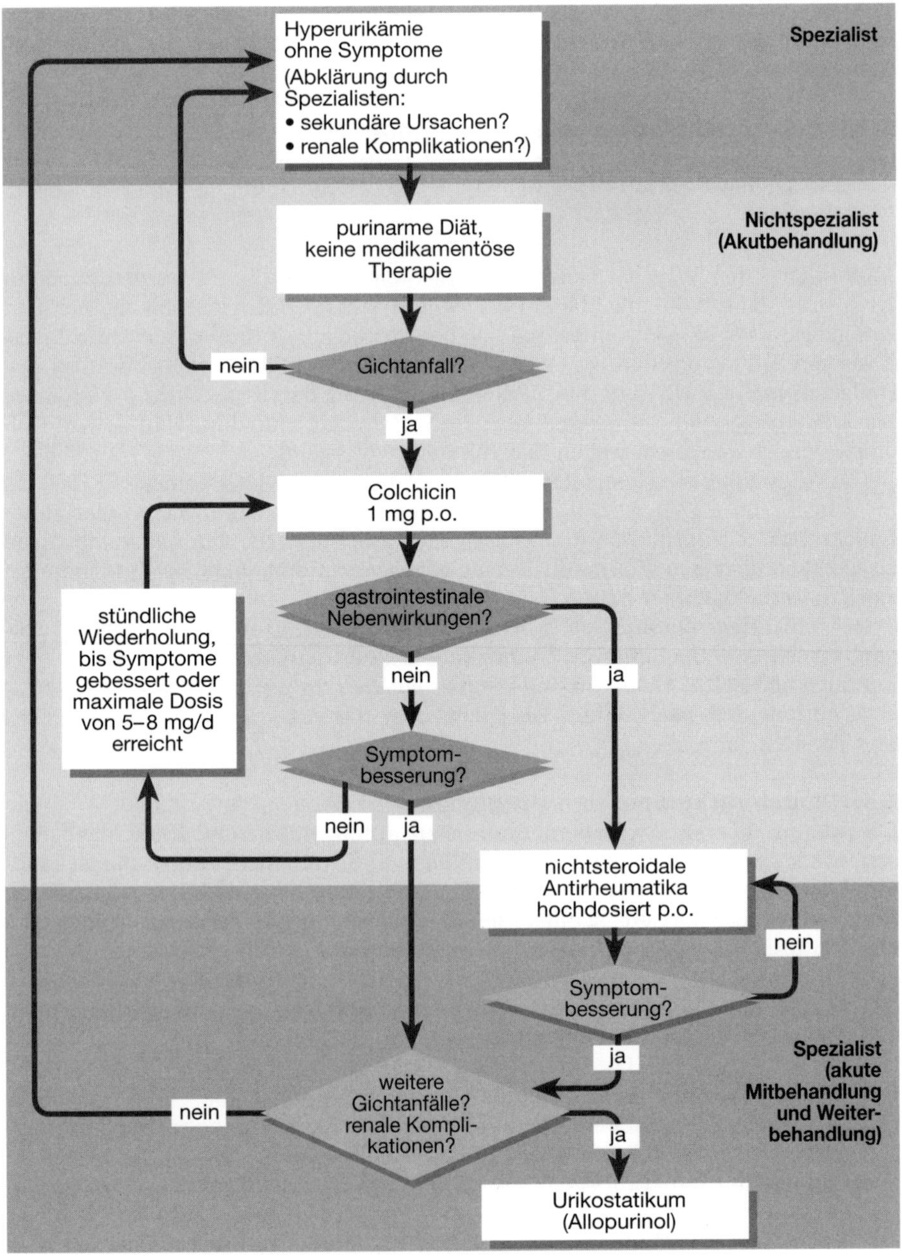

Abbildung A.3-4 Therapeutisches Vorgehen bei Gicht.

3.4 Infektiöse Arthritis

3.4.1 Bakterielle Arthritis

Bakterielle Arthritiden entstehen, wenn bei einer Sepsis die Erreger hämatogen in die Synovialmembran streuen. Es handelt sich meist um eine Monarthritis durch grampositive (Staphylococcus aureus, Pneumokokken, β-hämolysierende oder vergrünende Streptokokken), seltener um gramnegative Keime (Pseudomonas aeruginosa). Am häufigsten betroffen sind Knie und Hüftgelenk.

Symptome

Symptome sind Schmerz, Schwellung, Überwärmung und Bewegungseinschränkung des Gelenks.

Die Arthritis verläuft bei gramnegativen Erregern weniger akut als bei grampositiven. Daher wird hier die Diagnose oft sehr spät gestellt.

> Nicht selten bleiben später Schmerzen und eine Bewegungseinschränkung bestehen, vor allem bei verzögerter Therapie.

Diagnostik

Entscheidend in der Diagnose ist die (evtl. wiederholte) Gewinnung der purulenten Gelenkflüssigkeit für Gramfärbung, Kultur und Leukozytenzählung (i. d. R. > 100 000 Granulozyten/µl). Wichtig sind weiterhin Blutkulturen (Keimnachweis in ca. 50%) und die Suche nach septischen Foci.

Röntgenologisch finden sich zunächst nur Zeichen der Weichteilschwellung, erst später knöcherne Erosionen, Periostabhebung oder gelenknahe Knochenaufhellungen.

Differentialdiagnose

Als nichtartikuläre Erkrankungen sind Osteomyelitis und septische Bursitis auszuschließen. Ferner müssen alle Monarthritiden in Betracht gezogen werden. Wichtig ist die Abgrenzung einer infektreaktiven Arthritis (s. Kap. A.3.5) und bei gleichzeitig vorliegender rheumatoider Arthritis oder Gicht die Unterscheidung zwischen einem Krankheitsschub und einer aufgepfropften bakteriellen Infektion.

Allgemeine Therapie

> Die antiinfektiöse Therapie steht im Vordergrund: **Nach** der Gelenkpunktion sollte möglichst schnell die systemische antibiotische Therapie begonnen werden.

Sie richtet sich nach der Gramfärbung oder nach den in der Situation wahrscheinlichsten Erregern.

Die Therapie dauert meist drei bis sechs Wochen (Streptokokken 2 Wochen).

Gramnegative Infektionen erfordern häufig eine Kombination aus mehreren Antibiotika. Ferner werden wiederholte Punktionen der eitrigen Gelenkergüsse, notfalls die Spülung und Drainage des betroffenen Gelenks durchgeführt.

Schmerztherapie
Zunächst wird Bettruhe eingehalten und das betroffene Gelenk in einer entlastenden Mittelstellung gelagert. Nach Abklingen der Entzündungszeichen soll mit vorsichtigen passiven Bewegungsübungen begonnen werden, die in intensiver Krankengymnastik münden.

3.4.2 Gonokokkenarthritis
Arthritiden als Folge einer generalisierten Gonokokkeninfektion sind die häufigsten Gelenkinfektionen im jungen und mittleren Erwachsenenalter.

Symptome
Der Verlauf ist zweizeitig: Zunächst bestehen Zeichen der Gonokokkenbakteriämie wie Fieber, wandernde Arthralgien und pustulöse, hämorrhagische oder nekrotisierende Hauteffloreszenzen vor allem an den distalen Extremitäten. In der zweiten Phase tritt in einem oder selten mehreren Gelenken eine eitrige Arthritis auf.

Sowohl die zweite Phase als auch Symptome der ersten können fehlen.

Differentialdiagnose
Differentialdiagnostisch sind eine infektreaktive Arthritis (Kap. A.3.5) und das heute seltene rheumatische Fieber in Betracht zu ziehen.

Allgemeine Therapie
Eine disseminierte Gonokokkeninfektion ist ein Grund zur Krankenhauseinweisung. Die Behandlung erfolgt durch Cephalosporine (Ceftriaxon, Ceftizoxim oder Cefotaxim) i. v. über sieben bis zehn Tage. Bei nachgewiesener Empfindlichkeit der Erreger ist auch eine orale Weiterbehandlung mit Amoxicillin möglich. Eine offene Drainage ist selten nötig.

Schmerztherapie

Nichtsteroidale Antirheumatika sollten erst gegeben werden, wenn die Diagnose gesichert ist. Sonst könnten die Symptome verschleiert werden, und der antibiotische Therapieeffekt ließe sich nicht beurteilen.

3.4.3 Andere infektiöse Arthritiden
Tuberkulöse Arthritiden (Knie, Hüftgelenk, Spondylitis) sind meist chronische Monarthritiden. Infektionen mit anderen Mykobakterien können zu einem sehr ähnlichen Bild führen. Die Therapie ist konservativ chemotherapeutisch, es sei denn, Wirbelsäuleninstabilitäten, spinale neurologische Symptome oder „kalte Abszesse“ erfordern chirurgisches Eingreifen.

Pilzarthritiden verlaufen ebenfalls als chronische Monarthritiden. Arthritiden bei Borreliose und bei Virusinfektionen sind im Kapitel A.3.5 („infektreaktive Arthritiden“) erwähnt.

3.5 HLA-B27-assoziierte und infektreaktive Arthritiden

Zwischen diesen beiden Gruppen gibt es eine Schnittmenge. Dies sind Krankheiten, bei denen die Patienten unter anderem durch das HLA-B27-Antigen disponiert sind, die Arthritis aber erst durch eine urogenitale und gastrointestinale Infektion ausgelöst wird (Abb. A.3-5).

Mit dem Histokompatibilitätsantigen HLA B27 assoziierte Arthritiden befallen das Sakroiliakalgelenk sowie die Wirbelsäule und periphere Gelenke (Sakroiliitis-Spondylitis-Arthritis-Syndrome).

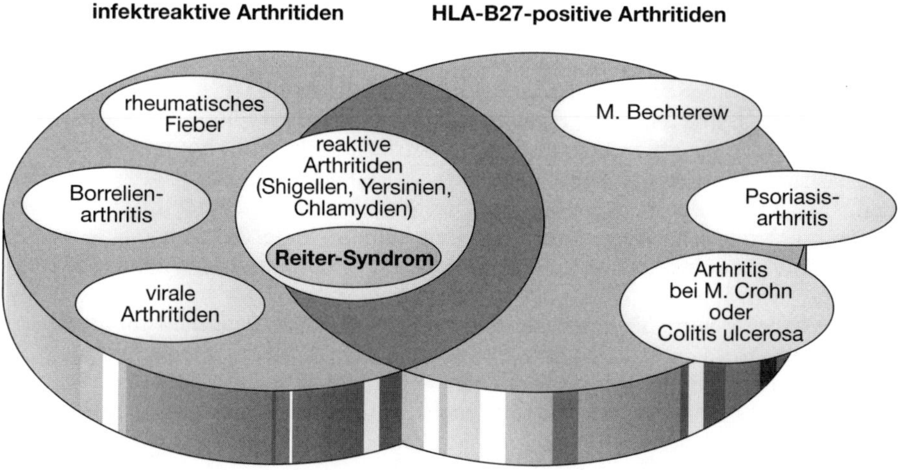

Abbildung A.3-5 Zusammenhang zwischen HLA-B27-assoziierten und infektreaktiven Arthritiden. Arthritiden nach gastrointestinalen oder urogenitalen Infektionen, z.B. mit Reiter-Syndrom, bilden die Schnittmenge zwischen infektreaktiven und HLA-B27-assoziierten Arthritiden.

Tabelle A.3-7 Mögliche Erreger bei reaktiven Arthritiden.

Urogenitale Infektionen:
Chlamydia trachomatis
Neisseria gonorrhoeae
Ureaplasma urealyticum
Gastrointestinale Infektionen:
Yersinien (Y. enterocolitica > Y. pseudotuberculosis)
Shigellen (v.a. S. flexneri)
Salmonellen
Campylobacter (C. jejuni)
Clostridium difficile

3.5.1 Infektreaktive Arthritiden mit HLA-B27-Assoziation

Dabei werden Arthritiden als Reaktion auf gastrointestinale oder urogenitale Infektionen mit bestimmten Erregern (Tab. A.3-7) ausgelöst, wenn die Patienten dazu disponiert sind (zu drei Viertel HLA-B27-positiv). Das Geschlechtsverhältnis ist ausgeglichen, bevorzugt betroffen ist das junge Erwachsenenalter.

Von einem Reiter-Syndrom spricht man, wenn die Trias aus Arthritis, Urethritis und Konjunktivitis vorliegt. Hierbei überwiegen Männer. Urogenitale Infektionen sind häufig asymptomatisch.

Als „undifferenzierte Spondylarthropathien" werden Zustände bezeichnet, die den infektreaktiven Arthritiden ähneln, bei denen jedoch eine vorausgehende Infektion nicht nachweisbar ist.

Symptome

Der Befall der Gelenke folgt der Infektion nach ein bis vier Wochen. Er ist sehr variabel und reicht von einer flüchtigen Monarthritis bis zu einer ausgeprägten Polyarthritis. Betroffen sind vor allem die unteren Extremitäten und die Hände.

Die Arthritis ist typischerweise asymmetrisch; gelegentlich sind wie bei der Psoriasisarthritis alle Gelenke eines Strahls (Finger oder Zeh) entzündet. Wie beim M. Bechterew (s. Kap. A.3.5.2) besteht eine Insertionstendinitis (Fersenschmerz). Kreuzschmerzen werden durch schmerzhafte Sehnenansätze an der Wirbelsäule, durch die Arthritis der Sakroiliakalgelenke und der kleinen Wirbelgelenke verursacht.

Die Arthritis wird oft chronisch, so daß ein Teil der Patienten nicht arbeitsfähig bleibt. Ein Übergang in eine Spondylitis ankylosans ist möglich.

Weitere mögliche Manifestationen der Krankheit sind:
- Urethritis, Prostatitis, Zervix-Endometritis und Salpingitis (als Auslöser der Arthritis, aber auch als Folge der Immunreaktion)
- Balanitis circinata
- an den Augen Konjunktivitis oder Iritis
- Mundschleimhautulzera
- an der Haut das Keratoderma blennorrhagicum (psoriatiforme Hyperkeratose der Haut) und Nagelveränderungen

Die Laborbefunde sind unspezifisch.

Differentialdiagnose

Abzugrenzen sind die generalisierte Gonokokkeninfektion und die Psoriasisarthritis (Tab. A.3-8). Bei anderen rheumatischen Erkrankungen finden sich meist spezifischere Labormerkmale (Rheumafaktor, antinukleäre Antikörper).

Außer bei gastrointestinalen Infektionen mit den in Tabelle A.3-7 genannten Erregern sind Arthritiden auch als Reaktion auf bakterielle Antigene nach intestinalen Bypass-Operationen und bei M. Whipple möglich.

Internistische Therapie

Antibiotika haben wahrscheinlich keinen Effekt auf die Arthritis. Nur für die chlamydieninduzierte Arthritis ist eine Besserung bei Therapie mit Tetrazyklinen über drei Monate belegt. Ist eine symptomatische Therapie nicht genügend wirk-

Tabelle A.3-8 Differentialdiagnose der infektreaktiven Arthritis.

Krankheit	Methode zur Unterscheidung	Gemeinsamkeiten	Unterscheidungsmerkmal
Gonokokkenarthritis (Kap. A.3.4.2)	klinische Untersuchung		Arthritis an oberen und unteren Extremitäten, hämorrhagische Pusteln, keine Rückenschmerzen
	Kultur	Gonokokkennachweis an Urethra/Zervix	Gonokokkennachweis in Blutkultur, Pusteln und Gelenkflüssigkeit
	Therapieversuch		Ansprechen auf Cefotaxim oder Ceftriaxon
Psoriasisarthritis (Kap. A.3.5.2)	klinische Untersuchung	asymmetrische Arthritis, Entzündung eines gesamten einzelnen Strahls	v.a. obere Extremitäten, eher chronisch, weniger Periarthritis, höheres Lebensalter
		Hyperkeratosen, Nagelveränderungen	keine oralen Ulzera, keine Urethritis

sam, können bei chronischem Verlauf Therapieversuche mit Methotrexat, Azathioprin oder Sulfasalazin unternommen werden (Dosierung s. Tab. A.3-5 und A.3-6). Nicht wirksam sind Goldsalze, D-Penicillamin und Chloroquin.

Schmerztherapie

Wie bei M. Bechterew (s.u.)

3.5.2 Andere HLA-B27-assoziierte Arthritiden

M. Bechterew

Synonym: Spondylitis ankylosans

Dies ist eine vorwiegend genetisch bedingte Erkrankung, abhängig unter anderem vom Vorhandensein von HLA B27 (in 90%, normal in 5–7%). Das Verhältnis Männer/Frauen ist 4:1.

Kennzeichen sind:

- Arthritis mit Synovialisinfiltration und -verdickung, Knorpel- und Knochenerosion und verstärkter subchondraler Knochensklerosierung
- knöcherne Ankylosierung der Gelenke, an der Wirbelsäule beginnend mit Ossifikation des Anulus fibrosus und Zusammenwachsen der „Syndesmophyten“

Symptome

Der M. Bechterew tritt in der Jugend oder im frühen Erwachsenenalter auf, selten nach dem 40. Lebensjahr. Der Beginn ist schleichend mit einer einseitigen, dann bald beidseitigen Sakroiliitis, die sich durch Gesäß- und Kreuzschmerzen bemerkbar macht. Dazu kommt eine lumbale Gelenksteifigkeit morgens und nach Inaktivität. Nachts verstärken sich die Schmerzen, so daß die Patienten umhergehen müssen, um sie zu lindern. Später sind Rotation und Seitwärtsneigung der Wirbelsäule erschwert.

Die Beteiligung der Rippenwirbelgelenke beeinträchtigt die Thoraxexkursion. Die Halswirbelsäule ist erst später betroffen, erkennbar an Nackenschmerzen und -steifigkeit. Bei einem Drittel der Patienten besteht eine oft asymmetrische Arthritis an Hüfte, Knie, Schulter oder anderen Gelenken.

Extraartikuläre Symptome sind Überempfindlichkeit des Periosts (Periostitis) und der Sehnenansätze (Insertionstendinitis), z.B. an Ferse, Darmbeinkämmen, Sitzbeinen, Dornfortsätzen und kostosternalen Gelenken. Daneben kommen vor: akute Iritis (gelegentlich vor der Spondylitis), Mesaortitis mit Aorteninsuffizienz sowie bei Jugendlichen gelegentlich Allgemeinsymptome (Appetitminderung, Fieber, Erschöpfung).

Typische klinische Zeichen und Verlaufsparameter sind verminderte Wirbelsäulenbeweglichkeit (Schober-Zeichen; Kinn-Manubrium-Abstand und Finger-Boden-Abstand vergrößert), fixierte Anteversion des Kopfes, Schmerz im Sakroiliakalgelenk (Mennell-Zeichen).

Nur in 10% kommt es zum invalidisierenden Endstadium mit kompletter Ankylosierung der gesamten Wirbelsäule in gekrümmter Haltung, Beugeversteifung der Hüftgelenke und verminderter Vitalkapazität durch Starre des Thorax. Bei 90% der Patienten gelangt die Krankheit vorher zum Stillstand, und die Arbeitsfähigkeit bleibt erhalten. Der Verlauf wird wesentlich von der Therapie beeinflußt.

Diagnostik

Bei der Röntgendiagnostik ist eine beidseitige Sakroiliitis zu erkennen, am Ende mit Ankylosierung. An der Wirbelsäule sind Anulus-fibrosus-Verkalkung, Syndesmophyten sowie eine „Bambusstabform“ zu beobachten.

Die Laboruntersuchungen erbringen folgende Ergebnisse: Nachweis von HLA B27, erhöhtes IgA sowie Anämie. Bei florider Krankheit sind BSG, C-reaktives Protein und alkalische Phosphatase erhöht.

Differentialdiagnose

Die Diagnose ist nicht einfach, wenn noch keine Knochen- und Gelenkdeformitäten bestehen. Abzugrenzen sind in den frühen Phasen vor allem andere degenerative Kreuzschmerzen, bei denen sich folgende Eigenschaften selten finden: Auftreten vor dem 40. Lebensjahr, schleichender Beginn, Steifigkeit, Beschwerdebesserung bei Bewegung.

Wegen der röntgenologischen Ähnlichkeit ist die Spondylosis hyperostotica abzugrenzen. Dies ist eine Sonderform der Spondylose, die z.B. bei Diabetes mellitus auftritt. Im Röntgenbild imponieren hier perivertebrale Knochenspangen („Zuckergußwirbelsäule“) sowie eine Lücke zwischen Knochenappositionen und Wirbelkörpern, eine Sakroiliitis fehlt.

Rheumatologische Therapie
Die peripheren Arthritiden sprechen möglicherweise auf Methotrexat (7,5–15 mg 1×/Woche) oder Sulfasalazin (2–3 g/d) an (s. Tab. A.3-5 und A.3-6). Andere Therapeutika der rheumatoiden Arthritis sind wahrscheinlich nicht wirksam.

Bei Hüftbeteiligung kann zur Behebung von Schmerzen und Versteifung eine Totalendoprothese notwendig werden. Problematischer sind Aufrichtungsoperationen der kyphosierten Wirbelsäule.

Schmerztherapie

Die wichtigste Maßnahme sind kontrollierte, intensive krankengymnastische Übungen, die täglich zu Hause durchgeführt werden müssen.

Die Krankengymnastik steht nicht nur schmerztherapeutisch im Vordergrund, sondern beeinflußt auch den Verlauf wesentlich und kann die Beweglichkeit großenteils erhalten. Wenn doch eine Versteifung eintritt, verhindern die Übungen, daß dies in stark kyphotischer Stellung geschieht. Schwimmen ist eine geeignete Sportart.

Atemübungen helfen, eine Versteifung in den Kostovertebralgelenken zu verhindern.

Reflektorischen Muskelverspannungen, die die Schmerzen wesentlich verstärken, kann mit Wärmetherapie (s. Kap. B.4.4) und Massagen (s. Kap. B.4.2) begegnet werden.

Medikamentös werden Indometacin (75–150 mg/d) oder andere nichtsteroidale Antirheumatika (s. Kap. A.3.2 und B.1.1.1) eingesetzt. Ultima ratio in der Behandlung heftiger Schübe ist Phenylbutazon (z.B. Ambene®, 1–2 × 200 mg/d). Seine seltenen schweren Nebenwirkungen sind aplastische Anämien und Agranulozytosen.

Systemische Kortikoide sind nur in Ausnahmefällen vorübergehend indiziert. Lokale Depot-Kortikoidinjektionen können jedoch zuweilen bei Schmerzen der Sehnenansätze und intraartikulär bei Synovitis sinnvoll sein, wenn die Wirkung nichtsteroidaler Antirheumatika nicht ausreicht.

Psoriasisarthritis
Bei etwa 5% der Patienten mit Psoriasis kommt es zu einer Arthritis, in der Regel nach den Hautveränderungen, meist mit Onychodystrophie. Sie tritt in drei Formen auf:
- asymmetrische Arthritis, vor allem der Fingergelenke, typischerweise in der Weise, daß alle Gelenke und die Weichteile eines einzelnen Fingers befallen sind (Daktylitis), gelegentlich mit Augensymptomen (Konjunktivitis, Iritis) – tritt bei ca. 50% auf; gute Prognose
- symmetrische, oft destruierende Arthritis an den Fingern, an den Metatarsophalangealgelenken und an großen Gelenken
- Spondylitis und Sakroiliitis mit morgendlicher Kreuzsteifigkeit, aber auch mit häufig destruierendem Befall der peripheren Gelenke und einer Ansatztendinitis (Fersenschmerz), am häufigsten assoziiert mit HLA B27

Diagnostik

Die Befunde im Röntgenbild sind ähnlich wie bei der rheumatoiden Arthritis. Daneben kommen gleichzeitig Osteolysen und Knochenproliferationen (Knochensporne) vor.

Differentialdiagnose

Für die asymmetrische Form kommen infektreaktive Arthritiden in Betracht (s. Kap. A.3.5.1), für die symmetrische Form rheumatoide Arthritis (keine Onychodystrophie, Rheumafaktor, Rheumaknoten), für die Sakroiliitis-Spondylitis-Form M. Bechterew (langsamere Progredienz, schwerere Symptome an den peripheren Gelenken und weniger am Stamm).

Rheumatologische Therapie

Bei schwerem Verlauf und drohenden Gelenkdestruktionen sollte die Therapie erweitert werden: Parenterale Goldsalze haben in der Mehrzahl der Fälle eine gute Wirkung. Eine Alternative ist Sulfasalazin.

In therapieresistenten Fällen ist Methotrexat zu erwägen, das auch die Hauteffloreszenzen bessert, sonst eventuell Azathioprin, 5-Mercaptopurin oder Cyclophosphamid (vgl. Kap. A.3.2).

Schmerztherapie

Wie bei M. Bechterew (s. o.).

Enteropathische Arthritis

Bei chronischen entzündlichen Darmerkrankungen (M. Crohn, Colitis ulcerosa) kommt es in 10–20% der Fälle in einem Schub der Grundkrankheit auch zu einer akuten, oft wandernden Polyarthritis. Die großen Gelenke (Knie, Sprunggelenk, Ellbogen, Handgelenke) sind häufiger betroffen als die kleinen. Die Arthritis heilt gewöhnlich innerhalb eines halben Jahres folgenlos aus. Der Zustand bessert sich bei Therapie der Darmerkrankung, z.B. mit Glukokortikoiden oder Sulfasalazin. Nichtsteroidale Antirheumatika sind wirksam, aber wegen der gastrointestinalen Nebenwirkungen problematisch.

In einem ähnlichen Prozentsatz kommt es, assoziiert mit HLA-B27-Antigen, zu einem dem M. Bechterew ähnlichen Bild. Auch asymptomatische Sakroiliitiden sind nicht selten.

3.5.3 Infektreaktive Arthritiden ohne HLA-B27-Assoziation

Borreliosearthritis

Zwar ist die Borreliose (Lyme-Krankheit) in erster Linie eine Infektionskrankheit, die durch die Spirochäte Borrelia burgdorferi verursacht wird. Doch wird für die Arthritis eher eine immunreaktive Pathogenese angenommen. Denn in der Gelenkflüssigkeit werden Immunkomplexe gefunden, und die Arthritis ist Monate und Jahre nach der Infektion am stärksten ausgeprägt, wenn die IgM-Antikörpertiter gegen B. burgdorferi schon gefallen und die IgG-Antikörpertiter am höchsten sind.

Die Borrelien werden in Mitteleuropa ubiquitär durch die Zecke Ixodes ricinus übertragen. Der Zeckenbiß wird meistens nicht bemerkt.

Symptome

Die Borreliose verläuft in drei Stadien:

Stadium 1 (lokalisierte Infektion)	Die frühen Manifestationen haben ihren Gipfel im Juli/August. Nach einer Inkubationszeit von drei bis 30 Tagen tritt bei drei Viertel der Patienten ein Erythema migrans auf. Es blaßt zentral ab und befindet sich meist an Oberschenkeln, Leisten oder Axilla.
Stadium 2 (disseminierte Infektion)	Nach der hämatogenen Streuung der Erreger kommt es für einige Wochen zu Krankheitsgefühl, Fieber, wechselnden Arthralgien und heftigen Schmerzen an Muskeln, Knochen, Bursen und Sehnen. In dieses Stadium fallen auch weitere multiple Erytheme, neurologische (Meningitis, Hirnnervenneuritis, Myelitis, Radikuloneuropathie) und kardiale Beteiligungen (AV-Block).
Stadium 3 (chronisches Stadium)	Monate nach der Infektion beginnt eine Oligoarthritis vor allem an den großen Gelenken (Knie). Sie kann plötzlich einsetzen und hat dann einen intermittierenden Verlauf mit symptomfreien Intervallen. Die Symptome nehmen im Laufe von Jahren ab; nur selten kommt es zur chronischen Arthritis mit Knorpel- und Knochenerosionen. Auch neue Hautveränderungen (Akrodermatitis chronica atrophicans) und neurologische Folgen wie Enzephalopathie und axonale Polyneuropathie kommen im chronischen Stadium vor.

Diagnostik

Die Diagnose wird vorwiegend klinisch gestellt. Im Serum können IgM- oder IgG-Antikörper nachgewiesen werden. Oft bleiben aber Jahre nach einem (auch subklinischen) Kontakt mit Borrelien IgG-Antikörper nachweisbar, die dann diagnostisch irreführen.

Im Gelenkpunktat findet sich eine ausgeprägte Leukozytose (im Mittel 25 000/µl). Die Erreger lassen sich fast nie nachweisen.

Antibiotische Therapie

In frühen Stadien genügt meist eine orale antibiotische Behandlung mit Doxycyclin (2 × 100 mg/d), Amoxicillin (4 × 500 mg/d) oder Erythromycin (3 × 500 mg/d). Bei lokalisierten Infektionen beträgt die Behandlungsdauer zehn Tage, bei disseminierten Infektionen bis zu vier Wochen. Bei neurologischen Symptomen wird die intravenöse Therapie mit Ceftriaxon (Rocephin®, 1–2 × 2 g für mindestens 2 Wochen) empfohlen.

Schmerztherapie

Da die Arthritis nur verzögert auf die antibiotische Therapie reagiert, muß die Behandlung in der Zwischenzeit durch Kälteanwendungen und nichtsteroidale Antirheumatika ergänzt werden. Bei Patienten, deren Arthritis gar nicht auf die antibiotische Therapie anspricht, kann eine Synovektomie hilfreich sein. Anhaltende radikuläre Schmerzen im Rahmen einer Radikuloneuropathie reagieren auf Prednison (60 mg, dann absteigende Dosierung).

Arthritiden bei Virusinfektionen
Als Reaktion auf zahlreiche Viren kommt es zu akuten, symmetrischen Polyarthritiden. Beispiele sind Röteln-, Mumps-, Hepatitis-B-, Coxsackie-, Herpes-, Arbo-, Adeno- und Varicella-Zoster-Viren. Zum Teil sind Immunkomplexe in der Gelenkflüssigkeit nachweisbar (z.B. bei Hepatitis B).

Die Arthritis kann anderen Organmanifestationen vorausgehen (Hepatitis B) oder später auftreten (Mumps). Finger und Hände werden insgesamt bevorzugt befallen. Es kommt nicht zu Gelenkdestruktionen.

Therapie
Da es in der Regel innerhalb eines Monats zum Stillstand der Arthritis kommt, genügt eine symptomatische Therapie mit Acetylsalicylsäure und nichtsteroidalen Antirheumatika.

Rheumatisches Fieber
Diese springende, nichtdestruierende Polyarthritis vor allem der großen Gelenke soll nur kurz erwähnt werden. Sie tritt bei Kindern, Jugendlichen und jungen Erwachsenen nach einer akuten Streptokokkenpharyngitis auf, ist aber heute selten. Leitsymptom ist hohes Fieber.

3.6 Muskel- und Weichteilschmerzen

3.6.1 Fibromyalgie
Die Fibromyalgie ist eine häufige Erkrankung mit ausgedehnten Weichteilschmerzen, schmerzhaften Druckpunkten und ohne organische Veränderungen. Ätiologie und Pathogenese sind nicht bekannt [5].

Die Fibromyalgie setzt gewöhnlich im jungen oder mittleren Erwachsenenalter ein und ist bei Frauen weit häufiger als bei Männern (ca. 5–10 : 1). Grundsätzlich kann sie aber in jedem Alter auftreten.

Symptome
Das Fibromyalgiesyndrom ist definiert durch die Kernsymptome
- ausgedehnte, beidseitige, chronische, persistierende und kaum wandernde Weichteilschmerzen für mindestens drei Monate
- eng umschriebene Druckschmerzpunkte („tender points“)

Die Schmerzpunkte befinden sich gewöhnlich an definierten Stellen (Abb. A.3-6), oft am Muskel-Sehnen-Übergang, und werden sehr konstant angegeben. In der Diagnostik muß durch starke Palpation (ca. 4 kg) dieser Punkte ein intensiver, aber lokaler und kaum ausstrahlender Schmerz erzeugt werden.

Die Diagnose sollte positiv über die Kernsymptome und nicht als Ausschlußdiagnose gestellt werden.

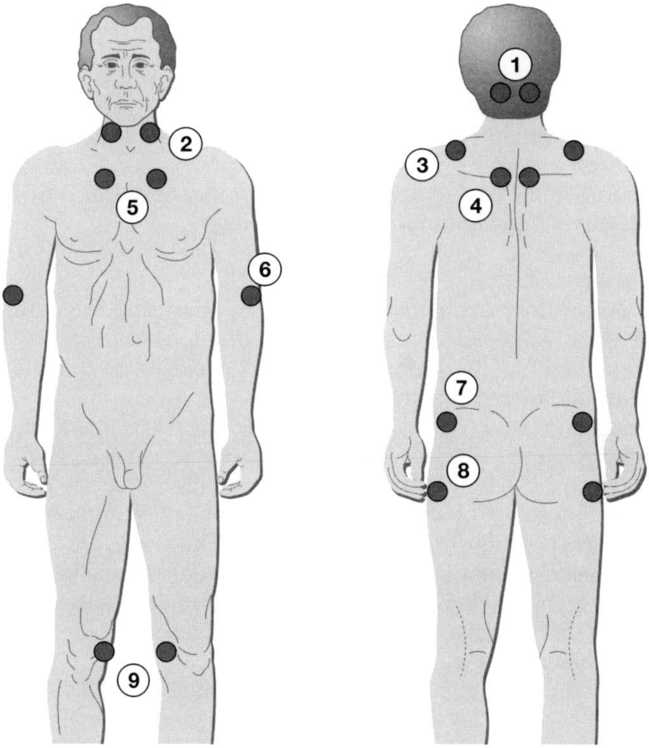

Abbildung A.3-6 Schmerzpunkte („tender points") bei Fibromyalgie (jeweils beidseits; nach [5]):
1 Muskelansatz am Okziput
2 Vorderseite der Querfortsätze C5–7
3 Mitte des oberen Trapeziusrandes
4 M. supraspinatus, am Ursprung über dem medialen Teil der Spina scapulae
5 lateral der Knorpel-Knochen-Grenze der 2. Rippe
6 2 cm distal des Epicondylus lateralis humeri
7 oberer äußerer Quadrant des Gesäßes
8 Dorsalseite des Trochanter major
9 Epicondylus medialis femoris (Knie)

Zusätzliche Symptome sind sehr häufig Müdigkeit und Erschöpfbarkeit, wenig erholsamer Schlaf und morgendliche Steifigkeit, seltener z.B. Parästhesien und subjektive Gelenkschwellung. Weitere Begleitsymptome können sekundäre Depressionen und Angstzustände sowie vegetative Symptome, z.B. Verdauungsstörungen, sein.

Die Beschwerden sind morgens und abends am größten. Die Schmerzschwelle ist auch außerhalb der Schmerzpunkte herabgesetzt.

Pathologische organische Befunde fehlen typischerweise; in der Muskelbiopsie finden sich höchstens unspezifische Veränderungen. Eine gleichzeitige andere Erkrankung (rheumatoide Arthritis, Kollagenose, chronic fatigue syndrome) schließt die Diagnose Fibromyalgie nicht aus.

Die Symptome der Fibromyalgie setzen meist schleichend über Jahre ein. Der Verlauf der Fibromyalgie ist variabel und geht über viele Jahre. Oft kommt es nicht zur Heilung.

Die Fibromyalgie ist häufig der Grund vieler Arztwechsel und Klinikaufenthalte, von Arbeitsunfähigkeit und Frühberentung.

Differentialdiagnose

Beim myofaszialen Schmerzsyndrom (s. Kap. A.3.6.2) sind die Schmerzen lokalisierter und auf höchstens einen Körperquadranten beschränkt. Die Triggerpunkte des myofaszialen Syndroms führen im Gegensatz zu den „tender points" zu einem ausstrahlenden Schmerz.

Bei psychogenen Ganzkörperschmerzen bestehen als Gemeinsamkeiten ausgedehnter Muskelschmerz, Erschöpfbarkeit und vegetative Begleitsymptome; organische Veränderungen fehlen naturgemäß. Die Schilderung der Beschwerden ist meist bizarr und scheint nicht adäquat. Umschriebene Schmerzpunkte finden sich nicht, und die Lokalisation der Beschwerden fluktuiert. Im Unterschied zum psychogenen Muskelschmerz sind bei der Fibromyalgie mögliche psychische Veränderungen wahrscheinlich Folge und nicht Ursache der Schmerzen.

Schließlich sind differentialdiagnostisch zu erwägen:
- Polymyalgia rheumatica (s. Kap. A.3.6.4)
- Poly-/Dermatomyositis und andere Myositiden (s. Kap. A.3.6.3)
- Hypothyreose
- Stadium 2 der Borreliose (s. Kap. A.3.5.3)

Akute Schmerztherapie

Bei akuten Verschlechterungen können Versuche mit nichtsteroidalen Antirheumatika unternommen werden; sie sind am ehesten wirksam gegen die schmerzhafte Morgensteifigkeit. Bei manchen Patienten hilft Wärmetherapie, z.B. Moorbäder oder Wärmepackungen, bei anderen Kälte. Diese Therapien können auch gezielt an den Schmerzpunkten angewandt werden. Wenn Schmerzschwerpunkte bestehen, kann ein Versuch mit TENS (s. Kap. B.4.5) unternommen werden.

Muskelrelaxanzien sind wegen der drohenden Abhängigkeitsentwicklung problematisch, vor allem wenn sie sedierend wirken oder gar zur Gruppe der Benzodiazepine gehören. Schlafstörungen können vorübergehend mit Zopiclon (Ximovan®) behandelt werden, dessen Wirksamkeit bei Fibromyalgie belegt ist.

Nicht indiziert sind Opioide, lokale oder systemische Kortikoide und Lokalanästhetikainfiltrationen.

Langzeittherapie und Prophylaxe

Die Langzeittherapie muß zum Ziel haben, äußere Verstärker der Krankheit zu vermeiden.

In einer stabilen Beziehung zwischen Patient und Arzt soll der Circulus vitiosus unterbrochen werden, der aus erfolglosen Therapieversuchen, Enttäuschungen, angstbesetztem, schmerzverstärkendem Verhalten, Arzt- und Klinikwechsel usw. besteht. Dazu gehört unbedingt
- die Aufklärung, daß keine Lähmungen, organische Behinderung, Beweglichkeitseinschränkung oder Gelenkdestruktionen (wie bei der oft befürchteten rheumatoiden Arthritis) zu befürchten sind, aber auch
- die Dämpfung überzogener Erwartungen mit dem Hinweis, daß Therapieerfolge nur teilweise und in kleinen Schritten erreicht werden können.

Es ist wichtig zu wissen, daß die Führung von Fibromyalgiepatienten schwierig ist, weil häufig auch dem Therapeuten seine relative Hilflosigkeit aufgezeigt wird.

Medikamentös sind in der Langzeittherapie niedrigdosierte trizyklische Thymoleptika wie Amitriptylin, Doxepin oder das weniger sedierende Clomipramin wirksam. Sie bessern sowohl die Schmerzen als auch die Schlafstörungen. Am besten untersucht ist der Effekt von Amitriptylin (z.B. Saroten®, 10–50 mg abends). Das Antirheumatikum Ademetionin (S-Adenosyl-Methionin, Gumbaral®) soll neben antiphlogistischen auch antidepressive Eigenschaften haben.

Ansonsten spielt die Pharmakotherapie eine untergeordnete Rolle; es gilt das gleiche, wie unter „Akute Schmerztherapie“ gesagt.

In der **Physiotherapie** liegt das Gewicht auf Ausdauer- und Fitneß-Übungen, die zur Schmerzreduzierung beitragen. Auch Haltungs- und Bewegungsübungen sind hilfreich. Kälte- oder Wärmetherapie (s. Kap. B.4.4) an besonders empfindlichen Schmerzpunkten kann eine vorübergehende Linderung verschaffen.

Die **psychologische Schmerztherapie** ist bei der Fibromyalgie besonders wichtig. Ihre Ziele sind, die Schmerzbewältigung zu fördern und falschem Krankheitsverhalten entgegenzuwirken.

Dies kann durch verschiedene Methoden geschehen, die je nach Schwerpunkt der verstärkenden Symptome ausgewählt werden:
- progressive Muskelrelaxation (s. Kap. B.5.4.1) oder Streßbewältigungstraining (s. Kap. B.5.4.4) bei Anspannung und Überforderung
- kognitiv-verhaltensorientierte Therapie (s. Kap. B.5.4.6) bei ausgeprägter Hilflosigkeit
- operante Schmerzbehandlung (s. Kap. B.5.4) bei vorherrschendem Aktivitätsverlust

Durch EMG-Biofeedback-Training (s. Kap. B.5.4.3) können bei einem Teil der Patienten die Zahl der Schmerzpunkte sowie Schmerzintensität und Morgensteifigkeit zum Teil für Monate über das Training hinaus gesenkt werden.

Eine begleitende Psychotherapie kann bei starker Depression oder Angst indiziert sein, sollte dann aber nicht aufdeckend-tiefenpsychologisch, sondern verhaltensorientiert sein.

3.6.2 Myofasziales Schmerzsyndrom

Dabei ist der Schmerz auf einen oder wenige Muskeln in höchstens einem Körperquadranten beschränkt.

Symptome

An den betroffenen Muskeln treten im Muskelbauch recht akut kleine, exakt lokalisierbare Triggerpunkte auf, an denen sich ein meist nach distal ausstrahlender Schmerz auslösen läßt. Die Ausstrahlungsbezirke sind typisch für die jeweils betroffenen Muskeln, liegen teils in der Nachbarschaft, teils weiter entfernt, sind jedoch nicht an Dermatome oder periphere Nervenversorgungsgebiete gebunden. Der betroffene Muskel ist funktionell verkürzt und schränkt den Bewegungsumfang ein.

In oberflächlichen Muskeln läßt sich in Faserrichtung ein straffes Band („taut band") tasten, in dem die druckempfindlichsten Punkte liegen. Durch Reizung solcher Punkte lassen sich Zuckungen im straffen Band und im umliegenden, normalen Muskel auslösen („twitch response"). Ähnliche Triggerpunkte können auch bei Gesunden ohne Schmerzen vorkommen. Schmerzausstrahlungsbezirke, straffe Bänder und provozierte Muskelzuckungen sind diagnostisch nicht sehr zuverlässig.

Weitere pathologische Befunde können nicht erhoben werden. Die Ergebnisse von Muskelbiopsien sind höchstens unspezifisch.

Der Verlauf des myofaszialen Schmerzsyndroms geht über Jahre; die Prognose ist aber günstiger als bei der Fibromyalgie. Die Prävalenz ist nicht bekannt. Das myofasziale Syndrom spielt wahrscheinlich auch eine Rolle bei posttraumatischen Schmerzen, z.B. nach Halswirbelsäulen-Schleudertrauma, bei anderen Nacken-, Schulter- und Armschmerzen (M. trapezius), Gesäßschmerzen (M. gluteus maximus), lumbosakralen Schmerzen (M. quadratus lumborum) und bei orofazialen Schmerzen (Kaumuskulatur) [12].

Therapie

Es liegen nur sehr wenige kontrollierte Therapiestudien vor. Am besten etabliert sind Physiotherapie, „Stretch-and-spray"-Therapie und die Triggerpunktinfiltration.

> Erfolge in der Therapie des myofaszialen Schmerzsyndroms lassen sich, wie bei der Fibromyalgie, am ehesten mit einem mehrgleisigen Vorgehen erreichen.

Physiotherapie: Durch aktive und passive Dehnübungen soll die normale Länge der betroffenen, funktionell verkürzten Muskeln wiederhergestellt werden. Dadurch werden auch Triggerpunkte inaktiviert. Eine krankengymnastische Korrektur der Körperhaltung kann sinnvoll sein, da durch Haltungsfehler das Entstehen myofaszialer Schmerzen und das Auftreten von Triggerpunkten begünstigt wird.

Solche Körperfehlhaltungen oder wiederholte, monotone Bewegungen kommen häufig im Zusammenhang mit Bedingungen am Arbeitsplatz vor, so daß auch die Verbesserung des Arbeitsplatzes, z.B. mit veränderter Anordnung von

Tastaturen, Bildschirmen, Geräten usw. und organisierten Pausen, zur Therapie gehört.

Andere physiotherapeutische Verfahren wie feuchte Wärme, kalte Packungen, Massage und TENS spielen gegenüber den Dehn- und Haltungsübungen nur eine sekundäre Rolle.

Bei der **„Stretch-and-spray"-Therapie** wird die Haut über dem Triggerpunkt und dem Ausstrahlungsbezirk des betroffenen Muskels mit einem Vereisungsspray gekühlt, aber nicht vereist. Der auf diese Weise gekühlte Muskel wird erst leicht gestrichen und dann zunehmend passiv gedehnt, am Ende so stark, daß Schmerzen aufzutreten beginnen. Unter weiter durchgeführter Dehnung wird wieder die Haut vom Triggerpunkt in Richtung Ausstrahlungsbezirk mit Vereisungsspray behandelt. Dieser Ablauf kann einige Male wiederholt werden. Durch die Behandlung lassen sich Triggerpunktempfindlichkeit und ausstrahlende Schmerzen bessern.

Bei der **Triggerpunktinfiltration** wird der Patient in einer angenehmen, entspannten Stellung gelagert, damit der Triggerpunkt gut lokalisiert werden kann. Dieser muß mit der Injektionsnadel exakt getroffen werden. In diesem Fall tritt eine Zuckung des Muskels auf, der Schmerz wird verstärkt und strahlt aus. Die Injektion eines Lokalanästhetikums (Procain 2%, z.B. Novocain®, oder 0,25% Bupivacain, z.B. Carbostesin®) in den Triggerpunkt führt zur Besserung des direkten und des ausstrahlenden Schmerzes. Der Effekt tritt nach wenigen Minuten auf. Nach der ersten Schmerzlinderung soll der Muskel passiv gedehnt werden. Die Wirkung der Behandlung kann Monate anhalten, wenn der Triggerpunkt exakt getroffen wurde. Da auch trockene Nadelungen und Injektionen mit physiologischer Kochsalzlösung wirksam (aber unangenehmer) sind, ist wahrscheinlich die mechanische Wirkung der Injektionsnadel wichtiger als der Effekt des Lokalanästhetikums.

Bei posttraumatischen Schmerzen ist die Triggerpunktinfiltration in der akuten Phase kontraindiziert.

Bei chronischem Verlauf gilt für die psychologische Schmerztherapie das gleiche wie bei Fibromyalgie (s. Kap. A.3.6.1).

3.6.3 Polymyositis und Dermatomyositis

Myositiden sind selten und treten meist als Autoimmunkrankheiten auf.

Symptome

Bei einer **Polymyositis** kommt es zu einer Lymphozyteninfiltration der Skelettmuskulatur. Das typische Symptom sind nicht die Muskelschmerzen, die auch fehlen können, sondern langsam progrediente Paresen von Rumpf, Halsbeugern, an Schulter- und Beckengürtel und proximal an den Extremitäten. In einem Teil der Fälle besteht eine Beteiligung des Myokards (Arrhythmie, Herzinsuffizienz), der Pharynx- und oberen Ösophagusmuskeln (Schluckstörungen) oder der Atemmuskulatur. Die Augenmuskeln sind selten beteiligt.

Die **Dermatomyositis** ist gekennzeichnet durch ein zusätzliches lokales oder diffuses Erythem, charakteristische Violettfärbung von Augenlidern, Gesicht, Extremitätenstreckseiten oder Nagelbetten und ein periorbitales Ödem.

Polymyositis und Dermatomyositis sind häufig mit anderen Krankheiten vergesellschaftet, z.B. mit (und auch vor der Diagnose von) Malignomen, als „Overlap-Syndrom“ bei Kollagenosen (ungünstiger Verlauf), bei Panarteriitis nodosa und Myasthenia gravis.

Diagnostik

Elektromyographisch bestehen Spontanaktivität, kleine polyphasische Potentiale und ein myopathisches Muster bei Willküraktivität.

Die Laboruntersuchungen erbringen: CK, Aldolase, GOT, LDH, GPT im Serum erhöht (in dieser Reihenfolge), BSG erhöht, antinukleäre Antikörper (in 70–80%), Myoglobin im Urin, seltener positiver Rheumafaktor.

Entscheidend ist die Muskelbiopsie, bei der sich histologisch perivaskuläre Lymphozyteninfiltrationen, Degeneration und Regeneration von Muskelfasern finden. Die Biopsie muß aus einem nicht nadelmyographierten Muskel und vor einer Kortikoidgabe entnommen werden.

Durch die häufig fokale und heterogene Verteilung der Myositis kommt es bei Elektromyographie und Biopsie zu falsch-negativen Befunden.

Differentialdiagnose

Bei Myopathien und neuromuskulären Störungen (Myasthenia gravis) treten ebenfalls Paresen auf, und die Überbeanspruchung der verbleibenden, funktionsfähigen Muskulatur kann zu dumpfen muskelkaterartigen Schmerzen führen. Die Unterscheidung wird im wesentlichen durch repetitive elektrische Stimulation (neuromuskuläre Störungen) und Muskelbiopsie (Myopathien) getroffen. Myositiden durch Bakterien, Pilze, Parasiten und im Rahmen einer Sarkoidose sind selten [13].

Eine viel häufigere Ursache von starken Muskelschmerzen sind Myositiden und Myalgien im Zusammenhang mit viralen Infektionen (Influenza-, Parainfluenza-, Adeno-, Coxsackie-, Echo-, Herpesviren). Sie sprechen auf nichtsteroidale Antirheumatika gut an und haben meist einen günstigen Spontanverlauf.

Therapie

> Die immunsuppressive Therapie wirkt sowohl auf die Schmerzen als auch auf die Paresen.

Begonnen wird mit einer Prednisonbehandlung von 60–100 mg/d oral. Die Wirkung setzt nach wenigen Wochen ein und kann neben der klinischen Beobachtung durch die Höhe der CK verfolgt werden. Nach den ersten klaren Therapieeffekten wird die Prednisondosis unter klinischen und CK-Kontrollen vorsichtig schrittweise reduziert. Bei 40 mg/d kann man in Stufen auf eine alternierende Gabe der doppelten Menge (80 mg) jeden zweiten Tag umsteigen, um die Nebenwirkungen zu verringern.

Die Erhaltungsdosis, die zwischen einem halben und zwei oder mehr Jahren gegeben werden muß, liegt meist über der Cushing-Schwelle (ca. 7,5 mg/d Prednison). Daher sind Nebenwirkungen häufig, z.B. eine Kortikoidmyopathie, die am besten klinisch von der Myositis zu unterscheiden ist, indem die Dosis versuchsweise reduziert wird. Eine zu frühe Beendigung der Therapie führt häufig zu Rezidiven.

Ist nach drei Monaten Prednison kein Effekt eingetreten, sollte die Therapie nicht fortgeführt werden. In diesen Fällen, aber auch in anderen, wenn die Kortikoiddosis zur Vermeidung von Nebenwirkungen gesenkt werden soll, werden Immunsuppressiva eingesetzt, z.B. Azathioprin. Die Dosis von Azathioprin (Imurek®) wird langsam gesteigert, bis die Lymphozyten auf 750/µl gefallen sind (meist 150 mg/d, zu Nebenwirkungen s. Tab. A.3-6).

Bei Therapieresistenz sind Versuche mit Methotrexat (0,5 mg/kg KG 1×/Woche) oder Cyclophosphamid gerechtfertigt.

Krankengymnastische Übungen sind wichtig, um die Beweglichkeit zu erhalten und die nicht oder nicht mehr entzündeten Muskeln zu stärken. Sie müssen jedoch sehr behutsam durchgeführt werden.

Besteht die Myositis im Rahmen eines paraneoplastischen Syndroms, kann die Behandlung des Tumors zu einer Besserung führen.

3.6.4 Polymyalgia rheumatica

Sie tritt im höheren Alter, bei Frauen häufiger als bei Männern auf.

Symptome

Symptome sind Schmerzen in Schulter-, Beckengürtel und Oberschenkeln, ein Steifheitsgefühl bei guter passiver Beweglichkeit, manchmal subfebrile Temperaturen und Gewichtsabnahme. Oft findet sich auch eine Arteriitis temporalis (histologisch in ca. 50%, s. Kap. A.2) mit indurierter, schmerzhafter Temporalarterie, Kopfschmerzen und Sehstörungen als Zeichen einer A.-ophthalmica-Beteiligung [6].

Diagnostik

Die BSG ist in drei Viertel der Fälle stark beschleunigt, ebenso sind Akutphasenproteine (C-reaktives Protein, α_1-, α_2-Globuline, Haptoglobin, Fibrinogen) erhöht. Muskelenzyme und Elektromyographie sind normal.

Die Muskelbiopsie zeigt höchstens eine leichte Atrophie.

Differentialdiagnose

Differentialdiagnostisch sind die Fibromyalgie (normale Laborwerte), die Polymyositis (Paresen, Elektromyographie, Biopsie), die rheumatoide Arthritis (Gelenkdestruktionen, Rheumafaktor), viral bedingte Myalgien und gegebenenfalls andere Kopfschmerzursachen zu erwägen.

Therapie

Die Symptome sprechen schnell auf 20–40 mg/d Prednison an. Nach etwa vier Wochen kann die Dosis schrittweise reduziert werden, orientiert an BSG und C-reaktivem Protein. Die Erhaltungsdosis liegt bei 5–10 mg/d für ein bis zwei Jahre.

Die Beschwerden lassen sich auch durch nichtsteroidale Antirheumatika lindern.

Bei gleichzeitiger Arteriitis temporalis und damit der Gefahr der Erblindung sollte mit höher dosiertem Prednison begonnen werden (1 mg/kg KG/d, s. Kap. A.2).

3.6.5 Schulter-Arm-Syndrom

Hierunter werden verschiedene nicht neurogene Störungen zusammengefaßt. Zervikale radikuläre Schmerzen (s. Kap. A.2), Plexus-brachialis-Neuritis, Thoracic-outlet-Syndrom, Nervenkompressionssyndrome und sympathische Reflexdystrophie (s. Kap. A.4) sind aber differentialdiagnostisch zu bedenken.

Die Erkrankungen von Sehnen und Bursen des Schultergelenks werden auch als Periarthropathia humeroscapularis zusammengefaßt.

Tendinitiden

An den Sehnen des Schultergelenks kommt es auf dem Boden degenerativer Veränderungen zu einer chronischen kalzifizierenden Entzündung (Röntgen).

Tendinitiden der Mm. supra-, infraspinatus und teres minor ist ein lokaler Schmerz oben und lateral an der Schulter und am Tuberculum majus humeri gemeinsam. Bei der Tendinitis des M. supraspinatus werden die Schmerzen durch Abduktion gegen Widerstand, bei der der Mm. infraspinatus und teres minor durch Außenrotation gegen Widerstand verstärkt. Ist der M. subscapularis betroffen, dann findet sich der Schmerz vor allem am Tuberculum minus und nimmt bei Innenrotation gegen Widerstand zu.

Die Tendinitis des M. biceps brachii betrifft den langen Kopf des Muskels. Degenerative Veränderungen und chronische Reizung sind die Ursache. Auslösend ist manchmal schweres Heben. Die Sehne im Sulcus intertubercularis humeri ist druckschmerzhaft. Der Schmerz ist an der Schultervorderseite lokalisiert und wird durch Supination des Unterarmes gegen Widerstand verstärkt. Differentialdiagnostisch kommt auch die Subluxation oder die Ruptur der Sehne in Frage.

Therapie

Die Tendinitiden werden durch passive, später auch durch aktive Pendelübungen behandelt. Anfangs ist die Ruhigstellung in einer Armschlinge sinnvoll. Unterstützend werden Kältepackungen, nichtsteroidale Antirheumatika und Lokalanästhetikainjektionen angewandt. Auch Glukokortikoidinjektionen sind wirksam, vergrößern aber die Gefahr von Sehnenrupturen [9].

Rotatorenmanschetten-Läsionen

Risse in den Rotatoren des Schultergelenks entstehen durch Zusammenwirken degenerativer Veränderungen in der Gegend des Humerushalses und eventuell nur leichter Traumen. Kleine Risse können symptomlos bleiben oder über ein bis zwei Tage zunehmend Beschwerden produzieren. Größere Risse gehen spürbar mit einem Schnappen einher.

Die Schmerzen an der Vorder- und Lateralseite des Akromions strahlen in die Skapula oder in M. deltoideus und Unterarm aus. Durch Abduktion gegen

Widerstand oder Innenrotation kommt es zur Verstärkung. Das Tuberculum majus ist druckschmerzhaft.

Die Diagnose wird neben den klinischen Befunden durch Röntgenaufnahmen, Ultraschalluntersuchung und Kernspintomographie gestellt.

Therapie

In leichten Fällen konservativ mit Schonung, Krankengymnastik und Analgetika, in schweren Fällen operative Revision.

Frozen shoulder

Vor allem bei älteren Patienten kommt es sekundär nach Immobilisation, Tendinitiden, Traumen und anderen schmerzhaften Schulteraffektionen zu Schultersteife. Sie ist durch eine Kapselentzündung am glenohumeralen Gelenk mit Adhäsionen und Kapselschrumpfung bedingt.

Die Symptome sind Bewegungseinschränkungen des Schultergelenks mit Schmerzen, die vor allem bei Innen- und Außenrotation verstärkt werden und in den M. deltoideus ausstrahlen.

Die Erkrankung ist um so schwerwiegender, je weniger Kontrastmittel bei einer arthrographischen Untersuchung in die Gelenkkapsel aufgenommen wird.

Therapie

Das Ziel ist es vor allem, bei disponierenden Krankheiten die Schultersteife durch präventive krankengymnastische Übungen zu vermeiden. Sonst besteht die Therapie in langwierigen physiotherapeutischen Mobilisationsbehandlungen (vgl. Kap. B.4.1). Sie müssen oft durch Analgetika und Muskelrelaxanzien ermöglicht werden, eventuell auch durch Blockaden des N. suprascapularis oder intraartikuläre Kortikoidinjektionen.

Epicondylitis lateralis humeri

Hier kommt es durch mechanische Überbeanspruchung („Tennisarm") zu Schmerzen und Druckempfindlichkeit am Ursprung der Handgelenksstrecker. Sie werden bei festem Griff und bei Dorsalextension des Handgelenks verstärkt und können in Ober- und Unterarm ausstrahlen.

Therapie

Schonung, Injektionen von Lokalanästhetika, eventuell auch von Glukokortikoiden.

Literatur

1. Brandt, K. D.: Osteoarthritis. In: Isselbacher, K. J., E. Braunwald, J. D. Wilson, J. B. Martin, A. S. Fauci, D. L. Kasper (eds.): Harrison's Principles of Internal Medicine. 13. ed. McGraw-Hill, New York 1994.
2. Cash, J. M., J. H. Klippel: Second-line drug therapy for rheumatoid arthritis. New Engl. J. Med. 330 (1994), 1368–1375.

3. Cush, J. J., P. E. Lipsky: Approach to articular and musculoskeletal disorders. In: Isselbacher, K. J., E. Braunwald, J. D. Wilson, J. B. Martin, A. S. Fauci, D. L. Kasper (eds.): Harrison's Principles of Internal Medicine. 13. ed. McGraw-Hill, New York 1994.
4. Kirwan, J. R., and the Arthritis and Rheumatism Council Low-Dose Glucocorticoid Study Group: The effect of glucocorticoids on joint destruction in rheumatoid arthritis. New Engl. J. Med. 333 (1995), 142–146.
5. McCain, G. A.: Fibromyalgia and myofascial pain syndromes. In: Wall, P. D., R. Melzack (eds.): Textbook of Pain. 3. ed. Churchill Livingstone, Edinburgh–London–Madrid–Melbourne–New York–Tokyo 1994.
6. Melms, A.: Riesenzellarteriitis und Polymyalgia rheumatica. In: Brandt, T., J. Dichgans, H. C. Diener (Hrsg.): Therapie und Verlauf neurologischer Erkrankungen. 2. Aufl. Kohlhammer, Stuttgart–Berlin–Köln 1993.
7. O'Dell, J. R., C. E. Haire, N. Erikson, W. Drymalski, W. Palmer, P. J. Eckhoff, V. Garwood, P. Maloley, L. W. Klassen, S. Wees, H. Klein, G. F. Moore: Treatment of rheumatoid arthritis with methotrexate alone, sulfasalazine and hydroxychloroquine, or a combination of all three medications. New Engl. J. Med. 334 (1996), 1287–1291.
8. Schaible, H.-G., B. D. Grubb: Afferent and spinal mechanisms of joint pain. Pain 55 (1993), 5–54.
9. Sola, A. E.: Upper extremity pain. In: Wall, P. D., R. Melzack (eds.): Textbook of Pain. 3. ed. Churchill Livingstone, Edinburgh–London–Madrid–Melbourne–New York–Tokyo 1994.
10. Tugwell, P., T. Pincus, D. Yocum, M. Stein, O. Gluck, G. Kraag, R. McKendry, J. Tesser, P. Baker, G. Wells, for the Methotrexate-Cyclosporine Combination Study Group: Combination therapy with cyclosporine and methotrexate in severe rheumatoid arthritis. New Engl. J. Med. 333 (1995), 137–141.
11. Weusten, B. L., J. W. Jacobs, J. W. Bijlsma: Corticosteroid pulse therapy in active rheumatoid arthritis. Semin. Arthritis Rheum. 23 (1993), 183–192.
12. Wiener, S. L.: Differential Diagnosis of Acute Pain by Body Region. McGraw-Hill, New York 1993.
13. Zimmermann, C. W.: Myositis. In: Brandt, T., J. Dichgans, H. C. Diener (Hrsg.): Therapie und Verlauf neurologischer Erkrankungen. 2. Aufl. Kohlhammer, Stuttgart–Berlin–Köln 1993.

A.4 Neuropathische Schmerzen

4.1 Neuralgie (speziell nach Läsionen peripherer Nerven)

C. MAIER UND R. BARON

Eine Neuralgie ist eine rein deskriptive klinische Diagnose für einen Ruhe- oder evozierbaren Schmerz, der überwiegend im Innervationsgebiet eines Nervs (analog eines Nervenplexus [≈ Plexusneuralgie] oder einer Nervenwurzel [≈ Radikulopathie]) wahrgenommen wird. Für die Diagnose einer Neuralgie ist weder die Schmerzqualität (Ruhe- oder Belastungsschmerz, Allodynie, attackenförmiger Schmerz u. a. m.) noch die neurologische Begleitsymptomatik (s. u.) maßgeblich.

Die Neuralgie wird meistens nach dem betroffenen Nerv benannt (Ulnaris-, Genitofemoralis- oder Interkostalneuralgie). Neuralgien sind eine Untergruppe der neuropathischen Schmerzen, wobei fließende Übergänge zum Deafferenzierungsschmerz (s. Kap. A.4.3), der sympathischen Reflexdystrophie (s. Kap. A.4.2) und Engpaßsyndromen (s. Kap. A.4.4) bestehen. Diese werden ebenso wie die Zosterneuralgie (s. Kap. A.4.5) in den nachfolgenden Unterkapiteln besprochen. Die Gesichtsneuralgien sowie die entsprechenden Beschwerdebilder beim Rückenschmerz sind in anderen Kapiteln dieses Buches enthalten (s. Kap. A.1 und Kap. A.2).

Im deutschsprachigen Raum wird der Begriff der Neuralgie auch synonym für „attackenförmigen Schmerz" benutzt, der folglich auch als „neuralgiform" bezeichnet wird. Attacken oder der „Tic douloureux" sind aber das Leitsymptom nur einer, wenn auch der bekanntesten Neuralgie: der idiopathischen Trigeminusneuralgie (s. Kap. A.1.9). Bei anderen Neuralgien sind Attacken nur eine, zudem bei peripheren Nervenläsionen, seltenere Schmerzform (s. u.). Diese Verwendung des Begriffs „Neuralgie" ist mißverständlich und sollte vermieden werden.

Neuralgien können, oftmals vorübergehend, als Symptom bei einer Vielzahl von Verletzungen, Infektionen (z.B. Zosterneuralgie) und Systemerkrankungen, aber auch nach banalen muskulären Funktionsstörungen (z.B. Interkostalneuralgie) auftreten. Die hier zu besprechenden persistierenden Neuralgien gehören in schmerztherapeutischen Einrichtungen mit ca. 5–15% zu den häufigsten Diagnosen aus der Gruppe neuropathischer Schmerzen.

Ausgelöst werden Neuralgien in vielen Fällen durch traumatische oder iatrogen bedingte Nervenverletzungen, die nach gelenk- oder nervennahen sowie nach abdominellen Eingriffen oder anderen Interventionen (z.B. Femoralispunktion, Nervenblockaden, Injektionen aller Art) am häufigsten sind. Sie gehören auch zur Symptomatik akuter und chronischer Kompressionssyndrome am Rumpf oder an den Extremitäten (s. Kap. A.4.4), können jedoch hier auch nach einer ansonsten erfolgreichen Behandlung persistieren. Neuralgien können auf einer Tumor- oder Metastaseninfiltration oder -kompression oder auf mechanischer Druckschädigung unterschiedlicher Genese beruhen (z.B. Ulnarisrinnensyndrom, Epicondylitis radialis, Interkostalneuralgie bei degenerativen BWS-Veränderungen u.a.m.). Neuralgien einzelner Nerven können auch die Mono- oder Erstmanifestation verschiedener System- oder Nervenerkrankungen sein, auch wenn diese in der Regel mit einer Polyneuropathie einhergehen („Schwerpunktneuropathie").

4.1.1 Leitsymptome

Nach der oben genannten Definition ist bei der Neuralgie das Areal der Schmerzwahrnehmung weitgehend identisch mit dem Hautareal, das durch den jeweiligen Nerv (oder den Nervenplexus) sensibel innerviert wird.

Allerdings gibt es vor allem bei längerer Krankheitsdauer auch Verläufe, bei denen es zu einer Ausbreitung der Schmerzen (und evtl. Begleitsymptome) über das primär betroffene Areal kommt.

Im Unterschied zu der Ausbreitung der Symptome bei der sympathischen Reflexdystrophie (s. Kap. A.4.2), bei der in der Regel die gesamte Extremität distal betont betroffen ist, sind bei Neuralgien nur benachbarte Hautareale involviert. Nach einer Medianusneuralgie bestehen unter Umständen auch Schmerzen im palmaren Versorgungsgebiet des N. ulnaris, niemals jedoch auf der Dorsalseite der Hand. Allerdings gibt es, wie gesagt, fließende Übergänge. Sehr selten entwickelt sich ein „Quadrantensyndrom", wenn ein Körperquadrant (z.B. Arm, Schulter und Gesicht bei einer Plexusneuralgie oder das gesamte Bein bei lumbalen Radikulopathien) betroffen ist, und nur in Einzelfällen finden sich die „Mirror-Phänomene", d.h. ein symmetrisches Auftreten von ursprünglich nur unilateralen Schmerzen.

Bei den Neuralgien lassen sich vier Schmerzformen unterscheiden, die in ihrem Ausmaß und ihrer Intensität von Patient zu Patient wechseln und keineswegs immer vorhanden sein müssen. Auch können mehrere Schmerzformen gleichzeitig bestehen, bei anderen Patienten kann im Verlauf der Erkrankung die Schmerzqualität wechseln.

- Am häufigsten klagen die Patienten über einen als „brennend“, bisweilen als „elektrisierend“ oder auch als „ziehend“ beschriebenen Dauerschmerz.
- Paroxysmale „attackenförmige“ Schmerzsensationen können das einzige Symptom sein oder sich auf den Dauerschmerz aufpfropfen. Hier kann zwischen spontanen und triggerbaren Attacken unterschieden werden. Letztere werden durch Berührung, Bewegungen oder Lageänderungen, durch physische oder psychische Stressoren ausgelöst.
- Parästhesien, also Mißempfindungen wie „Ameisenlaufen“, sind häufig. Wenn sie als schmerzhaft oder als belastend wahrgenommen werden, spricht man von einer Dysästhesie.
- Besonders nach Nervenverletzungen, aber auch bei Neuropathien anderer Genese treten bei 20–30% der Patienten evozierbare Schmerzen auf.

Diese sogenannte Allodynie beschreibt Schmerzsensationen bei nichtnoxischer Reizung, wie leichte Berührung oder Druck, nicht schmerzhafte Wärme- oder Kälteapplikation. Es handelt sich also um Reizintensitäten, die bei einem Gesunden auch bei längerer Anwendung keinen Schmerz auslösen. Im Gegensatz dazu werden triggerbare Schmerzen durch bestimmte Berührungen, mechanische oder thermische Reize ausgelöst, wobei die Berührung (oder andere Reize) **selbst** nicht als schmerzhaft empfunden werden.

Es werden verschiedene Allodynieformen unterschieden (s. Tab. A.4-2).

Vegetative Begleitsymptome treten überwiegend im betroffenen Hautareal auf, bisweilen in der unmittelbaren Umgebung, aber, ebenso wie die Schmerzen (s.o.), nur sehr selten in der ganzen Extremität. Auch die Schweißneigung kann hier vermindert sein, häufiger sind jedoch Störungen der Hautdurchblutung mit geringer Zyanose, Livedo, seltener ein Ödem. Diese Symptome sind gering ausgeprägt.

Die neurologischen Befunde sind bei den Neuralgien variabel (s. Tab. A.4-2).

Das Ausmaß der neurologisch faßbaren Schäden korreliert jedoch nicht mit der Intensität der Schmerzen.

Ihr Fehlen beweist auch nicht, daß keine Neuralgie vorliegt. Im Gegenteil: Die meisten Patienten (ca. 80–90%!) empfinden nach kompletter Nervendurchtrennung keine Schmerzen.

Die neurologischen Befunde hängen von der Art und dem Ausmaß der zugrundeliegenden Nervenläsion ab. Motorische Störungen gehören, im Gegensatz zur Reflexdystrophie, nicht zur eigentlichen Symptomatik, sofern sie nicht aus der zugrundeliegenden Nervenläsion resultieren. Es kann eine Anästhesie, Hypästhesie oder -algesie im Seitenvergleich für alle oder bestimmte sensible Funktionen bestehen (Kälte, Wärme, taktile Reize, Schmerzreize).

Bei einem Teil dieser Patienten sind neben diesen „Minussymptomen“ Zeichen einer Übererregbarkeit („Plussymptome“ wie Hyperalgesie oder Allodynie), eventuell auch in angrenzenden Hautarealen, nachweisbar. Hieran können verschiedene periphere Strukturen und unterschiedliche zentralnervöse Mechanismen beteiligt sein (z.B. bei der über C-Fasern oder bei der über Aβ-Fasern vermittelten Allodynie). Diese Unterscheidungen sind aber bislang mehr wissenschaftlich als therapeutisch bedeutsam.

Von größerer klinischer Bedeutung, weil sich hieraus die Indikation zu Interventionen am Sympathikus begründet (s. a. Kap. B.2), ist die Frage, ob der Schmerz sympathisch (mit-)unterhalten wird („sympathetically maintained pain" – SMP).

Ein SMP ist keine eigene Diagnose (wie z.B. die Reflexdystrophie), sondern ein mögliches Merkmal verschiedener Erkrankungen, wie der Reflexdystrophie, der Zosterneuralgie und eines Teils der Neuralgien.

Immerhin erzeugen Sympathikusblockaden bei 40–50% der Patienten mit Neuralgien, die auch an einer Allodynie leiden, eine zumindest passagere Analgesie. Allerdings liegen leider bis heute nur sehr wenige und zudem widersprüchliche Daten zu der Frage vor, ob bestimmte klinische Symptome für das Vorliegen eines SMP sprechen. Eine spezielle neurologische Symptomatik scheint aber ebensowenig für einen SMP spezifisch zu sein wie das Vorliegen einer begleitenden autonomen Störung (z.B. Temperaturdifferenz, gestörte Sudomotorik). Erfahrungsgemäß gilt jedoch, je strenger lokalisiert ein Schmerz auftritt, desto seltener kann er durch Sympathikusblockaden anhaltend positiv beeinflußt werden. Ein SMP wird um so wahrscheinlicher, je mehr der in Tabelle A.4-1 genannten Merkmale zutreffen. Letztlich kann diese Diagnose jedoch nur durch den wiederholten positiven Effekt einer Sympathikusblockade gesichert werden (s. u.).

4.1.2 Diagnostische Verfahren

Eine Neuralgie ist eine klinische Diagnose, deren Genese durch eine fachneurologische Untersuchung geprüft werden muß (Tab. A.4-2). Eine weitergehende Diagnostik ist immer dann erforderlich, wenn die Pathogenese der zugrundeliegenden Erkrankung nicht gesichert ist. Hierbei kommen, je nach Symptomatik, spezielle neurologische und radiologische Verfahren zur Anwendung (s. u.).

Tabelle A.4-1 Merkmale, die für einen sympathischen (mit-)unterhaltenden Schmerz (SMP) bei Neuralgien oder anderen Neuropathien sprechen.

Fakultativ (relativ häufig, aber als Einzelsymptom nicht spezifisch)
- (dynamische) Allodynie
- Kälteallodynie
- Hyperalgesie (herabgesetzte Schwelle bei noxischen Reizen)
- Schmerzausbreitung über den Versorgungsbereich der primär betroffenen Nerven hinaus
- „Quadrantensyndrom" (Schmerzausstrahlung in den zugehörigen Körperquadranten)
- autonome Störungen

Obligatorisch
- länger anhaltende Analgesie nach Sympathikusblockade

Tabelle A.4-2 Klinisch-orientierende Prüfung neurologischer Symptome sowie erweiterte Untersuchungsverfahren bei Neuralgien und schmerzhaften Neuropathien.

	Definition	Klinisch-orientierende Prüfung	Erweiterte Untersuchungsverfahren
Hyp-/ Hyperästhesie	herab- oder heraufgesetzte taktile/ thermische Empfindlichkeit	Prüfung durch Bestreichen der Hautareale (Wattebausch, Kälte- oder Alkoholspray) im Seitenvergleich; Spitz-Stumpf-Diskrimination	Testung mit Freyschen Haaren, Neurographie, Druckwahrnehmungsschwelle, SSEP; thermoafferentes System: Diskriminationsschwellenbestimmung (Marstock-Test)
Hyp-/Hyperalgesie	herab- oder heraufgesetzte Schmerzwahrnehmung	Prüfung der Hautareale, z.B. mit Nadelrad im Seitenvergleich	algesimetrische Tests (konstanter Druck, thermische Reize)
Allodynie	schmerzhafte Wahrnehmung nichtnoxischer Reize	Schmerzintensitätsmessung (z.B. durch Skalen) bei	
– mechanisch-dynamische	– bei kurzer Berührung	– Berührung z.B. mit Wattebausch	
– mechanisch-statische	– bei leichtem Druck	– mit konstantem stumpfen Druck	mit speziellen Druckaufnehmern
– thermische	Allodynie bei geringer Kälte- oder Wärmeapplikation	– mit Kältespray, kaltem oder warmem Wasser	Marstock-Test (s. o.)
autonome Störungen	veränderte Sudomotorik oder Hautdurchblutung	Messung der akralen Hauttemperatur (vor und nach Akklimatisierung), Schweißtest	Infrarotthermographie, Bestimmung der Hautdurchblutung, Messung sympathischer Reflexe mit Laser-Doppler, Sudomotorik-Axonreflex (Q-SART)

4.1.3 Differentialdiagnose

Die differentialdiagnostischen Überlegungen bei einer Neuralgie beschränken sich auf zwei Aspekte:

- Abgrenzung von anderen Schmerzerkrankungen, Diagnostik eines SMP: Für die Abgrenzung einer Neuralgie von anderen Schmerzformen wie der sympathischen Reflexdystrophie oder bestimmten Manifestationen eines Deafferenzierungsschmerzes (Tab. A.4-3) sind die Anamnese und die Klinik wegweisend.

  Die Frage, ob der Schmerz sympathisch unterhalten ist (SMP), erfordert eine wiederholte Sympathikusblockade oder ganglionäre Opioidanalgesie (GLOA, s. Kap. B.2.2.7). Bestehen klinische Hinweise (s. Tab. A.4-1), ist eine Überwei-

Tabelle A.4-3 Differentialdiagnostik der Neuralgien hinsichtlich anderer Schmerzsyndrome.

	Unterscheidungsmerkmale	**Methoden zum Ausschluß**
sympathische Reflexdystrophie (SRD) (CRPS, Typ I)	Schmerz, Ödem u.a. Symptome auch außerhalb des Innervationsgebiets eines betroffenen Nervs (distale Generalisierung); zumeist keine Nervenläsion, Mitbeteiligung von Knochen/Gelenken, Lageabhängigkeit der Schmerzen	Klinik, Orthostasetest, Skelettszintigraphie (Nativ-Röntgen) (vgl. Kap. A.4.2)
Kausalgie (CRPS, Typ II)	Sonderform nach Verletzung großer Nerven (N. ischiadicus, N. medianus) bei sonst ähnlicher Klinik	dito
Deafferenzierungsschmerz, Anaesthesia dolorosa	Schmerz in anästhetisch-analgetischen Arealen/ Dermatomen, Übergangsformen möglich	neurologischer Befund (s. Kap. A.4.3)

Tabelle A.4-4 Standards und Effektivitätskriterien bei diagnostischen Sympathikusblockaden zum Nachweis eines sympathisch unterhaltenen Schmerzes (SMP).

Technische Standards (Einzelheiten in Kap. B.2.2.7)
- nur Verfahren einsetzen, bei denen eine selektive Ausschaltung sympathischer Efferenzen erfolgt (z.B. Grenzstrangblockade), nicht dagegen Verfahren wie die Epidural- oder Plexusanästhesie, bei denen auch sensible Afferenzen blockiert werden
- Dokumentation der technisch korrekten Blockade durch Messung der vegetativen Effekte (z.B. Anstieg der Hauttemperatur, sympathischer Reflexausfall)

Kriterien für die Bewertung einer Analgesie nach Sympathikusblockaden
- Bei einem SMP sollte die Analgesie zumindest so lange anhalten, wie es die pharmakologische Wirkung der eingesetzten Substanz erwarten läßt (bei Carbostesin® oder Opioiden [GLOA] mind. 4–8 h, bei Guanethidinblockaden mindestens 6–12 h).
- Für die Diagnose eines SMP sind nur eindeutige Effekte relevant, d.h. eine Abnahme des Schmerzniveaus z.B. um mehr als 50% vom Ausgangsschmerz.
- Der Effekt sollte bei jeder Injektion reproduzierbar sein.
  Als prognostisch günstig hat sich ein Treppeneffekt erwiesen, also eine zunehmende Wirkdauer nach mehrfacher Injektion. Langfristige Responder berichten bereits vor der 3. oder 4. Injektion über ein deutlich geringeres Schmerzniveau.

sung an den anästhesiologisch ausgebildeten Schmerztherapeuten sinnvoll. Die Spezifität und Sensitivität diagnostischer Sympathikusblockaden (zur Technik s. Kap. B.2, Effektivitätskriterien in Tab. A.4-4) sind deutlich höher als die der unten besprochenen Nervenblockaden. Allerdings sollte stets der Effekt mehrerer Blockaden abgewartet werden, um Placeboeffekte besser verifizieren zu können.

Tabelle A.4-5 Allgemeine Differentialdiagnostik bei Neuralgien hinsichtlich der Grunderkrankung.

Ort der Läsion	Genese
peripherer Nerv Nervenplexus Radikulopathie Myelopathie zentraler Schmerz Systemerkrankung (z.B. Polyneuropathie)	Engpaßsyndrom Verletzung/Läsion mit oder ohne Neurom chronische mechanische Schädigung/Reizung Tumor Infektion Intoxikation Ischämie Systemerkrankung

- Differentialdiagnostik hinsichtlich der Ursache der Neuralgie: Aufwendiger ist, zumindest in Problemfällen, die Abklärung der möglichen Ursachen der Neuralgie. Hierzu ist zunächst der Ort der Nervenläsion einzukreisen und die Pathogenese abzuklären (Tab. A.4-5), wozu je nach Art der Symptome entsprechende neurologische und eventuell auch neuroradiologische Verfahren zur Anwendung kommen.

Ein Beispiel wäre die Ulnarisneuralgie, bei der zunächst eine Kompression am Ellenbogen oder am Handgelenk auszuschließen wäre, sodann alle übrigen Ursachen einer peripheren Schädigung (chronischer Druck, degenerative Veränderungen des Ellenbogengelenks, Tumor, postoperative Läsionen, Thoracic-outlet-Syndrom u.a.m.). Je nach klinisch-neurologischer Symptomatik sind zusätzlich eine untere Armplexusläsion und eine Radikulopathie der C8/Th1 auszuschließen, wofür dann wiederum eine Reihe von Ursachen in Betracht käme.

> Selbstverständlich ist das Ausmaß der notwendigen Diagnostik von Fall zu Fall sehr unterschiedlich. Das Vorliegen eines pathologischen neurologischen Befundes, der sich nicht zwanglos aus einer bekannten Erkrankung erklärt, und weiterer Begleitsymptome erfordert jedoch stets eine fachspezifisch erweiterte Diagnostik.

Tabelle A.4-6 Differentialdiagnostische Hinweise für Neuralgien bei peripheren Engpaßsyndromen und nach Varicella-Zoster-Infektion.

	Unterscheidungsmerkmale	Methoden zum Ausschluß
Engpaßsyndrom	Anamnese (Dauer, Beginn), zusätzliche Begleitsymptomatik abhängig vom Ort der Kompression, positive Provokationstests (z.B. Phalen-Test bei CTS)	klinisch-neurologischer Befund (s. Kap. A.4.4), EMG, ENG, evtl. SSEP, in Einzelfällen diagnostische Lokalanästhesie
Zosterneuralgie	radikuläre Symptomatik (thorakal, selten lumbal), dermatologischer Befund	dermatologische Untersuchung, evtl. Serologie

Tabelle A.4-7 Differentialdiagnostik bei Neuralgien hinsichtlich der Grunderkrankung am Beispiel der Interkostalneuralgie.

	Klinische Beispiele	**Spezielle Symptome/ Unterscheidungsmerkmale**	**Methoden zum Ausschluß**
Myelopathie – intramedulläre Läsionen	Tumor, Syringomyelie	primär diffuser, später selten radikulärer Schmerz, dissoziierte Empfindungsstörung, evtl. fleckförmige Hypästhesiezone, Störung der langen Bahnen und der MER, Pyramidenbahnzeichen	neurologische Untersuchung, MRT, Myelographie, Liquorpunktion
– extramedulläre Läsionen	Tumor, Metastase, Abszeß, Hämatom, epidurale Kompression, Spinalstenose Diskusprolaps, Tumor, Fraktur, epidurale Fibrose, laterale Stenose u.a.	fakultativ radikuläre Symptomatik, Zunahme bei intrathekaler Druckerhöhung (Husten etc.), muskuläre Schwäche, Paresen, pathologische MER	dito
Radikulopathie – Zosterneuralgie	akut oder postzosterisch	vgl. Kap. A.4.5	dermatologische Untersuchung, evtl. Serologie
– Wurzelkompression/ -läsion	wie bei extramedullärer Myelopathie	radikulärer Schmerz und zuordenbare neurologische Befunde, s.o.	neurologische Untersuchung, MRT, Myelographie, Liquorpunktion
– Tabes dorsalis	Syphilis	Anamnese, lanzinierender Schmerz, Remissionsphasen, sonstige Begleitsymptome	Serologie
Neuropathie – Kompression/Läsion nach Austritt der Spinalnerven durch das Foramen intervertebrale	Arthritis, Tumor, degenerative Veränderungen	segmentaler Schmerz, evtl. mit Hyperalgesie, Provokation durch Rumpfbewegung	neurologische und radiologische Verfahren (Nativ, Schichtung, CT mit 3-D-Rekonstruktion), Laborparameter, selektive Wurzelblockade unter Durchleuchtung
– paravertebrale Kompression	Abszeß, Aortenaneurysma	selten nur segmentaler Schmerz, Begleitsymptome, provozierbar	radiologische Befunde

Tabelle A.4-7 Fortsetzung

	Klinische Beispiele	Spezielle Symptome/ Unterscheidungsmerkmale	Methoden zum Ausschluß
– Nerventumor	Schwannom, Neurofibrom	neurologische Defizite kombiniert mit radikulärem Schmerz	CT, MRT
– Mononeuropathie bei sonstiger (Poly-) Neuropathie	diabetogen, äthyltoxisch und sonstige Ursachen PNP (s. Kap. A.4.6)	neurologische, evtl. diskrete Hinweise für Polyneuropathie (Vibrationswahrnehmung)	Neurographie (vgl. Kap. A.4.6)
Sonstige nichtneuropathische Ursachen (Pseudoneuralgie)			
– Verletzung/Läsion/ Erkrankung der Wirbelsäule oder Rippen	Fraktur, Tumor, Entzündung, Osteoporose	dumpfer Schmerz, oft primär dorsal lokalisiert oder nach peristernal projiziert; Schmerzintensität abhängig von Bewegung und Belastung, Begleitsymptome	orthopädische Untersuchung, Röntgen-Nativ, CT, Laborparameter
– muskuläre Schmerzsyndrome	Fibromyalgie, Verspannung, körperliche Überlastung	Triggerpunkte, Myogelosen, Schmerz lokalisiert, Verlaufsbeobachtung, Besserung in Ruhe	lokale Untersuchung, evtl. Triggerpunktinfiltration
somatoforme Störung	Angstneurose	psychologische Befunde	Ausschlußdiagnostik

Auch Nervenblockaden (Durchführung, Risiken und Bewertung s. Kap. B.2) können in speziellen Fällen eine diagnostische Hilfe sein. Hierzu zählen Neuralgien in Körperarealen, an denen mehrere Nerven beteiligt sein können. Ein Beispiel hierfür ist die Knieregion: Wenn nach einer Knieverletzung Neuralgien persistieren, erlaubt die Schmerzlokalisation oft keine sichere Zuordnung zu bestimmten Nerven, da es für die diversen Rami articulares, die vom N. femoralis, obturatorius, saphenus und ischiadicus abgehen, keine Zona propria gibt. Mit bestimmten Techniken (elektrischer Neurostimulator) können die Äste größtenteils lokalisiert werden und ihr Anteil am Knieschmerz durch eine selektive Blockade abgeschätzt werden. Nervenblockaden sind, innerhalb gewisser Grenzen (vgl. Kap. B.2), auch bei anderen, neurographisch nicht immer sicher zuordenbaren komplexen Schmerzsyndromen zur „Höhenlokalisation" hilfreich, z.B. um bei gleichzeitiger HWS-Störung und peripherer Nervenkompression den Ort der Schädigung einzukreisen.

Die diversen Untersuchungsschritte bei den unterschiedlichen Neuralgien können hier nicht im Detail besprochen werden – es muß auf die Lehrbücher der Neurologie und Orthopädie verwiesen werden. Bisweilen ist die Abgrenzung posttraumatischer Neuralgien von peripheren Engpaßsyndromen oder von der Zosterneuralgie bedeutsam (Tab. A.4-6, S. 141). Aber auch bei anderen, in der Regel durch funktionelle Störungen, z.B. des Achsenskeletts, ausgelösten Neuralgien wie der Interkostalneuralgie kann unter Umständen eine umfangreiche Diagnostik notwendig sein, vor allem, wenn neurologische Störungen nachweisbar sind (Tab. A.4-7, S. 142).

4.1.4 Therapie

Basistherapie

Neuralgien sind medikamentös zu behandeln, sofern nicht eine kausale, z.B. operative, Maßnahme indiziert ist (Abb. A.4-1) oder mehrere Symptome für das Vorliegen eines SMP (s. Tab. A.4-1) sprechen. In diesem Fall und bei Versagen der medikamentösen Basistherapie ist eine Vorstellung bei einem Schmerztherapeuten indiziert.

Medikamente der ersten Wahl sind, je nach Art der Schmerzen, trizyklische Antidepressiva oder Antikonvulsiva (s. Abb. A.4-1). Einzelheiten zur Dosierung und zur Wertigkeit einzelner Substanzgruppen sind in Kapitel B.1 dargestellt. Es sei hier jedoch noch einmal auf die Notwendigkeit einer einschleichenden Dosierung zur Vermeidung von zentralnervösen Nebenwirkungen ebenso hingewiesen wie auf die Vorteile der Retardpräparate. Die Dosierung richtet sich im wesentlichen nach dem klinischen Effekt. Serumkonzentrationsbestimmungen sind nützlich. Allerdings sollten nicht wie bei der Epilepsie bestimmte Wirkkonzentrationen als Dosierungsgrenze mißverstanden werden. Sie dienen hauptsächlich dazu, eine mangelnde Compliance des Patienten aufzudecken und einer Intoxikation bei höheren Dosen vorzubeugen. Regelmäßige klinische und laborchemische Kontrolluntersuchungen sind bei allen hier eingesetzten Medikamenten unverzichtbar.

Bei Patienten ohne Deafferenzierungsschmerz hat sich auch die Anwendung der transkutanen elektrischen Nervenstimulation (TENS) bewährt. Die Anwendungsform wird sich nach dem Effekt richten. In der Regel sind jedoch hochfrequente Impulsapplikationen vorteilhafter. Die Elektroden können in der Verlaufsrichtung des betroffenen Nervs angelegt werden.

Bei Patienten mit „Plussyndromen“ (Allodynie und Hyperalgesie) sind ergotherapeutische Dekonditionierungsverfahren außerordentlich wichtig. Der Patient muß hierzu motiviert werden, um schrittweise seine Angst vor der Berührung zu verlieren. Er wird dazu angeleitet, durch Berührungen, z.B. mit Watte, weichen Bürsten, Frotteehandschuhen, oder Bewegungsübungen in feinem Sand, Erbsen oder ähnlichen Stoffen, eventuell nach vorheriger Kühlung mit Eispackungen, sich taktilen Reizen zunehmender Intensität auszusetzen. Die Anwendungshäufigkeit kann allmählich gesteigert werden.

In nicht wenigen Fällen werden dieses und andere Therapiekonzepte erst praktikabel sein, wenn durch eine psychotherapeutische oder verhaltensmedizinische Behandlung die Motivation und die Fähigkeit zur adäquaten Symptomwahrnehmung verbessert werden (s. Kap B.3).

Herkömmliche Nichtopioidanalgetika oder mittelstarke Opioide sind in vielen Fällen nicht wirksam. Ein Versuch ist jedoch sinnvoll, sie sollten aber bei fehlendem Effekt wieder abgesetzt werden. Hochpotente Opioide wie Morphin sollten

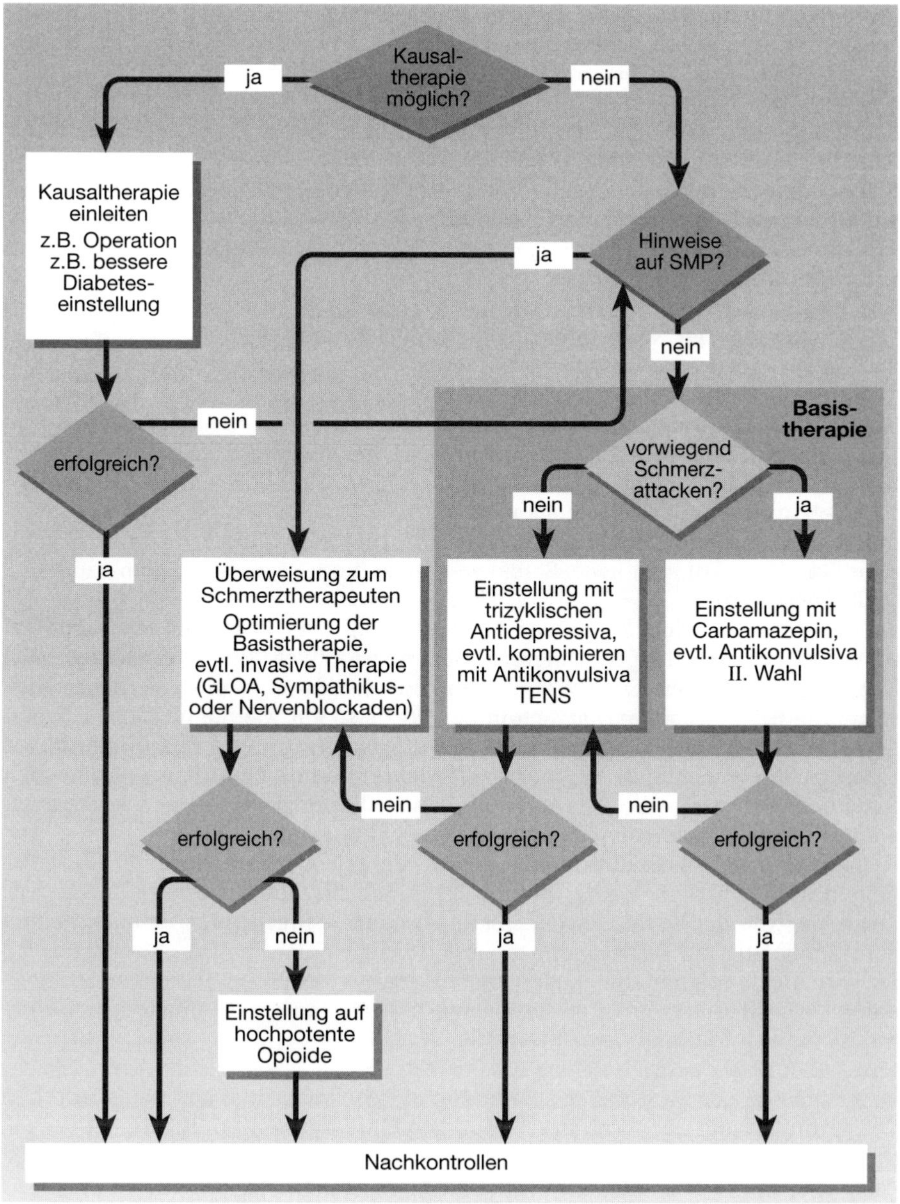

Abbildung A.4-1 Therapiestufenplan bei Neuralgien.

erst eingesetzt werden, wenn die oben beschriebene medikamentöse Behandlung versagt hat und durch Schmerztherapeuten auch die Unwirksamkeit der im folgenden skizzierten invasiven Therapieansätze bestätigt wird. Die Sensitivität neuralgischer Beschwerden für Morphin wird im Schrifttum sehr kontrovers beurteilt (s. Kap. B.1.1.2). Kontrollierte Studien zu dieser Frage liegen nicht vor. Allerdings gelten heute frühere Behauptungen als widerlegt, daß neuropathische Schmerzen generell seltener oder zumindest schlechter als andere Schmerzarten auf Opioide ansprechen (Einzelheiten Kap. B.1.1.2).

Interventionelle Schmerztherapie

Therapeutische Nervenblockaden sind bei Neuralgien nur in den seltensten Fällen indiziert.

Nachuntersuchungen haben gezeigt, daß selbst Patienten, bei denen primär ein Treppeneffekt, d.h. eine deutlich zunehmende Wirkungsverlängerung bei wiederholten Blockaden, vorlag, langfristig weniger davon profitierten als z.B. von der TENS-Anwendung. Nervenblockaden sind zudem keineswegs risikofrei, und durch unsachgemäße Punktionstechniken, insbesondere durch nicht atraumatische Kanülen, können neue Schäden gesetzt und damit die Schmerzen verschlimmert werden.

Der früher gar nicht so seltene Gedanke, daß eine Erhöhung der Schmerzschwelle durch eine längere Unterbrechung nozizeptiver Impulse erreicht werden kann, z.B. durch den Einsatz von Katheterverfahren mit kontinuierlicher Ausschaltung der Sensibilität, hat sich in der Praxis so gut wie nie bewährt. Abgesehen von den bei diesen Verfahren immer möglichen Komplikationen hat dieses Konzept den Nachteil, daß hierunter die Dekonditionierungstherapie unmöglich ist (s.o.), weil durch die Blockade alle, auch die möglicherweise schmerzhemmend wirkenden afferenten Impulse ausgeschaltet werden.

Auch grundsätzliche Erwägungen sprechen gegen dieses Konzept. Dem Patienten wird hiermit unter Umständen ein unrealistisches Therapieziel suggeriert: Denn der durch Blockaden erzielbare Zustand weitgehender Schmerzfreiheit kann langfristig nur in Ausnahmefällen erreicht werden (s. Kap. Einführung 2). Es wird nach solchen Blockaden immer schwer sein, den Patienten zur Einnahme von Medikamenten zu motivieren bzw. ihn davon abzuhalten, sich neurodestruktiven Maßnahmen zu unterziehen.

In der Praxis sind daher solche Nervenblockaden nur aus diagnostischen Gründen und zur Akutintervention gerechtfertigt (s. Kap. B.2.2).

Auch längere Serien von Interventionen am Sympathikus (Blockaden, GLOA) sind nur indiziert, wenn nach den ersten drei bis vier Injektionen ein deutlicher, in seiner Wirkung zunehmender Effekt auftritt. Gerade bei Neuralgien ist nur bei einer kleinen Zahl von Patienten mit einer langfristigen Wirksamkeit zu rechnen. Diese Responder zeigen sich also schnell, lange Behandlungsserien bei mangelnder initialer Ansprechbarkeit sind ein Behandlungsfehler.

Die Anwendbarkeit invasiver gegenirritativer Verfahren ist für Neuralgien wenig untersucht. Die epidurale Spinalcordstimulation (SCS) scheint nicht wirksam zu sein, für perineurale Stimulationsverfahren liegen erste, vielleicht ermutigende Berichte vor. Ihre Anwendung wird aber vorläufig speziellen Zentren überlassen bleiben.

Neurodestruktive Maßnahmen
Ein chirurgisches Vorgehen ist nur bei bestimmten Diagnosen sinnvoll, bei denen die Grundkrankheit durch eine chirurgische Intervention gebessert oder beseitigt werden kann. Beispiele hierfür sind Kompressionssyndrome oder andere mechanische Ursachen einer Nervenläsion, bei denen operative Freilegungen oder Verlagerungen indiziert sind (z.B. Meralgia paraesthetica). Neurome sollten nur operativ angegangen werden, wenn hieraus eine Verbesserung der neurologischen Regeneration (z.B. durch Nervenimplantate) resultieren kann.

Eine Resektion nur wegen der Schmerzen (oder weil sich im MRT ein Befund nachweisen läßt) ist auf Dauer fast immer erfolglos oder führt gar zur Verschlimmerung.

Ausnahmen sind, wie bei Postamputationsneuromen (s. Kap. A.4.3), solche Fälle, bei denen ein ungünstig gelegenes, d.h. einer ständigen mechanischen Irritation ausgesetztes, Neurom durch Weichteilversenkung oder andere Maßnahmen besser positioniert werden kann. Ähnliches gilt für operative Freilegungen bei Verdacht auf narbenbedingte Strikturen.

Zumindest Wiederholungseingriffe sollten unterbleiben. Sie führen nur zur Chronifizierung der Beschwerden.

Eine Exhairese oder Durchtrennung größerer Nerven als „Schmerztherapie“ muß heute als Behandlungsfehler eingestuft werden.

Es liegen ausreichend Fallberichte und größere Studien zu dieser Frage vor. Nach einer kurzen Phase der Schmerzfreiheit treten fast regelhaft Rezidive auf, deren Intensität und Therapieresistenz zumeist die des Ausgangsschmerzes noch übertreffen.

Eine gewisse Sonderstellung scheinen jedoch Resektionen von sensiblen gelenknahen Nervenästen zu haben, die sich z.B. in der Rheumachirurgie bewährt haben. Hier haben auch semidestruktive Verfahren wie die Kryoanalgesie eine limitierte Berechtigung.

Literatur

Lehrbücher/Monographien:

1. Boivie, J., P. Hansson, U. Lindblom (eds.): Touch, Temperature, and Pain in Health and Disease: Mechanisms and Assessment. Progress in Pain Reseach and Management. Vol. 3. IASP Press, Seattle (USA) 1993.
2. Bonica, J.: General considerations of pain in the chest. In: Bonica, J. (ed.): The Management of Pain. Vol. II., 2. ed. Lea & Febiger, Philadelphia 1990.
3. Bonica, J., R. Cailliet: General considerations of pain in the neck and upper limb. In: Bonica, J. (ed.): The Management of Pain. Vol. I., 2. ed. Lea & Febiger, Philadelphia 1990.
4. Jensen, T. S., P. Rasmussen: Phantom pain and other phenomena after amputation. In: Wall, P. D., R. Melzack (eds.): Textbook of Pain. 3. ed. Livingston, Edinburgh 1994.

Spezielle Literatur:

5. Arner, S., B. Lindblom, B. Meyerson, C. Molander: Prolonged relief of neuralgia after regional anesthetic blocks. A call for further experimental and systematic clinical studies. Pain 42 (1990), 287–297.
6. Baron, R.: Funktionstests sympathischer und sensibler Leitungsbahnen bei peripheren Nervenläsionen. Nervenhlk. 11 (1992), 394–399.
7. Bennett, G. J.: The role of the sympathetic nervous system in painful peripheral neuropathy. Pain 45 (1991), 221–223.
8. Campbell, J. N., S. N. Raja, R. A. Meyer: Painful sequelae of nerve injury. In: Dubner, R., G. F. Gebhart, R. F. Bond (eds.): Proceedings of the Vth World Congress on Pain. Pain Research and Clinical Management. Vol. 3, pp. 135–143. Elsevier, Amsterdam 1988.
9. Coderre, T. J., J. Katz, A. L. Vaccarino, R. Melzack: Contribution of central neuroplasticity to pathological pain: review of clinical and experimental evidence. Pain 52 (1993), 259–285.
10. Lindblom, U., J. Ochoa: Somatosensory function and dysfunction. In: Asbury, A. K. (ed.): Diseases of the Nervous System. pp. 283–298. Saunders, Philadelphia 1986.
11. Loh, L., P. W. Nathan, G. D. Schott, P. G. Wilson: Effects of regional guanethidine infusion in certain painful states. J. Neurol. Neurosurg. Psychiat. 43 (1980), 446–451.
12. Maier, C.: Was ist der „sympathisch unterhaltene Schmerz“ oder wie der Pu-der-Bär den Nordpol entdeckte (Editorial). Schmerz 9 (1995), 269–272.
13. Merskey, H., N. Bogduk (eds.): Classification of Chronic Pain. Descriptions of Chronic Pain Syndromes and Definitions of Pain Terms. IASP Press, Seattle (USA) 1994.
14. Ochoa, J. L., D. Yarnitzky: Mechanical hyperalgesia in neuropathic pain patients, dynamic and static subtypes. Ann. Neurol. 33 (1993), 465–472.
15. Treede, R. D., R. A. Meyer, N. R. Srinivasa, J. N. Campbell: Peripheral and central mechanisms of cutaneous hyperalgesia. Progr. Neurobiol. 38 (1992), 397–421.
16. Wahren, L. K., E. Torebjörk, B. Nyström: Quantitative sensory testing before and after regional guanethidine block in patients with neuralgia in the hand. Pain 46 (1990), 23–30.

4.2 Sympathische Reflexdystrophie (Morbus Sudeck)

C. MAIER

Die sympathische Reflexdystrophie (SRD; Synonyme: Morbus Sudeck, Sudecksche Atrophie, Algodystrophie, Kausalgie), für die heute international der Begriff „Komplexes Regionales Schmerzsyndrom" (engl.: CRPS) empfohlen wird, ist eine insgesamt seltene Erkrankung unbekannter Pathogenese und Prävalenz. Eine rechtzeitige Abgrenzung dieser Erkrankung z.B. von einer lediglich verzögerten Frakturheilung ist von wesentlicher Bedeutung, da die Prognose, insbesondere hinsichtlich einer völligen Wiederherstellung der Extremitätenfunktion, um so ungünstiger ist, je später eine adäquate Therapie einsetzt.

Die SRD entsteht überwiegend nach Verletzungen, Frakturen oder operativen Eingriffen (Tab. A.4-8), aber auch Bagatellverletzungen können eine SRD auslö-

Tabelle A.4-8 Auslösende Erkrankungen und Traumata bei Patienten mit SRD.

Grunderkrankung	Relative Häufigkeit	Häufigste Beispiele
Postoperativ oder traumatisch		
Frakturen		
– obere Extremität	25–30%	distale Radius-, Ellenbogen-, sonstige Hand- oder handnahe Fraktur
– untere Extremität	5–10%	Sprunggelenksfraktur
nach Dekompression peripherer Nerven	ca. 20%	Karpaltunnelsyndrom; andere Engpaßsyndrome; M. Dupuytren, Thoracic-outlet-Syndrom
Nervenverletzung bei sonstigen Eingriffen	ca. 10%	z.B. bei gelenknahen Eingriffen (Hand > Schulter > Ellenbogen, Finger, Knie)
Bagatelltraumata	10–20%	gelenknahe Distorsion, akrale Quetschungen; Venenpunktion
	insgesamt ca. 80%	
Bei sonstigen Erkrankungen		
entzündliche/rheumatoide Erkrankungen	5–10%	Schulteraffektion; Epicondylitis radialis; Nagelbettentzündung
Erkrankungen des ZNS	2–5%	Schlaganfall; Läsion des Thalamus oder spinale Myelopathien; neurotrope Erreger (z.B. Neuroborreliose)
kardiale Erkrankungen, Intoxikationen	Einzelfälle	Herzinfarkt; Diabetes mellitus; Intoxikation mit Barbituraten, Ciclosporin u.a.
Kein auslösendes Ereignis eruierbar	5–10%	

sen, ebenso Erkrankungen des zentralen Nervensystems. Lediglich in 5–10% der Fälle ist kein auslösendes Ereignis bekannt.

Prädisponierende Faktoren scheinen bereits vorbestehende neurologische Störungen (z.B. Neuropathie bei Diabetes mellitus) zu sein. Die Wertigkeit psychischer Faktoren wird bis heute kontrovers diskutiert. Es gibt jedoch auch Hinweise, daß eine genetisch bedingte oder erworbene Immunopathie Einfluß auf Ausbruch und Prognose hat.

Die verbreitete Annahme, daß eine postoperative SRD stets ein Beweis für eine fehlerhaft durchgeführte Operation oder Primärversorgung ist, ist falsch und bisweilen für die Betroffenen fatal, weil diese Verknüpfung die Bereitschaft der Operateure mindert, die Diagnose einer SRD bzw. eine frühe und somit rechtzeitige Überweisung an Schmerztherapeuten zu akzeptieren.

4.2.1 Leitsymptome

Eine SRD tritt meist distal betont an der oberen, seltener an der unteren Extremität auf. Es sind aber auch lokalisierte Sonderformen ausschließlich an einem Finger oder an einem Gelenk beschrieben. Sie beginnt innerhalb von Stunden bis Tagen, bisweilen auch mit größerer Latenz, nach dem auslösenden Trauma oder der Manifestation der Grunderkrankung.

Hinsichtlich der klinischen Ausprägung bzw. des Schweregrads der einzelnen Symptome bestehen große interindividuelle Unterschiede (Tab. A.4-9). Jedes Symptom kann fehlen, und keines ist, für sich genommen, spezifisch für eine SRD. Anhand dreier Leitkriterien ist jedoch nahezu immer eine eindeutige Abgrenzung zu anderen schmerzhaften Verletzungsfolgen möglich (Tab. A.4-10, fakultative Symptome s. Tab. A.4-11).

Bei 90% der Patienten bestehen zumindest zeitweilig erhebliche **Ruheschmerzen** an der gesamten distalen Extremität.

Die Schmerzen beschränken sich also im Gegensatz zu anderen posttraumatischen Schmerzen (z.B. nach einer Nervenverletzung) nicht auf das Versorgungsgebiet eines Nervs oder einer Nervenwurzel.

Tabelle A.4-9 Einteilung der SRD nach dem Schweregrad.

Grad I	Grad II	Grad III
mildeste und zugleich häufigste Form: – geringe Schmerzintensität und Funktionsstörung – kein hoher Analgetikabedarf – rasche, oft spontane Besserung	– stärkere Schmerzen und Beschwerden als bei Grad I – sofortige Besserung bei Immobilisation und Hochlagerung – protrahierter Verlauf	– keine Schmerzreduktion durch Immobilisation – Verstärkung bereits durch geringe psychische oder körperliche Belastung – früh trophische Störungen und ausgeprägter Funktionsverlust

Tabelle A.4-10 Leitkriterien bei der sympathischen Reflexdystrophie.

Gleichzeitige Anomalien des motorischen, sensiblen und autonomen Nervensystems („neurologische Trias").

Tendenz zur Generalisierung aller Symptome (d.h. von Ödem, Schmerzen, Neurologie sowie Gelenkbeteiligung):
- In der Regel ist die gesamte distale Extremität betroffen, gleichgültig, ob es sich z.B. um ein Trauma am Ellenbogen, am Finger oder an der Schulter oder um eine Affektion des zentralen oder eine Verletzung des peripheren Nervensystems handelt.
- Die Symptome können sich auf den betroffenen Körperquadranten oder die Körperseite, in Einzelfällen sogar kontralateral („Mirror-Phänomen") ausbreiten.

Schmerzhafte Bewegungsstörungen an den meisten distalen (z.T. an proximalen) Gelenken der erkrankten Extremität unabhängig von der auslösenden Erkrankung.

Tabelle A.4-11 Fakultative Symptome der SRD.

	Symptomatik
Motorik	Tremor, Kraftminderung, Störung der Feinmotorik später: Muskelatrophie selten: Dystonie
sensibles Nervensystem	Ruheschmerz selten: taktile Allodynie, Hypästhesie
autonomes System	Temperaturdifferenz, Ödeme, Dys- oder Anhidrosis später: Hypertrichose, trophische Störung (Haut, Nägel, Haare)
Gelenke	periartikulärer Druckschmerz, Streck- und Beugehemmung meist spät: partielle Versteifung bis zur Ankylose
psychischer Zustand	häufig agitiert-depressiv, Tendenz zur Bagatellisierung, Überforderungsverhalten, Schlafstörungen

Die Ruheschmerzen können mit einer Allodynie (s. Kap. A.4.1) vergesellschaftet sein. Die Angaben zur Schmerzcharakteristik bei der SRD (überwiegend brennend oder ziehend, selten attackenförmig) unterscheiden sich nicht wesentlich von denen der Patienten mit sonstigen neuropathischen Beschwerden.

Ein differentialdiagnostisch wichtiges Phänomen ist die **Zunahme der Schmerzen unter orthostatischer Belastung** und umgekehrt die sofortige Linderung sowohl bei Hochlagerung der betroffenen Extremität als auch nach kurzfristiger Ischämie.

Bewegungs- und Belastungsschmerz: Gelenkbewegungen und geringe Belastungen führen zu erheblichen Schmerzen an den gelenknahen Strukturen. Charakteristisch ist ein schon durch geringen Druck auslösbarer periartikulärer Schmerz, wiederum an allen (distalen) Gelenken der betroffenen Extremität. Im zeitlichen Verlauf nehmen, in einigen Fällen auch spontan, die Ruheschmerzen ab, während die Belastungsschmerzen bleiben.

Psychische Veränderungen: Obgleich heute die meisten Autoren die Existenz einer „Sudeck-Persönlichkeit" bezweifeln, besteht Konsens, daß nahezu alle Patienten zumindest vor Beginn einer adäquaten Therapie diverse Symptome einer psychischen Imbalance zeigen. Nicht selten bestehen eine agitierte Depression, eine vegetative Stigmatisierung und eine ausgeprägte Affektlabilität in Verbindung mit starker Erschöpfung, bedingt unter anderem durch Schlafstörungen. Auch nach einer psychischen Stabilisierung sind hinderliche Verarbeitungsstörungen, wie die Tendenz zur Bagatellisierung oder zu unrealistischer Selbstüberforderung, ausgeprägter als bei sonstigen „Schmerzpatienten" mit langer Vorgeschichte.

Die **neurologische Symptomatik** ist vielgestaltig. Sensible Defizite sind fast nur nachweisbar, wenn eine Nervenverletzung zur Reflexdystrophie geführt hat. Selten besteht eine diskrete Hypästhesie oder -algesie, oftmals jedoch liegen Hinweise für ein peripheres Nervenkompressionssyndrom vor (positiver Phalen-Test, Zeichen nach Hoffmann-Tinell). Im Akutstadium fallen ein zumeist feinschlägigen Tremor, Verlust der groben Kraft und Störungen der Feinmotorik auf, die sich nicht allein durch schmerzhafte Bewegungseinschränkung erklären lassen.

Autonome Störungen: In 80% der Fälle besteht zunächst eine ebenfalls distal betonte Überwärmung (Temperaturunterschied >2 °C). Teilweise schon zu Beginn der Erkrankung, häufiger jedoch erst nach einigen Wochen sind die Akren der betroffenen Extremität dagegen ipsilateral kälter. Einseitige relative Überwärmung bzw. Unterkühlung kann alternierend auftreten. In jedem Stadium ist nach längerer, ca. 20–40 Minuten dauernder Akklimatisation an die Umgebungstemperatur nur selten noch eine Temperaturdifferenz nachweisbar.

> Für die SRD ist also vor allem die fehlende oder zumindest stark verzögerte Adaptationsfähigkeit an wechselnde Umweltbedingungen charakteristisch. Schon daher kann aus einer einmaligen Messung der Hauttemperatur nicht ein bestimmtes Stadium der SRD abgeleitet werden.

Eine Seitendifferenz der Schweißsekretion (meistens zunächst Hyperhidrose, später eher Dyshidrose, d.h. kaltes Schwitzen trotz Überwärmung!) ist fast obligat und kann später in eine einseitige Anhidrose übergehen. Störungen des Haarwachstums (Hyperhidrosis), des Nagelwachstums (nach unterschiedlicher Häufigkeit des Nägelschneidens fragen!) und der Nageltrophik sind ebenfalls häufig.

Das zu Beginn der Erkrankung klinisch besonders imponierende, dorsal betonte **Ödem** ist lageabhängig. Durch Hochlagerung und Immobilisierung tritt rasche Besserung ein. Es nimmt bei minimaler Belastung jedoch sofort wieder zu. Auch hiervon ist in der Regel die gesamte distale Extremität betroffen. Weitere Symptome sind Störungen der **Hautdurchblutung**, wobei je nach Temperatur eine fleckförmige Minderdurchblutung, Rötung, Zyanose oder erhebliche Zunahme der Venenfüllung zu beobachten ist.

Bei keiner anderen Schmerzerkrankung entwickelt sich eine derart progrediente Störung der Gelenkbeweglichkeit, charakterisiert durch Streckdefizite und eingeschränkte Beugefähigkeit am Handgelenk, überwiegend aber an den Fingergrund- und Interphalangealgelenken.

Diese Einschränkungen sind nicht nur schmerzbedingt. Die Versteifung wirkt zumeist erst federnd, läßt sich jedoch auch in Narkose oder Regionalanästhesie nicht oder nur wenig überwinden. Bei schwerem Verlauf kommt es zu einer zunehmenden Ankylosierung mit bleibender Fehlstellung, manchmal schon innerhalb weniger Tage und Wochen.

Die in 20–50% der Fälle persistierende Funktionseinschränkung ist die bedeutsamste Spätkomplikation der SRD.

Verlauf und Einteilung

Früher wurden drei Verlaufsstadien unterschieden (akutes, dystrophisches und atrophisches Stadium), aber für die Therapieplanung ist die bereits angesprochene Einteilung nach dem Schweregrad sinnvoller (s. Tab. A.4-9). Sie orientiert sich an der Intensität der Ruheschmerzen und ihrer Beeinflußbarkeit durch Stressoren und Lagerung. Bei Patienten mit Schweregrad II und III ist die Spontanheilungsrate gering.

4.2.2 Diagnostische Verfahren

Laboruntersuchungen

Es gibt keine für die SRD spezifischen laborchemischen Befundkonstellationen. Auffallend ist in der Akutphase das Fehlen von Entzündungszeichen trotz der klinisch hochakuten Symptomatik (BSG und CRP nur gering erhöht, selten Leukozytose). Oft sind jedoch die Titer verschiedener Autoantikörper (u.a. ANA, AMA, ANCA sowie AK gegen Muskelgewebe) sowie zirkulierender Immunkomplexe erhöht.

Bildgebende Verfahren

Die diagnostische Wertigkeit von Röntgen-Nativaufnahmen wird weithin überschätzt. Fleckförmige periartikuläre Entkalkungen sind zwar pathognomonisch, treten jedoch oft erst nach Wochen bis Monaten und keineswegs bei allen Patienten auf. Im Frühstadium ist ihr Fehlen ohne Aussage. Auch später ist eine Abgrenzung von anderen Formen einer Osteoporose auch für Spezialisten schwierig.

Daher sind Röntgenuntersuchungen, wenn überhaupt, nur für Verlaufsbeobachtungen geeignet.

MRT-Untersuchungen sind unter Umständen hilfreich zur Abklärung einer SRD am Fuß (s. Tab. A.4-13).

Dagegen ist die Drei-Phasen-Skelettszintigraphie das Verfahren der ersten Wahl.

Tabelle A.4-12 Instrumente und Meßparameter zur Therapieüberwachung (Auswahl).

	Meßverfahren/Instrument	Anwendungshäufigkeit
Schmerzintensität (Ruhe, Belastung)	Patiententagebücher (numerische oder verbale Scores)	anfangs täglich, später bei Bedarf
Ödem	wiederholte Umfangsmessung, Fingerumfang (Ringvorlagen)	wöchentlich
Hauttemperatur („Aktivitätsindikator")	z.B. Infrarotthermometer	fakultativ
Handkraft	Vigorimeter (z.B. mit pneumatischem Gummiball)	monatlich
Gelenkbeweglichkeit, Finger-Ballen-Abstand	Winkelmesser, Maßband	fakultativ

Sie besitzt bei der SRD die höchste diagnostische Sensitivität und Sensibilität. Bereits innerhalb ein bis zwei Wochen zeigen sich, neben der weniger aussagekräftigen Hyperämie in der Frühphase, in der Spätphase charakteristische „bandenförmige" **periartikuläre Anreicherungen wiederum an nahezu allen distalen Gelenken**, zum Teil auch eine Mehranreicherung an ipsilateralen proximalen Gelenken. Diese Veränderungen sind meist über ein Jahr nach Beginn der Erkrankung sichtbar und erlauben auch eine Abklärung von Sonderformen der SRD.

Sonstige Meßmethoden

Initial, aber auch für Verlaufskontrollen, empfiehlt sich die regelmäßige Bestimmung der beidseitigen akralen Hauttemperatur, der Schmerzintensität sowie funktionell relevanter Parameter (Tab. A.4-12). Differenziertere Messungen z.B. sympathischer Reflexe sind bislang nur wenigen Zentren vorbehalten und für die Therapieplanung und -überwachung entbehrlich.

4.2.3 Differentialdiagnose

Die differentialdiagnostischen Merkmale sind in Tabelle A.4-13 zusammengestellt.

> In der Praxis ist es am wichtigsten, die SRD von einer lediglich verlangsamten bzw. durch Infektion oder andere Besonderheiten komplizierten Wund- oder Knochenheilungsstörung abzugrenzen.

Die Tendenz zur Generalisierung, die Einbeziehung der gesamten distalen Extremität, das Auftreten autonomer Störungen sowie die Intensität der oftmals nicht einmal mit Opioiden medikamentös behandelbaren Schmerzen trotz adäquat versorgter Frakturen oder Operationswunden sind erste Hinweise auf eine SRD. Von den bildgebenden Verfahren ist auch hier die Skelettszintigraphie das wichtigste Hilfsmittel (s.o.).

Tabelle A.4-13 Wichtige Differentialdiagnosen und häufige Fehldiagnosen bei SRD.

Erkrankung	Unterscheidungsmerkmale	Methoden zum Ausschluß
verzögerte/komplizierte Wund- oder Knochenheilung	diskretere Symptomatik, keine Affektion der distalen Gelenke, gutes Ansprechen auf Analgetika oder Gipswechsel, keine Schmerzverstärkung bei Orthostase, keine Linderung unter Ischämietest oder nach Sympathikusblockade bzw. GLOA Cave: Übergangsformen zur SRD möglich, im Zweifel Therapieversuch	Szintigraphie*
Beschwerden nach längerer Immobilisation	wie oben, rasche Besserung durch Krankengymnastik	Szintigraphie*
Artefakt oder „Münchhausen-Syndrom"	Ödeme bis hin zur Elephantiasis im Vordergrund, evtl. Hautverletzungen oder Schnürfurchen, keine Beeinflussung durch Immobilisation/Hochlagerung oder Sympathikusblockaden	Klinik, psychiatrische Exploration, Doppler-Sonographie, Szintigraphie*
venöse/arterielle Durchblutungsstörung, Ergotismus	neurologische und Gelenksymptome geringer oder fehlen, pathologischer Pulsstatus, Zeichen eines postthrombotischen Syndroms	Klinik, Doppler-Sonographie, evtl. Angiographie, Szintigraphie*
peripheres Nervenengpaßsyndrom oder Thoracic-outlet-Syndrom	Symptomatik auf das Versorgungsgebiet der primär betroffenen Nerven beschränkt und von geringerer Intensität, keine Gelenkbeteiligung, entsprechende positive Tests (Adson-Test, Phalen usw.) Cave: als Begleitsymptome bei vielen SRD-Patienten nachweisbar	Klinik und neurologische Untersuchung (EMG, SEP u.a.), Szintigraphie*
Schmerz (z.B. auch Brennschmerz) nach Nerven-, Plexus- oder Wurzelläsion der Erkrankung	Schmerzen und neurologische Symptome nur im Versorgungsgebiet der primär involvierten Nervenstrukturen, geringe autonome Symptomatik, keine primäre Gelenkaffektion, zumeist keine Schmerzverstärkung bei Orthostase	Klinik, Szintigraphie*, später Röntgen-Nativaufnahmen, evtl. selektive Nerven- oder Wurzelblockade mit Lokalanästhetikum
transitorische Osteoporose	springender Befall verschiedener Gelenke, nur geringe neurologische Begleitsymptomatik, Ausbruch häufig in der Schwangerschaft, Spontanprognose sehr gut	MRT und Szintigraphie*, sofortige Besserung nach Ruhigstellung

* 3-Phasen-Skelettszintigraphie mit Technetium

4.2.4 Therapie

Allgemeine Regeln

Für die Therapie der SRD ist ein **Stufenplan** sinnvoll (Abb. A.4-2). Das Therapieziel ergibt sich aus der vorherrschenden Symptomatik und dem Schweregrad der Erkrankung (s. Tab. A.4-9). Die aktive Behandlung der Funktionsstörungen (Durchblutung, Gelenkbeweglichkeit, Muskelkraft) und der belastungsabhängi-

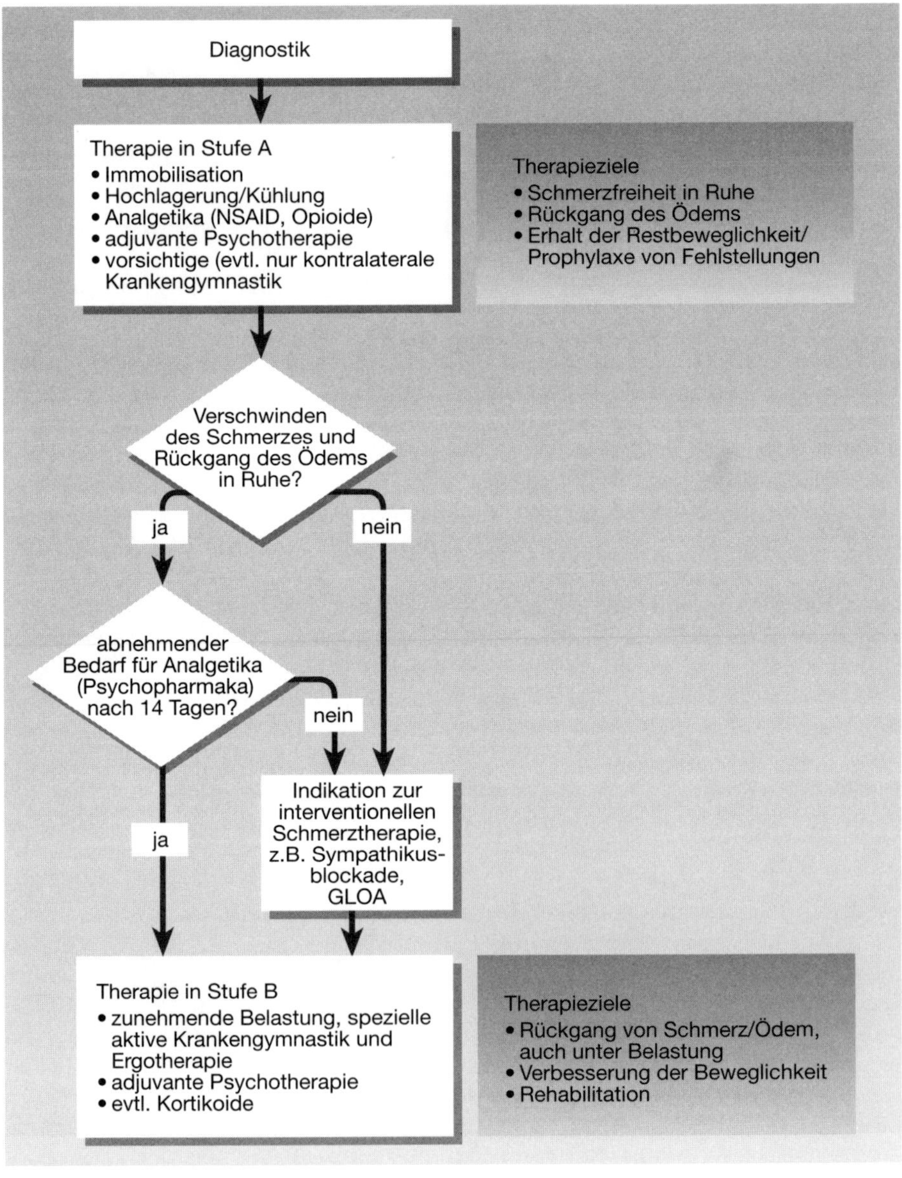

Abbildung A.4-2 Therapiestufenplan bei SRD.

gen Schmerzen in Stufe B ist erst möglich, wenn zunächst in Stufe A die Ruhebeschwerden weitgehend beseitigt werden.

Die Grenze für eine dem jeweiligen Patienten zumutbare Steigerung der Belastung ist bei der SRD das Wiederauftreten von Schmerzen und Ödemen.

Ursache einer für die Prognose eventuell fatalen Nichtbeachtung dieser Regel mag die Überforderungstendenz des Patienten selbst sein, nicht selten aber auch die Ungeduld der Therapeuten.

Wie bei kaum einer anderen Schmerzerkrankung hängt der Erfolg davon ab, daß möglichst frühzeitig ein multidisziplinärer Therapieansatz organisiert und koordiniert wird, durch den **gleichzeitig und kompetent** eine Behandlung der Schmerzen, des Ödems, der psychischen Begleitstörungen und der unterschiedlichen Bewegungseinschränkungen möglich wird. So ist z.B. oft eine Übungsbehandlung nach vorausgehenden Blockaden effektiver. In schweren Fällen ist deshalb eine stationäre Behandlung zur Organisation einer optimalen psychologischen und krankengymnastischen Betreuung unverzichtbar.

Die Behandlung sollte also dort erfolgen, wo das gesamte Therapiespektrum zur Verfügung steht. In leichten Fällen kann auf interventionelle Formen der Schmerztherapie verzichtet werden, allerdings sollte nicht zu lange mit einer Vorstellung in einem Schmerzzentrum gewartet werden. Spätestens nach Beginn der Stufe B ist es jedoch sehr wichtig, den Patienten einem Zentrum zuzuweisen, in dem auch die rehabilitativen Maßnahmen multidisziplinär erfolgen können.

Akuttherapie bei Ruheschmerz (Stufe A)

Das erste Ziel, Schmerzfreiheit in Ruhe und Rückgang der Ödeme, kann und muß kurzfristig erreicht werden (innerhalb von max. 10–14 Tagen), sonst sollten unverzüglich invasive Behandlungsmethoden einsetzen (s. u.).

Diese invasiven Behandlungsmethoden sind bei Patienten mit hohem Leidensdruck, ausgeprägten Ruheschmerzen (Schweregrad III) oder rasch fortschreitender Beweglichkeitseinbuße von Beginn an indiziert. Bei Patienten mit geringem Ruheschmerz (Schweregrad der SRD I/II) ist ein konservativer Therapieansatz (Analgetika, Ruhigstellung, ggf. Immobilisation und geeignete Hochlagerung) vertretbar, sofern dieser dazu führt, daß
- der Patient in Ruhe schmerzfrei wird oder bleibt
- sich das Ödem in Ruhe und später auch bei (zunächst geringer) Belastung (z.B. Herabhängen der Extremität) zurückbildet

Analgetika

Zur Akutschmerztherapie sind auch bei der Reflexdystrophie NSAID, Metamizol (s. Kap. B.1.1.1) und mittelstark wirksame Opioide (s. Kap. B.1.1.2) indiziert.

Hierbei sind die heute geltenden Regeln einer medikamentösen Schmerztherapie (individuelle Titration, evtl. mittels oraler/intravenöser PCA; ausreichend wirksame Dosis und Applikationsintervalle; präventive Gabe; evtl. sinnvolle Kombination prüfen; Nebenwirkungen prophylaktisch durch Zusatzmedikamente verhindern) ebenso zu beachten wie die Gegenindikationen für das jeweilige Medikament (s. Kap. B.1).

Eine mehrtägige Therapie mit hochwirksamen Opioiden erscheint angesichts der Effektivität von Sympathikusblockaden (s. u.) problematisch und sollte nur als Übergangsmedikation verordnet werden, zumal es sich in einem solchen Fall kaum um eine SRD vom Schweregrad I oder II handelt.

Psychopharmaka

Nach bisherigen Erfahrungen dienen Psychopharmaka bei Patienten mit SRD mehr der Kaschierung einer fehlenden oder insuffizienten Schmerztherapie. Eine rationale Indikation für Psychopharmaka in der Akutphase einer SRD besteht **nur**

- bei starker Agitiertheit, Angstzuständen oder depressiver Reaktionslage (trizyklische Antidepressiva [s. Kap. B.1.2], seltener Benzodiazepine/Neuroleptika in niedriger Dosis [s. Kap. B.1.4])
- bei den (seltenen) attackenförmigen Schmerzbildern (Carbamazepin-Retard-Präparate [s. Kap. B.1.4])

Unter einer adäquaten Schmerztherapie verschwinden auch Schlafstörungen und die oben genannten Zeichen einer drohenden psychischen Dekompensation.

> Jeder länger als eine Woche bestehende „Bedarf" an Sedativa, Neuroleptika oder Tranquilizern ist bei der SRD ein Hinweis für eine nicht ausreichend wirksame Schmerz- und Symptomkontrolle.

Auch in diesen Fällen ist eine Vorstellung bei schmerztherapeutischen Spezialisten sinnvoll.

Sonstige Pharmaka

Es existieren im Schrifttum Erfolgsberichte für eine Vielzahl von Medikamenten. Placebokontrolliert wurde bislang nur die Gabe von Calcitonin und Kortikosteroiden geprüft (Dosierung in Tab. A.4-14).

Calcitonin (s. Kap. B.1.9) erwies sich bei subkutaner Gabe als schwach analgetisch wirksam, der antiödematöse Effekt war dem von Placeboinjektionen nicht überlegen. Der analgetische Effekt kann bereits nach wenigen Injektionen beurteilt werden, so daß mehrwöchige Infusionen bei geringer initialer Effektivität nicht vertretbar sind.

Dagegen ist die Wirksamkeit einer oralen Kortikosteroidtherapie durch Doppelblindstudien belegt, obgleich die Mehrzahl der Autoren in Übersichtsarbeiten in der Frühphase Interventionen am Sympathikus empfiehlt (s. u.). Eine probatorische Kortikoidtherapie (evtl. in Form einer hochdosierten Pulstherapie) ist sinnvoll, wenn die Ruheschmerzen zwar abklingen, die Bewegungsschmerzen und -störungen jedoch persistieren, sofern nicht Kontraindikationen wie ein Diabetes mellitus vorliegen.

Tabelle A.4-14 Dosierung von Calcitonin und Kortikoiden in der Behandlung der SRD.

Medikament	Dosierung
Calcitonin (z.B. Karil®)	100–200 IE s.c. oder i.v. (alternativ auch nasal)
Kortikoide, u.a. Prednisolon (z.B. Decortin® H)	10–30 mg p.o./d oder absteigendes Schema (100 mg/2–3 Tage, dann ausschleichen über 1–2 Wochen)

Begleittherapie

Begleitend zur Schmerztherapie sollte im Akutstadium eine ausreichende, beim Schweregrad II und III vorübergehend vollständige Ruhigstellung und Immobilisation der erkrankten Extremität erfolgen, wobei die Effizienz am Rückgang der Ödemneigung überprüft werden kann. Unterstützt wird diese Behandlung durch lokale Kühlung (Eisbeutel etc.), falls der Patient Kälte als angenehm empfindet. Krankengymnastik und Ergotherapie beschränken sich auf kontralaterale Bewegungs- und Lockerungsübungen.

Später ist das Ziel eine allmähliche Steigerung der Bereitschaft, sensible Reize wieder wahrzunehmen. Hierzu dienen unter anderem erst kontra-, später auch ipsilaterale Stimulationstechniken wie das „Gefäßtraining“ durch aufsteigende Bäder oder Tast- und Bewegungsübungen in Erbsen, Sand und ähnlichen Materialien. Auch die Anwendung der transkutanen elektrischen Nervenstimulation (TENS [s. Kap. B.4.5]) kann im Einzelfall hilfreich sein.

Auf die große Bedeutung einer adjuvanten Behandlung durch erfahrene Psychotherapeuten kann hier nur hingewiesen werden, wobei sich vor allem entspannende und verhaltensmedizinische Techniken bewährt haben, aber auch ermutigende Resultate durch Anwendung einer speziellen Feedback-Technik zur Gefäßregulation publiziert wurden.

Interventionelle Schmerztherapie

Bei Versagen oder zu langsamer Besserung (s. o.) sowie bei fast allen Patienten mit einem Schweregrad III empfiehlt sich die Durchführung von **Sympathikusblockaden** (Grenzstrang oder als intravenöse Guanethidinblockade, s. Kap. B.2) oder der risikoärmeren **Opioidinjektionen an den Grenzstrang** (GLOA, s. Kap. B.2.2.7). Eine abschließender Vergleich dieser Verfahren kann noch nicht erfolgen. Zumindest initial sind beide Verfahren bei 75% der schweren Verlaufsformen der SRD analgetisch wirksam und erlauben so die rasche Intensivierung der Übungsbehandlungen. Die Aussichten sinken zwar bei längerer Vorgeschichte (spätestens nach sechs Monaten), dennoch ist ein Therapieversuch auch später noch indiziert. Therapieversager kristallisieren sich schon nach wenigen Interventionen heraus.

Der Sinn langer Injektionsserien ohne deutliche initiale Besserung muß bezweifelt werden.

Bewegungs- und Belastungsschmerzen sind ohnehin durch diese Interventionen schlechter zu behandeln als der Ruheschmerz, die Ödemneigung oder eine eventuell bestehende Allodynie. Ob hierbei **kontinuierliche Verfahren der Regionalanalgesie** (z.B. die Plexuskatheter mit Einführung in axilläre Gefäßnervenscheide) eine langfristige Verbesserung der funktionellen Resultate erbringen, ist bislang nicht untersucht. Aufgrund der möglichen Komplikationen (u.a. Hämatome mit konsekutiven Engpaßbeschwerden, Neuralgie nach Nervenläsion, Infektion) sollte die Indikation sehr streng gestellt werden.

Unabhängig vom Zeitpunkt des Einsatzes der Therapie gibt es Patienten, deren Beschwerden durch Sympathikusblockaden oder GLOA zwar deutlich gemindert werden, bei denen aber die Wirkung jeweils nur kurzfristig anhält und keine Tendenz zur dauerhaften Remission erkennbar ist. Bei hohem Leidensdruck kann hier eine dauerhafte **Sympathektomie** indiziert sein (lumbal als perkutane Alkoholneurolyse [s. Kap. B.2.2.6], zervikothorakal als endoskopische Sympathektomie [s. Kap. B.2.2.8]). Alternativ ist der Einsatz einer epiduralen Stimulation (SCS, s. Kap. B.2.2.12) zu erwägen.

Therapie der zweiten Stufe (Stufe B)

Nach Rückgang der Ruheschmerzen und der Ödeme ist das nächste Ziel die Wiederherstellung der Belastbarkeit und der Funktionsfähigkeit der erkrankten Extremität.

Auch hier entscheidet das Wiederauftreten von Schmerzen und Ödemen darüber, wie schnell und wie stark die Belastungen gesteigert werden dürfen. Bei positivem Verlauf tritt die Schmerztherapie in den Hintergrund. In Einzelfällen kann aber sogar eine Fortsetzung von Blockaden oder der GLOA-Behandlung sinnvoll sein.

Literatur

Übersichten, Monographien:

1. Baron, R., H. Blumberg, W. Jänig: Clinical characteristics of patients with Complex Regional Pain Syndrome in Germany with special emphasis on vasomotor function. In: Jänig, W., M. Stanton-Hicks (eds.): Reflex Sympathetic Dystrophy: A Reappraisal. Prog. Pain Res. Management, Vol. 6, pp. 25–48. IASP Press, Seattle 1996.
2. Bennett, G. J.: The role of the sympathetic nervous system in painful peripheral neuropathy. Pain 45 (1991), 221–223.
3. Jänig, W.: Sympathikus und Schmerz, Ideen, Hypothesen, Modelle. Schmerz 7 (1993), 226–240.
4. Jänig, W., R. F. Schmidt (eds.): Reflex Sympathetic Dystrophy. Mechanisms and Clinical Implications. vch, Weinheim 1992.

5. Jänig, W., M. Stanton-Hicks (eds.): Reflex Sympathetic Dystrophy: A Reappraisal. Prog. Pain Res. Management, Vol. 6. IASP Press, Seattle 1996.
6. Maier, C.: Ganglionäre lokale Opioidanalgesie (GLOA) – Ein neues Therapieverfahren bei persistierenden neuropathischen Schmerzen. Thieme, Stuttgart 1996.
7. Maier, C.: Was ist der "sympathisch unterhaltene Schmerz" oder wie der Pu-der-Bär den Nordpol entdeckte [Editorial]. Schmerz 9 (1995), 269–272.
8. Schott, G. D.: Mechanisms of causalgia and related clinical conditions. Brain 109 (1986), 717–738.
9. Stanton-Hicks, M. (ed.): Pain and the Sympathetic Nervous System. Kluwer, Boston 1989.
10. Stanton-Hicks, M., W. Jänig, S. Hassenbusch, J. D. Haddox, S. Boas, P. Wilson: Reflex sympathetic dystrophy: changing concepts and taxonomy. Pain 63 (1995), 127–133.

Originalarbeiten:

11. Atkins, R. M., T. Duckworth, J. A. Kanis: The features of algodystrophy following Colles' fracture. J. Bone Joint Surg. 72 (1990), 105–110.
12. Atkins, R. M., W. Tindale, D. Bickerstaff, J. A. Kanis: Quantitative bone scintigraphy in reflex sympathetic dystrophy. Brit. J. Rheumatol. 32 (1993), 41–45.
13. Blanchard, J., S. Ramamurthy, N. Walsh, J. Hoffman, L. Schoenfeld: Intravenous regional sympatholysis: a double-blind comparison of guanethidine, reserpine, and normal saline. J. Pain Symptom Manage. 5 (1990), 357–361.
14. Drummond, P. D., P. M. Finch, G. A. Smythe: Reflex sympathetic dystrophy. The significance of differing plasma catecholamine concentrations in affected and unaffected limbs. Brain 114 (1991), 2025–2036.
15. Kozin, F., H. Genant, C. Bekerman, D. J. McCarthy: The reflex sympathetic dystrophy syndrome. II. Radiographic and scintigraphic evidence of bilaterality and of periarticular accentuation. Amer. J. Med. 60 (1976), 332–338.
16. Price, D. D., S. Long, C. Huitt: Sensory testing of pathophysiological mechanisms of pain in patients with reflex sympathetic dystrophy. Pain 49 (1992), 163–173.
17. Roberts, W.: A hypothesis on the physiological basis for causalgia and related pain. Pain 24 (1984), 297–311.

4.3 Deafferenzierungs-, Phantom- und Stumpfschmerz

GUNDA COMBERG

4.3.1 Definition und Epidemiologie

Wenn nach einer peripheren oder zentralen Nervenläsion trotz Ausfalls sensibler Afferenzen Schmerzen in den zugehörigen Dermatomen wahrgenommen werden, spricht man von **Deafferenzierungsschmerzen** (Abb. A.4-3).

Diese treten besonders oft an der distalen Extremität nach Plexus- oder Wurzelläsion sowie im Gesichtsbereich (Anaesthesia dolorosa) auf, also in Regionen, deren kortikale Repräsentationsfelder besonders ausgeprägt sind. Die Häufigkeit bleibender Symptome und Beschwerden liegt zwischen 5 und 15%. Schwerwiegende Verlaufsformen können nach iatrogener Nervenschädigung, wie Nervenexhairese, Thermo- oder Alkoholneurolyse und Spritzenschäden, besonders bei

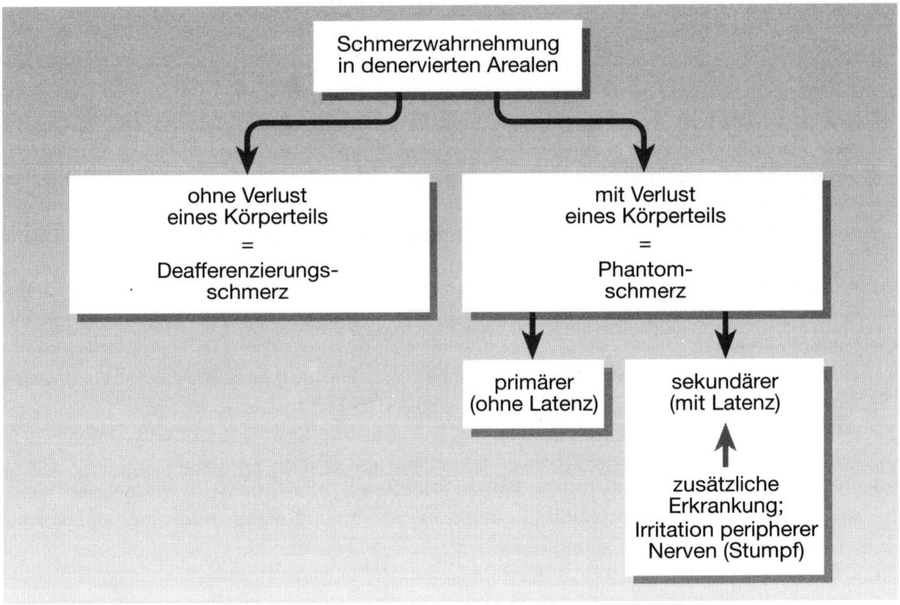

Abbildung A.4-3 Definition von Deafferenzierungs- und Phantomschmerzen.

vorbestehenden chronischen Schmerzen auftreten. Es bestehen fließende Übergänge zur posttraumatischen Neuralgie (s. Kap. A.4.1) und zu zentralen Schmerzsyndromen (s. Kap. A.4.8) nach Thalamus- oder Myelonschädigung (wichtige Differentialdiagnosen in Tab. A.4-15).

Der **Phantomschmerz** ist eine Sonderform des Deafferenzierungsschmerzes nach totalem oder teilweisem Verlust einer Extremität, der Brust, eines Zahnes oder seltener eines viszeralen Organs.

Hierbei werden die Schmerzen in den nicht mehr vorhandenen Körperteil projiziert, d.h. dieser wird im Fall von Schmerzen als noch vorhanden wahrgenommen. Die Angaben zur Häufigkeit von Phantomschmerzen variieren im Schrifttum extrem (5–95%). Kinder sind sehr selten betroffen. Nach Extremitätenamputation treten häufiger Phantombeschwerden auf als nach Zahnextraktion oder Mastektomie. Das höchste Risiko besteht, wenn bereits vor der Amputation erhebliche Schmerzen oder chronische Entzündungen (z.B. Osteomyelitis, Osteitis), Gefäßerkrankungen und größere Gewebsschäden (z.B. Verbrennungen) vorlagen.

Phantomsensationen stellen nicht schmerzhafte Empfindungen oder Wahrnehmungen im Phantomglied oder -organ dar, die in unterschiedlichem Ausmaß nahezu bei allen Patienten nach Verlust eines Körperteils zeitweilig auftreten.

Tabelle A.4-15 Wichtige Differentialdiagnosen des Deafferenzierungsschmerzes.

Begriff	Unterscheidungsmerkmal	Methode zum Ausschluß
sonstige Neuralgie oder Radikulopathie	sensible Qualitäten ganz oder partiell erhalten (Übergänge möglich)	neurologische Untersuchung (Berührung, Wärme, Kälte)
zentraler Schmerz	Schmerzen diffuser, oft im Sinne eines Hemisyndroms	Anamnese und neurologische Untersuchung; zerebrales MRT
sympathische Reflexdystrophie	gesamte distale Extremität betroffen; keine Begrenzung durch Versorgungsgebiet betroffener Nerven, ausgeprägte autonome und Gelenkbeteiligung (Übergänge bei Verletzungen großer Nerven mit konsekutiver Reflexdystrophie möglich)	Klinik, Orthostasetest, Knochenszintigraphie (s. Kap. A.4.2)

Ungefähr 20–50% der Patienten schildern **Phantombewegungen**. Diese sind real erlebte Bewegungen des Phantomgliedes. Sie lassen sich in willkürliche, spontane, meist Flexions- und reflektorische Bewegungen unterteilen. Einige Patienten klagen über unangenehme, bisweilen bizarre Bewegungsmuster, z.B. eine scheinbare Überstreckung im Knie- oder Ellenbogengelenk.

Bei allen vorgenannten Schmerzsyndromen ist eine zentralnervöse Pathogenese mit pathologischen Umbauvorgängen auf spinaler und zerebraler Ebene (Neuroplastizität) anzunehmen. In Einzelfällen scheint das sympathische Nervensystem mitbeteiligt zu sein.

Ort und Art der peripheren Schädigung erklären das Phänomen der Schmerzentstehung und -unterhaltung nicht ausreichend.

Versuche, Schmerzformen durch Läsionen bestimmter Nervenfasern zu erklären, haben zu widersprüchlichen Ergebnissen geführt. Auch Patienten mit vorbestehendem Ausfall bestimmter Fasern, wie z.B. der nichtmyelinisierten Nerven bei diabetischer Neuropathie, können Phantomschmerzen entwickeln.

Supraspinal spielt das Körperschema nach Head (lokalisiert in Thalamus, Kortex und limbischem System) eine wichtige Rolle. Nach einem Ausfall des afferenten Einstroms bleibt dieses zunächst unverändert. Bei fehlenden Impulsen verblaßt die kortikale „Erinnerung". Die zuvor am stärksten repräsentierten Körperteile (z.B. Hände und Füße) bleiben am längsten im Gedächtnis und als Phantom erhalten. Hierdurch könnte man die spontane Tendenz zur Phantomschrumpfung (s. u.) und die seltenen Phantomschmerzen bei Kindern mit ihrem noch weniger ausgereiften kortikalen Körperschema erklären.

Allerdings können periphere Faktoren (z.B. mechanischen Irritationen ausgesetzte Neurome, lokale Infektionen) auch Phantom- und Deafferenzierungsschmerz verstärken oder auslösen. Bei Schädigung des peripheren nozizeptiven

Systems kann eine ektope Impulsbildung eine pathologische zentrale Informationsverarbeitung auslösen.

Beim **Stumpfschmerz** handelt es sich überwiegend um einen Nozizeptorschmerz, der durch periphere Prozesse im Stumpf ausgelöst wird.

Er tritt mit einer Häufigkeit von bis zu 60% nach Amputationen auf und hat mechanische, vaskuläre, entzündliche und proliferative Ursachen (s.u.).

4.3.2 Leitsymptome

Deafferenzierungsschmerz: Der Deafferenzierungsschmerz ist leicht zu erkennen, da die Schmerzen stets mit neurologischen Minussymptomen (Ausfall oder geminderte Wahrnehmung taktiler oder thermischer Reize) einhergehen. Die Schmerzausbreitung bleibt in den ersten Monaten überwiegend auf das Versorgungsgebiet der betroffenen Nerven oder Nervenwurzeln beschränkt (wichtige Differentialdiagnose zur sympathischen Reflexdystrophie!). Im weiteren Verlauf kann sich das Schmerzareal ausbreiten.

Eine Deafferenzierungskomponente kann auch in anderen Schmerzformen enthalten sein, z.B. bei einer Radikulopathie mit partiellem Ausfall einzelner Anteile. In einigen Fällen wird sie erst erkennbar, nachdem die sonstigen Schmerzen medikamentös gemildert wurden.

Der Schmerzcharakter ist sehr variabel. Die Patienten klagen etwa gleich häufig über brennende, zum Teil ziehende Schmerzen, die in der Regel auf der Haut wahrgenommen werden, wie über attackenartige, einschießende Schmerzen. Eine dynamische Allodynie (s. Kap. A.4.1) ist dagegen nur zu beobachten, wenn zumindest ein Teil der betroffenen Hautregion innerviert bleibt.

Phantomschmerz: Während sich Phantomsensationen zumeist auf die gesamte verlorene Extremität erstrecken, sind Phantomschmerzen eher umschrieben. Wenn vor der Amputation z.B. Ischämieschmerzen in der Wade oder im Vorfuß vorlagen, persistieren diese unter Umständen im Phantom. Aber auch eine lang zurückliegende Schmerzerfahrung (z.B. eine vor Jahren aufgetretene Achillessehnenentzündung) kann als quälender Phantomschmerz rezidivieren. Gleiches gilt z.B. für Ischialgien. Es liegen Hinweise dafür vor, daß dieses „Schmerzgedächtnis“ kortikal und spinal repräsentiert ist.

In anderen Fällen, die auffallend häufig mit schmerzhaften Phantombewegungen assoziiert sind, wird der Phantomschmerz im gesamten Phantomglied wahrgenommen.

Im späteren Verlauf tritt bei 30–50% der Patienten ein sogenannter Teleskopeffekt auf.

Unter **Teleskopeffekt** versteht man Veränderungen im Längenempfinden des Phantomgliedes, die über Jahre derart progredient sind, so daß letztendlich die distalen Phantomanteile direkt am Stumpf „gefühlt“ werden (z.B. ein Fuß direkt am Oberschenkelstumpf).

Auch der Schmerzcharakter von Phantomschmerzen ist vielfältig: brennend, stechend, einschießend bis hin zu elektrisierend. Zumeist besteht abends oder nachts ein Schmerzmaximum. Begleiterscheinungen am Stumpf können sich als vegetative Dysfunktion (z.B. Schwitzen) zeigen. Die Beschwerden treten dauernd auf oder werden durch bestimmte Triggermechanismen, z.B. Berührungen des Stumpfes, verstärkt bzw. gemildert. Daher verschwinden bei einigen Patienten Phantomschmerzen bei Gebrauch einer Prothese (oder nach besserer Anpassung), bei anderen ist das Tragen einer Prothese nicht möglich, weil dadurch die Schmerzen wieder zunehmen. Einige Patienten können auch durch kontralaterale Reizung Phantomschmerzen auslösen oder verringern.

Phantomschmerzen treten, unter anderem in Abhängigkeit vom Narkose- und perioperativen Analgesieregime (s.u.), direkt nach der Amputation oder mit Latenz auf. Einige Patienten leiden über Jahrzehnte unter gleichbleibenden Beschwerden, in anderen Fällen kommt es zu einer allmählichen Linderung, oftmals auch zu langen Phasen einer Schmerzfreiheit. Erneute Schmerzen bzw. ein Wechsel in der Intensität können durch Wetterwechsel, psychische Belastungen sowie durch allgemeine Infektionen oder ein Karzinomleiden ausgelöst werden.

> Tritt ein Phantomschmerzrezidiv nach längeren Perioden der Schmerzfreiheit auf, kommt es zu einer erheblichen, unerwarteten Zunahme der Intensität oder verändert sich die Phantomschmerzqualität oder -lokalisation, sollte eine erneute Diagnostik eingeleitet werden.

Denn jede Erkrankung, die bei Patienten ohne Organverlust zu Schmerzen führt, kann sich bei Amputierten als sogenannter **sekundärer Phantomschmerz** manifestieren (s. Tab. A.4-16). Dieser imitiert die bei anderen Patienten zu erwartenden Beschwerden im Phantom. Klinische Beispiele hierfür sind ein neu aufgetretener Apoplex, der zu einer Intensitätszunahme der bereits vorbestehenden Phantomsensationen führt, Phantomschmerzen im linken Arm nach Herzinfarkt oder „radikuläre" Phantomschmerzen im Phantomsegment L5/S1 nach Bandscheibenprolaps oder Herpes zoster. Ein bekanntes Beispiel ist auch die sogenannte Phantom-Claudicatio bei dekompensierter arterieller Verschlußkrankheit.

Phantomsensationen und **-bewegungen** treten ähnlich wie Phantomschmerzen nach Verletzungen des zentralen Nervensystems (bestimmte Hirnabschnitte, Rückenmark, Nervenwurzeln und Plexus) auf. Es handelt sich hierbei aber um nicht schmerzhafte Wahrnehmungen, die zum Teil als unangenehm empfunden werden. So kann es z.B. zum Verdoppelungseffekt einzelner Körperteile kommen, der durch den Patienten erst nach optischer Kontrolle aufgehoben werden kann.

Die Phantombewegungen lassen sich in drei Gruppen unterteilen:
- unwillkürliche Bewegungen, die teilweise mit der Zeit nachlassen können (sie müssen oft mit dem Phantomglied gegen einen erhöhten Widerstand ausgeführt werden und verstärken dadurch häufig vorliegende Phantomschmerzen)
- spontane Bewegungen, die meistens Flexionsbewegungen darstellen
- reflektorische Bewegungen, die häufig zusammen mit Bewegungen der erhaltenen Extremität auftreten

Stumpfschmerz: Stumpfschmerzen können direkt postoperativ auftreten, später chronifizieren oder auch nach längerer Latenz auftreten.

Tabelle A.4-16 Mögliche Ursachen von sekundärem Phantomschmerz.

Symptom	Differentialdiagnose	Nachweismethoden
Phantomschmerz mit radikulärer Komponente	– Bandscheibenprolaps, Spinalstenose – sonstige Erkrankungen oder Tumoren des Myelons – degenerative oder sonstige Wurzelirritation im zugehörigen Segment – Neuropathie der zugehörigen Nerven(-wurzeln) oder Plexus z.B. im Stumpf (Neurom) – Zosterneuralgie	entsprechende neurologische und radiologische Untersuchungsverfahren; Diagnostik: MRT, Röntgenaufnahmen, Liquoruntersuchungen
plötzliche Intensitätszunahme, oft mit Ausbreitung auf das gesamte Phantom, oder Wechsel in der Schmerzqualität	zerebrale oder spinale Erkrankungen (überwiegend vaskulärer Genese, auch neurotrope Erreger)	s. Tab. A.4-17 Klinik (Trophik, kalte Haut am Stumpf); Doppler-Sonographie, evtl. Becken-Bein-Angiographie
Phantomschmerz in Kombination mit Stumpfschmerz	– alle Ursachen von Stumpfbeschwerden – Durchblutungsstörungen im Stumpf – Wundheilungsstörungen, lokale Infektionen – Prothesenprobleme	s.o.
Phantomschmerz nur nach definierter Belastung (Laufen) (Phantom-Claudicatio)	Ursachen einer echten oder Pseudo-Claudicatio: – Spinalstenose – AVK – Schmerzen durch statische Fehlbelastung – Prothesendysfunktion (z.B. Abschnürung bei zu langer Belastung)	Klinik, orthopädische Untersuchung

Ursache akuter Schmerzen sind meistens Wundheilungsstörungen.

Sie können unter anderem vaskulär (z.B. bei arterieller Verschlußkrankheit) oder entzündlich bedingt sein. Osteomyelitis oder Osteitis sowie alle Arten von Hautinfektionen im Bereich des Stumpfes sind auszuschließen. Ferner können proliferative (Tumoren, Neurom, Kallusbildung) und mechanische Faktoren durch zu enge Verbände bzw. später durch schlecht angepaßte Prothesen eine Rolle spielen.

Der Schmerz differiert stark in seinem Charakter: zunächst meist dumpf, bohrend oder ziehend, teilweise aber auch drückend bis punktförmig stechend, später auch brennend oder attackenförmig. Es handelt sich jedoch überwiegend um einen Dauerschmerz.

Begleiterscheinungen können Hautmazerationen, Ödeme oder Druckstellen sein. Das Bild einer sympathischen Reflexdystrophie ist selten.

4.3.3 Diagnostische Verfahren

Klinische Untersuchung

Sowohl beim Deafferenzierungs- als auch beim Phantom- oder Stumpfschmerz ist die klinische Untersuchung mit Inspektion, Palpation, Temperatur- und Umfangsmessung sowie Sensibilitätsprüfung am Stumpf oder an der Amputationszone das wichtigste diagnostische Verfahren.

Daneben ist die Anamnese mit besonderem Augenmerk auf Vorerkrankungen (z.B. AVK, Traumata, kardiale oder Systemerkrankungen), Grund und Zeitpunkt der Amputation, das Anästhesieverfahren (Regionalanästhesie oder Intubationsnarkose) und das psychische Umfeld des Patienten zu erheben. Ferner sollte bezüglich der Schmerzen nach Beginn und Lokalisation, Häufigkeit, Dauer, Intensität, Charakter, Auslöser, Beeinflußbarkeit und evtl. Veränderungen im Schmerzbild (DD: primärer oder sekundärer Phantomschmerz) gefragt werden.

Bei der Inspektion kommt es auf das Aussehen der Narbe (z.B. Hyperämie, Ödem) oder Stumpfform (Kallusbildung), eventuelle Druckstellen durch Verband oder Prothese und den Hautzustand (z.B. Ekzem, Ulkus, Mazerationen) an. Bei der Palpation werden die Pulse überprüft und durch Beklopfen eines eventuellen Neuroms geprüft, inwieweit dadurch Phantom- oder Stumpfschmerzen auslösbar sind.

Technische Befunde

Laboruntersuchungen sind lediglich bei Verdacht auf Infektionen und Systemerkrankungen erforderlich.

Radiologische Verfahren wie Röntgen-Nativaufnahmen oder Skelettszintigraphie sind für den Ausschluß von Zweiterkrankungen bzw. Knocheninfektionen (Osteitis, Osteomyelitis) beim sekundären Phantomschmerz oder Stumpfschmerz wichtig. Aufnahmen der Wirbelsäule sind bei Verdacht auf vertebragene Ursachen indiziert. Bei einer Phantomradikulopathie sollte zum Ausschluß eines Diskusprolapses oder sonstiger spinaler Erkrankungen eine MRT erfolgen. Durchblutungsstörungen des Stumpfes werden durch Doppler-Sonographie und gegebenenfalls durch Angiographie erfaßt

4.3.4 Differentialdiagnosen

Die Diagnose der beschriebenen Schmerzsyndrome ist anhand der Klinik im Regelfall leicht zu stellen. Entscheidend ist die Aufdeckung schmerzunterhaltender Begleiterkrankungen beim sekundären Phantomschmerz sowie beim Stumpfschmerz (s. Tab. A.4-16 und A.4-17).

4.3.5 Therapie

Prophylaxe (Tab. A.4-18)

Deafferenzierungsschmerz: Die einzig bekannte prophylaktische Maßnahme zur Verhinderung von Deafferenzierungsschmerzen ist die strikte Vermeidung neuro-

Tabelle A.4-17 Mögliche Ursachen des Stumpfschmerzes.

Ursache	Klinik
Lokale Ursachen	
Infektion (Haut, Weichteile, Knochen)	z.B. postoperativer Sekretverhalt (Cave: Gasbrand), superinfizierte Prothesendruckstellen, Hautmazeration, radiologische oder szintigraphische Befunde
arterielle Durchblutungsstörungen	trophische Störungen; blasses, kaltes Stumpfende, pathologischer Doppler- oder Angiographiebefund
Ödem (venös/lymphatisch bedingt)	Stauung, Ödem, Besserung nach Lagerung, oft prothesenbedingt oder Z.n. venöser Thrombose
ungünstig liegendes Neurom (mechanische Irritation durch Prothese, Berührung, Kallusbildung, Exostosen etc.)	Phantom- oder Lokalschmerz beim Beklopfen oder bei bestimmten Bewegungen; positiver Befund im MRT, entsprechende Röntgenbefunde Schmerzbefreiung nach Infiltration mit Lokalanästhetikum
Neurologische oder vertebragene Ursachen	
Neuralgie z.B. des N. femoralis/ischiadicus	Ausbreitung im Versorgungsgebiet des jeweiligen Nervs, Engpaßsyndrome, Z.n. Nervenverletzung (z.B. nach Punktion der A. femoralis!) oder ischämisch-druckbedingte Nervenschädigung
Polyneuropathie	Manifestation einer auch andernorts nachweisbaren diabetischen, toxischen oder ischämischen Polyneuropathie
vertebragene Ursachen	statische Fehlbelastung, degenerativ oder anders bedingte Wurzelreizung (Ischialgie), Arthropathie des Iliosakralgelenks

destruktiver Maßnahmen bei Neuralgien oder Neuropathien. Denn hiernach entstehen unter Umständen Verlaufsformen, wie die Anaesthesia dolorosa, die fast immer therapieresistent sind.

Phantomschmerz: Vor elektiven Amputationen ist eine begrenzte Prophylaxe der Phantomschmerzen möglich. Das Risiko ihres Auftretens erhöht sich durch vorbestehende Schmerzen.

> Die wichtigste Prävention besteht in einer präoperativen Behandlung der Schmerzen, die z.B. bei Patienten mit Ischämie- und Tumorschmerzen möglich ist (s. Kap. A.8).

Am wirksamsten ist hierfür eine Ausschaltung der afferenten Nervenbahnen. Dem Anästhesisten ist dies schon präoperativ durch eine Epiduralanalgesie bei lumbaler oder durch die Plexusanalgesie bei oberer Extremitätenamputation möglich. Diese beiden Verfahren erlauben sowohl eine sichere intra- als auch postoperative Schmerz- und Streßausschaltung (s. Kap. A.8). In mehreren Stu-

Tabelle A.4-18 Prävention von Phantom- und Stumpfschmerzen vor elektiven Eingriffen.

A. Rechtzeitige (= präoperative) Schmerzbeseitigung
- Analgetika nach WHO
- präoperative Epidural- oder Plexuskatheteranalgesie mit Lokalanästhetika
- Durchblutungsstörungen nach Möglichkeit präoperativ behandeln (PTA, perkutane Sympathektomie)

B. Chirurgische Präventionsmaßnahmen
- bei Allgemeinanästhesie perineurale Nervenblockade vor Neurektomie
- evtl. eingestülpte Naht, Sicherung des Nervenstumpfes vor mechanischer Irritation durch Versenken des Nervenstumpfes und gute Muskeldeckung
- Muskeldeckung des Stumpfes
- strengste Indikationsstellung zur Nachresektion wegen chronischer Schmerzen (fast immer wirkungslos!)

C. Anästhesiologische Strategie
- Amputation möglichst in Kombination mit einem Verfahren der Katheteranalgesie
- evtl. perioperative Nervenblockaden
- Akutschmerzen postoperativ sofort adäquat behandeln

D. Postoperative Schmerztherapie
- Katheteranalgesie für mindestens 3–7 Tage fortführen; Effekt auch für Stumpfmobilisierung und Krankengymnastik nützen
- rasche Sanierung evtl. postoperativer Stumpfprobleme
- adäquate Therapie bei evtl. Phantomschmerzen (vgl. Abb. A.4-4)

dien konnte gezeigt werden, daß nach einer Epiduralanalgesie signifikant weniger Phantomschmerzen im Folgejahr auftraten, als wenn eine Allgemeinanästhesie in Kombination mit einer systemischen Schmerztherapie erfolgte. Bei Mastektomie werden perioperative Interkostalblockaden empfohlen.

Die präoperative Schmerztherapie sollte zwei bis drei Tage vor Amputation beginnen. So konnte in tierexperimentellen Befunden gezeigt werden, daß durch Ausschaltung nozizeptiver Reize die unerwünschte Sensibilisierung von Hinterhornneuronen verhindert werden kann.

Auch unter oder nach einer suffizienten Schmerztherapie können Phantomschmerzen auftreten. Zudem lassen sich die oben genannten Verfahren nicht bei der Notfallamputation und bei Gerinnungsstörungen durchführen. In diesen Fällen sollte dennoch mit systemischer Analgetikagabe versucht werden, die Intensität postoperativer Wundschmerzen möglichst gering zu halten. Hierfür hat sich zumindest initial die Anwendung hochpotenter Opioide bewährt, die mittels der sogenannten patientenkontrollierten Analgesie (PCA; s. Kap. A.8.2.2) verabreicht werden.

Stumpfschmerz: Die Prophylaxe und frühe postoperative Therapie des Stumpfschmerzes bestehen in einer sorgfältigen chirurgischen Versorgung. Der postoperative Wundschmerz kann durch eine suffiziente Schmerztherapie mit Hilfe von Plexus- oder Epiduralkathetern ebenso wie durch eine ausreichende Analgetikatherapie in der Regel beseitigt werden.

Frühbehandlung nach Verletzung oder Amputation
Deafferenzierungs- und Phantomschmerz:

Mittel der ersten Wahl ist in der Frühtherapie des Phantomschmerzes intravenös appliziertes Calcitonin (200 IE; s. Kap. B.1.9).

Die Wirksamkeit dieses Neurotransmitters in der frühen postoperativen Phase ist bei Phantomschmerzen durch placebokontrollierte Studien nachgewiesen. Teils wurden auch Behandlungserfolge beim Deafferenzierungsschmerz beobachtet.

Im positiven Fall tritt die Wirkung innerhalb von Minuten bis Stunden ein. Die Wirkdauer ist variabel. Nach drei Infusionen sind mehr als 75% der Patienten für längere Zeit schmerzfrei oder -arm.

Bei früh behandelten Phantomschmerzen spricht eine Unwirksamkeit von Calcitonin für zusätzliche periphere Triggermechanismen (Stumpfbeschwerden, Sekretverhalt, Durchblutungsstörungen), nach deren Beseitigung Calcitonin wieder wirksam sein kann. Eine Calcitoninbehandlung sollte nicht fortgeführt werden, wenn nach den ersten beiden Infusionen von 200 IE Lachscalcitonin kein Effekt auftritt.

Wiederholte Behandlungen bei Rezidiven sind möglich und sinnvoll. Allerdings ist in Einzelfällen mit einer Antikörperbildung zu rechnen.

Bei Stumpfschmerzen und Phantomsensationen hilft Calcitonin nicht.

Die weiteren Therapiemaßnahmen sind in Abbildung A.4-4 zusammengefaßt.

Angesichts der schwierigen Behandlung chronischer Phantomschmerzen sollte spätestens, wenn Calcitonin, Antidepressiva oder Antikonvulsiva unwirksam sind oder werden, ein Schmerzspezialist hinzugezogen werden, der die Indikation zu invasiven Interventionen überprüft.

Als erster Schritt sind unter Umständen diagnostische Sympathikusblockaden indiziert, um zu klären, inwieweit die Beschwerden symptomatisch unterhalten sind (s. Kap. B.2.2.6). Bei Verdacht auf periphere oder radikuläre Triggermechanismen können auch selektive Nerven- oder Wurzelblockaden sowie eine Neurominfiltration zur Diagnostik beitragen (s. Kap. B.2.2). Die prognostische Bedeutung derartiger Interventionen ist aber umstritten.

Stumpfschmerz: Bei ungewöhnlich starken postoperativen Stumpfschmerzen sollten zunächst lokale und vertebragene Ursachen ausgeschlossen und behandelt werden. Die Akutschmerztherapie wurde schon beschrieben. Adjuvant ist auch ein Versuch mit TENS (s. Kap. B.4.5) sinnvoll.

Bezüglich der Prothese ist eine frühe individuelle und spezielle Anpassung nötig, damit es gar nicht erst zu Problemen, wie z.B. Hautunverträglichkeit, Ödem, Druckschmerz und Körperfehlhaltung, kommen kann. Die Vorteile liegen in einer baldigen Mobilisierung, die einen positiven Effekt auf die Psyche des Patienten ausübt, sowie einem Kreislauftraining, einer Ödemausschwemmung und einer Vorbereitung des Stumpfes auf seine spätere Belastung. In dieser Zeit muß die Prothese meist einige Male geändert werden, da sich auch der Umfang des Stumpfes verändert.

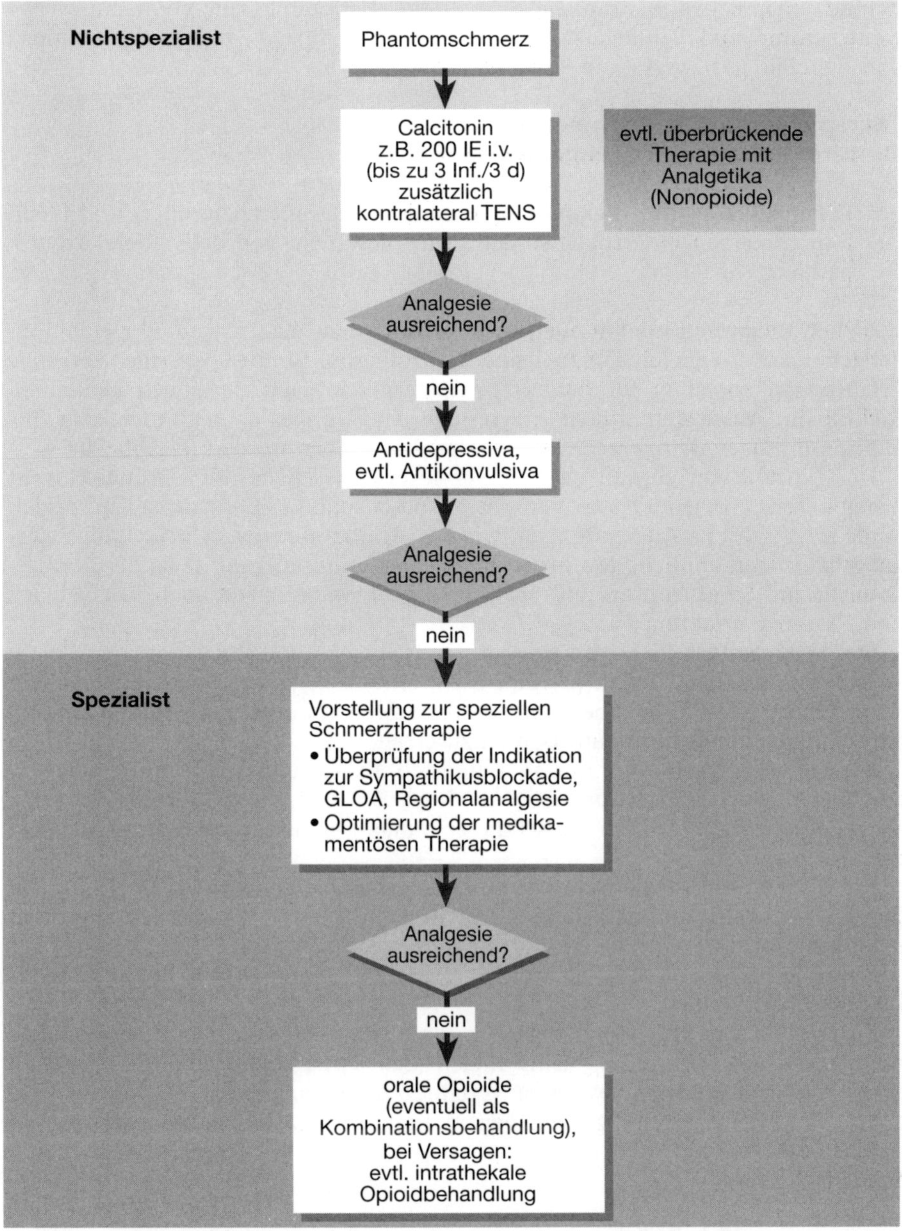

Abbildung A.4-4 Stufenschema der Phantomschmerzbehandlung.

Eine entsprechende krankengymnastische Betreuung zur Vermeidung von Kontrakturen und Fehlbelastung ist unabdingbar. Später sind Kurmaßnahmen und Rehabilitationsverfahren zu befürworten.

Therapie chronischer Schmerzen

Deafferenzierungs- und Phantomschmerz:

Die medikamentöse Behandlung chronischer Deafferenzierungs- und Phantomschmerzen unterscheidet sich prinzipiell nicht von der anderer Neuropathien.

Lediglich Calcitonin kommt auch beim chronischen Phantomschmerz eine Sonderstellung zu, obgleich hierzu keine kontrollierten Studien vorliegen. Positive Erfahrungen sprechen für einen Therapieversuch nach den oben genannten Richtlinien. Ansonsten sollten trizyklische Antidepressiva, Antikonvulsiva (bei attackenförmigen Schmerzen) und Analgetika gegeben werden (s. Abb. A.4-4).

Der Einsatz von gegenirritativen Verfahren wie TENS und Akupunktur ist wenig untersucht, jedoch weit verbreitet. Von besonderer Bedeutung sind begleitende physikalische Anwendungen, wie z.B. Thermotherapie, Ultraschall, Bewegungsbäder und ähnliche Maßnahmen zur Dekonditionierung (z.B. Berührungsübungen mit Sand, Erbsen und Haarbürsten). Erwähnt seien auch Biofeedback und Hypnoseverfahren.

Die Wirksamkeit invasiver Nerven- und Sympathikusblockaden mit Lokalanästhetika und der GLOA (s. Kap. B.2.2.7) ist bislang nur durch Einzelfallberichte belegt. Diese legen aber nahe, die Verfahren vor einer dauerhaften Opioideinstellung zumindest probatorisch einzusetzen.

Alkoholneurolysen sind nur in seltensten Fällen indiziert. Der Stellenwert der Spinal cord stimulation (SCS; s. Kap. B.2.2.12) kann derzeit nicht abschließend beurteilt werden, da bei dieser Indikation oftmals ein Wirkungsverlust eintritt.

Als Ultima ratio ist die intrathekale Opioidtherapie zu nennen. Dies gilt auch für den Deafferenzierungsschmerz, bei dem SCS in der Regel schon primär unwirksam bleibt.

Neurodestruktive Verfahren müssen heute bei chronischen Schmerzen als kontraindiziert gelten.

Eine Reihe von Studien hat gezeigt, daß Phantom- und Deafferenzierungsschmerzen zum Teil opioidsensitiv sind. Daher kann, sofern auch die in Abbildung A.4-4 aufgeführten invasiven Verfahren keine langfristigen Erfolge erbringen, eine Opioideinstellung nach den in Kapitel B.1.1.2 beschriebenen Regeln durchgeführt werden.

Stumpfschmerz:

Der chronifizierte Stumpfschmerz sollte zunächst kausal behandelt werden. Das bedeutet eine schnelle Ursachenfindung und Therapie.

Währenddessen können als Hilfsmittel Analgetika gegeben werden.

Handelt es sich um vaskuläre Faktoren, wie z.B. arterielle Verschlußkrankheit, kann mit Hilfe von Sympathikusblockaden bzw. -neurolysen eine Verbesserung der Durchblutung und damit auch Schmerzlinderung erreicht werden.

Wenn Neurome als proliferative Ursache vorliegen, muß in der Regel von einem weiteren operativen Vorgehen abgeraten werden. Ausnahmen können Patienten sein, bei denen eine offenkundige mechanische Irritation besteht und wiederholte Infiltrationen mit Lokalanästhetika zu einer mehrstündigen Schmerzfreiheit geführt haben. Ansonsten wird auch eine verbesserte Einbettung der freien Nervenenden im Weichteilgewebe kaum eine Beschwerdelinderung, sondern eher eine Progredienz zur Folge haben.

> Bei mechanischen Problemen sollte immer, auch bei unauffälligem Narben- und Stumpfbefund, der Sitz der Prothese von einem Spezialisten überprüft werden.

Eine Arbeitsgruppe berichtet von positiven Effekten einer perkutanen Neuromzerstörung durch Phenolinjektionen oder mittels Thermoläsionen. Hier scheint aber vorläufig eine gewisse Skepsis angebracht zu sein.

Literatur

1. Baron, R., C. Maier: Painful neuropathy: C-nociceptor activity may not be necessary to maintain central mechanisms accounting for dynamic mechanical allodynia. Clin. J. Pain 11 (1995), 63–69.
2. Baron, R., C. Maier: Phantom limb pain: are cutaneous nociceptors and spinothalamic neurons involved in the signaling and maintenance of spontaneous and touch-evoked pain? A case report. Pain 60 (1995), 223–228.
3. Davis, R. W.: Phantom sensation, phantom pain, and stump pain. Arch. Phys. Med. Rehabil. 74 (1993), 79–91.
4. Döbler, K., M. Zenz: Stumpf- und Phantomschmerz. In: Zenz, M., I. Jurna (Hrsg.): Lehrbuch der Schmerztherapie. S. 377–384. Thieme, Stuttgart 1993.
5. Frank, B., E. Lorenzoni: Phantomerleben und Phantomschmerz. Fortschr. Neurol. Psychiatr. 60 (1992), 74–85.
6. Jensen, F. S., B. Krebs, J. Nielsen, P. Rasmussen: Immediate and long-term phantom limb pain in amputees: incidence, clinical characteristics and relationship to pre-amputation limb pain. Pain 21 (1985), 267–278.
7. Katz, J., R. Melzack: Pain „memories“ in phantom limbs: review and clinical observations. Pain 43 (1990), 319–336.
8. Maier, C.: Calcitonin. Der Schmerz 4 (1990).
9. Maier, C.: Calcitonin. In: Zenz, M., I. Jurna (Hrsg.): Lehrbuch der Schmerztherapie. S. 179–186. Thieme, Stuttgart 1993.
10. Mertz, D. P., H.-B. Meinberg: Calcitonin bei Phantomschmerzen. Arzneimitteltherapie 6 (1988), 143–146.

4.4 Engpaßsyndrome

R. VAN SCHAYCK

Engpaßsyndrome sind Erkrankungen, die durch eine Kompression peripherer Nerven an physiologischen Engstellen entstehen. Dabei bilden ligamentäre, bindegewebige, muskuläre oder knöcherne Strukturen die Einengung des oder der betroffenen Nerven. Zusätzliche Faktoren wie Operationen mit Narbenbildung, Knochenfrakturen mit Kallusbildung, Mikroverletzungen durch stereotype Extremitätenbewegungen am Arbeitsplatz, aber auch eine Vorschädigung der Nerven durch andere Erkrankungen (z.B. Diabetes mellitus), eine vermehrte Knochen- und Bindegewebsbildung bei Akromegalie und ein vermehrtes Bindegewebsödem bei Schwangerschaft oder im Rahmen einer sympathischen Reflexdystrophie können sich auslösend oder verstärkend auf die Nervenkompression auswirken.

4.4.1 Leitsymptome

Die Klinik der Nervenkompressionssyndrome umfaßt im Frühstadium vor allem neuropathische Schmerzen und Sensibilitätsstörungen im Versorgungsgebiet des betroffenen Nervs distal des Läsionsortes. Die Schmerzen werden als stechend, schneidend, einschießend und brennend bezeichnet oder als elektrisierende und kribbelnde Parästhesien beschrieben. Im weiteren Verlauf treten bei gemischten Nerven dann motorische Ausfälle der abhängigen Muskeln hinzu. Die Schädigung vegetativer Fasern kann zu den Begleitsymptomen der Hautrötung und -blässe, livider Hautverfärbung, Ödem, Hyper- und Hypohidrose sowie trophischen Störungen führen.

Die klinischen Symptome sind unter Berücksichtigung von Innervationsvarianten den betroffenen Nerven eindeutig zuzuordnen. Tabelle A.4-19 zeigt eine Auflistung der wichtigsten Nervenkompressionssyndrome.

4.4.2 Diagnostische Verfahren

> Nach Erhebung der Anamnese sind die Nervenkompressionssyndrome eine Domäne der klinisch-neurologischen Untersuchung und der elektrophysiologischen Zusatzdiagnostik.

Die Elektrophysiologie unterstützt die genaue Erfassung der geschädigten Nerven- und Muskelstrukturen. Pathologische Zeichen in der Elektromyographie (EMG) sind:

- pathologische Spontanaktivität (Fibrillationen, positive scharfe Wellen, Faszikulationen)
- verlängerte und polyphasische Potentiale motorischer Einheiten
- ein gelichtetes maximales Aktivitätsmuster mit einzelnen amplitudenhohen Anteilen

Die Messung der motorischen und sensiblen Nervenleitgeschwindigkeiten (NLG) erlaubt eine Funktionsüberprüfung der peripheren Nervenleitung und eine Lokalisation des Schädigungsortes. Zusätzliche elektrophysiologische

Tabelle A.4-19 Wichtige Nervenkompressionssyndrome.

Betroffener Nerv (Krankheitsbezeichnung)	Anatomische Lokalisation der Nervenkompression	Leitsymptome
unterer Armnervenplexus (Skalenussyndrom, Thoracic-outlet-Syndrom)	„Skalenuslücke" zwischen Mm. scaleni und 1. Rippe, fakultativ vorhandene Halsrippe	lageabhängige Parästhesien und Schmerzen ulnare Seite des Unterarms und der Hand, schwindender Radialispuls bei Adson-Manöver
N. medianus (Karpaltunnelsyndrom, Brachialgia paraesthetica nocturna)	Karpaltunnel unter dem Ligamentum carpi volare	nächtlich betonte Parästhesien und Schmerzen der Beugeseite der ersten drei Finger
N. ulnaris (Sulcus-ulnaris-Syndrom)	Sulcus ulnaris am Epicondylus medialis humeri	Parästhesien, Schmerzen und Sensibilitätsstörung ulnare Handkante und Kleinfinger, Atrophie Spatium interosseum I und Hypothenar, Hakenstellung 4. und 5. Finger
N. ulnaris, Ramus superficialis und Ramus profundus (Syndrom der Loge de Guyon)	medial Os pisiforme, lateral Os hamatum, palmar Retinaculum flexorum und M. palmaris	Lähmung der ulnaren Handmuskeln ohne sensible Störung (Ramus profundus), sensible Störung, Schmerz Kleinfingerballen ohne Lähmungen (Ramus superficialis)
N. ilioinguinalis (Ilioinguinalissyndrom)	Durchtritt durch schräge Bauchmuskeln und Leistenband	häufig nach Herniotomie, Appendektomie; Leistenschmerz und Parästhesien
N. genitofemoralis, Ramus genitalis (Spermatikusneuralgie)	Leistenkanal	nach Herniotomie und urologischen Eingriffen, heftige Schmerzen Skrotum, einseitig fehlender Cremasterreflex
N. cutaneus femoris lateralis (Meralgia paraesthetica)	Durchtrittsstelle unter dem Leistenband nahe Spina iliaca anterior superior	Parästhesien und Hyperpathie am lateralen Oberschenkel spontan und verstärkt beim Gehen
N. tibialis (Tarsaltunnelsyndrom)	dorsal des Malleolus internus, unter Retinaculum flexorum (Ligamentum laciniatum)	brennende Schmerzen der Fußsohle, oft durch Gehen verstärkt

Untersuchungen, wie der H-Reflex, die F-Welle und somatosensorisch evozierte Potentiale (SEP), liefern ergänzende Informationen. Bei Plexusneuropathien, bei traumatischen Schädigungen und bei anderen, differentialdiagnostisch bedeutsamen Erkrankungen wie den zervikalen und lumbalen Radikulopathien sind die bildgebenden Verfahren Röntgen-Nativaufnahme, Computertomographie und Kernspintomographie indiziert.

4.4.3 Differentialdiagnose

Insbesondere bei den überwiegend auftretenden Engpaßsyndromen der oberen Extremität findet sich möglicherweise eine Koinzidenz mit häufigen Schmerzsyndromen anderer Ursache (zervikogene Radikulopathien, Plexusneuropathien, Epicondylitis radialis humeri = Tennisellenbogen).

Eine isolierte Diagnostik und Therapie der Engpaßsyndrome führen meist zu keiner befriedigenden klinischen Besserung und begünstigen eine Chronifizierung des Schmerzes.

Die wichtigsten Differentialdiagnosen der Engpaßsyndrome sind in Tabelle A.4-20 aufgeführt.

4.4.4 Therapie

Grundsätzlich ist eine operative Versorgung der Engpaßsyndrome ohne eine vorherige fachneurologische Abklärung und in der Regel auch ohne einen konservativen Behandlungsversuch abzulehnen.

Eine Übersicht zum therapeutischen Vorgehen bei Engpaßsyndromen ist in Abbildung A.4-5 wiedergegeben.

Medikamentöse Therapie der Nervenkompressionssyndrome

Die medikamentöse Behandlung der Nervenkompressionssyndrome verfolgt vor allem eine wirksame Analgesie, um, unterstützt von physiotherapeutischen Maßnahmen und Krankengymnastik, eine lang andauernde Beschwerdeminderung und Funktionsverbesserung zu erzielen. Neben peripheren Analgetika (s. Kap. B.1) sind vor allem Antikonvulsiva und Antidepressiva gegen die neuropathischen Schmerzen wirksam. Der Effekt neurotroper Vitamine (B_1, B_6, B_{12}, Folsäure) ist unsicher, auf ihre Verordnung kann daher verzichtet werden.

Die wichtigsten Medikamente sind in Tabelle A.4-21 aufgelistet.

Nichtmedikamentöse Therapie der Nervenkompressionssyndrome

Die begleitenden Behandlungsmaßnahmen umfassen die physiotherapeutischen und krankengymnastischen Therapien (s. Kap. B.4), die zu jeder konservativen Behandlung der Nervenkompressionssyndrome gehören (Tab. A.4-22).

Eine Prophylaxe der Nervenreizung durch eine nächtliche Ruhigstellung mittels einer gepolsterten Schiene ist beim Karpaltunnelsyndrom und beim Sulcus-ulnaris-Syndrom indiziert.

Tabelle A.4-20 Wichtige Differentialdiagnosen der Nervenkompressionssyndrome.

Erkrankung	Unterscheidungsmerkmal	Methode zum Ausschluß
neuralgische Schulteramyotrophie (Armplexusneuritis)	akute, proximal betonte Armschmerzen und Paresen	neurologischer Befund, EMG, NLG
Epicondylitis radialis humeri (Tennisellenbogen)	Druckschmerz des Epicondylus radialis humeri, belastungsabhängige Muskelschmerzen, keine Sensibilitätsstörung	Anamnese, klinische Untersuchung
Volkmann-Kontraktur (Unterarm-Kompartmentsyndrom)	Ursachen: Frakturen, Repositionsmanöver, Gipsverbände, Hämatom	Anamnese, Lokalbefund, Doppler-Sonographie, EMG, NLG
iatrogene Läsion des Ramus cutaneus palmaris (N. medianus)	neuralgische Schmerzen und Sensibilitätsstörung der Thenarregion nach Karpaltunneloperation	neurologischer Befund, EMG, NLG
Dupuytren-Kontraktur	Flexionsstellung einzelner Finger durch Schrumpfung der Palmaraponeurose	Lokalbefund
Tibialis-anterior-Kompartmentsyndrom	Ursachen: Hämatom, Abszeß, Thrombose, Prellung, starke Muskelbelastung; prätibiale Schwellung und Rötung	Anamnese, Lokalbefund, Doppler-Sonographie, EMG, ggf. Druckmessung
sympathische Reflexdystrophie	neuralgische Schmerzen und vegetative Störung (Ödem, Rötung, Zyanose, Hyper- und Hypohidrose)	Anamnese (meist posttraumatisch oder postoperativ aufgetreten), neurologischer Befund
diabetische Mononeuropathie	diabetische Stoffwechsellage, auch andere Nerven betroffen (Multiplex-Form)	Nüchtern-BZ, BZ-Tagesprofil, Belastungstest, HbA_{1c}, EMG, NLG
Polymyalgia rheumatica	akute Muskelschmerzen des Schulter- und Beckengürtels, gehäuft bei Frauen > 60 Jahre, keine Sensibilitätsstörung	BSG, Elektrophorese, Muskelbiopsie (Riesenzellarteriitis)
Fibromyalgiesyndrom	multilokulärer Muskelschmerz, schmerzhafte muskuläre Druckpunkte (tender points)	klinische Untersuchung

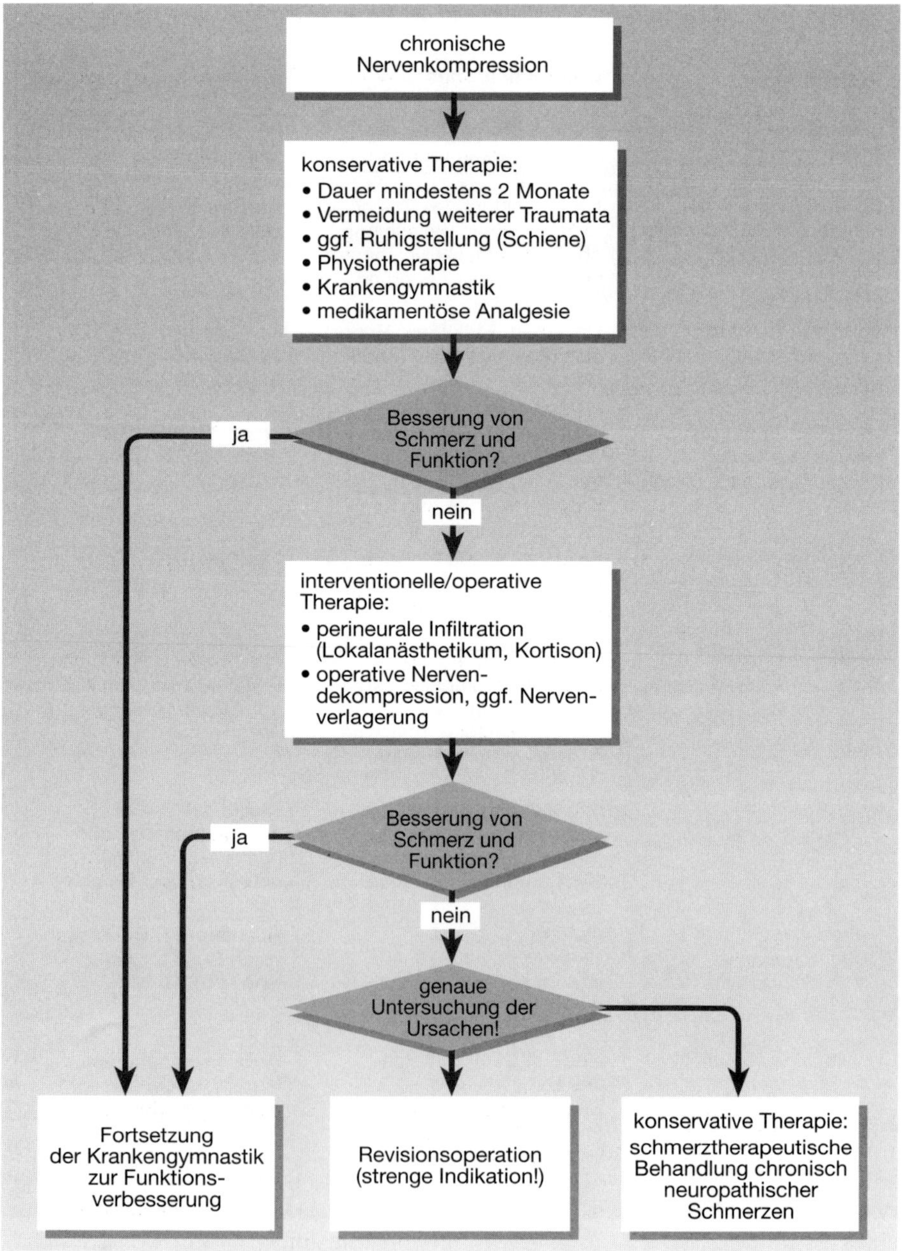

Abbildung A.4-5 Therapeutisches Vorgehen bei Engpaßsyndromen.

Tabelle A.4-21 Medikamentöse Therapie der Nervenkompressionssyndrome.

Medikament	Dosierung	Wirkung
Paracetamol (ben-u-ron® u.a.)	3000 mg/d (1500–6000 mg/d)	analgetisch, antipyretisch
Diclofenac (Voltaren®)	100 mg/d (50–200 mg/d)	analgetisch, antiphlogistisch, antirheumatisch
Ibuprofen (Anco®, Dolgit® u.a.)	800 mg/d (200–2400 mg/d)	analgetisch, antiphlogistisch, antirheumatisch
Carbamazepin (Tegretal®, Timonil®)	600 mg/d (200–1200 mg/d)	antikonvulsiv, koanalgetisch
Phenytoin (Phenhydan®, Zentropil®)	300 mg/d (100–600 mg/d)	antikonvulsiv, koanalgetisch
Amitriptylin (Laroxyl®, Saroten®)	75 mg/d (50–150 mg/d)	antidepressiv, koanalgetisch, sedierend
Amitriptylinoxid (Equilibrin®)	60 mg/d (30–120 mg/d)	antidepressiv, koanalgetisch, sedierend
Clomipramin (Anafranil®)	75 mg/d (25–150 mg/d)	antidepressiv, koanalgetisch, etwas antriebssteigernd

Tabelle A.4-22 Begleittherapie der Nervenkompressionssyndrome.

Methode	Durchführung	Wirkung
Physiotherapie	Moorpackung (Wärme), ggf. Eispackung (Kälte)	analgetisch, Stimulierung der kapillären Durchblutung
Krankengymnastik	Kraft-, Koordinations- und Dehnungsübungen	Verbesserung der motorischen Funktion, Lösen muskulärer Verspannung, Dehnung von Bindegewebe und Nerven
Schiene	nächtliche Schienung von Hand- bzw. Ellenbogengelenk	Minderung der mechanischen Nervenreizung durch Ruhigstellung

Interventionelle Therapie der Nervenkompressionssyndrome

Interventionelle Techniken der peripheren Nervenblockade können zur Diagnostik und in Form einer Blockadeserie therapeutisch eingesetzt werden (Tab. A.4-23). Als weitere interventionelle Behandlungsmethode der Nervenkompressionssyndrome ist darüber hinaus eine perineurale Injektion mit Kortison wirksam.

Interventionelle Behandlungsmethoden werden an schmerztherapeutisch und operativ tätigen Einrichtungen durchgeführt. Hier kann durch sterile Arbeitsbe-

Tabelle A.4-23 Interventionelle Therapie der Nervenkompressionssyndrome.

Methode	Durchführung	Wirkung
Nervenblockade	Lokalanästhesie mit Bupivacain 0,25–0,5% (Carbostesin®) als diagnostische Blockade oder therapeutische Blockadeserie	Langzeitanästhesie des betroffenen Nervs
perineurale Infiltration	Kortisoninjektion in Nervennähe: 50–100 mg Hydrokortison, 15 mg Methylprednisolon	antiphlogistisch, entzündungshemmend
Plexusanästhesie	Regionalanästhesie mit Bupivacain 0,25–0,5% (Carbostesin®)	Langzeitanästhesie, Unterbrechung sympathischer Efferenzen

Tabelle A.4-24 Indikationen zur operativen Neurolyse.

Indikationsstufe	Befunde
absolut	hochgradige oder progrediente Muskelparesen therapieresistente, starke Schmerzen trotz konservativer Therapie > 2 Monate
relativ	nervenschädigende Grunderkrankung wie diabetische Polyneuropathie Teilremission der Beschwerden unter konservativer Therapie progrediente Verschlechterung der elektrophysiologischen Befunde (EMG, NLG) Beschwerderezidiv nach Erstoperation

dingungen und ausreichende Überwachungsmöglichkeiten eine sichere Behandlung gewährleistet werden.

Operative Therapie der Nervenkompressionssyndrome

Das Ziel der operativen Behandlung ist eine Freilegung der komprimierten Nerven und Beseitigung der einengenden Strukturen. Die Indikationen zum operativen Vorgehen sind in Tabelle A.4-24 aufgeführt.

Ein besonderes Problem stellen erfolglos voroperierte, oft mehrfach operierte Patienten dar. Als häufige Ursachen sind zu nennen:
- falsche, oft zu frühe Indikation zur Operation
- andere, gleichzeitig vorliegende Schmerzsyndrome
- mangelhafte Operationstechnik und operative Komplikationen
- Auftreten einer sympathischen Reflexdystrophie

Diese meist schwer behandelbare Patientengruppe sollte einer spezialisierten schmerztherapeutischen Einrichtung zugeleitet werden.

Beim postoperativen Auftreten einer sympathischen Reflexdystrophie ist der Behandlungserfolg um so besser, je früher eine spezifische Therapie (s. Kap. A.4.2) eingesetzt wird.

4.5 Zosterneuralgie

R. BARON

Die **akute Herpes-zoster-Radikuloneuritis** (Gürtelrose, Gesichtsrose) ist eine neurokutane Erkrankung, die hauptsächlich ältere Menschen mit einer Inzidenz von 125/100 000 pro Jahr betrifft. Nach Reaktivierung latenter Varicella-Zoster-Viren in den Spinal- und Hirnnervenganglien durch unterschiedliche exogene (UV-Licht, Traumen) und endogene (Immunsuppression, Fieber, AIDS, Malignom) Reize befallen die Viren die peripheren Nerven, die Hirnnerven und die Haut. Bei den meisten Patienten heilen die akuten Hauterscheinungen innerhalb von ein bis zwei Monaten folgenlos ab.

Ein Teil der Patienten entwickelt allerdings eine chronische **postzosterische Neuralgie**. Zum Zeitpunkt der Abheilung der Hauterscheinungen klagen noch ungefähr 12–20% der Patienten aller Altersgruppen über Schmerzen. Einen Monat nach der Abheilung beträgt der Prozentsatz noch 9–15% und ein Jahr später 2–5% der Patienten. In der Altersgruppe zwischen 60 und 70 Jahren bilden 50–75% aller Patienten eine meistens lang andauernde postzosterische Neuralgie aus. Das mittlere Alter der Patienten beträgt 70 Jahre, Geschlechtsunterschiede gibt es nicht.

4.5.1 Leitsymptome

Prinzipiell kann jedes Dermatom durch die neurokutane Entzündung befallen werden; es gibt aber Häufungen in den thorakalen Dermatomen (54%), hier insbesondere Th5 (15%), und in den vom Nervus trigeminus innervierten Hautarealen (20%), hier insbesondere im ersten Ast (13%). Dieser sogenannte Zoster ophthalmicus geht in 25–70% mit einer Keratitis, Iritis oder Chorioiditis einher.

Bei der Hälfte der Patienten ist mehr als ein Segment befallen. Unterschiede zwischen linker und rechter Körperhälfte existieren nicht.

Bei Befall des N. facialis (Zoster oticus) entwickelt sich neben Schmerzen und Ausschlag im inneren Gehörgang eine periphere Fazialisparese mit schlechter Prognose.

Akuter Herpes zoster
Hauterscheinungen und Schmerzen

Diagnostisch wegweisend ist der charakteristische halbseitige vesikopapuläre Hautausschlag im Bereich der Versorgungsgebiete der sensiblen Nervenwurzeln (Dermatome).

Sehr selten können die Effloreszenzen vollkommen fehlen, was zu erheblichen differentialdiagnostischen Schwierigkeiten führt (Zoster sine herpete).

Die akute Phase der Erkrankung ist zusätzlich immer durch das Auftreten heftiger Schmerzen im betroffenen Dermatom charakterisiert, die dem Ausschlag um einige Tage bis – in seltenen Fällen – Wochen vorausgehen können (präherpetische Zosterneuralgie). Meist sind reißende, stechende oder brennende Dauerschmerzen und heftige Berührungsschmerzen vorhanden, die von kurzen, paroxysmal auftretenden, einschießenden, neuralgiformen Schmerzattacken überlagert werden.

Allgemeinsymptome wie Abgeschlagenheit und Fieber sind häufig.

Motorische Störungen

Bei Befall motorischer Anteile der Nervenwurzeln können neben Sensibilitätsstörungen und Schmerzen auch ausgeprägte Lähmungen hinzutreten. Bei Befall des Plexus brachialis bzw. lumbosacralis werden in 1–5% der Fälle proximal betonte Paresen der Extremitätenmuskeln beobachtet.

Kompliziert wird der akute Herpes zoster durch Ausbreitung auf den ganzen Körper (Zoster generalisatus) und die Entwicklung einer Polyradikulitis, Myelitis oder Enzephalitis.

Postzosterische Neuralgie

Hautveränderungen und Sensibilitätsstörungen

Nach Abheilen der Zostereruptionen können Narben zurückbleiben, die manchmal einen pigmentierten Randsaum aufweisen. Die Haut im befallenen Segment kann hypästhetisch und hypalgetisch oder sogar anästhetisch, manchmal aber auch völlig normal sein. Parästhesien und Dysästhesien fehlen nur selten. Einige Patienten beschreiben einen quälenden Juckreiz.

Schmerztypen

Drei verschiedene Schmerzformen lassen sich unterscheiden, die häufig in Kombination vorkommen:

- ein brennender, bohrender Dauerschmerz
- kurze, einschießende, neuralgiforme Schmerzattacken, die aber im Vergleich zur Akutphase seltener auftreten
- heftigste Berührungsschmerzen, die sogenannte dynamische Berührungsallodynie: Hierbei wird die leichteste Berührung der Haut, z.B. durch die Kleidung, als heller Schmerz empfunden. Im Gegensatz dazu bewirkt eine feste Berührung im befallenen Areal oft sogar eine gewisse Erleichterung.

Alle Schmerzformen können durch psychische Belastungen und Aufregung verstärkt werden. Sensibilitätsstörungen, Dauerschmerzen und Allodynie zeigen im weiteren Verlauf häufig eine Ausbreitung in benachbarte narbenfreie Segmente, die in der Akutphase nicht sichtbar befallen waren.

In seiner Intensität wird der Schmerz häufig als quälend und vernichtend beschrieben. Er besteht mit unverminderter Heftigkeit auch nachts. Als Folgen stellen sich oft eine depressive Stimmungslage, Schlafstörungen oder sogar eine Anorexie ein. Suizidversuche und Suizide sind beschrieben worden.

Von therapierelevanter Bedeutung sind moderne pathophysiologische Konzepte der Schmerzentstehung. Hiernach soll die Allodynie bei einigen Patienten nicht über nozizeptive C-Afferenzen, sondern über mechanorezeptive Aβ-Fasern zu zentralen schmerzverarbeitenden Strukturen geleitet werden [1].

4.5.2 Diagnostische Verfahren

Während des **akuten Herpes zoster** finden sich bei der Routineblutuntersuchung unspezifische Entzündungsparameter.

Beweisend sind spezifische IgM-Antikörper gegen das Varicella-Zoster-Virus im Serum, ein deutlicher Titeranstieg des IgG um mehr als das Vierfache bei Kontrollen nach zehn Tagen oder die Isolierung des pathogenen viralen Antigens aus der Bläschenflüssigkeit.

Da bei jeder Herpes-zoster-Radikuloneuritis auch intradurale Anteile der Nervenwurzel betroffen sind, findet man regelmäßig im Liquor eine Pleozytose von 50–1000/3 Lymphozyten und eine mäßige Eiweißerhöhung. Diese Laborbefunde erlauben daher keine Abgrenzung zu einer komplizierenden Meningitis oder Enzephalitis. Spezifische Antikörpertiter sind auch im Liquor erhöht. Eine Liquorpunktion ist bei einem unkompliziert verlaufenden akuten Herpes zoster nicht erforderlich.

Für die Diagnose einer **postzosterischen Neuralgie** ist der Nachweis einer zuvor durchgemachten akuten Zosterinfektion entscheidend.

Die Anamnese und eventuelle Residuen auf der Haut ermöglichen die Einordnung.

4.5.3 Differentialdiagnose

Nach Auftreten des charakteristischen halbseitigen vesikopapulären Hautausschlags im Bereich eines oder mehrerer Dermatome ist die Diagnosestellung eines **akuten Herpes zoster** meist leicht. Schwierig sind das Erkennen und die Abgrenzung des Zoster sine herpete und der präherpetischen Zosterneuralgie. Wichtige Differentialdiagnosen sind in Tabelle A.4-25 zusammengefaßt.

In Einzelfällen kommen ähnliche Differentialdiagnosen auch für die **postzosterische Neuralgie** in Frage.

4.5.4 Therapie

Akuter Herpes zoster

Die Therapie der akuten Erkrankung verfolgt drei Ziele (Stufenplan in Abb. A.4-6):
- Verhinderung einer Ausbreitung der Viren (insbesondere bei immunsupprimierten Patienten)
- Bekämpfung der akuten Schmerzen
- Verhinderung einer postzosterischen Neuralgie

Obligat ist die **virustatische Behandlung** für ungefähr eine Woche, parenteral mit Aciclovir, oral mit Aciclovir, Valaciclovir oder Famciclovir (Tab. A.4-26). Unter

Tabelle A.4-25 Wichtige Differentialdiagnosen und häufige Fehldiagnosen bei präherpetischer Neuralgie, akutem Herpes zoster ohne charakteristische Effloreszenzen und postzosterischer Neuralgie.

Erkrankung	Unterscheidungsmerkmale	Methoden zum Ausschluß
idiopathische Trigeminusneuralgie	häufig im 2. und 3. Ast, typische Triggerpunkte an Haut und Schleimhaut, Triggermechanismen beim Kauen	Anamnese
andere symptomatische Trigeminusneuralgien (z.B. Neurinom, Ca)	selten Brennschmerz, selten Allodynie, 3. Ast: Parese der Kaumuskulatur	CT, MRT
schmerzhafte Augenerkrankungen (Glaukom)	Sehstörungen, evtl. Druckanstieg im Bulbus	augenärztliche Untersuchung
vertebragene Schmerzen insbes. im Brustwirbelsäulenbereich („Interkostalneuralgie")	Schmerz atem- und bewegungsabhängig, Muskelhartspann, Bewegungsblockaden	Anamnese, orthopädischer Befund
Radikulopathien anderer Genese (z.B. Neurinom, Meningiom, Borreliose)	kein Brennschmerz, selten Allodynie	CT, MRT, Liquor, Serologie
gastrointestinale Erkrankungen (z.B. Pankreatitis)	Schmerz abhängig von Nahrungsaufnahme, epigastrischer Druckschmerz	gastroenterologische Untersuchung
Lungenembolie, Pleuritis	Schmerz evtl. atemabhängig, Zyanose, Schock	EKG, Labor, Röntgen-Thorax, evtl. Szintigraphie, Angiographie

Tabelle A.4-26 Virustatische Therapie beim akuten Herpes zoster.

Substanzen	Dosis	Nebenwirkungen	Kontraindikationen
Aciclovir (Zovirax®)	p.o. 5 × 800 mg/d für 5–7 Tage i.v. 3 × 5–10 mg/kg KG/d für 5–7 Tage	Anstieg der Nierenwerte, Niereninsuffizienz, reversible neurologische Erscheinungen, Anstieg der Leberwerte, Panzytopenie, Magen-Darm-Störungen, Hautausschlag	Cave: eingeschränkte Nieren- oder Leberfunktion, Dosisanpassung
Valaciclovir (Valtrex®)	p.o. 3 × 1000 mg/d für 5–7 Tage	s. Aciclovir	s. Aciclovir
Famciclovir (Famvir®)	p.o. 3 × 250 mg/d für 5–7 Tage	s. Aciclovir	s. Aciclovir

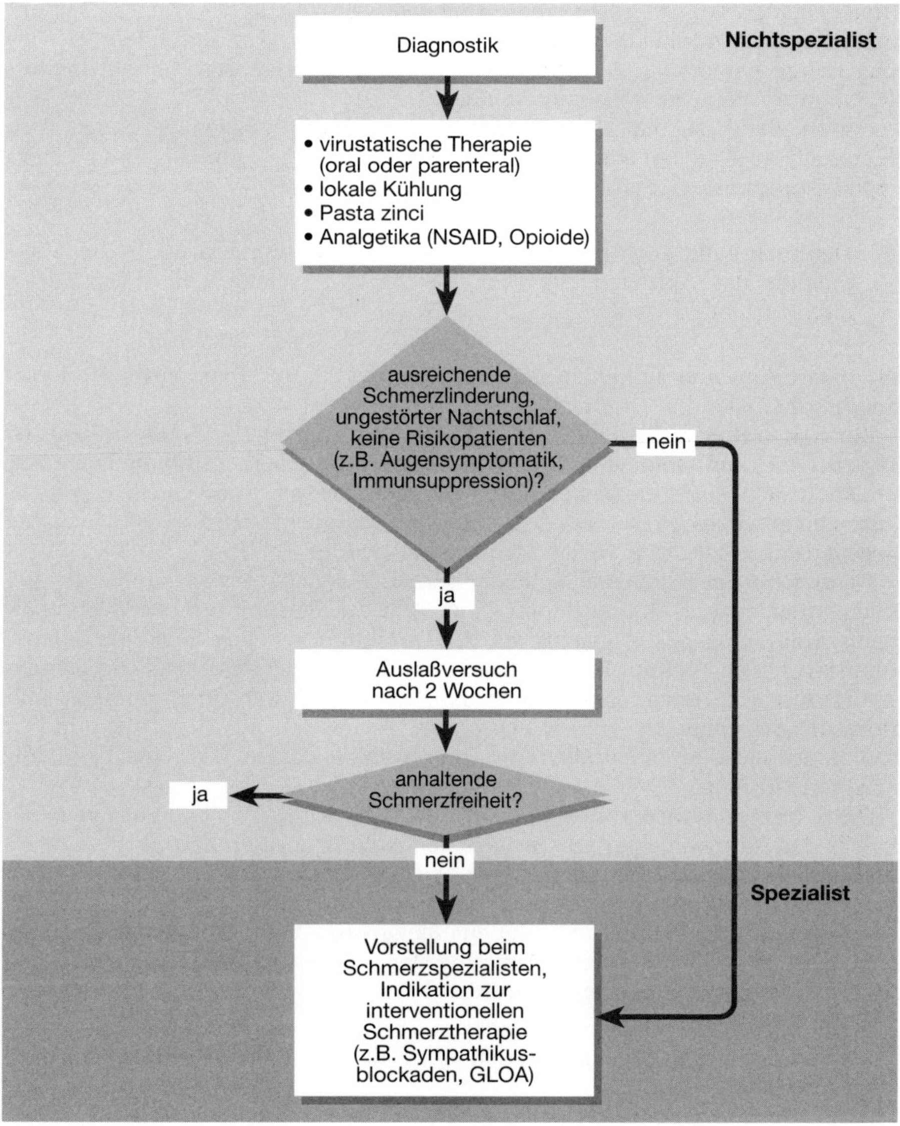

Abbildung A.4-6 Therapeutischer Stufenplan bei akutem Herpes zoster.

dieser Therapie kommt es zu einer schnelleren Abheilung der Hauterscheinungen. Eine orale Applikation soll weniger wirksam sein. Von besonderer Bedeutung ist die parenterale Applikationsform bei Risikopatienten (Immunsuppression, hohes Alter, Generalisierungstendenz).

Entscheidend ist, daß diese Therapie so früh wie möglich begonnen wird (innerhalb 48 Stunden nach Ausbruch des Exanthems), um die Viren in der Replikationsphase zu treffen.

Dennoch kann auch durch eine optimal durchgeführte virustatische Akuttherapie das Auftreten einer postzosterischen Neuralgie in vielen Fällen nicht verhindert werden.

Die lokale Anwendung kühler, feuchter Kompressen und Pasta zinci wirkt entzündungshemmend.

Zur **Akutschmerztherapie** sind NSAID (s. Kap. B.1.1.1), Metamizol (s. Kap. B.1.1.1) und Opioide (s. Kap. B.1.1.2) indiziert. Hierbei sind die heute geltenden Regeln einer medikamentösen Schmerztherapie (individuelle Titration, ausreichend wirksame Dosis und Applikationsintervalle) ebenso zu beachten wie Gegenanzeigen für das jeweilige Medikament (s. Kap. B.1.1).

Wenn keine ausreichende Schmerzlinderung erzielt werden kann oder bei Risikopatienten (z.B. Immunsuppression, Augenbeteiligung bei Zoster ophthalmicus) sollte möglichst frühzeitig mit der Durchführung einer Serie von Sympathikusblockaden (s. Kap. B.2.2.6) begonnen werden, falls das befallene Dermatom im Einzugsbereich blockierbarer Ganglien liegt (Kopfbereich, zervikale und thorakale Segmente bis Th5, lumbosakrale Segmente). Bei Befall des unteren Thorakalbereichs kommen alternativ Interkostalblockaden oder eine Periduralanästhesie in Frage.

Diese Interventionen sollen einerseits die Akutschmerzen lindern und andererseits das Auftreten einer **postzosterischen Neuralgie verhindern**. Risikoärmere Opioidinjektionen an den Grenzstrang (GLOA, s. Kap. B.2.2.7) sollen ähnlich wirksam sein. Ob kontinuierliche Verfahren der Regionalanästhesie (z.B. Interkostalkatheter, peridurale Blockade) eine langfristige Verbesserung der Resultate erbringen, ist nicht untersucht. Aufgrund der möglichen Komplikationen sollte die Indikation sehr streng gestellt werden.

Der Sinn langer Injektionsserien ohne deutliche initiale Besserung muß bezweifelt werden.

In einigen Studien wird eine kurze Stoßtherapie mit hochdosierten Kortikosteroiden in Kombination mit Virustatika empfohlen, um die Akutschmerzen zu bekämpfen und das Auftreten einer postzosterischen Neuralgie zu verhindern. Diese Effekte sind aber nicht unumstritten. Die Gefahr einer Generalisation durch die Immunsuppression wird diskutiert. Weiterhin bestehen bei den meist älteren Patienten häufig Kontraindikationen für den Einsatz von Kortikosteroiden (z.B. Diabetes mellitus).

Postzosterische Neuralgie
Für die Therapie der postzosterischen Neuralgie ist ebenfalls ein Stufenplan sinnvoll (Abb. A.4-7).

Da das Wirkungs- und Nebenwirkungsspektrum der einzelnen Medikamente interindividuell sehr unterschiedlich ist, muß für jeden Patienten ein individuelles Therapieschema bezüglich Art und Dosis der Mittel erarbeitet werden.

Da häufig ältere Patienten erkranken, muß besonders sorgfältig auf das Nebenwirkungsspektrum und Kontraindikationen geachtet werden.

Trizyklische Antidepressiva
In placebokontrollierten Studien ist die Wirksamkeit des Serotonin-/Noradrenalin-Wiederaufnahmehemmers Amitriptylin und der selektiven Noradrenalin-Wiederaufnahmehemmer Desipramin und Maprotilin auf alle drei Schmerztypen der postzosterischen Neuralgie nachgewiesen worden. Selektive Serotonin-Wiederaufnahmehemmer haben bei den meisten Patienten keinen Effekt. Als Mechanismus wird eine Aktivierung hemmender deszendierender Bahnsysteme im Rückenmark diskutiert.

Die mittlere Dosis, die zur Schmerzreduktion notwendig ist, liegt unter der antidepressiven Dosis. Deshalb liegt der Schmerzreduktion keine antidepressive Wirkung zugrunde. Die Schmerzreduktion setzt nach einigen Tagen ein, wohingegen eine antidepressive Wirkung bei höherer Dosis erst nach einigen Wochen sichtbar wird.

Auch bei den Antidepressiva ist eine individuelle Titration in Abhängigkeit von Wirkung und Nebenwirkungen erforderlich. Ebenso sind Gegenanzeigen für das jeweilige Medikament zu beachten (s. Kap. B.1.2). Bei älteren Patienten scheint sich Doxepin, das weniger anticholinerge, insbesondere kardiale Nebenwirkungen hat, zu bewähren.

Trotz korrekter Dosistitration ist eine komplette Schmerzfreiheit leider nur selten zu erzielen. Ca. ein Drittel der Patienten sind Non-Responder oder tolerieren die Nebenwirkungen nicht.

Antikonvulsiva
Stehen neben den Dauerschmerzen die einschießenden, neuralgiformen Schmerzen im Vordergrund, kann alternativ oder in Kombination zu den Antidepressiva ein Therapieversuch mit Carbamazepin unternommen werden (s. Kap. B.1.4).

Opioide
Lange Zeit galten Opioide als unwirksam bei neuropathischen Schmerzen. Nach neueren Studien ist diese Ansicht widerlegt. Folglich wird heute auch bei der postzosterischen Neuralgie ein Therapieversuch empfohlen. Im Vergleich mit den trizyklischen Antidepressiva muß allerdings mit einer höheren Zahl von Non-Respondern und limitierenden Nebenwirkungen gerechnet werden. In großen Kollektiven entwickelte sich bei chronischer Einnahme keine Toleranz oder Abhängigkeit (s. Kap. B.1.1.2).

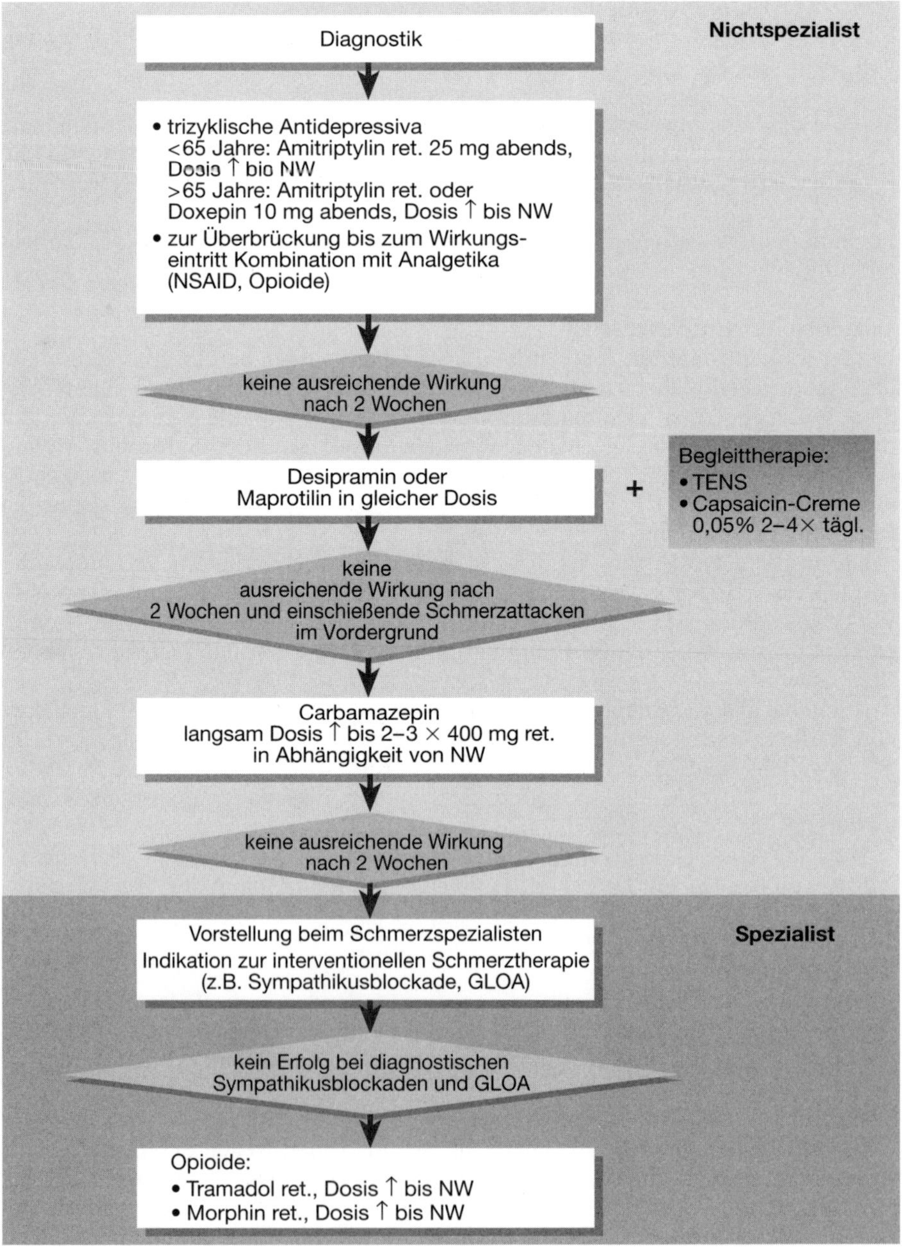

Abbildung A.4-7 Therapeutischer Stufenplan bei postzosterischer Neuralgie.

Interventionelle Schmerztherapie

Bei Versagen der medikamentösen Therapie empfiehlt sich auch bei der postzosterischen Neuralgie die Durchführung einer Serie von Sympathikusblockaden (s. Kap. B.2.6) oder der risikoärmeren Opioidinjektionen an den Grenzstrang (GLOA, s. Kap. B.2.2.7).

Bei Befall des unteren Thorakalbereichs kommen alternativ Interkostalblokkaden oder eine Periduralanästhesie in Frage. Kommt es innerhalb von acht Wochen während einer Blockadeserie nicht zu einer progressiven und anhaltenden Besserung der Beschwerden, sollte diese Therapieform verlassen werden.

Begleittherapie

Eine Untergruppe von Patienten profitiert anscheinend von der lokalen Applikation einer Capsaicin-Creme. Die chronische Applikation dieser Substanz führt zu einem reversiblen Funktionsverlust der nozizeptiven C-Afferenzen. Bei Patienten, bei denen die Schmerzen hauptsächlich über diese Fasern vermittelt werden, ist ein positiver Effekt vorstellbar.

Die Creme muß zwei- bis viermal pro Tag für vier bis sechs Wochen aufgetragen werden, um eine Wirkung auf die C-Fasern zu entfalten.

Faßt man die verfügbaren Studien zusammen, kann bislang keine optimale Konzentration des Capsaicins empfohlen werden; meist wurden 0,025–0,05%ige Lösungen benutzt.

Eine entscheidende und häufig limitierende Nebenwirkung ist ein heftiges Hautbrennen im Applikationsgebiet während der ersten Tage der Therapie, das durch die anfängliche Reizung der C-Afferenzen hervorgerufen wird.

Die Anwendung der transkutanen elektrischen Nervenstimulation (TENS) kann in Einzelfällen Erleichterung bringen (s. Kap. B.4.5). Hierbei sollte aber unbedingt vermieden werden, die Stimulationselektroden in allodynischen Hautarealen zu befestigen, da durch die elektrische Reizung mechanorezeptiver Aβ-Fasern über den oben erwähnten pathophysiologischen Mechanismus die Schmerzen erheblich verschlimmert werden können.

Häufig verschlimmern sekundäre Phänomene, wie z.B. Myalgien oder funktionelle Blockaden der kleinen Wirbelgelenke, das Schmerzsyndrom. Aus diesem Grunde sollte eine flankierende Physiotherapie eingeleitet werden.

Literatur

1. Baron, R., M. Saguer: Postherpetic neuralgia: Are C-nociceptors involved in signalling and maintenance of tactile allodynia? Brain 116 (1993), 1477–1496.
2. Bhala, B. B., C. Ramamoorthy, D. Bowsher, K. N. Ywlnoorker: Shingles and postherpetic neuralgia. Clin. J. Pain 4 (1988), 169–174.
3. Loeser, J. D.: Herpes zoster and postherpetic neuralgia. Pain 25 (1986), 149–164.
4. Portenoy, R. K., C. Duma, K. M. Foley: Acute herpetic and postherpetic neuralgia: clinical review and current management. Ann. Neurol. 20 (1986), 651–664.
5. Watson, C. P. N.: Pain Research and Clinical Management, Vol. 8: Herpes Zoster and Postherpetic Neuralgia. Elsevier, Amsterdam 1993.

4.6 Polyneuropathien

R. VAN SCHAYCK

Die Polyneuropathien sind generalisierte Erkrankungen der peripheren Nerven, die zu motorischen, sensiblen und vegetativen Ausfällen führen können. Als Ursache lassen sich Stoffwechselerkrankungen, Mangelernährung, entzündliche und tumoröse Erkrankungen, toxische Stoffe, Medikamente und hereditäre Erkrankungen nachweisen. Die Schädigung kann die Myelinscheiden (Schwannsche Zellen) oder die Nervenaxone betreffen. Daneben finden sich gemischte Formen und Nervenschädigungen durch Veränderungen an den Vasa nervorum.

Nicht alle Polyneuropathien verlaufen schmerzhaft.

Die häufigste (ca. 30% aller Polyneuropathien) und oft schmerzhaft verlaufende Polyneuropathieform stellt die diabetische Polyneuropathie dar (ca. 25% aller Diabetiker erkranken an einer diabetischen Polyneuropathie).

Tabelle A.4-27 Reizsymptome bei Polyneuropathie.

Reizsymptom	Klinik
motorische Reizsymptome	vorwiegend nächtliche, schmerzhafte Wadenkrämpfe
sensible Reizsymptome	ausgelöst durch äußere Stimuli oder spontan
Parästhesien	oberflächliche, kribbelnde Mißempfindung mit distaler, handschuh- und sockenförmiger Verteilung
Dysästhesien	brennende, elektrisierende, einschießende Mißempfindung, ausgelöst durch eine leichte Berührung
Hyperpathie	länger anhaltende, sich ausbreitende, schmerzhafte Mißempfindung nach leichter Berührung, Schmerz- oder Temperaturreiz
„burning feet"	meist schmerzhaftes Kälte- oder Hitzegefühl der Fußsohlen und Handflächen, Verstärkung durch Laufen und durch Erwärmung
„restless legs"	tief empfundene, dumpf drückende Mißempfindung der Beine mit imperativem Bewegungsdrang, kurzzeitige Besserung nach Bewegung, meist abends vor dem Einschlafen auftretend
Spontanschmerzen	hell, scharf, spitz, schneidend, brennend oder dumpf, drückend, ziehend
vegetative Reizsymptome	Ödeme, Hyper-/Hypohidrose, livide Hautverfärbung, Rötung, Blässe, trophische Störungen

4.6.1 Leitsymptome

Bei den verschiedenen Formen der Polyneuropathie können sensible, motorische und vegetative Reizsymptome in unterschiedlicher Ausprägung und Kombination auftreten (Tab. A.4-27). Eine autonome Beteiligung im Rahmen der Polyneuropathie kann bei Herzrhythmusstörungen, unbemerkt abgelaufenen Myokardischämien, orthostatischen Dysregulationen, gastrointestinalen Beschwerden und Störungen der Blasen-, Mastdarm- und Sexualfunktion vorliegen.

Autonome Symptome sind nicht ausschließlich Nebenwirkungen der durchgeführten Medikation, sondern können auf eine polyneuropathische Schädigung der vegetativen Nervenfasern hinweisen.

4.6.2 Diagnostische Verfahren

Die Diagnostik der Polyneuropathie erfordert aufgrund der Vielzahl der möglichen Grunderkrankungen ein abgestuftes Vorgehen durch den Neurologen (Abb. A.4-8).

Die elektrophysiologische Untersuchung umfaßt die Messung der motorischen und sensiblen Nervenleitgeschwindigkeiten (NLG) und die Elektromyographie (EMG) der betroffenen Muskeln. Damit können Ausprägungs- und Verteilungstyp sowie der Schweregrad der Polyneuropathie objektiviert werden. Zusätzliche Information kann die Messung der somatosensibel evozierten Potentiale (SEP), der laserevozierten Schmerzpotentiale und der thermischen Schmerzschwellen liefern. Die vegetative Funktionsdiagnostik umfaßt den Schellong-Test, die Kipptischuntersuchung, die Herzfrequenzvarianzanalyse, den Valsalva-Versuch, den Karotisdruckversuch, die Pupillometrie, die Zystomanometrie, den Ninhydrin- und den Minor-Schweißtest, die peripheren autonomen Oberflächenpotentiale (PASP) und die Thermographie. Die einzelnen Untersuchungsverfahren sind in Abhängigkeit von der Symptomatik und Fragestellung einzusetzen.

4.6.3 Differentialdiagnose

Am häufigsten treten Polyneuropathien beim Diabetes mellitus und beim chronischen Alkoholabusus auf. Insbesondere kann ein bislang unerkannter Diabetes mellitus durch Serumblutzuckerspiegel, Blutzuckertagesprofil, HbA_{1c}-Wert und Glukosebelastungstest nachgewiesen werden.

Auch verschiedene Gefäßerkrankungen mit ischämischer Schädigung der betroffenen Extremitäten einschließlich ihrer nervalen Strukturen sind häufig mit einer Polyneuropathie vergesellschaftet (s. Kap. A.7). Neben einer arteriosklerotisch bedingten Ischämie ist hier vor allem an das Vorliegen eines Diabetes mellitus, rheumatischer Erkrankungen, Kollagenosen und anderer Vaskulitiden zu denken. Über eine reine Gefäßdiagnostik mit Doppler-Sonographie und Angiographie hinaus sind dabei eine klinisch-neurologische Untersuchung, elektrophysiologische Messungen und entsprechende Laboruntersuchungen hinsichtlich Blutzuckerwert und Autoantikörpertiter hilfreich.

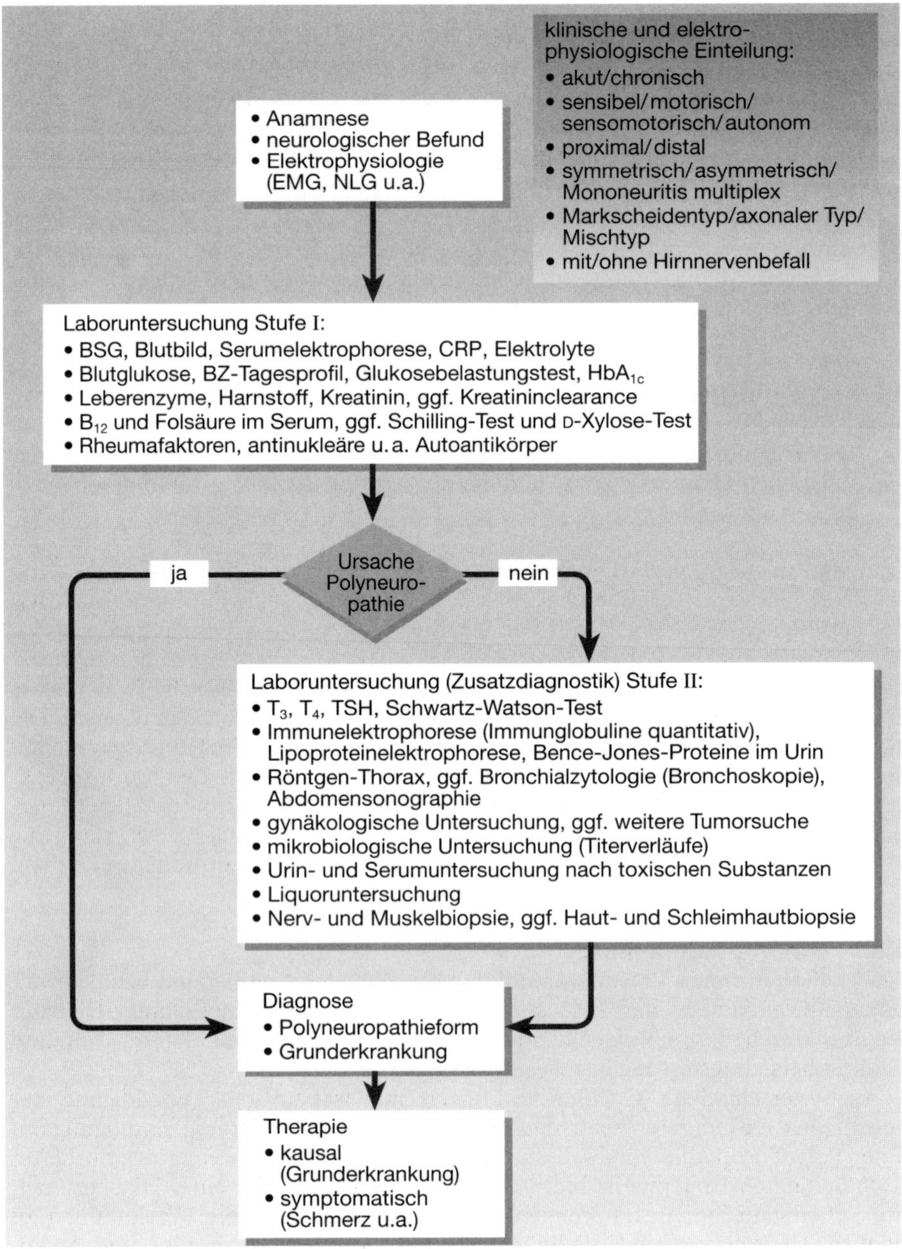

Abbildung A.4-8 Diagnostik bei Polyneuropathie.

Eine paraneoplastische Polyneuropathie kann der Erkennung des Primärtumors vorausgehen. Ursächlich liegen hier meist kleinzellige Lungenkarzinome, gastrointestinale Malignome, Mammakarzinome und Lymphome vor.

Eine häufige entzündliche Polyneuropathieform ist die Guillain-Barré-Polyneuritis. Bei rasch von peripher nach zentral zunehmenden Extremitätenlähmungen und sensiblen Reizsymptomen liegt die akute Verlaufsform vor, die einer sofortigen fachneurologischen Behandlung bedarf.

Eine oft verkannte Differentialdiagnose der Polyneuropathien sind die durch eine degenerative Wirbelsäulenerkrankung bedingten, lumbal-spinalen Engesyndrome mit pseudoradikulären Schmerzen oder mit einer typischen Claudicatio spinalis.

Eine Zusammenstellung der häufigsten Polyneuropathien enthält Tabelle A.4-28.

4.6.4 Therapie

Medikamentöse Behandlung der schmerzhaften Polyneuropathie

Die Behandlung schmerzhafter Polyneuropathien erfordert zunächst eine kausale Therapie der Grunderkrankung.

Bei der diabetischen Polyneuropathie mit eher rumpfnahen Schmerzen (z.B. im Oberschenkel) ist eine möglichst strikte Diabeteseinstellung Voraussetzung einer Schmerztherapie. Bei der peripher symmetrischen, akralen Form sind meist zusätzliche Therapiemaßnahmen erforderlich.

Ein Stillstand, oft eine Besserung der Polyneuropathie, kann durch Vermeiden von Toxinen und Absetzen verursachender Medikamente und Zytostatika oder durch Umsetzen auf ein alternatives Präparat erzielt werden.

Die medikamentöse Schmerztherapie orientiert sich an den klinischen Symptomen (Tab. A.4-29). In leichteren Fällen kann eine Behandlung mit peripheren Analgetika (s. Kap. B.1.1) erfolgreich und ausreichend sein. Gegen die neuropathischen Schmerzen bei der Polyneuropathie sind vor allem Antikonvulsiva (s. Kap. B.1.4) und Antidepressiva (s. Kap. B.1.2) wirksam, die zunächst einzeln, aber auch in Kombination verordnet werden können. Die Indikation zum Einsatz insbesondere hochpotenter Neuroleptika sollte wegen der Gefahr der meist irreversiblen Spätdyskinesien streng gestellt werden. Bei Therapieresistenz oder Unverträglichkeit der vorher genannten Medikamente ist eine Vorstellung in einer schmerztherapeutischen Einrichtung sinnvoll. Im Einzelfall ist ein Behandlungsversuch mit Opioiden (s. Kap. B.1.1.2) möglich.

Nichtmedikamentöse Behandlung der schmerzhaften Polyneuropathie

Die nichtmedikamentöse Behandlung ist eine sinnvolle Ergänzung der medikamentösen Therapie. In erster Linie sind krankengymnastische Übungen indiziert, um die meist gestörte Motorik zu fördern und sekundären Verletzungen sowie Gelenkveränderungen vorzubeugen. Spezielles Schuhwerk und schützende Verbände können bei „burning feet" hilfreich sein. In Einzelfällen sind physiotherapeutische Maßnahmen mit Kälte- und Wärmeanwendung indiziert (s. Kap. B.4.4).

Tabelle A.4-28 Differentialdiagnose der häufigsten Polyneuropathien.

Erkrankung	Unterscheidungsmerkmale	Methoden zum Nachweis
diabetische Polyneuropathie	distal symmetrische und proximal asymmetrische Form, Mononeuritis multiplex, autonome Störungen	EMG, NLG, diabetische Stoffwechsellage (BZ, BZ-Tagesprofil, HbA_{1c}, Glukosebelastungstest)
alkoholtoxische Polyneuropathie	neurologische und internistische Alkoholfolgeerkrankungen	EMG, NLG, anamnestisch chronischer Alkoholabusus
Polyneuropathie bei Arteriopathien	periphere, arterielle Ischämie, Arteriosklerose, rheumatoide Arthritis, Kollagenosen	EMG, NLG, Doppler-Sonographie, Angiographie, Rheumafaktoren, Autoantikörper
akute und chronisch progrediente Guillain-Barré-Polyneuritis	rasch aufsteigende o. langsam progrediente o. rezidivierende sensible und motorische Ausfälle, Liquoreiweißerhöhung	Liquorpunktion, Elektrophysiologie (EMG, NLG, F-Wellen)
Polyneuropathie bei HIV (AIDS)	Gewichtsverlust, Leukopenie, opportunistische Infektionen, Kaposi-Sarkom, Neurosyphilis, Lymphom, Enzephalopathie	HIV-Test, Lymphozyten, Anamnese
Neuropathie bei Plasmozytom und benigner Gammopathie	multipler Befall von Wirbeln, Becken, Schädel, Myelomniere; bei benigner Gammopathie keine Knochendefekte	BSG ↑↑, monoklonale Immunglobuline, Knochenmark, Bence-Jones-Proteinurie, Röntgen, EMG, NLG
paraneoplastisches Syndrom	häufig kein Malignom bekannt, Liquoreiweißerhöhung	EMG, NLG, Tumorsuche, Liquorpunktion
funikuläre Spinalerkrankung	Vitamin-B_{12}-Mangel, Folsäuremangel, Intrinsic-factor-Mangel, perniziöse Anämie	Blutbild, Vitaminserumspiegel, Schilling-Test
Polyneuropathie bei Urämie und Hepatopathie	chronische Niereninsuffizienz, Dialyse; chronische Lebererkrankung	Leber- und Nierenlaborwerte
hereditäre Polyneuropathien	motorisch-sensible o. sensible Neuropathie, Porphyrie u.a.	Familienanamnese, EMG, NLG, Porphyrine
medikamentös bedingte Polyneuropathie	Zytostatika, Tuberkulostatika, Antibiotika, Virustatika (HIV-Prophylaxe), Migränemittel, Antirheumatika	Vincristin, cis-Platin, Cytarabin, Taxol, Procarbazin, Isoniacid, Metronidazol, DDC, DDH, Ergotamin, Gold
toxische Polyneuropathie	Lackfarben, Klebstoffe, Schmiermittel, Keramikglasuren, Rattengift, Insektizide	Acrylamid, Hexacarbone, Triarylphosphat, Blei, Arsen, Thallium, DDT, Lindan

Tabelle A.4-29 Medikamentöse Therapie verschiedener Symptome der Polyneuropathie.

Symptom	Medikament	Dosierung
sensible Reizsymptome (Parästhesie, Dysästhesie, Hyperpathie, einschießende, neuropathische Schmerzen)	Carbamazepin (Tegretal®, Timonil®) Phenytoin (Phenhydan®, Zentropil®) Mexiletin (Mexitil®)	600 mg/d (200–1200 mg/d) 300 mg/d (100–600 mg/d) 600 mg/d (200–800 mg/d)
brennende Schmerzen, „burning feet"	Amitriptylin (Laroxyl®, Saroten®) Clomipramin (Anafranil®) Thioctsäure (Thioctacid®)	75 mg/d (50–150 mg/d) 75 mg/d (25–150 mg/d) 600 mg/d i.v. über 1–2 Wochen, ggf. danach oral
„restless legs"	Carbamazepin (Tegretal®, Timonil®) L-Dopa (Madopar®, Nacom®) Clonidin (Catapresan®) Clonazepam (Rivotril®)	200–1000 mg/d 62,5–500 mg/d 150–300 µg/d 0,5–3 mg/d
(nächtliche) Wadenkrämpfe	Chinin/Theophyllin (Limptar®) Dantrolen (Dantamacrin®) Baclofen (Lioresal®) Phenytoin (Phenhydan®, Zentropil®) Procainamid (Procainamid Duriles®) Diazepam (Valium®) Verapamil (Isoptin®) Vitamin E (Eplonat®) Vitamin B_2 (Werdo®) Kalzium (Calcium-Sandoz®) Magnesium (Magnesiocard®)	520/390 mg/d 25 mg/d 5–25 mg/d 100–300 mg/d 250 mg/d 2–10 mg/d 120 mg/d 400 IE/d 20 mg/d 1–2 g/d 15 mmol/d
vegetative Störungen (Ödem, Zyanose Hyperhidrose)	Dihydroergotamin (Dihydergot®) Phenoxybenzamin (Dibenzyran®) Calcitonin	3–6 mg/d 40–60 mg/d (langsam über 6 Wochen steigern) 100 IE/d für 1 Woche, danach alle 2 Tage für 3–4 Wochen

4.7 Schmerzen bei Spastik

R. VAN SCHAYCK

Durch die Beteiligung pyramidaler und extrapyramidaler Strukturen sowie spinaler Interneurone kommt es über eine pathologische Übererregbarkeit der muskulären Dehnungsreflexe zur Ausbildung der spastischen Muskeltonuserhöhung. Die Ursachen sind heterogen, die wichtigsten sind in Tabelle A.4-30 aufgelistet.

4.7.1 Leitsymptome

Klinisch findet sich häufig eine Kombination aus einer spastischen Muskeltonuserhöhung und einer fakultativ begleitenden Parese der betroffenen Muskeln.

Tabelle A.4-30 Ursachen der Spastik.

Erkrankung	Läsionsort
Rückenmarkstrauma (Querschnittssyndrom)	spinal
Rückenmarkstumor	spinal
funikuläre Spinalerkrankung	spinal, Pyramidenbahn
zervikale Myelopathie	zervikospinal
Hirninfarkt	extrapyramidal, Pyramidenbahn
traumatische Hirnschädigung	extrapyramidal, Pyramidenbahn
Encephalomyelitis disseminata (MS)	spinal, extrapyramidal, Pyramidenbahn
spastische Parese (Littlesche Krankheit)	extrapyramidal, Pyramidenbahn
infantile Zerebralparese	extrapyramidal, Pyramidenbahn

Man unterscheidet die Plussymptome Muskelhypertonie, Taschenmesserphänomen, gesteigerte Muskeleigenreflexe, Muskelklonus und Überspringen der Reflexantwort über den stimulierten Muskel hinaus von den Minussymptomen Muskelschwäche und Feinkoordinationsstörung.

Die Muskelspastik entwickelt sich in den meisten Fällen langsam, und entsprechend der Dynamik der Grunderkrankung bestehen die Beschwerden oft schon über mehrere Jahre. Weitere neurologische Zeichen wie Hirnnervenausfälle, sensible Defizite und vegetative Störungen hängen vom speziellen Schädigungsmuster der Grunderkrankung ab und können auch ganz fehlen.

Insbesondere die ausgeprägten Muskelspasmen und die durch die Spastik entstehenden Gelenkkontrakturen werden von den Patienten als schmerzhaft empfunden.

Schmerztherapeutisch wichtig sind darüber hinaus die ebenfalls durch die Grunderkrankung verursachten neuropathischen Schmerzsyndrome, die die Spastik häufig begleiten und verstärken.

4.7.2 Diagnostische Verfahren

Im Vordergrund der Diagnosefindung stehen die Anamneseerhebung und die klinisch-neurologische Untersuchung im Rahmen einer fachneurologischen Abklärung.

Die Liquoruntersuchung (oligoklonale Banden) und die evozierten Potentiale (VEP, AEP, SEP, Blinkreflex) sind vor allem in der Diagnostik der Encephalomyelitis disseminata von Bedeutung. Die motorisch evozierten Potentiale (MEP) ermöglichen eine gezielte Funktionsdiagnostik der Pyramidenbahn. Der Einsatz der bildgebenden Verfahren Computertomographie und Kernspintomographie orientiert sich am klinisch-neurologischen Befund und kann die durch die Grunderkrankung verursachten Läsionen im ZNS nachweisen.

Tabelle A.4-31 Differentialdiagnose von Spastik und Muskelklonus.

Symptom	Grunderkrankung	Unterscheidungsmerkmale
Rigor	Parkinson-Syndrom	wächserner, über die gesamte Bewegung gleichbleibender Muskelwiderstand, ggf. Zahnradphänomen, Begleitsymptome Tremor und Akinese (ca. 45% aller Parkinson-Patienten klagen über Schmerzen, Parästhesien, Muskelkrämpfe)
Myoklonien	essentiell, Epilepsie, systemdegenerative Gehirnerkrankungen, virale, metabolische, toxische und paraneoplastische Enzephalopathien, fokale Gehirnläsionen (Tumor, Infarkt u.a.)	plötzliche, kurz dauernde, unwillkürliche Muskelkontraktionen mit Bewegungseffekt, häufig nicht schmerzhaft
Krampi	idiopathisch, medikamentös, toxisch, Myopathien, periphere Nervenerkrankungen (Polyneuropathie, Nervenwurzelschädigung u.a.), internistische Erkrankungen (Urämie, Leberzirrhose, Eisenmangel u.a.)	schmerzhafte, Sekunden bis Minuten dauernde tonische Muskelkontraktionen, die nicht auf die antagonistischen Muskeln übergreifen
„restless legs“	idiopathisch, hereditär, Eisenmangel, Urämie, Schwangerschaft	eigenartige Mißempfindung, Spannung, Schmerz beider Beine und Waden mit imperativem Bewegungsdrang der Beine, Beschwerden überwiegend abends und in Ruhe
Muskelspasmen	Stiff-man-Syndrom	betrifft vorwiegend Rückenmuskulatur, dauerhafte Muskelanspannung mit schmerzhaften Muskelspasmen
Myotonie	Myotonia congenita, dystrophische Myotonie (Curschmann-Steinert)	abnorm verlängerte Muskelkontraktion der Willkürmuskulatur bei spontanen Bewegungen und durch Reize (z.B. Beklopfen des Muskels) ausgelösten Muskelkontraktionen

4.7.3 Differentialdiagnose

Die differentialdiagnostischen Überlegungen umfassen einerseits die unterschiedlichen Formen der Muskeltonuserhöhung, andererseits die verschiedenen Muskelbewegungsphänomene im Vergleich zum Klonus, die gemeinsam mit Schmerzen auftreten können (Tab. A.4-31).

4.7.4 Therapie

Medikamentöse Behandlung der Spastik

Ziel der medikamentösen Therapie ist eine Minderung der spontanen und durch afferente Reize ausgelösten schmerzhaften Muskelspasmen. Eine Muskeltonus-

Tabelle A.4-32 Wirkungsmechanismus der derzeit verfügbaren Pharmakagruppen zur medikamentösen Behandlung der Spastik.

Substanz(en)	Wirkungsmechanismus
Baclofen	vorwiegend spinale Reduktion der Freisetzung erregender Transmitter über agonistische Wirkung an GABA-B-Rezeptoren
Tizanidin	vorwiegend supraspinale, agonistische Wirkung auf adrenerge Alpha-2-Rezeptoren; dämpft gesteigerte Fremdreflexe
Diazepam, Tetrazepam	Verstärkung der präsynaptischen Hemmung der GABA-A-Rezeptoren spinal und supraspinal
Memantin	Wirkung auf verschiedene Transmittersysteme, vorwiegend NMDA-Rezeptor-Antagonist spinal, kortikal (?)
Dantrolen	Minderung der Kalziumfreisetzung in der Muskelzelle aus dem endoplasmatischen Retikulum

GABA = Gammaaminobuttersäure
NMDA = N-Methyl-D-Aspartat

verminderung kann darüber hinaus die pflegerischen Maßnahmen wie Lagerung, Krankengymnastik und Körperpflege erleichtern (z.B. bei Querschnittssyndromen) und damit zur Prophylaxe von schmerzhaften Gelenkkontrakturen und Dekubitalulzera beitragen.

Die individuell wirksame Substanz aus den derzeit verfügbaren fünf verschiedenen Pharmakagruppen (Tab. A.4-32) muß einzeln ausgetestet werden (therapeutisches Vorgehen s. Abb. A.4-9). Die bei den verschiedenen Grunderkrankungen bevorzugten Präparate sind zusammen mit einer Dosierungsempfehlung in Tabelle A.4-33 angegeben. Die wichtigsten Nebenwirkungen sind in Tabelle A.4-34 aufgeführt.

Als Kombinationstherapie bei schlechter Wirkung der ausdosierten Einzelsubstanzen sind Kombinationen von Baclofen mit Benzodiazepinen oder Tizanidin sinnvoll.

Die häufig begleitenden neuropathischen Schmerzsyndrome bei der Spastik werden entsprechend den Therapieempfehlungen für Neuralgien (s. Kap. A.4.1), für Polyneuropathien (s. Kap. A.4.6) oder für zentrale Thalamusschmerzen (s. Kap. A.4.8) behandelt. Die bei diesen Schmerzformen eingesetzten Antikonvulsiva Carbamazepin (Tegretal®, Timonil®), Phenytoin (Phenhydan®, Zentropil®) und das Benzodiazepin Clonazepam (Rivotril®) besitzen darüber hinaus eine eigene, schwach antispastische Wirkung.

Nichtmedikamentöse Therapie der Spastik

Die nichtmedikamentösen Behandlungsmaßnahmen (Tab. A.4-35) stellen eine wichtige Ergänzung der medikamentösen Spastiktherapie dar und werden entsprechend den Therapierichtlinien (s. Kap. B.4) eingesetzt.

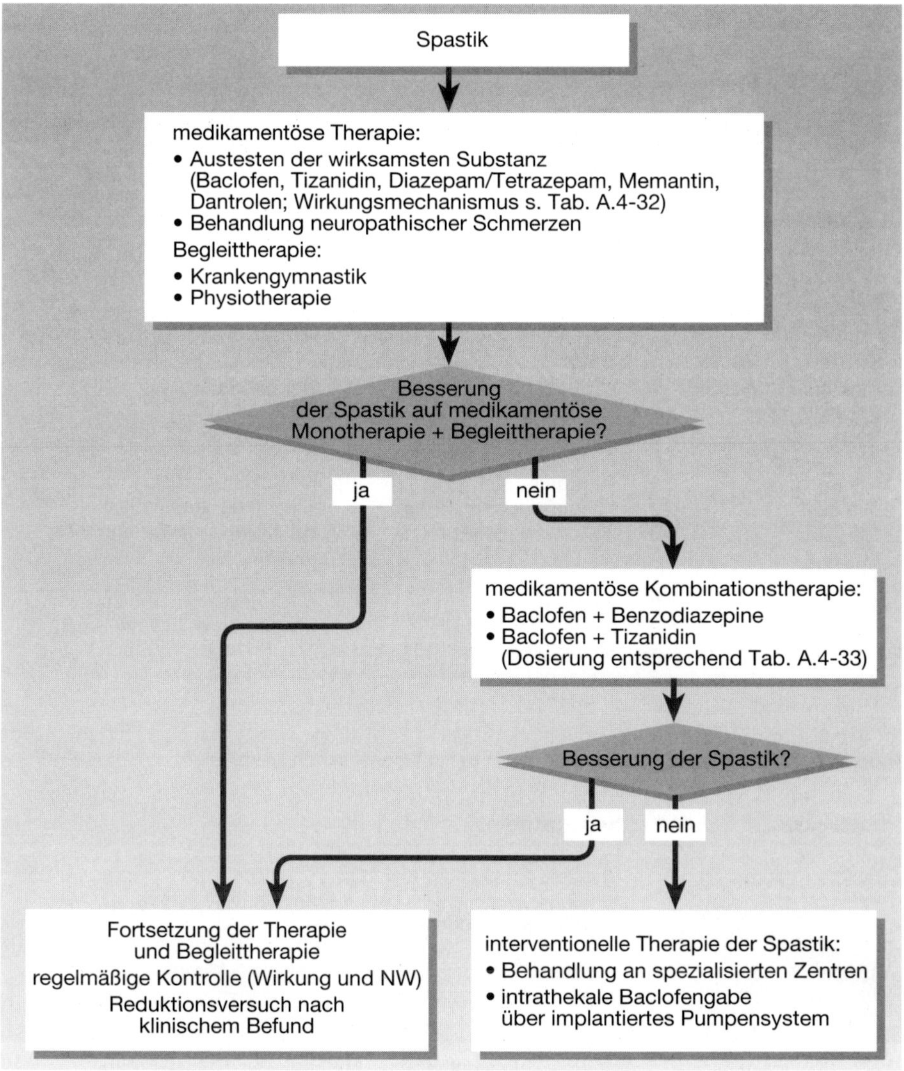

Abbildung A.4-9 Therapeutisches Vorgehen bei Spastik.

Interventionelle Therapie der Spastik

In einigen Fällen schwerer und schmerzhafter Spastik erzielt die orale Medikation keine ausreichende Beschwerdelinderung. Hier kann eine intrathekale Applikation von Baclofen (Indikationen s. Tab. A.4-36) an einem spezialisierten neurologischen, neurochirurgischen oder schmerztherapeutischen Zentrum sinnvoll sein.

Tabelle A.4-33 Medikamentöse Therapie der Spastik und bevorzugte Indikationen.

Medikament	Dosierung	Indikation
Baclofen (Lioresal®)	2 × 5 mg/d, um 2 × 5 mg/Woche auf 4 × 20 mg/d (max. 150 mg/d) steigern	Encephalomyelitis disseminata (MS), Querschnittssyndrom, neuropathischer Schmerz (?)
Tizanidin (Sirdalud®)	3 × 2 mg/d, um 4–8 mg/Woche auf max. 24 mg/d steigern	MS, Querschnittssyndrom, Hirninfarkt, traumatische Hirnläsion
Diazepam (Valium®)	2 × 2 mg/d, um 2 × 4 mg/Woche auf max. 3 × 20 mg/d steigern	MS, Querschnittssyndrom, infantile Zerebralparese
Tetrazepam (Musaril®)	1 × 25 mg/d, um 25 mg/d auf 4 × 50 mg/d bis max. 8 × 50 mg/d steigern	wie Diazepam
Memantin (Akatinol®)	1 × 10 mg/d, um 2 × 10 mg/Woche auf max. 3 × 20 mg/d steigern	MS, Querschnittssyndrom, Hirninfarkt, traumatische Hirnläsion, infantile Zerebralparese
Dantrolen (Dantamacrin®)	2 × 25 mg/d, um 2 × 25 mg/Woche auf 4 × 50 mg/d bis max. 4 × 100 mg/d steigern	alle Spastikformen; Cave: Minderung der Muskelkraft

Tabelle A.4-34 Wichtige Nebenwirkungen der antispastischen Medikation.

Medikament	Nebenwirkung
Baclofen (Lioresal®)	Übelkeit, Erbrechen, Durchfall, Kopfschmerzen, Hemmung der Atmungs- und Herz-Kreislauf-Funktion, Psychosen und Verwirrtheit, Koordinationsstörungen
Tizanidin (Sirdalud®)	Hypotonie, orthostatische Dysregulation, Mundtrockenheit, Magen-Darm-Beschwerden
Diazepam (Valium®)	Sedierung, Appetitsteigerung, Libidoverlust, Menstruationsstörung, Langzeittherapie: Abhängigkeit, Schlaflosigkeit, Angstzustände und Halluzinationen
Tetrazepam (Musaril®)	Sedierung geringer als Diazepam, ansonsten wie Diazepam
Memantin (Akatinol®)	Mundtrockenheit, Kopfdruck, Unruhe, Verwirrtheit, teratogene Effekte
Dantrolen (Dantamacrin®)	Übelkeit, Erbrechen, Durchfall, Müdigkeit, Schwindel, Schwächegefühl, hepatotoxische Wirkung, teratogene Effekte, Photosensibilisierung

Tabelle A.4-35 Begleittherapie der Spastik.

Behandlungsart	Behandlungsziel
Krankengymnastik (Techniken nach Bobath und Vojta bei infantiler Zerebralparese) und Ergotherapie	Prophylaxe von Gelenkkontrakturen, Dekubitalulzera, Pneumonie und Thrombosen, bei leichten Paresen Verbesserung der Feinmotorik, gezielte Bewegungsschulung
Myofeedback, propriozeptive neuromuskuläre Fazilitation (PNF)	Schulung der Körper- und Bewegungsempfindung über Kontrolle durch akustische und taktile Reize
Thermotherapie (Eispackungen)	Minderung des Muskeltonus, analgetische Wirkung

Tabelle A.4-36 Indikationen zur intrathekalen Baclofentherapie.

Indikation	Erkrankung/Symptomatik
gut bis sehr gut geeignet	traumatische Rückenmarksverletzungen (Querschnittssyndrome) beinbetonte Formen der Spastik ausgeprägte Beugespastik rollstuhlgebundene Patienten mit schmerzhaften Muskelspasmen
mäßig geeignet	gehfähige Patienten infantile Zerebralparese apallisches Syndrom bei pflegerischer Indikation
nur in Einzelfällen geeignet	Tetraspastik Hirnstammbeteiligung bei MS MS mit gestörter Atemfunktion zerebrale Hemispastik

Voraussetzungen für eine invasive, intrathekale Baclofentherapie sind ein erfolgloser Therapieversuch mit oralen antispastischen Medikamenten in ausreichender Dosierung (s. Tab. A.4-33), ein Nachweis der antispastischen Wirksamkeit einer intrathekalen Test-Bolusapplikation von Baclofen (< 100 µg), das Einverständnis des Patienten oder des Sorgeberechtigten sowie eine Gewährleistung der ambulanten Nachkontrolle und Betreuung in einem geeigneten Zentrum.

Die intrathekale Baclofengabe ist ungefähr im Verhältnis von 1 : 1000–2000 stärker wirksam als die orale Applikation, die intrathekale Dosis variiert von 12 bis

400 µg/d. Die Medikation wird von einer subkutan implantierten Pumpe über einen thorakolumbalen Katheter kontinuierlich intrathekal injiziert. Neben einem Gasdruckpumpensystem (Steuerung der Baclofendosis über Füllung der Pumpe mit unterschiedlichen Konzentrationen bei konstanter Ausflußrate) steht ein elektronisch regelbares Pumpensystem (telemetrisch einstellbare Ausflußrate) zur Verfügung.

Die neurochirurgischen Verfahren der Neurektomie, der dorsalen Rhizotomie, der DREZ-Läsion („dorsal root entry zone": Läsion der Hinterwurzeleintrittszone) sowie der Äthanol- und Phenolinjektion haben gegenüber der intrathekalen Baclofentherapie an Bedeutung verloren.

Orthopädische Eingriffe zur Vorbeugung und Korrektur der durch die Spastik bedingten Fehlstellung von Achsenskelett und Gelenken sind, ergänzend zur konservativen Therapie, hilfreich zur Verbesserung der Funktion sowie zur Schmerzprophylaxe.

Ein neues Verfahren ist die lokale Injektion von Botulinum-A-Toxin (Dysport®, Botox®) in die spastisch verspannte Muskulatur. Botulinumtoxin führt zu einer präsynaptischen Hemmung der Acetylcholinfreisetzung an der motorischen Endplatte und dadurch zu einer umschriebenen Lähmung der behandelten Muskeln. Die Wirkung wird durch eine axonale Neuaussprossung und Bildung neuer Endplatten nach Wochen bis Monaten kompensiert, jedoch ist eine mehrfach wiederholte Botulinuminjektion möglich. Die Indikation in der Spastizitätsbehandlung umfaßt neben der Schmerzreduktion betroffener Muskeln auch die Verbesserung hygienischer und krankengymnastischer Maßnahmen.

Besonders geeignet scheint die Botulinuminjektion bei lokal umschriebener, schmerzhafter Spastik und als Behandlungsergänzung bei nicht tolerierbaren Nebenwirkungen der systemischen Spastiktherapie.

Die Nebenwirkungen (unerwünschte Lähmungen benachbarter Muskelgruppen oder zu stark ausgeprägte Parese des Zielmuskels, immunologische Reaktionen, autonome Störungen) sind insgesamt selten und zumeist reversibel.

Da Botulinumtoxin arzneimittelrechtlich bei schmerzhafter Spastik in Deutschland noch nicht zugelassen ist, ist eine Behandlung ausschließlich an spezialisierten Zentren im Rahmen eines Heilversuchs möglich.

4.8 Thalamusschmerz

R. VAN SCHAYCK

Der Thalamusschmerz kann als Prototyp des zentralen Schmerzes verstanden werden (Entstehung durch eine Schädigung zentraler Hirnstrukturen des spinothalamischen Systems, s. Tab. A.4-37).

Tabelle A.4-37 Häufige Ursachen zentraler Schmerzsyndrome.

Läsionsort	Ursache
Thalamus	ischämischer Insult intrazerebrale Blutung selten: Hirntumoren Hirnabszeß zerebrale Toxoplasmose (HIV?) Encephalomyelitis disseminata (MS)
extrathalamisch	ischämischer Insult intrazerebrale Blutung Rückenmarkstrauma (Querschnittssyndrom) Rückenmarkstumoren, -infarkte, -blutung Syringobulbie, Syringomyelie

Dabei können sowohl thalamische Kernstrukturen als auch extrathalamische Hirnareale betroffen sein. Als Ursache finden sich vaskuläre, tumoröse und entzündliche Hirnerkrankungen, die Hirnläsionen von sehr unterschiedlicher Größe und Lokalisation erzeugen. Nicht jede Hirnläsion, selbst wenn sie im Thalamus lokalisiert ist, führt zu einem zentralen Schmerzsyndrom.

Die genaue Pathogenese des Thalamusschmerzes und anderer zentraler Schmerzsyndrome ist nicht bekannt, notwendig scheint jedoch eine thalamische Schädigung des ventroposterioren Kerngebiets oder eine extrathalamische Läsion des Tractus spinothalamicus (und/oder Tractus spinoreticularis). Kombinierte und ausgedehnte Hirnläsionen können ebenso wie kleine, strategisch richtig lokalisierte Schädigungen beobachtet werden. Möglicherweise führen auch die extrathalamischen Läsionen über eine Funktionsänderung des retikulären Kernkomplexes im Thalamus zur Ausbildung des zentralen Schmerzsyndroms.

Epidemiologische Daten zur Prävalenz des Thalamusschmerzes fehlen, nach einem Schlaganfall (85% Hirninfarkt, 15% Hirnblutung) ist in 1–8% mit der Entstehung eines zentralen Schmerzsyndroms („central poststroke pain“) zu rechnen. Ungefähr in der Hälfte dieser Fälle ist eine direkte Thalamusläsion nachweisbar.

4.8.1 Leitsymptome

Klinisch muß zwischen Schmerzen unterschieden werden, die nach dem schädigenden Ereignis (z.B. Hirninfarkt) neu auftreten, und solchen, die bereits vorher bestanden und sich sekundär verschlechtert haben. Hier finden sich meist andere primäre Schmerzursachen wie Radikulopathien bei degenerativen Wirbelsäulenerkrankungen, Gelenkarthrosen oder Kiefergelenkbeschwerden. Als Ursache der Dekompensation dieser vorbestehenden Schmerzsyndrome wird eine zentrale Schmerzschwellenveränderung vermutet.

Der eigentliche Thalamusschmerz kann direkt nach dem schädigenden Ereignis einsetzen. Eine zeitliche Latenz von einigen Monaten bis in Einzelfällen zu einigen Jahren zwischen Schädigung und Schmerzbeginn wird jedoch ebenfalls häufig beobachtet.

Klinisch stehen Störungen der Sensibilität in Form eines Hemisyndroms im Vordergrund.

Praktisch alle Patienten mit Thalamusschmerz und anderen zentralen Schmerzsyndromen weisen Störungen der Thermästhesie und der Nozizeption (spinothalamisches System) auf.

Häufige Schmerzqualitäten sind ein brennender, bohrender, stechender, reißender, schneidender, aber auch drückender Schmerz, der als Dauerschmerz, als einschießender Schmerz oder als Kombination aus beiden meist an der Körperoberfläche, seltener in der Tiefe beklagt wird. Oft sind ausgedehnte Körperareale betroffen, ein halbseitiger Schmerz im Bereich der Sensibilitätsstörung ist häufig. Aber auch kleinere schmerzhafte Areale sprechen nicht gegen das Vorliegen von Thalamusschmerzen, zumeist ist dann ausschließlich Arm oder Hand betroffen.

Bestimmte Reize können den Schmerz triggern: Änderung der Körperhaltung, Extremitätenbewegungen, viszerale Stimuli wie Blasenfüllung oder seelische Komponenten wie Angst und Depression.

Die Schmerzintensität des Thalamusschmerzes ist oft stark bis sehr stark.

Veränderungen der Berührungsempfindung in Form von Hyperästhesie, Dysästhesie oder Parästhesie sind bei ungefähr der Hälfte der Patienten zu beobachten, sie sind aber wie Störungen der Vibrationsempfindung und der Kinästhesie (Hinterhorn/Lemniscus-medialis-System) nicht obligat. Fakultativ können weitere neurologische Symptome wie Extremitätenparesen, Ataxie und Hirnnervenausfälle auftreten.

4.8.2 Diagnostische Verfahren

Die neurologische Untersuchung überprüft Thermästhesie und Nozizeption ebenso wie Berührungs- und Vibrationsempfindung, Lagesinn und Zwei-Punkt- sowie Spitz-Stumpf-Diskrimination. Darüber hinaus liefern Ausmaß und Verteilung eventuell begleitender Paresen und Hirnnervenausfälle weitere Hinweise auf den zerebralen Läsionsort.

Elektrophysiologische Verfahren unterstützen die klinische Untersuchung. Schmerzschwellen für thermische Reize können apparativ bestimmt werden. Die somatosensibel evozierten Potentiale (SEP) überprüfen die Funktion der markhaltigen dicken Afferenzen (Vibrations- und Berührungsempfindung), die marklosen dünnen Afferenzen (Schmerz- und Temperaturempfindung) können mit laserevozierten Potentialen getestet werden.

Die bildgebenden Verfahren der Computertomographie und der Kernspintomographie weisen die genaue Lokalisation der thalamischen oder extrathalamischen Hirnläsion nach.

4.8.3 Differentialdiagnose

Die differentialdiagnostisch bedeutsamen Erkrankungen sind in Tabelle A.4-38 zusammengefaßt.

Tabelle A.4-38 Wichtige Differentialdiagnosen bei Thalamusschmerz.

Erkrankung/Symptom	Unterscheidungsmerkmale	Methoden zum Ausschluß
Syringomyelie, Syringobulbie	über Jahre progrediente Symptomatik, bilaterale, asymmetrisch verteilte, dissoziierte Sensibilitätsstörung, Beginn häufig an Armen und Händen, atrophische Paresen der Arme, zentrale Paraparese der Beine, Horner-Syndrom, Hirnnervenausfälle	Kernspintomographie
Gesichtsschmerz bei Encephalomyelitis disseminata (MS)	einschießende, neuropathische Schmerzen im Versorgungsgebiet eines oder mehrerer Trigeminusäste	neurologischer Befund, N. trigeminus-SEP, Blinkreflex
Muskelschmerz bei Encephalomyelitis disseminata (MS)	schmerzhafte Muskelspasmen der Beinmuskulatur	neurologischer Befund, EMG
Schulterschmerz nach Schlaganfall	lokaler, nozizeptiver Schulterschmerz auf der Seite der Parese, ggf. bekannte Arthrose	klinisch-neurologischer Befund, Röntgen
spinale Raumforderung, spinales Rückenmarks-trauma	Paraparese der Beine, bilaterale Sensibilitätsstörung, Blasen-/Mastdarmstörung	Anamnese, neurologischer Befund, Kernspintomographie
psychogener Schmerz	bekannte Psychose oder Neurose, biographische Auslöser, Mißverhältnis zwischen Beschwerdeschilderung und klinisch-neurologischem Befund	psychiatrische Exploration, testpsychologische Verfahren

4.8.4 Therapie

Die Behandlung zentraler Schmerzsyndrome einschließlich des Thalamusschmerzes ist oft problematisch (therapeutisches Vorgehen in Abb. A.4-10) und sollte daher in neurologischen und schmerztherapeutischen Einrichtungen erfolgen.

Die Patienten müssen darüber aufgeklärt werden, daß oft keine vollständige Schmerzfreiheit zu erzielen ist. Zusätzlich sind insbesondere bei Patienten mit einer Hirnschädigung häufiger Nebenwirkungen der Therapie und eine verminderte Compliance zu erwarten. Besonders problematisch ist die Behandlung aphasischer und dementer Patienten.

Die symptomatische Therapie umfaßt medikamentöse, nichtmedikamentöse und neurochirurgische Behandlungsverfahren.

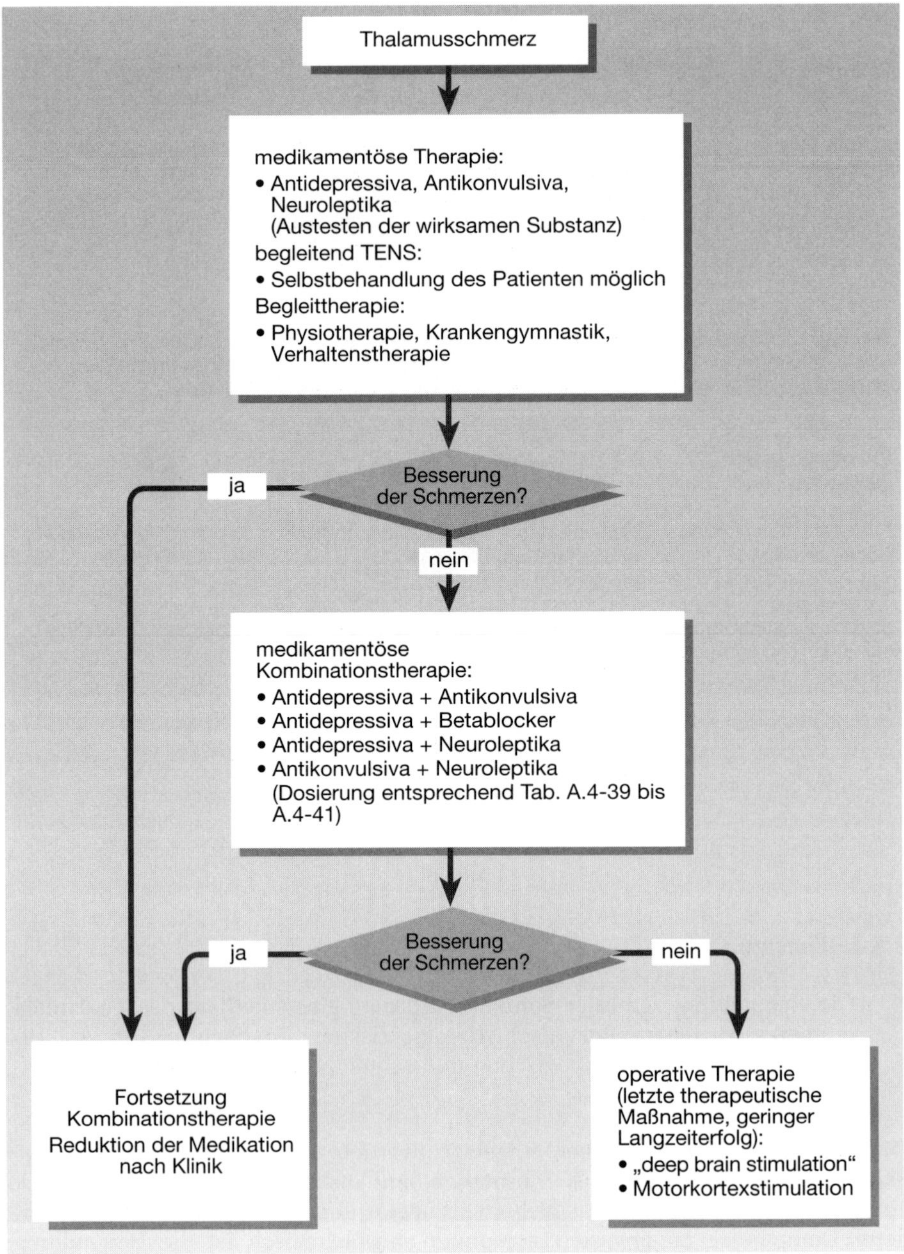

Abbildung A.4-10 Therapeutisches Vorgehen bei Thalamusschmerz.

Tabelle A.4-39 Antidepressiva bei Thalamusschmerz.

Medikament	Wirkmechanismus	Dosierung
Amitriptylin (Laroxyl®, Saroten®)	gleich starke Hemmung von NA- und 5HT-Rückaufnahme, aktiver Metabolit Nortriptylin hemmt stark NA-Rückaufnahme, stark anticholinerg und antihistaminisch, sedierend	75 mg/d (50–150 mg/d)
Amitriptylinoxid (Equilibrin®)	aktive Metaboliten Amitriptylin und Nortriptylin (s.o.), geringer anticholinerg als Amitriptylin, sedierend	60 mg/d (30–120 mg/d)
Doxepin (Aponal®)	etwas stärkere Hemmung von NA- gegenüber 5HT-Rückaufnahme, stark antihistaminisch, sedierend	75 mg/d (25–150 mg/d)
Clomipramin (Anafranil®)	starke 5HT-Rückaufnahmehemmung, aktiver Metabolit Desmethylclomipramin hemmt stark NA-Rückaufnahme	75 mg/d (25–150 mg/d)
Maprotilin (Ludiomil®)	relativ selektive NA-Rückaufnahmehemmung, antihistaminisch, wenig anticholinerg	75 mg/d (25–100 mg/d)
Imipramin (Tofranil®)	etwas stärkere Hemmung von NA- gegenüber 5HT-Rückaufnahme, aktiver Metabolit Desipramin hemmt relativ selektiv NA-Rückaufnahme, leicht antriebssteigernd	75 mg/d (50–150 mg/d)

NA = Noradrenalin
5HT = 5-Hydroxytryptamin = Serotonin

Tabelle A.4-40 Antikonvulsiva bei Thalamusschmerz.

Medikation	Wirkmechanismus	Dosierung
Carbamazepin (Tegretal®, Timonil®)	Stabilisierung der elektrischen Neuronentätigkeit durch Leitfähigkeitsminderung bestimmter Na^+-Kanäle, Senkung NA-Turnover, Aktivitätssteigerung des noradrenergen Locus coeruleus	600 mg/d (200–1200 mg/d)
Phenytoin (Phenhydan®, Zentropil®)	membranstabilisierender Effekt durch Reduktion der Ionenleitfähigkeit	300 mg/d (100–600 mg/d)
Vigabatrin (Sabril®)	Steigerung der hemmenden GABA-Wirkung durch Blockierung des enzymatischen GABA-Abbaus	3000 mg/d (2000–4000 mg/d)
Clonazepam (Rivotril®)	Steigerung der hemmenden GABA-Wirkung durch Bindung an Benzodiazepinrezeptor am GABA-Chloridkanal-Komplex	1,5–3 mg/d (1–20 mg/d)
Valproinsäure (Ergenyl®, Orfiril® u.a.)	Steigerung der Konzentration des hemmenden Transmitters GABA durch Blockierung des enzymatischen GABA-Abbaus	1200 mg/d (900–2400 mg/d)

Tabelle A.4-41 Neuroleptika bei Thalamusschmerz.

Medikation	Wirkmechanismus	Dosierung
Levomepromazin (Neurocil®)	schwach neuroleptisch, sedierend, analgetisch, anticholinerg	75 mg/d (25–200 mg/d)
Promethazin (Atosil®)	schwach neuroleptisch, sedierend, stark anticholinerg	75 mg/d (25–150 mg/d)
Chlorprothixen (Truxal®)	schwach neuroleptisch, sedierend, anticholinerg	100 mg/d (50–200 mg/d)
Thioridazin (Melleril®)	schwach neuroleptisch, schwach sedierend, schwach antidepressiv, stark anticholinerg	75 mg/d (25–200 mg/d)

Tabelle A.4-42 Begleittherapie bei Thalamusschmerz.

Verfahren	Wirkmechanismus	Anwendung
transkutane elektrische Nervenstimulation (TENS)	Stimulation kutaner Afferenzen und Hinterhorn/Lemniscus-medialis-System	mind. 3mal täglich für 20–30 min
Elektroanalgesie	Stimulation kutaner Afferenzen und Hinterhorn/Lemniscus-medialis-System, vasomotorische Wirkung/reaktive Hyperämie	ein- bis mehrmals täglich
Verhaltenstherapie	Korrektur erlernten Fehlverhaltens durch operantes Konditionieren und Kognition	ein- bis mehrmals pro Woche
progressive Muskelentspannung	Muskelentspannung und Veränderung vegetativer Funktionen	ein- bis mehrmals täglich
Biofeedback	Muskelentspannung und Veränderung vegetativer Funktionen	ein- bis mehrmals täglich

Medikamentöse Schmerztherapie

Die medikamentöse Behandlung des Thalamusschmerzes und anderer zentraler Schmerzsyndrome umfaßt im wesentlichen zwei Medikamentengruppen: die Antidepressiva und die Antikonvulsiva.

Zentrale Schmerzsyndrome nach Schlaganfall sprechen bevorzugt auf Antidepressiva an. Insgesamt scheinen die selektiven Serotonin-Wiederaufnahmehemmer schlechter wirksam zu sein. Antikonvulsiva sind insbesondere bei einschießenden Schmerzen und Dysästhesien indiziert.

Nach einer erfolglosen Therapie mit Monosubstanzen sollte eine Kombination aus Antidepressiva und Antikonvulsiva erfolgen. Adjuvant können auch verschiedene niedrigpotente Neuroleptika eingesetzt werden. Der adrenerge β_2-Antagonist Propranolol (Dociton®, 120–240 mg/d) scheint die Wirksamkeit trizyklischer Antidepressiva zu verstärken.

Periphere Analgetika sind meist gering oder nicht wirksam. In Einzelfällen können jedoch Opioidanalgetika eine begrenzte Wirkung zeigen.

Eine Kombination mit begleitenden nichtinvasiven Behandlungsmaßnahmen (s.u.) ist in jedem Fall sinnvoll.

Die verschiedenen Antidepressiva, Antikonvulsiva und Neuroleptika sind den Tabellen A.4-39 bis A.4-41 zu entnehmen (Nebenwirkungen und Kontraindikationen s. Kap. B.1).

Begleittherapie

Eine einfache, nebenwirkungsarme Methode ist die Anwendung der transkutanen elektrischen Nervenstimulation in der schmerzhaften Region (TENS, s. Kap. B.4.5). Voraussetzung ist eine weitgehend intakte Berührungsempfindung, die ein funktionsfähiges Hinterhorn/Lemniscus-medialis-System anzeigt. Die Wirksamkeit anderer Elektroanalgesieverfahren (Impulsgalvanisation, diadynamische Ströme, Träbertscher Reizstrom, stochastische Reizströme, Hochvolttherapie, neofaradischer Strom) ist derzeit unsicher, kann im Einzelfall jedoch versucht werden.

Unterstützend können auch psychotherapeutische Verfahren eingesetzt werden, sofern keine Hirnschädigung mit Aphasie, Demenz oder Psychosyndrom vorliegt. Insbesondere verhaltenstherapeutische und kognitive Verfahren, progressive Muskelrelaxation und Biofeedback-Verfahren (s. Kap. B.3) sind anwendbar.

Die beim Thalamusschmerz mögliche Begleittherapie ist in Tabelle A.4-42 zusammengefaßt.

Invasive Therapie

> Invasive neurochirurgische Behandlungsverfahren stehen am Ende der therapeutischen Kette und sind ausschließlich schweren, konservativ therapieresistenten Fällen vorbehalten.

Die Erfolgsraten sind vergleichsweise schlecht bei schweren möglichen Komplikationen, die Mortalitätsrate beträgt 1–8%. Auch nach erfolgreicher Operation und gutem analgetischen Effekt ist in einem hohen Prozentsatz mit einem Schmerzrezidiv schon nach Wochen bis Monaten zu rechnen.

Bei den Stimulationsverfahren wird der ventroposteriore Thalamus oder der hintere Schenkel der Capsula interna über stereotaktisch implantierte Elektroden gereizt. Eine neues Verfahren benutzt eine Kortexoberflächenstimulation des Motorkortex. Trotz guter Anfangserfolge bleibt der Wert dieser Methode derzeit noch unklar.

Bei den ablativen Methoden wird eine stereotaktisch plazierte Radiofrequenzläsion des mesenzephalen Tractus spinothalamicus oder des medialen Thalamus eingesetzt. Neurodestruktive Verfahren sind jedoch nur mit der größten Zurückhaltung anzuwenden.

A.5 Viszeraler Schmerz

M. VON DER OHE, P. LAYER

Abdominelle Schmerzen zählen zu den wichtigsten Befindlichkeitsstörungen, die einen Patienten zum Arzt führen. Nach der Ursache unterscheidet man verschiedene Schmerztypen.

- Unter viszeralem Schmerz versteht man Abdominalschmerzen, die durch schädigende Stimuli auf die Eingeweide hervorgerufen werden.
- Demgegenüber spricht man von parietalem oder somatischem Schmerz, der durch eine Reizung des parietalen Peritoneums bzw. der Bauchwand hervorgerufen wird.
- Als dritter Schmerztypus ist der sogenannte fortgeleitete Schmerz abzugrenzen. Er tritt in entfernten Arealen auf, die dasselbe Neurosegment wie das des erkrankten abdominellen Organs betreffen. Dieser Schmerz wird in der Haut oder darunter empfunden und tritt gemeinsam mit zunehmendem viszeralen Reiz auf. Die den viszeralen Schmerzen zugeordneten Hautareale werden auch als Head-Zonen bezeichnet.

5.1 Pathophysiologische Grundlagen

Viszerale sensorische Informationen einschließlich der Empfindung viszeraler Schmerzen sind das Produkt einer Anzahl verschiedener afferenter Mechanismen (Reizgeneration, -kodierung, -weiterleitung und zentralnervöse Reizwahrnehmung). Die Art der Afferenz kann definiert werden nach

- der Art des beteiligten Schmerzrezeptors und damit der jeweiligen schmerzerzeugenden Noxe
- der Empfindlichkeitsschwelle für den Schmerzreiz
- dem primär rezeptiven Areal (z.B. mukosal, muskulär, serosal)
- der Schmerzantwort auf einen definierten Stimulus (tonisch, schnell adaptierend)

- den beteiligten afferenten Schmerzfasern, die die generierte Information an das zentrale Nervensystem übertragen (z.B. sympathisch versus parasympathisch)

Nozizeptoren und neuronale Afferenzen
Bezüglich der schmerzerzeugenden Ätiologie werden spezifische Nozizeptoren postuliert, die auf unterschiedliche Stimuli reagieren.

Dabei unterscheidet man Mechano-, Chemo-, Dehnungs- oder Volumenrezeptoren.

Die genauen Mechanismen, wie ein definierter Schmerzreiz bzw. eine definierte Noxe über Rezeptorstimulation zur Generation fortgeleiteter elektrischer Potentiale führen kann, sind gegenwärtig nur inkomplett aufgeklärt.

Trotz der multiplen Subtypen intestinaler Nozizeptoren erfolgt die Weiterleitung einmal generierter fortgeleiteter Aktionspotentiale vor allem über sogenannte C-Nervenfasern.

- Viszerale Afferenzen der Leber und Milzkapsel der hepatischen Ligamente sowie des zentralen Anteils des Zwerchfells und des Perikards entstammen den Dermatomen C3 bis C5 und werden über den Nervus phrenicus geleitet.
- Afferenzen aus der Peripherie des Zwerchfells, von Gallenblase, Magen, Pankreas und Dünndarm werden im Ganglion coeliacum umgeschaltet und verlaufen mit den größeren Nervi splanchnici. Sie treten über das Hinterhorn der Segmente Th6 bis Th9 in das Rückenmark ein.
- Afferente Bahnen von Kolon, Appendix und kleinem Becken werden über den Mesenterialplexus und die kleinen Nervi splanchnici über das Hinterhorn der Segmente Th10 und Th11 geleitet.
- Die Afferenzen von Rektosigmoid, Nierenbecken, Nierenkapsel sowie Ureter und Hoden erreichen die Hinterhörner der Segmente Th11 bis L1 über die kaudalen Splanchnikusnerven.
- Rektosigmoid und Harnblase senden ihre Afferenzen über den Plexus hypogastricus in die Rückenmarkssegmente S2 bis S4.

Mechanismen der Schmerzentstehung

Wie aus den oben geschilderten anatomischen und pathophysiologischen Grundlagen zu ersehen ist, existieren zahlreiche adäquate Reize für die viszerale Schmerzentstehung.

Schmerzstimulus kann Zug am Peritoneum z.B. im Rahmen von Tumorwachstum oder eines Volvulus sein, oder der Schmerz kann durch Dehnung von intestinalen Hohlorganen wie z.B. bei der Gallenkolik oder kräftige muskuläre Kontraktion wie beim mechanischen Ileus entstehen. Während die Nozizeptoren der intestinalen Hohlorgane in der Wandmuskulatur bzw. Serosa lokalisiert sind,

sind die Schmerzrezeptoren der parenchymatösen intestinalen Organe (Leber, Milz, Nieren) in der jeweiligen Organkapsel nachweisbar. Sie reagieren somit ausschließlich auf Kapselspannung im Rahmen der Schwellung des betroffenen Organs. Dabei müssen Dehnung oder Spannungszunahme schnell auftreten, da bei allmählicher Dehnung eine Rezeptoradaptation auftritt, wie man sie z.B. bei der allmählichen Entwicklung eines schmerzlosen Verschlußikterus durch Tumorwachstum an den abführenden Gallenwegen beobachten kann.

Entzündliche Noxen im Rahmen akuter bakterieller Infekte, chronisch entzündlicher Darmerkrankungen, ischämischer Zustände oder durch chemisch bzw. radiogen definierte Noxen führen über die Freisetzung parakrin wirksamer, chemisch definierter Mediatoren zum sogenannten Entzündungsschmerz.

Schließlich kann direkte Stimulation von Nozizeptoren über infiltratives Wachstum im Rahmen von Neoplasmen beobachtet werden, wie das z.B. beim Pankreaskarzinom im Retroperitoneum der Fall ist.

Akut alterierte Motilität der intestinalen glatten Muskulatur im Rahmen intestinaler Verschlüsse sowie Gastroenteritiden bzw. chronisch intermittierend bei mechanischem Subileus bzw. im Rahmen der intestinalen Pseudoobstruktion führt mittels der genannten Aktivierung von Dehnungs- bzw. Volumenrezeptoren ebenfalls zur Entstehung viszeralen Schmerzes.

Schmerzmodulation

Abgesehen von der Schmerzmodulation auf Rezeptorebene bzw. im Bereich der primären viszeralen afferenten Nervenbahnen kann die jeweilige individuelle Schmerzwahrnehmung auf der Ebene viszerosomatischer Übertragung der somatischen Perzeption sowie durch viszerale Hypersensitivität moduliert werden.

Viszerale und somatische Afferenzen konvergieren im Bereich einiger Hinterhornneurone des Rückenmarks. Da die Erregbarkeit dieser spinalen Neurone einer derartigen Konvergenz hereinkommender Signale unterliegt, ist die Folge eine Zunahme der somatischen rezeptiven Felder bzw. deren subjektiver Äquivalente, nämlich erhöhter bzw. atypischer viszerosomatischer Übertragungsmechanismen. Darüber hinaus kommt es, wie bereits beschrieben, durch die Zunahme afferenter Signale im Bereich des Spinalkanals durch die Weiterleitung lokalisierter viszeraler Stimulation zu einer akuten Gegenregulation mittels Aktivierung inhibitorischer Kontrollsysteme. Auf diese Weise versucht der Organismus, die Entwicklung einer erhöhten Erregbarkeit (Hyperalgesie) am Ort der Irritation einzudämmen, indem die Erregbarkeit im Bereich aller anderen, in diesem Fall nicht betroffenen Hinterhornsegmente herabgesetzt wird, was zu einer Erhöhung der Reizschwelle an diesen nicht betroffenen Orten führt. Dadurch wird eine Verbesserung der örtlichen Diskrimination erreicht.

Zentralnervöse Schmerzwahrnehmung und Schmerzverarbeitung

Unabhängig von der oben genannten Modulation, die auf dem Weg vom Hinterhorn des Rückenmarks bis zum Gehirn auftritt, unterliegt die zentralnervöse

Schmerzwahrnehmung weiteren Einflüssen. Im Gegensatz zur sensorischen Innervation der Haut wird die große Mehrzahl der hereinkommenden weitergeleiteten afferenten Information im Bereich des viszerosensorischen Systems nicht an das ZNS weitergeleitet und erreicht auf diese Weise nicht die Bewußtseinsebene des Individuums.

Dennoch spielen psychologische Momente und soziokulturelle Faktoren eine ebenso große Rolle für Empfindung und Bewertung viszeraler Schmerzen wie individuelle Parameter, z.B. Persönlichkeit und Umstände einer Verletzung oder einer Entzündungsentstehung.

Große Ängstlichkeit setzt die Schwelle viszeraler Schmerzempfindung herab, Beseitigung von Angst oder Depressionen hebt sie an. Hieran scheinen zentrale Opiatrezeptoren beteiligt zu sein.

5.2 Klinische Manifestationsformen

5.2.1 Schmerzcharakter

> Der viszerale Schmerz ist in der Regel dumpf und relativ schwer zu lokalisieren.

Sind unpaarige abdominelle Organe betroffen, projizieren sich die Schmerzen in die Mittellinie des Abdomens.

Alle von der Nabelschleife abstammenden Organe übertragen den Schmerz ungefähr auf die ursprüngliche Höhe ihrer Anlage. So treten Schmerzen aus unpaarigen Organen des oberen Anteils der Nabelschleife periumbilikal bzw. oberhalb davon auf (Magen, Duodenum, Pankreas, Gallenblase, Leber, Milz, Dünndarm). Der Schmerz darunterliegender unpaarer Organe (Kolon, Sigma und Rektum) wird in der unteren Abdominalhälfte wahrgenommen. Der viszerale Schmerz paarig angelegter Abdominalorgane projiziert sich auf die jeweilige Bauchseite und kann mittels Quadranteneinteilung entsprechend zugeordnet werden. Die Schmerzqualität ist häufig krampfartig, brennend oder bohrend.

> Neben der mit Hilfe der Quadranteneinteilung vorzunehmenden primären Schmerzlokalisation ist die Ausstrahlung des Schmerzes differentialdiagnostisch von Bedeutung.

- Harnleiterkoliken strahlen beispielsweise vom Lendenbereich in die großen Labien bzw. den Hoden aus.
- In die Schulter ausstrahlende Schmerzen geben Hinweis auf eine Zwerchfellaffektion.
- Schmerzen, die ihren Ursprungsort im Bereich der ableitenden Gallenwege, des Duodenums oder des Pankreas haben, werden neben der Projektion auf den paraumbilikalen Abdominalbereich häufig als in den Rücken ausstrahlend angegeben.

Sekundär ist der viszerale Schmerz häufig mit autonomen Begleitsymptomen assoziiert wie Schwitzen, Ruhelosigkeit, Übelkeit und Erbrechen sowie Blässe.

5.2.2 Beurteilung von Schmerzqualität und zeitlicher Entwicklung viszeraler Schmerzen

Obwohl die Heftigkeit viszeraler Schmerzen nicht mit der Schwere der auslösenden Noxe korreliert, sind die Intensität der Schmerzen sowie der zeitliche Verlauf und Wandel dieser Beschwerden für die Diagnostik und das therapeutische Vorgehen von großer Bedeutung.

Prinzipiell gilt, daß schwere, **akut aufgetretene Schmerzen**, die von Bauchdeckenspannung und einer Störung der Darmperistaltik mit akut einsetzendem Erbrechen und Stuhlverhalt begleitet sind, einer sofortigen umfassenden Diagnostik und darauf aufbauenden Differentialtherapie bedürfen. In diesem Fall ist eine ausschließlich symptomatische Schmerztherapie kontraindiziert. Dieses schließt jedoch nicht aus, daß in enger Absprache mit dem Internisten oder Chirurgen der Patient ausreichende Analgetika erhält, die wenigstens die schlimmsten Schmerzen bis zum Wirksamwerden der Kausaltherapie lindern (s. Kap. A.5.3).

Demgegenüber ist der **chronische Dauerschmerz** bzw. intermittierende Schmerz abzugrenzen. Nach adäquater initialer Differentialdiagnostik steht hierbei die Erzielung einer ausreichenden Lebensqualität für den Patienten im Vordergrund. Hierzu gehört neben einer adäquaten Analgesie insbesondere die Beherrschung therapieinduzierter Nebenwirkungen. Hierbei ist häufig eine interdisziplinäre Betreuung durch den Schmerzspezialisten erforderlich (s. Kap. A.5.4).

5.3 Akuter viszeraler Schmerz, akutes Abdomen

Typisch ist die rasche Entwicklung eines oft starken Schmerzes viszeralen Charakters aus vorherigem Wohlbefinden.

Bei einem abdominal lokalisierten akuten Schmerzzustand von besonderer Schwere, der von peritonealer Symptomatik (Abwehrspannung), Störung der intestinalen Motilität (Erbrechen, Ileus) sowie häufig auch Allgemeinsymptomen begleitet wird, spricht man von einem „akuten Abdomen“.

Dieses beinhaltet größte diagnostische Brisanz, weil die Akuität und Schwere des klinischen Bilds eine rasche Festlegung des weiteren therapeutischen Vorgehens erzwingen. Von besonderer Tragweite ist hierbei die Notwendigkeit der Entscheidung zwischen einem dringenden chirurgischen Eingreifen und einem konservativen Vorgehen.

Naturgemäß ist die detaillierte Abhandlung der vielfältigen Ursachen und klinischen Erscheinungsformen sowie der spezifischen Diagnostik und Therapie im Rahmen der vorliegenden Darstellung nicht möglich; hierzu sei auf die speziellen Lehr- und Textbücher der Inneren Medizin und Chirurgie verwiesen.

5.3.1 Leitsymptome

Die typische klinische Manifestation des **viszeralen Schmerzes** ist oben dargestellt. Bezeichnend sind
- die dumpfe Qualität, die bei Schädigung parenchymatöser Organe einen bohrenden, dumpfen und drückenden, bei Obstruktion von Hohlorganen einen krampfartigen, wellenförmigen Charakter (Kolik) annehmen kann
- die schlechte Lokalisierbarkeit
- die Ausstrahlung in entfernte Körperregionen (Schulter, Arm, Rücken o.ä.)

Beim akuten Abdomen ist ein Wechsel des Schmerzcharakters von viszeral zu parietal von großer Wichtigkeit, weil er die Einbeziehung des parietalen Peritoneums und somit das Fortschreiten des Krankheitsbilds anzeigt.

Die wichtigsten Stufen des Übergangs sind:
- Druckschmerz
- Klopfschmerz
- Loslaßschmerz
- lokalisierte sowie diffuse Abwehrspannung

Bei einem vom parietalen Peritoneum ausgehenden Schmerz entwickelt sich eine charakteristische reflektorische Muskelspannung der Bauchwand; da jetzt jede Bewegung den Schmerz steigert, liegt der Patient in Schonhaltung. Geht der Schmerz vom Retroperitoneum aus, ist die Ausstrahlung in den Rücken typisch.

Die **Darmperistaltik** (erfaßbar durch Auskultation) wird initial oder im weiteren Verlauf gestört, was sich subjektiv als Übelkeit und Erbrechen sowie Stuhl- und Windverhalt manifestieren kann. Entzündliche oder metabolische Ursachen führen hierbei primär zur Darmparalyse („Totenstille"). Beim mechanischen Ileus sowie bei Darmischämie wird zunächst eine Hyperperistaltik beobachtet, aus der sich sekundär aufgrund einer fortschreitenden Durchwanderungsperitonitis ein paralytischer Ileus entwickelt.

Schwere viszerale Schmerzen werden von vegetativen **Allgemeinsymptomen** begleitet (Unruhe, Schwitzen, Kreislaufschock, Blässe, Erbrechen).

Tabelle A.5-1 Wichtige Ursachen akuter viszeraler Schmerzen.

Häufig	Weniger häufig	Selten
– Gastroenteritis	– Peritonitis	– Milzinfarkt
– Appendizitis	– Mesenterialinfarkt	– diabetische Ketoazidose
– Gallenkolik	– Ovarialzystentorsion/-ruptur	– Porphyrie, Addison-Krise
– Cholezystitis	– rupturiertes Aortenaneurysma	– Urämie
– Divertikulitis	– ektope Schwangerschaft	– Toxine
– Pankreatitis	– intraabdominaler Abszeß	– Medikamente
– Nierenkolik	– Herpes zoster	
– Darmobstruktion	– Pyelonephritis	
– Pleuritis	– hämolytische Krise	
– Adnexitis	– Herzinfarkt	
– Perforation (Magen, Darm)		

Tabelle A.5-2 Spezielle bzw. weiterführende Diagnostik bei akutem Abdomen.

Bei Verdacht auf Lokalisation im Oberbauch
- Ösophagogastroduodenoskopie
- Abdomenleeraufnahme
- MDDP
- CT
- ERCP
- Duplex-Sonographie
- ggf. Angiographie
- spezielle Labordiagnostik (z.B. Porphyrie, C1-Esterase-Inhibitor-Mangel)
- Dünndarmmanometrie

Bei Verdacht auf Lokalisation im Unterbauch
- Koloskopie
- Abdomenleeraufnahme
- MDDP
- CT
- Laktosebelastung
- Duplex-Sonographie
- ggf. Angiographie
- spezielle Labordiagnostik (z.B. Porphyrie, C1-Esterase-Inhibitor-Mangel)

Bei Verdacht auf extraintestinale Ursache
Auszuschließen sind:
- gynäkologische Ursachen
- Nephrolithiasis
- kardiale oder pulmonale Ursachen

5.3.2 Ursachen und Differentialdiagnose

Die wichtigsten Ursachen akuter viszeraler Schmerzen sind, nach ihrer Häufigkeit gegliedert, in Tabelle A.5-1 aufgeführt. Wesentliche differentialdiagnostische Überlegungen auf der Basis klinischer Leitbefunde sind in Tabelle A.5-2 und Abbildung A.5-1 dargestellt.

5.3.3 Diagnostik

Eine sorgfältige Anamnese (einschl. Medikamente, Reisen) sowie die eingehende körperliche Untersuchung ermöglichen oft eine fundierte Verdachtsdiagnose.

- Die korrekte Diagnose kann in ca. 50% der Fälle klinisch gestellt werden.

Geschlecht, Alter und bekannte Vorerkrankungen des Patienten sind besonders zu berücksichtigen.

Bei der Untersuchung des Abdomens ist gezielt auf lokalisierte oder diffuse peritoneale Zeichen sowie auf Vorhandensein und Charakteristik der Darmgeräusche zu achten (s. Abb. A.5-1). Schemata zum diagnostischen Vorgehen enthalten Tabelle A.5-3 und Abbildung A.5-2.

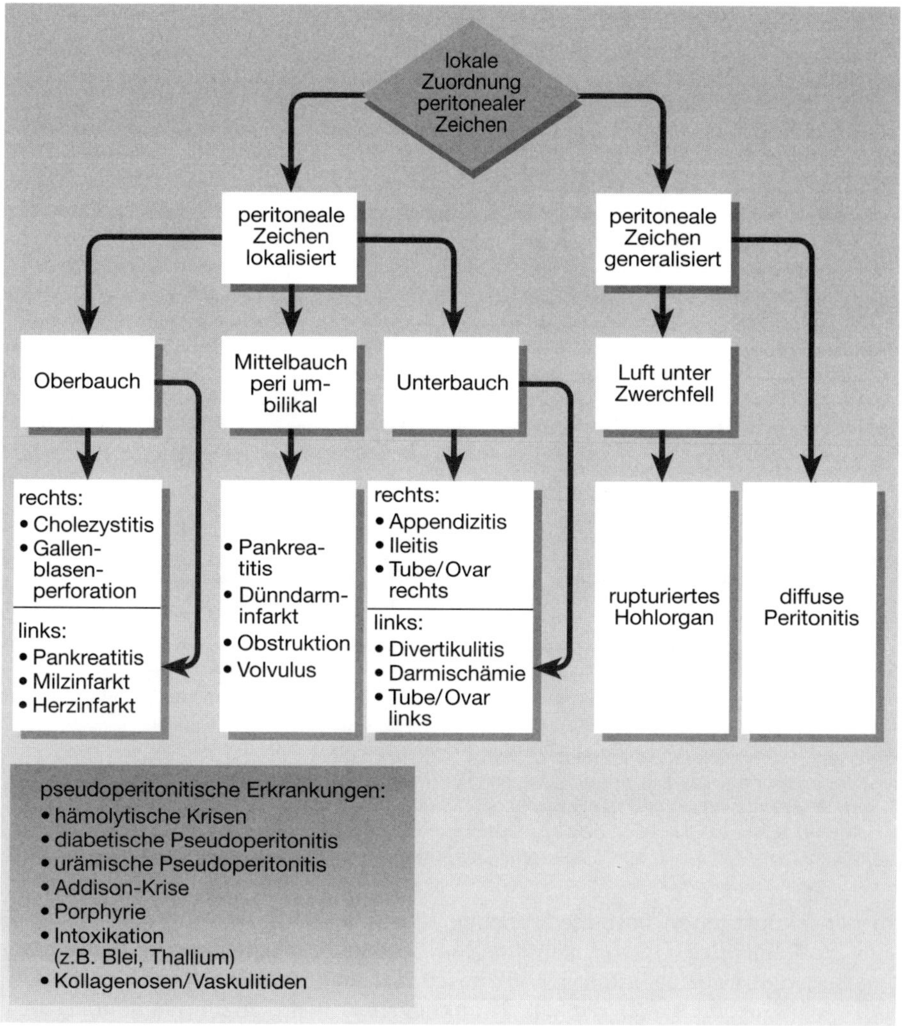

Abbildung A.5-1 Differentialdiagnostik des akuten Abdomens: Zuordnung klinischer Leitbefunde.

5.3.4 Therapie

Akute viszerale Schmerzen sind in erster Linie die klinisch dominante Manifestation einer schwerwiegenden Erkrankung innerer Organe. Unter diesen Umständen stehen die korrekte und zügige Erkennung und Therapie der zugrundeliegenden Störung als primäres Behandlungsziel im Vordergrund.

Tabelle A.5-3 Abklärung des akuten viszeralen Schmerzes.

Anamnese
- Schmerzbeschreibung: Beginn, Schwere, Lokalisation, Dauer und Charakter, Ausstrahlung
- Zeitpunkt der letzten Nahrungsaufnahme
- Zeitpunkt des letzten Stuhls/Windabgangs
- Erbrechen?
- Miktion
- Zeitpunkt der letzten Menstruation
- wichtige Vorerkrankungen?
- frühere Bauchoperationen?
- Bestrahlungen?

Untersuchung
- Inspektion: Distension, sichtbare peristaltische Wellen
- Palpation: Druckschmerz (Punctum maximum), Loslaßschmerz, Abwehrspannung; pulsierende Raumforderung, peripherer Pulsstatus, Bruchpforten; rektale Untersuchung (einschl. Portio-Schiebeschmerz, Douglas)
- Auskultation: Darmgeräusche, Strömungsgeräusche
- Kreislauf: Pulsfrequenz, Blutdruck
- rektale und axillare Temperatur

Basisuntersuchungen
- Notfallabor: Blutbild, Leukozyten, harnpflichtige Substanzen, Amylase/Lipase, Blutzucker; Urinstatus, -kultur (ggf. einschl. Schwangerschaftstest); bei Fieber: Blutkulturen
- EKG
- Thorax (möglichst im Stehen), Abdomenübersicht, Abdomensonogramm: freie Luft unter dem Zwerchfell? basale Atelektasen? Pleuraergüsse? Darmschlingen distendiert, Darmmotilität? freie Flüssigkeit? Gallenwege, ableitende Harnwege? Pankreas? Aorta?

Sonstige Maßnahmen
- orale Nahrungskarenz, peripherer Zugang, Volumensubstitution
- Magensonde (insb. bei Erbrechen); Anspülen und Inspizieren
- engmaschige oder kontinuierliche Überwachung
- chirurgisches Konsil initial und im Verlauf (OP-Indikation?)

In der Akutsituation besonders wichtig ist zunächst die Klärung der Frage, ob eine notfallmäßige Operationsindikation besteht oder eine primär konservativ, gegebenenfalls gezielt intensivmedizinisch zu behandelnde Störung vorliegt (s. Tab. A.5-3, Abb. A.5-2). Ist das Krankheitsbild nicht zuzuordnen oder nicht umfassend und konsequent zu behandeln, ist die frühzeitige Verlegung in ein entsprechend erfahrenes und ausgestattetes Zentrum zu erwägen.

Dennoch kann eine symptomatische Schmerztherapie nach Abschluß der Diagnostik und Etablierung der Diagnose bis zum kausalen Eingriff (z.B. Operation, endoskopische Behandlung eines präpapillären Choledochuskonkrements, Nephrolithiasis mit Harnleiterkolik) erforderlich sein, um dem Patienten unnötige Schmerzen zu ersparen.

Hierzu eignet sich auch das Prinzip der patientenkontrollierten Analgesie (vgl. Kap. A.8.2.2).

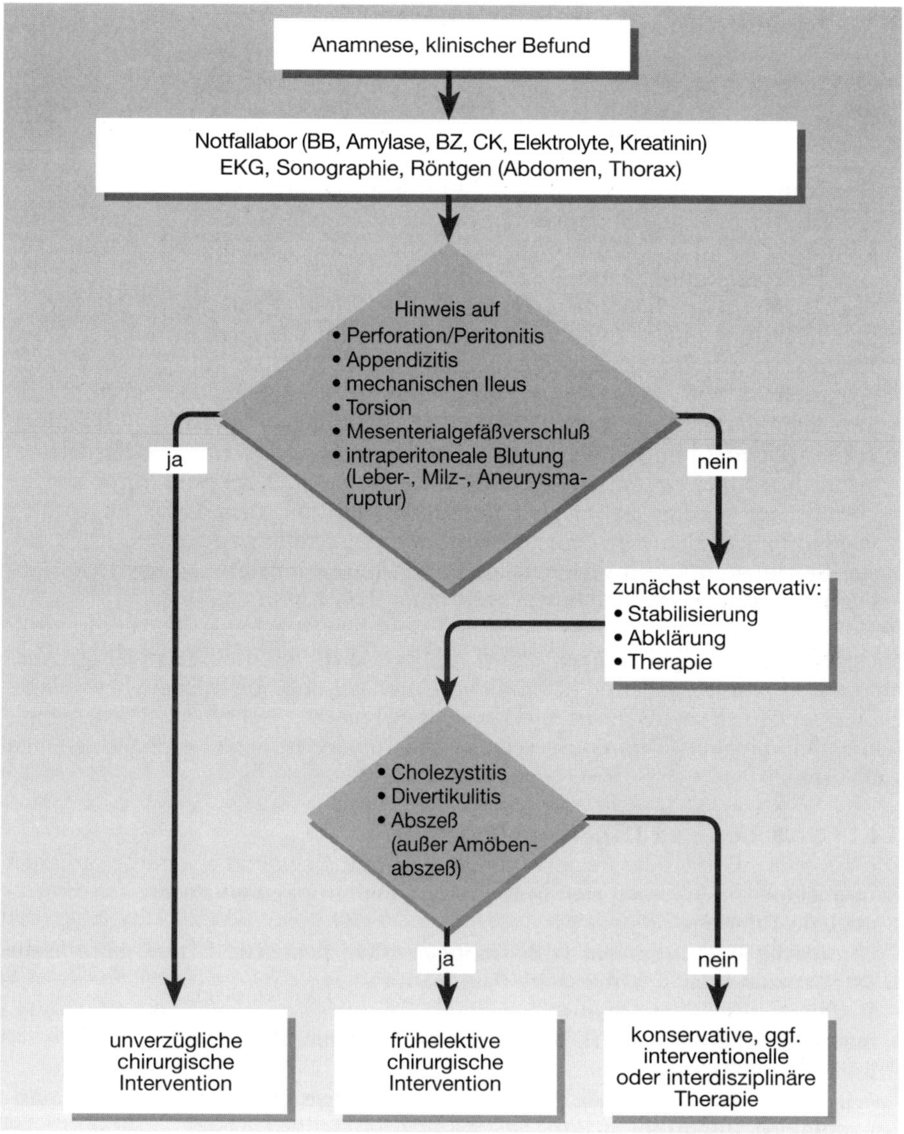

Abbildung A.5-2 Diagnostik des akuten Abdomens.

5.4 Chronische viszerale Schmerzen

Chronische, rezidivierende oder intermittierende viszerale Schmerzen stellen ein häufiges diagnostisches und therapeutisches Problem dar. Lokalisation, Intensität und Charakter der Beschwerden sind hierbei sehr variabel und von großer differentialdiagnostischer Bedeutung.

Hinsichtlich der Häufigkeit stehen drei Konstellationen im Vordergrund:
- vorwiegend retrosternal empfundene Schmerzen, die auf eine koronare Herzkrankheit, aber auch auf ösophageale, mitunter auch auf pleurale oder mediastinale Erkrankungen hinweisen können.
- der dyspeptische Symptomenkomplex, d.h. Mißempfindungen, die Patient und/oder Arzt einem Oberbauchorgan (meist dem Magen) zuordnen. Diese Beschwerden treten oft in Abhängigkeit von Mahlzeiten auf und sind durch epigastrische bzw. supra- oder periumbilikale Schmerzen, Druckgefühl und Druckempfindlichkeit sowie Völlegefühl, Aufstoßen, Übelkeit, Sodbrennen gekennzeichnet und können sowohl auf organische (z.B. Ulkus, Gallensteine) als auch auf nichtorganische Ursachen (funktionelle Dyspepsie) hinweisen.
- chronische, variable Schmerzen im Unterbauch, die dem Darm zugeordnet werden und Beziehungen zur (oft gestörten) Defäkation aufweisen. Auch diesen Symptomen liegen oft funktionelle Störungen im Rahmen des Irritablen-Darm-Syndroms (irritable bowel syndrome; IBS) zugrunde.

Bei den beiden letztgenannten Symptomenkomplexen können die verantwortlichen Störungen in den meisten Fällen klinisch, d.h. durch eine sorgfältige Anamnese und eine eingehende körperliche Untersuchung, identifiziert bzw. eingegrenzt werden. Bedeutsam ist hierbei, daß Schmerzen bei chronischen organischen abdominalen Erkrankungen meist andere oder zusätzliche Charakteristika aufweisen.

5.4.1 Ursachen und Differentialdiagnose

Die für chronische oder rezidivierende viszerale Schmerzen verantwortlichen Pathomechanismen lassen sich in folgende Hauptgruppen gliedern:
- maligne Tumoren
- chronische Entzündungen (z.B. Ösophagitiden, peptische Ulzera, chronische Darmentzündungen, chronische Pankreatitis)
- Ischämien viszeraler Organe
- metabolische Störungen (Diabetes mellitus, Urämie, Porphyrie)
- funktionelle Störungen:
  - gestörte gastrointestinale Motilität (Gastroparese, Pseudoobstruktion, autonome Neuropathie)
  - gestörte viszerale Perzeption

Die wichtigsten, ursächlich zugrundeliegenden Krankheitsbilder sind im einzelnen in Tabelle A.5-4 aufgeführt.

5.4.2 Diagnostik

Bei der Festlegung des diagnostischen Vorgehens sind die exakte Anamnese und die sorgfältige körperliche Untersuchung von großer Bedeutung; sie werden

Tabelle A.5-4 Ursachen und Differentialdiagnose chronischer oder rezidivierender viszeraler Schmerzen.

- gastroösophageale Refluxkrankheit
- peptische Ulkuskrankheit
- funktionelle Dyspepsie
- ischämische Erkrankungen (koronare Herzkrankheit, Angina abdominalis)
- Malignome (Magen, Galle, Pankreas, Leber, Darm, Lymphome, Metastasen)
- Colon irritabile
- Divertikelkrankheit
- Laktoseintoleranz
- chronisch entzündliche Darmerkrankungen (M. Crohn, Colitis ulcerosa)
- chronische Pankreatitis
- Gallenwegserkrankungen (Steine, Entzündungen)
- Nierensteine
- Intoxikationen (z. B. auch Urämie, Diabetes, Porphyrie)
- C1-Esterase-Inhibitor-Mangel
- Gastroparese, intestinale Pseudoobstruktion
- gynäkologische Erkrankungen

Tabelle A.5-5 Basisdiagnostik bei chronischen/rezidivierenden Schmerzen im Abdomen.

Anamnese
- Schmerzanamnese: Lokalisation, Dauer, Schwere, Ausstrahlung, auslösende bzw. exazerbierende Faktoren
- Übelkeit, Erbrechen?
- Fieber?
- Stuhlverhalten
- Miktion
- Zeitpunkt der letzten Menstruation
- Blutungen?
- vorausgegangene Bauchoperationen?
- bekannte Erkrankungen?
- Medikamente?
- Reisen?

Klinischer Befund
- Distension, Druckschmerz, Abwehrspannung, Loslaßschmerz
- Darmgeräusche, sichtbare Peristaltik
- pulsierende Raumforderung, periphere Pulse, Strömungsgeräusch
- rektale Untersuchung

Basislabor
- Blutbild, Elektrolyte, BKS, Leber- und Pankreasenzyme, Elektrophorese
- Urinstatus, ggf. Schwangerschaftstest

Apparative Diagnostik
- Abdomensonographie
- EKG
- Röntgen-Thorax, Abdomenübersicht (?)

ergänzt durch ein basales Laborprogramm sowie EKG und Abdomensonographie (Tab. A.5-5). Die weiteren Maßnahmen richten sich nach Lokalisation und Charakteristik des Beschwerdebildes und schließen endoskopische, röntgenologische und Funktionsuntersuchungen mit ein.

Wahl und Reihenfolge der diagnostischen Maßnahmen werden auch von etwaigen Begleitsymptomen bestimmt (z.B. Erbrechen, Blut im Stuhl, Ikterus etc.).

5.4.3 Therapie

Im Vordergrund der Therapie chronischer viszeraler Schmerzen steht in erster Linie die Grunderkrankung. Häufig reicht dieses Therapieziel nicht aus, um eine genügende Lebensqualität zu erzielen. Dann steht eine ausreichende Analgesie im Vordergrund, insbesondere wenn eine ursächliche Schmerzbeseitigung nicht möglich ist oder das den Schmerz auslösende Agens nicht bekannt ist, wie beispielsweise bei funktionellen Magen-Darm-Beschwerden.

Das Ausmaß dieser symptomatischen Therapie bzw. die Wahl des Prinzips wird sich primär nach Qualität und Intensität des chronischen Schmerzes richten.

Prinzipiell stehen als schmerztherapeutische Prinzipien zur Verfügung:

- Modulation der Schmerzentstehung am Nozizeptor
- Modulation afferenter Übertragungswege
- Modulation der zentralen Schmerzwahrnehmung bzw. -verarbeitung

Diese Therapieansätze können auch kombiniert werden.

Zur Verfügung stehen hierbei neben der klassischen Pharmakotherapie interventionelle/chirurgische Maßnahmen sowie psychotherapeutische Prinzipien.

Die Pharmakotherapie wird bei leichten Symptomen in der Regel auf der Verwendung peripherer Analgetika beruhen. Häufig ist jedoch eine Kombination mit zentralnervös wirksamen Medikamenten erforderlich.

In diesem Zusammenhang muß vor allem für eine adäquate Therapie der Nebenwirkungen Sorge getragen werden. Beispielsweise führt der Einsatz von Morphinderivaten zu einer konsekutiven Alteration der Darmmotilität mit Zunahme spastischer, segmentaler Kontraktionen. Dies hat nicht selten Obstipation, Aktivierung intestinaler Dehnungsrezeptoren und somit Verschlechterung der intestinalen Schmerzsymptomatik zur Folge. Allerdings ist das Ausmaß der Nebenwirkungen für verschiedene Opioide unterschiedlich.

Ein Präparatewechsel ist dann sinnvoll, wenn die Gabe von Opioiden aufgrund des Schmerzausmaßes unvermeidlich ist und gleichzeitig eine therapierefraktäre Obstipation vorliegt.

Tabelle A.5-6 Basistherapie bei funktionellen viszeralen Schmerzen.

- Meiden von schmerzauslösenden Nahrungs- bzw. Genußmitteln (z.B. Bohnen, Nahrungsfette, Milchzucker, Koffein, Sorbitol)
- ausreichende Ballaststoffe (Quellstoffe):
  - Weizenkleie (15–20 g/d)
  - Flohsamenschalen (3 × 5–10 g/d; z.B. Pascomucil®, Mucofalk® Granulat)
  - Plantago-afra- bzw. -ovata-Samenschalen (5–20 g/d; z.B. Agiocur®, Mucofalk®, Metamucil®, 1–3 × 1–2 TL bzw. Beutel/d)
- ausreichende Trinkmenge (2–3 l/d)

Dann bietet beispielsweise der Wechsel auf Buprenorphin (Temgesic®) oder auch die transdermale Applikation von Fentanylpflaster eventuell Vorteile. Auch ein Therapieversuch mit Tramadol (Tramal®) ist in diesem Fall zu überlegen (vgl. Kap. B.1.1.2). Zusätzlich ist hier der großzügige Einsatz von Laxanzien (z.B. Laktulose 3 × 10–20 mg/d) oder Spasmolytika (s. Tab. A.5-7) notwendig.

Die Behandlung chronischer Tumorschmerzen stellt auch im Abdominalbereich eine spezielle Herausforderung dar und sollte durch interdisziplinäre Spezialistenteams koordiniert werden (s. u.).

Therapie chronischer Schmerzen im Rahmen funktioneller Darmerkrankungen

Häufigste Ursache chronischer viszeraler Schmerzen ist das sogenannte Reizdarmsyndrom (Irritables-Kolon-Syndrom, englisch: irritable bowel syndrome) mit einer Prävalenz von 15–20% in der Bevölkerung westlicher Industriestaaten. Da die Krankheitsursache unbekannt ist, steht eine symptomatische Therapie der Schlüsselsymptome (Schmerz, Obstipation bzw. Diarrhö) im Vordergrund.

Aufgrund der vermuteten multifaktoriellen Ätiologie des Schmerzes bei funktionellen Darmerkrankungen wird die Therapie aus einer Kombination diätetischer Maßnahmen, Pharmako- und Psychotherapie bestehen und sich nach dem Schweregrad des Leitsymptoms richten.

Milde Schmerzen

Bei milden Schmerzen helfen häufig einfache **diätetische Maßnahmen** (Basistherapie; Tab. A.5-6).

Wenn die Anamnese der Ernährungsgewohnheiten einen Zusammenhang der Beschwerden mit dem Konsum bestimmter Nahrungsgewohnheiten bzw. Genußmittel (Bohnen, Milchzucker, Nahrungsfette, Koffein, Alkohol oder Sorbitol) ergibt, sollten diese gemieden werden.

Grundsätzlich ist eine ballaststoffreiche Ernährung anzustreben. Ballaststoffe sind niedermolekulare Nahrungsbestandteile, die durch körpereigene Enzyme nicht spaltbar und häufig pflanzlichen Ursprungs sind. Sie wirken teils über intraluminale Wasserbindung als sogenannte Quellstoffe (natürlich: Weizenkleie, Plantago-afra-Samenschalen; synthetisch: Kalziumpolikarbophil, Methylzellulose), teils über eine intestinale Vermehrung der Bakterienmasse. Ballaststoffreiche Kost sollte prinzipiell über normale ballaststoffreiche Nahrungsmittel in Form von Pflanzenfasern (Obst, Gemüse, Vollkornbrot, Müsli usw.) angestrebt werden. Reicht die Nahrung als Ballaststoffquelle nicht aus, kann zusätzlich ein Ballaststoffpräparat in Form von Weizenkleie, Flohsamenpräparaten bzw. Psyllium oder Plantago-afra- bzw. Plantago-ovata-Samenschalen verabreicht werden (s. Tab. A.5-6).

Mangelndes Ansprechen der Symptome auf ballaststoffreiche Kost ist nicht selten. Bevor jedoch von Therapieversagen ausgegangen wird, sollte zunächst eine Dosiserhöhung erfolgen.

Dabei ist auf ausreichende Flüssigkeitszufuhr zu achten, da konzentrierte Ballaststoffe verklumpen und einen Ileus hervorrufen können. Der Therapieerfolg orientiert sich an Stuhlfrequenz und Stuhlkonsistenz. Bei therapeutischem Ansprechen sollten Ballaststoffe zum regulären Bestandteil des täglichen Speiseplans werden.

Mittelschwere Schmerzen

Bei mittelschweren Schmerzen im Rahmen funktioneller chronischer Bauchschmerzen reichen diätetische Maßnahmen nicht aus.

In diesen Fällen, insbesondere bei intermittierenden Schmerzen sind **Spasmolytika** pharmakotherapeutisch Mittel der Wahl (Tab. A.5-7).

Ihr Effekt beruht auf der Inhibition des gastrokolischen Reflexes nach der Nahrungsaufnahme, der teilweise cholinerg vermittelt wird. Zur Anwendung kommen Mebeverin bzw. Anticholinergika wie Belladonnaderivate vom Typ des Scopolamins peroral oder als Suppositorien. Diese wirken auch in Kombination mit Analgetika vom Typ der NSAID bzw. Codein. Auch die Kombination mit zentraldämpfenden Stoffen ist wirksam. Alternativ wirksam sind Karminativa auf pflanzlicher bzw. synthetischer Basis oder in Kombination mit anderen Spasmolytika, da sie direkt relaxierend auf die Darmmuskulatur wirken.

Sind viszerale Schmerzen mit **Diarrhöen** und Blähungen vergesellschaftet, ist eine detaillierte Nahrungsmittelanamnese zur Identifikation exogener, aggravierender Substanzen (z.B. Fruktose, Sorbitol) erforderlich.

Wegen der hohen Prävalenz einer Laktoseintoleranz sollte bei Patienten mit Colon irritabile ein H_2-Atemtest mittels Laktose bzw. eine Therapie mit einer laktosefreien Diät durchgeführt werden.

Läßt sich keine Ursache der schmerzassoziierten Diarrhöen identifizieren, steht die symptomatische Behandlung mit dem peripher wirksamen Opiat Lo-

Tabelle A.5-7 Therapie bei mittelschweren funktionellen viszeralen Schmerzen (Standardtherapie).

- Fortsetzung der Basistherapie (s. Tab. A.5-6)
- Spasmolytika:
  - Mebeverin (3 × 125 mg/d; z.B. Duspatal®)
  - Butylscopolamin (3–5 × 10–20 mg/d; z.B. Buscopan®)
- Spasmolytika in Kombination mit peripheren Analgetika: Butylscopolamin + Paracetamol bzw. Propyphenazon (3 × 10–20 mg + 3 × 500 mg bzw. 220 mg; z.B. Buscopan® + Spasmo-Cibalgin S®)
- Spasmolytika in Kombination mit zentraldämpfenden Stoffen: Chlordiazepoxid + Clidinium (3 × 5 mg + 2,5 mg/d; z.B. Librax®)
- Spasmolytika in Kombination mit Analgetika und zentraldämpfenden Stoffen: Drofenin + Propyphenazon + Codein (3 × 25 mg + 220 mg + 20 mg/d)
- Karminativa:
  - pflanzlich: Pfefferminze, Kümmel, Fenchel (3 × 10–30 Trpf./d, z.B. Aspasmon® N)
  - chemisch: Dimeticon (3 × 100–200 mg/d)
- Karminativa + Spasmolytika: Dimeticon + Butinolin (3 × 30–60 mg + 2,5–5 mg/d)

Bei gleichzeitiger Diarrhö
- Loperamid (4 × 2–4 mg/d; z.B. Imodium®)
- Desipramin (3 × 50 mg/d; z.B. Pertofran®)

Bei gleichzeitiger Obstipation
- osmotische Laxanzien (Laktulose 3 × 10–20 mg/d; z.B. Bifiteral®)
- Cisaprid (3 × 10–20 mg/d; z.B. Propulsin®)

peramid im Vordergrund. Loperamid ist wegen fehlender zentralnervöser Nebenwirkungen anderen Opiaten wie Diphenoxylat und Codein vorzuziehen. Der positive Effekt des trizyklischen Antidepressivums Desipramin (3 × 50 mg/d) auf Durchfall und chronische abdominelle Schmerzen beruht vermutlich auf seiner anticholinergen Wirkung.

Ist der viszerale Schmerz vom Leitsymptom **Obstipation** begleitet, sollte ein Therapieversuch mit osmotisch wirksamen Laxanzien vorgenommen werden.

Die klassischen, antiresorptiv-sekretagog wirksamen Laxanzien (Anthrachinone und Diphenole) sollten wegen ihrer Nebenwirkungen und des Mißbrauchspotentials nicht verwendet werden. Das Prokinetikum Cisaprid führt zu einer Verkürzung der Kolontransitzeit und Besserung der Schmerzsymptomatik.

Bei ausreichend motivierten Patienten mit einer mittelschweren bis starken Schmerzsymptomatik können **verhaltenstherapeutische Maßnahmen** nützlich sein.

Diese Techniken zielen auf eine Reduktion von Angstzuständen, fördern eine größere Patienteneigenverantwortlichkeit und verbessern die Schmerztoleranz (vgl. Kap. B.3). Es gibt verschiedene Ansatzpunkte:

- Meditation und autogenes Training verringern die Grundaktivität des symptomatischen Nervensystems und führen so zu einer Entspannung der Skelettmuskulatur.
- Einzel- bzw. Gruppenhypnose verringert die Schmerzperzeption.
- Biofeedback beruht auf der Aufzeichnung elektromyographischer Aktivität, die dem Patienten audiovisuell zugänglich gemacht wird. Man verwendet diese Information, um entweder einen Zustand allgemeiner Entspannung zu erzielen oder zur Erlernung der Kontrolle über Organfunktionen, die normalerweise unbewußt ablaufen.

Psychotherapeutische Maßnahmen bieten sich bei Patienten an, die den Umgang mit der Erkrankung über verbale Kommunikation verbessern wollen (vgl. Kap. B.3). Voraussetzung ist die Einsicht des Patienten, daß es sich dabei um einen relevanten Bestandteil des Therapiekonzepts handelt:

- Die „insight-oriented" Psychotherapie erleichtert Patienten die Identifikation psychosozialer Streßfaktoren sowie deren körperlicher und psychischer Folgen oder eine mögliche Änderung dieser Faktoren.
- Kognitive Verhaltenstherapie beruht neben der Identifikation der Stressoren auf der Erkennung von Gedankengängen, die Streß verstärken.
- Gruppentherapie und Familienberatung stellen eine Alternative bei Patienten mit konkreten Konflikten im zwischenmenschlichen bzw. familiären Bereich dar.

Schwere, therapieresistente Schmerzen

Ein kleiner Prozentsatz von Patienten mit funktionellen viszeralen Schmerzen leidet unter ständigen starken Beschwerden. Die Symptome sind so ausgeprägt, daß sie den täglichen Lebensrhythmus dieser Menschen nachhaltig beeinträchtigen. Die abdominellen Schmerzen sind von psychischen Störungen im Sinne von Angstzuständen, Depression und Somatisierung begleitet.

In diesen Fällen sollte die Kombinationstherapie von Spasmolytika und peripheren Analgetika mit Antidepressiva angewendet werden (Tab. A.5-8).

Antidepressiva erleichtern schwere Schmerzzustände durch eine Kombinationswirkung in Form zentraler Analgesie, anticholinerger peripherer Wirkung im Gastrointestinaltrakt und durch Beseitigung der aggravierenden Depression. Durch ihre zentralen serotoninergen Effekte blockieren trizyklische Antidepressiva das Schmerzempfinden. Zusätzliche, sedative Pharmaka sollten als Einzel-

Tabelle A.5-8 Therapie bei starken, therapieresistenten funktionellen viszeralen Schmerzen.

- Basistherapie (s. Tab. A.5-6)
- Standardtherapie (s. Tab. A.5-7)
- Antidepressiva
  - Amitriptylin, Doxepin (150 bzw. 100 mg nocte; z.B. Saroten®, Aponal®)
  - Trazodon (50–200 mg nocte; z.B. Thombran®)

dosis zur Nacht verabreicht werden. Besteht gleichzeitig eine Obstipation, kann alternativ Trazodon wegen der geringer ausgeprägten anticholinergen Wirkung gegeben werden.

Grundsätzlich sollte eine Dosissteigerung für die genannten Antidepressiva einschleichend erfolgen.

Fehlendes Ansprechen beruht gelegentlich auf einer nicht ausreichenden Dosierung oder einer zu kurzen Behandlungsdauer.

Ein neu eingeleiteter Therapieversuch mit Antidepressiva sollte mindestens über drei bis vier Wochen erfolgen.

Bei Ansprechen sollte die Behandlung etwa ein Jahr dauern und das Medikament dann ausschleichend abgesetzt werden.

Spasmolytika vom Benzodiazepintyp bleiben aufgrund ihrer potentiellen Suchtgefahr und ihrer Rebound-Phänomene zeitlich begrenzten Perioden mit besonders intensiver Symptomatik vorbehalten.

Therapie des schweren tumor- bzw. entzündlich bedingten viszeralen Schmerzes

Schwere chronische, vor allem tumorbedingte, aber auch entzündliche Schmerzen (z.B. chronische Pankreatitis, Pankreaskarzinom) sind häufig einer Standardpharmakotherapie nicht zugänglich. Die Behandlung solcher Patienten sollte durch Spezialisten erfolgen, im Idealfall durch eine interdisziplinäre Schmerzambulanz unter Beteiligung von Neurologen, gastroenterologisch versierten Internisten, Onkologen, Anästhesisten und interventionellen Radiologen.

Gelegentlich ist eine definitive Schmerzausschaltung der afferenten Übertragungswege erforderlich. In diesem Zusammenhang stehen verschiedene Verfahren zur Verfügung. Einerseits kommt die computer- oder sonographisch gesteuerte Neurolyse in Form einer Blockade des Ganglion coeliacum mittels Einbringung neurotoxischer Substanzen (Äthanol, Phenol) in Betracht.

Eine alternative Therapieoption ist die Epiduralanästhesie. Dieses Verfahren bietet sich insbesondere dann an, wenn bei erkennbarer Progredienz des schmerzverursachenden Leidens (z.B. inoperabler Tumor) die Ausschaltung der viszeral-afferenten Bahnen zur Analgesie nicht ausreicht, denn bei dieser Technik werden auch Schmerzen im Versorgungsbereich anderer Spinalnerven beseitigt. Somit stellt die permanente Epiduralanästhesie ein gutes und bis zum Tod einsetzbares Verfahren zur Palliation von Tumorschmerzen dar (vgl. Kap. A.6).

Literatur

1. Cervero, F., W. Jänig: Visceral nociceptors: A new world order? Trends Neurosci. 15 (1992), 374–378.
2. Eigler, F. W.: Schmerz und akutes Abdomen. In: Goebell, H. (Hrsg.): Gastroenterologie, Teil A Grundlagen. S. 113–122. Urban & Schwarzenberg, München–Wien–Baltimore 1992.
3. Gebhart, G. F. (ed.): Visceral Pain. Progress in Pain Research and Management, Vol. 5. IASP Press, Seattle 1994.
4. Gebhart, G. F.: Basic and clinical aspects of visceral hyperalgesia. Gastroenterology 107 (1994), 271–293.
5. Mayer, E. A.: Gut feelings: What turns them on? Gastroenterology 108 (1995), 927–940.
6. Layer, P., M. von der Ohe: Das irritable Kolonsyndrom. Schweiz. Rundsch. Med. (Praxis) 83 (1994), 1179–1185.
7. Ridge, I. A., L. W. Way: Abdominal pain. In: Sleisenger, M. H., I. S. Fordtran (eds.): Gastrointestinal Disease. Pathophysiology/Diagnosis/Management. Vol. 1, pp. 150–160. Saunders, Philadelphia–London–Toronto–Montreal–Sydney–Tokyo 1993.

A.6 Tumorschmerz

H.-A. SCHELE

Schmerz ist das häufigste Symptom von Patienten, die an Malignomen leiden. In der Bundesrepublik Deutschland stirbt jeder zehnte Einwohner an Krebs. Nach Angaben von Bonica ist bei 30–45% aller Tumorpatienten der Schmerz das Erstsymptom der Erkrankung [4]. In der Regel ist der Schmerz aber kein frühes Zeichen der Krebserkrankung, denn auf Grund der Wachstumsgeschwindigkeit werden Nozizeptoren und sensible Nervenfasern nicht plötzlich, sondern nur allmählich betroffen.

Abhängig von Sitz und Art des Tumors leiden durchschnittlich 50% aller Malignompatienten unter Schmerzen (Tab. A.6-1), in fortgeschrittenen Stadien des Leidens sind es 70% und im Terminalstadium sogar 90–100%.

Tabelle A.6-1 Häufigkeit von Tumorschmerzen in Abhängigkeit von Tumorart und -lokalisation [2].

Tumorlokalisation	Anteil der Patienten mit Schmerzen
Knochen	85–100%
Mundhöhle	60–80%
Kehlkopf	50–70%
Brust	35–65%
Lunge	45–85%
Magen	60–75%
Pankreas	70–100%
Kolon, Rektum	50–95%
ZNS	50%
Harnwege	45–75%
Ovarien, Zervix	40–100%
Prostata	40–75%
Lymphome	15–20%

Tabelle A.6-2 Schmerzursachen bei Tumorpatienten (nach [5, 15]).

Tumorbedingt (60–90%)
- Knochenmetastasen, primäre Knochentumoren
- Ulzeration von Haut und Schleimhaut mit und ohne Infektion
- Verlegung von Blut- und Lymphgefäßen
- Infiltration parenchymatöser Eingeweide
- Verlegung von Hohlorganen
- Kompression oder Infiltration von Nerven und/oder Rückenmark
- erhöhter Hirndruck

Therapiebedingt (10–25%)
- Operation (Nervenläsion, Ödem, Narben, Muskelverspannung, Stumpf- oder Phantomschmerz, Reflexdystrophie)
- Bestrahlung (Strahlenfibrose, radiogene Enteritis, Kolitis, Zystitis, Zosterneuralgie)
- Chemotherapie (Neuropathie, Mukositis, Zosterneuralgie)

Tumorassoziiert (5–20%)
- Zosterneuralgie
- Dekubitus
- Infektionen
- Thrombosen und Embolien

Tumor- und therapieunabhängig (3–10%)
- sämtliche nichtmaligne Schmerzsyndrome möglich (z.B. Kopf, Rücken, Gelenkschmerzen usw.)

Dennoch werden in Deutschland 50–80% der Betroffenen nicht oder nur unzureichend behandelt, obwohl dies bei 90–95% der Patienten erfolgreich möglich wäre, wenn sie einer adäquaten Therapie zugeführt würden.

Die Schmerzen von Krebspatienten werden zumeist durch den Tumor selbst verursacht, können aber auch Folge der Therapie oder der durch den Tumor ausgelösten Sekundärveränderungen sein. Schließlich können die Patienten auch an Schmerzen leiden, die unabhängig von der eigentlichen Krebserkrankung sind (Tab. A.6-2).

6.1 Schmerzsyndrome

Zur Klärung von Indikation und Strategie der analgetischen Therapie ist eine Einteilung der Schmerzen entsprechend ihrer Pathophysiologie sinnvoller als eine Einteilung nach Schmerzursachen, wie sie in Tabelle A.6-2 vorgenommen wurde.

Eine solche, an den pathophysiologischen Ursachen der Schmerzen orientierte Differenzierung ist wesentliche Voraussetzung für eine erfolgreiche Therapie, da die zur Verfügung stehenden Verfahren zur Behandlung der

Schmerzen von Tumorpatienten in Abhängigkeit von den jeweils betroffenen Strukturen des nozizeptiven Systems unterschiedlich effektiv sind.

Wichtige differentialdiagnostische Hinweise liefert dabei zumeist die Charakterisierung der Schmerzen durch die Patienten selbst.

Es können folgende Schmerzsyndrome unterschieden werden (s.a. Tab. A.6-3 und A.6-4):

- somatische Schmerzen durch Irritation von Nozizeptoren in Haut, Knochen und Weichteilen
- viszerale Schmerzen durch Tumorbefall von sympathisch innervierten Organen sowie durch Reizung von in Eingeweiden gelegenen Nozizeptoren
- neuropathische Schmerzen durch Tumorinfiltration oder -kompression nervaler Strukturen

Tabelle A.6-3 Klinik von Tumorschmerzen in Abhängigkeit von den pathophysiologischen Mechanismen.

Pathomechanismus	Betroffene Gewebe	Schmerzcharakter	Weitere Symptome
Erregung somatischer Nozizeptoren	– Haut – Bindegewebe – Periost – Skelettmuskeln – Sehnen – Faszien – parietale Pleura – parietales Peritoneum	belastungsabhängiger Dauerschmerz: – gut lokalisierbar – bohrend – stechend – beißend – ziehend – drückend	
Erregung viszeraler Nozizeptoren und efferenter vegetativer Nervenfasern	Eingeweide von Brust-, Bauch- und Retroperitonealraum	– schlecht lokalisierbar – in der Tiefe gelegen – dumpf – brennend – reißend – kolik/krampfartig	vegetative Symptome
direkte Erregung nervaler Strukturen (neuropathische Schmerzen)	– periphere Nerven – Plexus, Nervenwurzeln – Rückenmark	– meist nicht belastungsabhängig – ganz oder teilweise im Innervationsgebiet lokalisiert – triggerbarer Dauerschmerz und/oder paroxysmal einschießender Schmerz – stechend – kribbelnd – elektrisierend – brennend	Hyperpathie Dysästhesie Hypästhesie Allodynie

Tabelle A.6-4 Pathologisch-anatomische Korrelate verschiedener Tumorschmerzsyndrome.

Tumorschmerzsyndrom	Pathologisch-anatomisches Korrelat
Somatische Nozizeptorschmerzen	
– Knochenbefall durch primäre Malignome oder Metastasen	somatische Nozizeptorschmerzen
– Infiltration von parietaler Pleura, parietalem Peritoneum, Retroperitoneum, Halseingeweiden oder Skelettmuskeln	somatische Nozizeptorschmerzen
– Kompression von Lymphgefäßen (Lymphödem)	somatische Nozizeptorschmerzen
– Erhöhung des intrakraniellen Drucks durch primäre Hirntumoren oder Metastasen, Infiltration der Dura	Kopfschmerzen (somatische Nozizeptorschmerzen)
Viszerale Nozizeptorschmerzen	
– Infiltration von Eingeweiden mit Ulzeration, Stenose, Penetration oder Perforation	viszerale Schmerzen durch Irritation von Nozizeptoren und/oder sympathischen Fasern
– Tumorwachstum in eingekapselten Organen (Leber, Nieren, Milz) mit konsekutiver Steigerung von Volumen und Innendruck	viszerale Schmerzen durch Irritation von Nozizeptoren und/oder sympathischen Fasern
– Befall der Wand von Hohlorganen (Gallenleiter, Nierenbecken, Harnleiter und -blase)	Koliken durch Irritation viszeraler Nozizeptoren in der Wand der Organe
– Infiltration von parietaler Pleura, parietalem Peritoneum	viszerale Nozizeptorschmerzen
Neuropathische Schmerzen	
– peri- und endoneurale Infiltration von Wurzeln und Nerven	neuropathische Schmerzen
– Infiltration des Rückenmarks (Tractus spinothalamicus, Hinterstränge)	neuropathische, insbesondere Deafferenzierungsschmerzen
Mischbilder	
– Infiltration und Kompression von Venen (Thrombosen), Arterien (arterielle Ischämie)	Ischämieschmerzen (somatische und viszerale Nozizeptorschmerzen)
– Infektion, Infiltration beider Peritoneal- oder Pleurablätter (Peritonitis, Pleuritis, Pleurakarzinose, Peritonealkarzinose)	somatische und viszerale Nozizeptorschmerzen
– Therapiefolgen (OP, Radiatio, Chemotherapie): Neurome, Stumpf- und Phantomschmerzen, Polyneuropathie, lokale Nekrosen, radiogene Zystitis oder Enteritis usw.	alle Syndrome möglich (neuropathische, somatische und viszerale Nozizeptorschmerzen)

Diese Schmerzsyndrome können allein oder in Kombination auftreten (Tab. A.6-3).

6.1.1 Somatische Schmerzen

Sie entstehen durch Aktivierung der Nozizeptoren in Haut, Bindegewebe, Periost, Skelettmuskeln, Sehnen und Faszien. Diese Nozizeptoren können im Rahmen des Tumorwachstums direkt oder durch begleitende Entzündungsreaktionen des Gewebes erregt und sensibilisiert werden (s. Tab. A.6-3).

Tumorpatienten mit Nozizeptorschmerzen aus somatischen Geweben beschreiben typischerweise dauernd anhaltende, bohrende, stechende, beißende, ziehende oder drückende Schmerzen. Die Schmerzen werden oft am Ort der Schmerzentstehung lokalisiert. So werden z.B. Knochenschmerzen, die durch Reizung periostaler Nozizeptoren durch ossäre Metastasen verursacht werden, oft als punktförmig, dumpf und bohrend sowie belastungs- und bewegungsabhängig charakterisiert.

6.1.2 Viszerale Schmerzen

Sie entstehen durch Tumorwachstum in den sympathisch innervierten Organen von Brust-, Bauch- und Beckenraum. Dabei können viszerale Nozizeptoren durch Überdehnung oder Kontraktion glatter Muskeln, z.B. von Hohlorganen, gereizt werden.

Im Gegensatz zu den somatischen werden viszerale Schmerzen oft nicht an ihrem Entstehungsort, sondern an anderer Stelle als übertragener Schmerz wahrgenommen. Als Beispiel sei der Rückenschmerz beim Pankreaskarzinom oder bei einer Tumorinvasion in den Retroperitonealraum (Headsche Zone) genannt.

Die eher diffus und wenig abgegrenzt imponierenden viszeralen Tumorschmerzen können von den Kranken oftmals nur schlecht lokalisiert werden und werden häufig als dumpf und in der Tiefe gelegen beschrieben. Brennende und reißende, mit vegetativen Symptomen einhergehende Schmerzen sprechen für eine Beteiligung des sympathischen Nervensystems. Kolik- oder krampfartige Schmerzen deuten auf den Tumorbefall eines Hohlorgans (z.B. Nierenbecken, extrahepatische Gallenwege) hin (s. Tab. A.6-3).

Da wahrscheinlich viszerale Nervenfasern sowohl sympathische Efferenzen als auch schmerzleitende Afferenzen enthalten, spielen Regelkreisstörungen des vegetativen Systems unter maßgeblicher Beteiligung sympathischer Fasern eine Rolle bei der Entstehung und Aufrechterhaltung viszeraler (Tumor-)Schmerzen.

6.1.3 Neuropathische Schmerzen

Neuropathische Schmerzen entstehen durch Tumorinfiltration oder -kompression von peripheren Nerven, Plexus, Nervenwurzeln oder dem Rückenmark und den daraus resultierenden somatosensorischen Funktionsstörungen. Die Begriffe projizierter oder neuralgiformer Schmerz werden oft synonym verwendet. Die bei zentralen Läsionen auftretenden Deafferenzierungsschmerzen entstehen insbesondere durch Tumorinfiltration des Rückenmarks oder durch Metastasen im Hirnstamm.

Neuropathische Schmerzen werden oft als stechend, brennend und elektrisierend beschrieben und treten paroxysmal einschießend und/oder als Dauerschmerzen auf. Sie sind im Unterschied zu den Nozizeptorschmerzen meist nicht von externen Reizen abhängig und können oft in einem scharf begrenzten Bereich, nämlich dem Innervationsgebiet des betroffenen Nervs oder der Wurzel lokalisiert werden. Abhängig vom Umfang der Schädigung des Nervs oder der Wurzel ist jedoch auch eine nicht auf Dermatome oder Innervationsgebiete einzelner Nerven bezogene Schmerzausbreitung möglich. Als Folge der somatosensorischen Funktionsstörung bestehen zugleich in wechselndem Umfang neurologische Ausfälle und/oder Reizerscheinungen. Zugleich können sympathische Fasern mitbetroffen sein. Die neurologischen Reizerscheinungen, z.B. Dys- und Hyperästhesie, Hyperpathie und Allodynie, werden von den Kranken oft als ausgesprochen unangenehm erlebt (s. Tab. A.6-3).

Diesen Schmerzsyndromen können verschiedene pathologisch-anatomische Korrelate zugeordnet werden (Tab. A.6-4). Im Verlauf einer Krebserkrankung können verschiedene Gewebe und Organe einzeln oder zur gleichen Zeit befallen werden.

Um die Schmerzen adäquat behandeln zu können, sollte im Rahmen der Diagnostik klar werden, welche Organe oder Gewebe betroffen sind.

Nicht jedes Tumorwachstum führt auch zu Schmerzen.

6.2 Differentialdiagnose maligner und nichtmaligner Schmerzursachen

Hinsichtlich ihres Charakters unterscheiden sich Krebsschmerzen nicht von Schmerzen nichtmaligner Ursache. Angesichts der Tatsache, daß, wie bereits erwähnt, bei 30–45% der Tumorkranken der Schmerz das erste Symptom des Malignoms ist, kommt dieser Differentialdiagnose Bedeutung zu.

Prinzipiell sollte jeder chronische Schmerz, insbesondere wenn Risikofaktoren oder eine sonst nicht erklärbare Verschlechterung des Allgemeinzustands vorliegen, daran denken lassen, daß ein Malignom die Ursache dieser Schmerzen sein könnte.

Zumeist ist die Differentialdiagnose zwischen Schmerzen maligner und nichtmaligner Ätiologie einfach zu stellen. Die wesentlichen in Frage kommenden Erkrankungen sind in den Tabellen A.6-5 bis A.6-8 aufgeführt. Es sei darauf hingewiesen, daß einige dieser Krankheiten (Polyneuropathie, Dermatomyositis) als paraneoplastische Syndrome auftreten können.

Die Differentialdiagnose zwischen Schmerzen als Folge der onkologischen Therapie und Schmerzen als Symptom eines Tumorrezidivs kann manchmal schwierig sein. Auch wenn die Anamnese meist wegweisend ist, besteht nicht selten gerade auch bei onkologisch tätigen Ärzten eine gewisse, manchmal durch-

Tabelle A.6-5 Wichtige Differentialdiagnosen bei Tumorschmerzen der Knochen.

Schmerzursache	Unterscheidungsmerkmal	Methode zum Ausschluß
Osteomyelitis	– klopfender, pochender Schmerz – meist Metaphysen langer Röhrenknochen von Kindern und Jugendlichen betroffen	– Röntgen (Tomographie) – Szintigraphie – Entzündungsnachweis
Ostitis deformans Paget	– Zunahme des Kopfumfangs – Verkrümmung gewichttragender Skeletteile	– Klinik – Labor (Hyperkalzämie, Hyperkalziurie, alkalische Phosphatase stark erhöht)
Osteoporose	Eine **Osteoporose kommt auch bei Malignomen** (Myelom, Leukämie, Skelettkarzinose) **vor!** – oft schubweiser Verlauf – nie neurologische Ausfälle	– Klinik – Röntgen – Szintigraphie – Knochendichtemessung
Hyperkalzämie bei primärem Hyperparathyreoidismus	**Cave: Häufigste Ursache einer Hyperkalzämie sind Malignome!** – Schmerzen meist diffus und weniger belastungsabhängig – häufig Übelkeit, Polydipsie, Polyurie, Muskelschwäche, gelegentlich epileptische Anfälle (**Cave: epileptische Anfälle bei tumorbedingter Hirndrucksteigerung!**)	– Klinik – Labor (Hyperkalzämie, Hypophosphatämie, alkalische Phosphatase erhöht)

aus verständliche „Betriebsblindheit“, wenn es darum geht, bei Patienten, bei denen bisher kein Anhalt für ein Rezidiv der Tumorkrankheit vorlag, ein Wiederauftreten des Malignoms zu diagnostizieren. Beispielsweise können (neuropathische) Schmerzen im Arm sowohl Ausdruck einer radiogenen Neuritis durch Bestrahlung eines Mammakarzinoms als auch Zeichen einer Tumorinfiltration des Plexus brachialis sein.

Deshalb ist es sinnvoll, bei allen Tumorpatienten, die unter Schmerzen leiden, so lange davon auszugehen, daß es sich hierbei um „echte“ Tumorschmerzen handelt, bis der Gegenbeweis erbracht ist.

Tabelle A.6-6 Wichtige Differentialdiagnosen bei tumorbedingten Weichteilschmerzen.

Schmerzursache	Unterscheidungsmerkmal	Methode zum Ausschluß
nichtentzündliche degenerative Knochen- und Gelenkveränderungen	klinisch insbesondere bei Befall des Achsenskeletts oft keine sicheren Unterschiede	– Szintigraphie – konventionelles Röntgen – CT, MRT
rheumatische Erkrankungen	– häufig multilokuläre Gelenk- oder Muskelschmerzen – Polyarthritis: symmetrischer Befall, Morgensteifigkeit	– Klinik – Labor, Serologie
Gicht	– Schmerz meist i.S. einer anfallsartigen Monarthritis – kann unter onkologischer Therapie auftreten!	Klinik Labor (Hyperurikämie)
Fibromyalgiesyndrom	– multilokuläre Muskelschmerzen – typische Druckschmerzpunkte im Bereich von Sehneninsertionen und Muskeln („tender points“) – Morgensteifigkeit	Diagnose wird klinisch gestellt (Labor und apparative Diagnostik unauffällig)
Dermatomyositis	– Hautveränderungen, Muskelatrophien, Fieber **Cave: gleichzeitig bestehendes Karzinom!**	– Labor (GOT, GPT, CPK, LDH, Aldolase erhöht, Kreatinurie) – EMG

6.3 Therapie von Tumorschmerzen

6.3.1 Allgemeine Prinzipien

Generell unterscheiden sich Tumorschmerzen von Schmerzen bei anderen Erkrankungen dadurch, daß sie meist bis zum Tod des Kranken zunehmen. Deshalb kommt einer effektiven Schmerztherapie herausragende Bedeutung zu, und zwar unabhängig davon, wie weit die Krankheit fortgeschritten ist.

Für viele Patienten wird der Schmerz zum zentralen Problem ihrer Tumorkrankheit. Wie wichtig eine hinreichende analgetische Therapie ist, wird durch die Beobachtung illustriert, daß viele Tumorpatienten oft weniger Angst davor haben, zu sterben, als davor, unter Schmerzen und in sozialer Isolation zu sterben. Dies muß ganz entscheidenden Einfluß auf die Konzepte zur Tumorschmerztherapie haben.

Tabelle A.6-7 Wichtige Differentialdiagnosen bei tumorbedingten viszeralen Schmerzen.

Schmerzursache	Unterscheidungsmerkmal	Methode zum Ausschluß
Ulkuskrankheit	– Auftreten 12 h postprandial – nächtliche Spontanschmerzen – nie morgens nüchtern – oft schmerzfreie Intervalle (schließen Malignom nicht aus!) **Cave: Streßulkus bei Tumor!**	– Klinik – gastroenterologische Diagnostik (Endoskopie, Biopsie, Röntgen usw.)
benigne Erkrankungen von Gallenblase und Gallenwegen	– Gallenkoliken treten i.d.R. nach Diätfehlern auf – Koliken sind bei Gallenwegskarzinomen selten, schließen sie aber nicht aus! **Cave: Gallenblasenkarzinom bei Cholelithiasis!** – knotig-harte, umschrieben schmerzhafte Leber spricht für Leber- oder Gallengangskarzinom!	– Klinik – gastroenterologische Diagnostik (Labor, Sonographie, Röntgen usw.)
chronische Pankreatitis	– DD zum Malignom kann sehr schwierig sein – bekannte Anamnese – meist stabiler Allgemeinzustand – Amylase und Lipase oft erhöht	– Klinik – gastroenterologische Diagnostik (Labor, Sonographie, Endoskopie, CT usw.)
Angina abdominalis	– diffuse Schmerzen 20–30 min nach (opulenten) Mahlzeiten für 12 h – weitere Manifestationen der Arteriosklerose	– Klinik – Aortographie
Colon irritabile	– über Monate und Jahre gleichbleibendes Schmerzniveau – meist jüngere Patienten – wechselnde Lokalisation – Auftreten sofort postprandial – nie nächtliche Schmerzen – oft morgens nüchtern und bei Nahrungskarenz	– Klinik – gastroenterologische Diagnostik (Endoskopie, Biopsie, Röntgen usw.) **Ausschlußdiagnose!**

Tabelle A.6-8 Wichtige Differentialdiagnosen bei tumorbedingten neuropathischen Schmerzen.

Schmerzursache	Unterscheidungsmerkmal	Methode zum Ausschluß
Bandscheibenvorfall	– bei monoradikulärer Kompression klinisch oft keine sicheren Unterschiede – Bandscheibenvorfälle werden im höheren Alter seltener	CT, MRT, Myelographie, Szintigraphie
Polyneuropathien unterschiedlicher Genese	– häufig bilateraler, distaler Beginn an den Beinen – häufig Parästhesien, Störungen der Tiefensensibilität, bilaterale Reflexabschwächung **Cave: Kann i.S. eines paraneoplastischen Syndroms auftreten!**	– Klinik – EMG, ENG
Neuropathie als Bestrahlungsfolge	– Abrenzung kann schwierig sein – tritt frühestens 6 Monate nach der Radiatio auf	– Anamnese – Tumorrezidivsuche – radiologische Diagnostik

Tumorschmerztherapie besteht nicht in der Anwendung eines einzigen Verfahrens. Dies heißt, daß in Abhängigkeit von Schmerzursache, Tumorlokalisation, Krankheitsstadium und individueller Situation des Patienten onkologische Konzepte in die Planung einer Schmerztherapie miteinzubeziehen sind bzw. daß eine Kooperation mit entsprechenden Einrichtungen unabdingbar ist.

Hieraus resultiert die Notwendigkeit einer interdisziplinären Zusammenarbeit aller mit der Behandlung Tumorkranker befaßten Therapeuten (Abb. A.6-1).

Grundsätzlich sollte bei jedem Therapieverfahren dessen Effektivität kontrolliert werden. Es besteht sonst die Gefahr, daß Behandlungsmaßnahmen beibehalten werden, von denen der Tumorkranke nicht oder in zu geringem Umfang profitiert, zugleich aber unter dessen Nebenwirkungen erheblich leidet. Zudem glauben viele Patienten irrtümlich, daß Analgetika erst nach mehrtägiger Einnahme wirken oder daß Nervenblockaden mehrere Tage lang durchgeführt werden müssen, bevor eine relevante Schmerzlinderung eintritt (s. a. Kap. B.2).

Zur Durchführung der quantitativ wichtigsten Verfahren, nämlich der systemischen analgetischen Therapie, bedarf es nur weniger spezieller Kenntnisse.

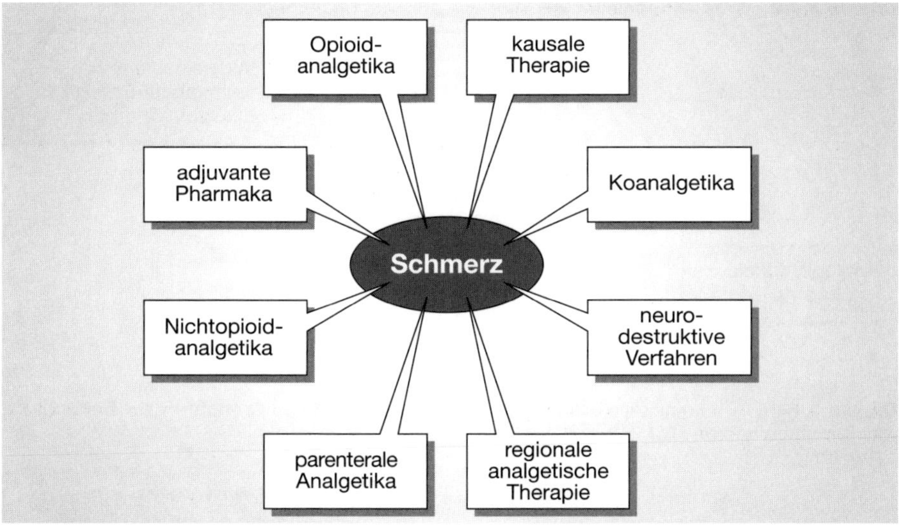

Abbildung A.6-1 Multipragmatischer Einsatz verschiedener Therapieverfahren zur Behandlung von Tumorschmerzen.

Falls sich allerdings mit den im folgenden beschriebenen Nichtopioidanalgetika, Opioidanalgetika, Koanalgetika und Begleitmedikamenten innerhalb eines angemessenen Zeitraums, d.h. bis ca. einer Woche, keine befriedigende Schmerzlinderung erreichen läßt, sollten die Patienten einer spezialisierten Einrichtung (Schmerzambulanz oder -praxis) zugeführt oder zumindest einem in speziellen Methoden der Schmerztherapie Erfahrenen (z.B. Anästhesisten, Internisten oder Radiologen) vorgestellt werden.

6.3.2 Stufenschemata zur analgetischen Therapie von Tumorschmerzen

In der Literatur wird vielfach empfohlen, bei der Behandlung von Tumorschmerzen nach Stufenplänen vorzugehen, wie sie z.B. 1986 von der Weltgesundheitsorganisation (Tab. A.6-9) oder von Strumpf und Zenz (Tab. A.6-10) vorgeschlagen wurden. Der didaktische Wert dieser Schemata ist unstrittig, denn die Orientierung der Schmerztherapie an einem solchen Stufenplan kann ein nichtrationales oder unnötig invasives Behandlungsregime verhindern. Andererseits besteht aber die Gefahr, daß ein striktes Festhalten an solchen Richtlinien der individuellen Situation vieler Krebskranker nicht gerecht wird, da durch die Reihenfolge der einzelnen Stufen generell eine bestimmte Reihenfolge bei der Indikationsstellung zu den einzelnen Verfahren impliziert werden könnte. Die Darstellung der Therapieverfahren auf einem Kreis soll deshalb die Notwendigkeit eines interdisziplinär angelegten Behandlungskonzepts mit der gleichzeitigen Anwendung unterschiedlicher Methoden illustrieren (s. Tab. A.6-14 und Abb. A.6-1).

Tabelle A.6-9 WHO-Stufenleiter zur Therapie von Tumorschmerzen [14].

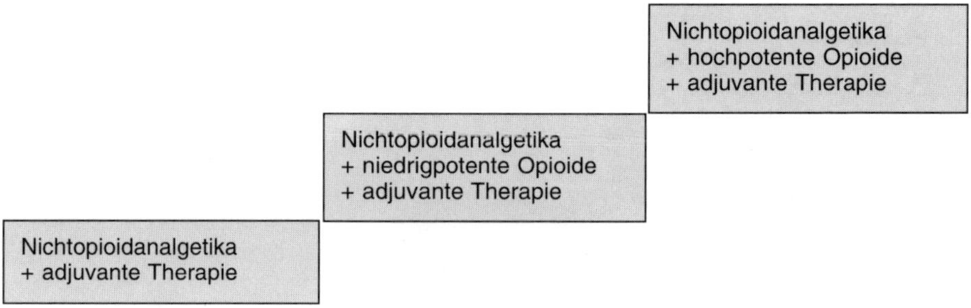

Tabelle A.6-10 Stufenleiter konservativer und invasiver Therapieverfahren zur Behandlung von Tumorschmerzen [13].

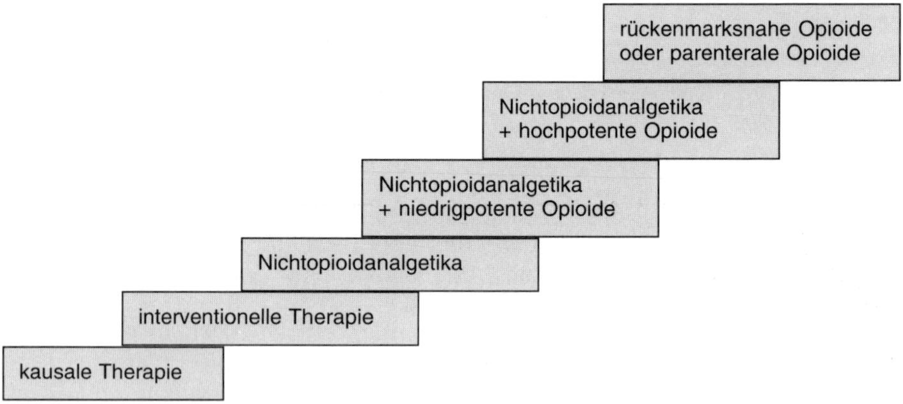

Tabelle A.6-11 faßt die wesentlichen Verfahren zur Behandlung von Tumorschmerzen zusammen.

6.3.3 Systemische analgetische Therapie

Der medikamentösen Behandlung von Tumorschmerzen kommt überragende Bedeutung zu.

Pharmakologische Verfahren der Schmerztherapie sind bei den meisten Patienten wirksam, d.h. durch die systemische Gabe von Analgetika ist bei 85–90% der Tumorkranken eine befriedigende Schmerzlinderung zu erzielen. Die Wirkung der zur Verfügung stehenden Medikamente ist zumeist dosisabhängig, und ihre Anwendung bedarf keiner speziellen Kenntnisse. Die Pharmaka können bei Schmerzen verschiedener Genese und Lokalisation eingesetzt werden. Wirkun-

Tabelle A.6-11 Zusammenfassung der wesentlichen Verfahren zur Behandlung von Tumorschmerzen. Therapiemethoden, die in die Hand von speziell Erfahrenen gehören, sind kursiv dargestellt.

Systemische analgetische Therapie
– oral, sublingual, rektal, transdermal; Koanalgetika; Begleitmedikamente
– *parenteral (subkutan, intravenös)*

Regionale analgetische Therapie
– *epidural*
– *intrathekal*
– *intraventrikulär*

Nervenblockaden, ganglionäre lokale Opioidanalgesie (GLOA)

Kausale Therapie
– *Operation (Tumorentfernung, Tumorverkleinerung, dekomprimierende Verfahren, Osteosynthesen)*
– *Chemotherapie, Behandlung mit Geschlechtshormonen*
– *Strahlentherapie (kurativ, palliativ analgetisch)*

Neurodestruktive Verfahren
Sympathisches Nervensystem:
– *perkutane chemische Sympathikusneurolysen (Plexus coeliacus, lumbaler Grenzstrang)*
– *endoskopische transthorakale Exhairese des Ganglion stellatum*
Somatisches Nervensystem:
– *perkutane intrathekale chemische Neurolysen (thorakale, sakrale Wurzeln)*
– *perkutane chemische Neurolysen peripherer Nerven*
Kryoanalgesie
Neurochirurgisch:
– *Thermokoagulation des Ganglion Gasseri*
– *Chordotomie*

Elektrostimulationsverfahren
– transkutane elektrische Nervenstimulation (TENS)

Psychotherapeutische Verfahren
– Entspannungsverfahren
– Biofeedback
– Schmerzbewältigung
– seelsorgerische Betreuung

Physikalische Verfahren, Krankengymnastik

Häusliche Krankenpflege

Hilfsmittel
– Stützkorsett
– Pflegebett
– Rollstuhl

gen und Nebenwirkungen sind bekannt und bei fachgerechter Anwendung reversibel.

Grundsätze der systemischen analgetischen Tumorschmerztherapie

Wie bei anderen chronischen Schmerzen auch, unterscheidet sich die Therapie von Tumorschmerzen in einigen wesentlichen Punkten grundsätzlich von der Behandlung akuter Schmerzen.

- Die Schmerzanalyse ist die Vorbedingung einer rationalen Schmerztherapie.
- Vorgehen nach WHO-Stufenschema (s. Tab. A.6-9).
- Die orale (sublinguale oder rektale) Gabe von Medikamenten ist die Applikationsform der Wahl.
- Dauerhafte Schmerzlinderung durch Medikamenteneinnahme nach Zeitplan (möglichst retardierte Präparate). Keine Therapie „bei Bedarf".
- Falls die Dosis der Analgetika gesteigert werden muß, ist dies in der Regel Folge der Tumorprogredienz.
- Prophylaxe und Therapie analgetikainduzierter Nebenwirkungen.
- Rationaler Einsatz von Koanalgetika.
- Regelmäßige Verlaufskontrollen.

Die Weltgesundheitsorganisation (WHO) hat 1986 einen Stufenplan zur Behandlung von Tumorschmerzen mit systemisch wirksamen Analgetika publiziert. Demnach soll die Medikamentengabe der jeweiligen Stärke der Schmerzen angepaßt werden. Die WHO unterscheidet dabei drei Gruppen von Analgetika: Nichtopioidanalgetika, niedrig- und hochpotente Opioidanalgetika (s. Tab. A.6-9). Der Wechsel zur nächsthöheren Stufe erfolgt immer dann, wenn die Kranken trotz Erreichens der maximalen Analgetikadosis weiterhin unter Schmerzen leiden, neue Schmerzen auftreten oder Nebenwirkungen eine weitere Dosissteigerung verhindern.

Der Nachteil dieses Stufenschemas liegt darin, daß die Indikation zum Einsatz der Analgetika durch die Stärke der Schmerzen gegeben wird.

> Da Schmerz aber ein individuelles und kein objektiv meßbares Phänomen ist, besteht insbesondere bei unzureichender Schmerzanalyse die Gefahr der Unter- oder seltener der Übertherapie, zumal Ärzte dazu neigen, die Stärke der von ihren Patienten geklagten Schmerzen eher zu unter- als zu überschätzen.

Außerdem kann durch das WHO-Schema der Eindruck entstehen, daß Nichtopioidanalgetika immer schwächer wirksam sind als Opioide.

> Dies ist aber nicht richtig, da nicht alle Schmerzarten gleich gut auf bestimmte Analgetika ansprechen.

So ist beispielsweise das Nichtopioidanalgetikum Metamizol Mittel der ersten Wahl zur Behandlung ossärer Schmerzen. Dies demonstriert die Wichtigkeit einer genauen Schmerzanalyse.

Aus pharmakologischer Sicht könnte gegen die WHO-Stufenleiter eingewandt werden, daß die Unterscheidung zwischen niedrig- und hochpotenten Analgetika wenig sinnvoll ist. Äquieffiziente Dosierungen von Opioiden unterscheiden sich bezüglich ihres Nebenwirkungsprofils nur geringfügig. Insbesondere im Hochdosisbereich können die Nebenwirkungen der niedrigpotenten Opioide stärker sein als die der hochpotenten Opioide. Dies gilt z.B. für die obstipierende Wirkung des Dihydrocodeins. Als Faustregel zur Unterscheidung zwischen hoch- und niedrigpotenten Opioiden kann gelten, daß die erstgenannten sämtlich den Bestimmungen der Betäubungsmittel-Verschreibungsverordnung (BtMVV) unterliegen, die niedrigpotenten Opioide jedoch nicht.

Auf jeder Stufe der WHO-Stufenleiter sollen gegebenenfalls adjuvante Therapieverfahren eingesetzt werden. Hiermit ist die Behandlung mit Koanalgetika, Begleitmedikamenten und nichtmedikamentösen Verfahren gemeint.

Die orale (sublinguale, rektale) Zufuhr von Medikamenten erhält Tumorpatienten die größtmögliche Unabhängigkeit von Ärzten, Krankenschwestern usw. Diese Applikationsformen sind deshalb, wenn irgend möglich, zu bevorzugen.

Therapieziel sollte die dauerhafte Schmerzfreiheit sein. Die Verordnung von Analgetika „nach Bedarf“ widerspricht diesem Konzept und ist deshalb falsch.

Wie andere chronische Schmerzpatienten auch, sollten Tumorkranke ihre Analgetika nach einem festen Zeitplan, d.h. schon vor dem Auftreten der Schmerzen, einnehmen. Nicht selten ist die Gesamtdosis der Analgetika unter der bedarfsweisen Einnahme höher als unter einer ausreichend dosierten Dauertherapie.

Es sind allerdings immer wieder Tumorpatienten zu beobachten, deren Ziel nicht die völlige, sondern nur eine weitgehende Schmerzfreiheit ist. Falls diese Patienten trotz verbleibender Restschmerzen zufrieden sind, wird niemand ernsthafte Einwände gegen einen solchen Wunsch haben.

Im Rahmen der Dosisfindung oder bei nicht gleichbleibendem Schmerzniveau (z.B. „breakthrough pain“) ist die zusätzliche Gabe eines rasch wirksamen, nicht retardierten Opioids sinnvoll (Zwischendosis oder „rescue dose“). Vorzugsweise wird man hierzu dasselbe Opioid verwenden, das zugleich als Basisanalgetikum verwendet wird. Diese Zwischendosis sollte 30–50% der Dosis des retardierten Opioids betragen. Die Anzahl und Höhe der Zwischendosen müssen registriert werden. Benötigt der Patient häufiger als zwei- bis dreimal pro Tag eine Zwischendosis, sollte eine Erhöhung der Basisdosis erwogen werden [8].

Bei jeder Tumorerkrankung können vorbestehende Schmerzen zunehmen oder neue Schmerzen auftreten. Oft unterschätzen Therapeuten die Intensität gerade von Tumorschmerzen.

Deshalb ist nicht nur zu Therapiebeginn, sondern auch im weiteren Verlauf eine genaue Schmerzanalyse notwendig.

Diese Analyse ist Vorbedingung für die Auswahl der Medikamente, deren Dosis erheblichen inter- und intraindividuellen Schwankungen unterliegen kann. Da Tumorschmerzen zumeist zunehmen, sind nicht selten Dosissteigerungen erforderlich. Eine Steigerung der Opioiddosis ist nicht Ausdruck einer Toleranzentwicklung, sondern Hinweis auf eine Progredienz der Krankheit. Außerdem kann im Verlauf ein Absetzen oder eine Neuverordnung einzelner Pharmaka notwendig werden.

Der Prophylaxe und Therapie von Nebenwirkungen muß größte Aufmerksamkeit geschenkt werden.

Beispielsweise scheitert nicht selten eine im Prinzip gut wirksame Therapie mit Opioiden nur deswegen, weil keine Obstipationsprophylaxe betrieben wurde.

Durch rationalen Einsatz von Koanalgetika kann die erforderliche Analgetikadosis niedriger gehalten und damit die Rate und Ausprägung von Nebenwirkungen reduziert werden.

Auch nach der Einstellungsphase sollte die Behandlung regelmäßig, d.h. in mindestens vierwöchigen Abständen, überprüft werden. Gegebenenfalls sind auch Bezugspersonen der Patienten zu befragen. Dies dient nicht zuletzt der Qualitätskontrolle der Therapie. Hierbei ist die feste Vereinbarung von Wiedervorstellungsterminen hilfreich. Falls der Tumorkranke zu einem vorgesehenen Termin nicht erscheint, ist eine (telefonische) Nachfrage sinnvoll. Nicht selten stellt sich dann nämlich heraus, daß die Kranken doch unter erheblichen Schmerzen leiden und z.B. deswegen nicht wieder erscheinen, weil sie glauben, daß die Therapiemöglichkeiten erschöpft sind.

Tabelle A.6-12 Nichtopioidanalgetika zur oralen oder rektalen Behandlung von Tumorschmerzen.

INN-Name	Markennamen (Beispiele)	Einzeldosis (mg)	Dosisintervall (h)	maximale Dosis pro Tag (mg)
Saure antiphlogistische antipyretische Analgetika				
– Acetylsalicylsäure	Aspirin®	500–1000	4	4000
– Diclofenac	Voltaren®	50–100	4–8	150
– Ibuprofen	Tabalon®	400–600	4	2400
– Naproxen	Proxen®	250–500	8–12	750
– Piroxicam	Felden®	10–20	24	20
Nichtsaure antipyretische Analgetika				
– Metamizol	Novalgin®, Novaminsulfon®	500–1000	4	4000
– Paracetamol	Benuron®, Treupel® mono	500–1000	4	4000
Ohne antipyretische oder antiphlogistische Wirkung				
– Flupirtin	Katadolon®	100–200	6–8	600

Nichtopioidanalgetika und Opioidanalgetika

Die wesentlichen, in der Tumorschmerztherapie oral oder rektal anzuwendenden Analgetika sind in den Tabellen A.6-12 und A.6-13 aufgeführt und in Kapitel B.1.1 beschrieben.

Neuerdings ist in der Bundesrepublik Deutschland Fentanyl als transdermale Applikationsform (Durogesic®) zugelassen. Diese Zubereitung eines hochpotenten Opioids stellt eine interessante Therapieform von Tumorschmerzen dar, da das Pflaster nur alle zwei bis drei Tage gewechselt werden muß. Obstipation und Sedierung sollen seltener auftreten als bei Morphin. Ein Nachteil ist jedoch, daß diese Therapieform am ehesten für Tumorpatienten mit einem stabilen Schmerzniveau geeignet ist. Die Einstellung auf das Medikament kann schwierig sein und ist deshalb nach Herstellerangaben nur unter stationären Bedingungen erlaubt.

Tabelle A.6-13 Opiodanalgetika zur oralen oder rektalen Behandlung von Tumorschmerzen.

INN-Name	Markennamen (Beispiele)	Einzeldosis (mg)	Dosisintervall (h)	maximale Dosis pro Tag (mg)
Niedrigpotente Opioidanalgetika				
– Dihydrocodein	Paracodin®	10–20	6–8	240
	DHC Mundipharma®	60–120	8–12	240
– Dextropropoxyphen	Develin® retard	150–300	12	600
– Tramadol	Tramal®*	50–100	3–4	400****
	Tramal long®	100	8–12	400****
	Tramundin® retard	100	8–12	400****
– Tilidin-Naloxon	Valoron® N*	50–100	3–4	400
Hochpotente Opioidanalgetika				
– Morphin (nichtretardiert)	Sevredol®*	10–**	4	***
	MSR Mundipharma® (Supp.)		4	
– Morphin (retardiert)	MST Mundipharma®	10–**	8–12	***
	Capros®		8–12	
	MST Continus® long		24	
– Buprenorphin	Temgesic®	0,2–**	6–8	3,6–4****
– Levomethadon	L-Polamidon®*****	5–**	6–8	***

* Die nichtretardierten Analgetika sollten vorzugsweise im Rahmen der Dosisfindung oder als Zwischendosis („rescue dose") eingesetzt werden (s. Kap. A.6.3.1).

** Angegeben ist die niedrigste Dosis pro Tablette. Die Einzeldosis der Pharmaka sollte individuell angepaßt werden.

*** Eine Maximaldosis, bei deren Überschreitung mit einer Organtoxizität wie z.B. bei den Nichtopioidanalgetika zu rechnen ist, gibt es nicht.

**** Die Pharmaka zeigen einen „ceiling effect", eine Dosissteigerung über die angegebene Dosis ist nicht sinnvoll, da keine weitere Analgesie zu erwarten ist.

***** l-Methadon ist Medikament der zweiten Wahl (z.B. Unverträglichkeit von Morphin), da es bei regelmäßiger und höherdosierter Gabe zu Kumulation neigt.

Koanalgetika

Bei den Koanalgetika handelt es sich nicht eigentlich um Schmerzmittel. Dennoch können diese Pharmaka in speziellen Situationen zur Schmerzlinderung beitragen. Es handelt sich um Antidepressiva (s. Kap. B.1.2), Neuroleptika (s. Kap. B.1.3), Antiepileptika (s. Kap. B.1.4), Muskelrelaxanzien (s. Kap. B.1.6), Kortikoide (s. Kap. B.1.5) und Spasmolytika. Calcitonin ist ebenfalls den Koanalgetika zuzurechnen (s. Kap. B.1.10).

Beim Einsatz von Koanalgetika sollte immer abgewogen werden, ob die Nebenwirkungen in einem vernünftigen Verhältnis zu der erwarteten Hauptwirkung stehen.

Bei schmerzhaften Spasmen der glatten Muskulatur des Magen-Darm- und des Urogenitaltrakts kann versuchsweise das Parasympatholytikum **Butylscopolaminbromid** (z.B. Buscopan®) eingesetzt werden. Das Medikament wird rektal besser resorbiert als oral. Die anticholinergen Nebenwirkungen, insbesondere die Mundtrockenheit, können die Patienten erheblich beeinträchtigen.

Calcitonin (als Lachscalcitonin z.B. Karil®, Calsynar®; als humanes Calcitonin Cibacalcin®. Dosierung: einmal täglich 100 IE in 250–500 ml physiologischer Kochsalzlösung über 1–2 h als intravenöse Infusion) führt bei durch Knochenmetastasen verursachten Schmerzen in 70% der Fälle zu einer deutlichen und meist noch unter der Infusion einsetzenden Schmerzlinderung [11]. Es sollte jedoch bedacht werden, daß Calcitonin nur bei ossären und nicht bei anderen Schmerzen wirksam ist. Ein opioidsparender Effekt besteht allenfalls für einen kurzen Zeitraum zu Beginn der Therapie. Zudem ist die Behandlung häufig mit Übelkeit und Erbrechen belastet. Da auch die Gabe von Antiemetika diese Nebenwirkungen nicht immer verhindern kann, sollte Calcitonin nur bei Respondern, die das Medikament auch vertragen, gegeben werden.

Insbesondere die Gabe von **Psychopharmaka** allein mit dem Ziel, „den Patienten vom Schmerz zu distanzieren", ist äußerst kritisch zu sehen. Eine relevante Einsparung von Analgetika dürfte bei dieser „Indikation" nicht zu erreichen sein. Vielmehr leiden die Patienten oft unter den Nebenwirkungen der Psychopharmaka. Hierbei fallen besonders die Nebenwirkungen der Neuroleptika und Antidepressiva ins Gewicht. So können z.B. die durch trizyklische Antidepressiva verursachte Sedierung und Mundtrockenheit sehr stören. Außerdem kann eine opioidinduzierte Obstipation zunehmen. Beim Einsatz von Neuroleptika sollte bedacht werden, daß diese bei chronischer Gabe entgegen früherer Meinung den analgetischen Effekt der Opioide nicht verstärken. Die Patienten leiden oft viel mehr unter der Neurolepsie, den anticholinergen Nebenwirkungen und der Sedierung.

Psychopharmaka können generell menschliche Zuwendung nicht ersetzen.

Falls Tumorschmerzpatienten unter (reaktiven) Angstzuständen leiden und eine psychotherapeutische Behandlung nicht möglich ist, sollten aus den genannten Gründen keine Neuroleptika, sondern eher stimmungsaufhellende Benzodiazepine wie Lorazepam (z.B. Tavor®) oder Bromazepam (z.B. Lexotanil®) verordnet werden. Eine Suchtgefährdung fällt in dieser Situation nicht ins Gewicht.

Begleitmedikamente

Begleitmedikamente dienen der Prophylaxe und/oder Therapie von Nebenwirkungen der Schmerzbehandlung.

Die häufigste und wichtigste Nebenwirkung ist dabei die opioidinduzierte **Obstipation**.

Aus diesem Grund sollte bei allen Patienten, die Opioide einnehmen, für eine regelmäßige Stuhlentleerung gesorgt werden.

Im Gegensatz zu anderen Nebenwirkungen der Opioidtherapie (Müdigkeit, Übelkeit, Erbrechen) nimmt die Obstipationsneigung mit steigender Dosis zu. Deshalb muß auf ausreichende Flüssigkeitszufuhr geachtet werden. Als medikamentöse Obstipationsprophylaxe kommen Lactulose (z.B. Bifiteral® Saft, 15–60 ml/Tag), Paraffinölpräparate (z.B. Agarol®, 15–45 ml/Tag) oder Natriumpicosulfat (Laxoberal®, 10–60 Trpf./Tag) oder Kombinationen in Frage. Die Dosis muß individuell angepaßt werden. Eine unter Umständen dennoch eintretende Obstipation muß mit Klysmen (z.B. Mikroklist®, Practo-Clyss®) oder Einläufen behandelt werden. Reine Quellmittel (z.B. Kleie, Agiolax®) sollten nur verordnet werden, wenn gleichzeitig eine erhöhte Flüssigkeitszufuhr gewährleistet ist.

Da insbesondere bei einer Langzeittherapie mit den vorgenannten Laxanzien mit Störungen des Wasser- und Elektrolythaushalts zu rechnen ist, könnte eine Behandlung mit dem Opioidantagonisten Naloxon eine Alternative darstellen. In tierexperimentellen Untersuchungen ließ sich zeigen, daß durch orale Gabe von Naloxon die morphininduzierte Obstipation verhindert werden kann, ohne daß es zu einer Abschwächung der Analgesie kommt [9]. Klinische Erfahrungen scheinen dies zu bestätigen. Da jedoch noch keine kontrollierten Untersuchungen am Menschen vorliegen, steht eine endgültige Bewertung dieses Therapieansatzes aus. Naloxon (z.B. Narcanti®) ist in Deutschland als oral einzunehmendes Monopräparat nicht verfügbar.

Übelkeit und **Erbrechen** können Tumorpatienten ganz erheblich beeinträchtigen.

Als Antiemetika sollten möglichst wenig sedierende Pharmaka eingesetzt werden.

Es kommen Metoclopramid (z.B. Paspertin®, Einzeldosis 10 mg), Dimenhydrinat (z.B. Vomex A®, Einzeldosis 100 mg), Domperidon (Motilium®, Einzeldosis 10 mg) und Cisaprid (Propulsin®, Einzeldosis 5–10 mg) in Frage. Diese Pharmaka sollten jeweils 15–30 min vor den Mahlzeiten eingenommen werden. Das Neuroleptikum Haloperidol (Haldol®, 0,3–0,5 mg alle 8–12 h) ist zwar stärker antiemetisch wirksam als die drei erstgenannten Pharmaka, sediert zugleich aber auch stärker. Der 5-Hydroxytryptamin-Rezeptor-Antagonist Ondansetron (Zofran®) ist für die Therapie opioidinduzierten Erbrechens nicht zugelassen, außerdem extrem teuer und verursacht häufig Kopfschmerzen. Deshalb sollte dieses Medikament nur beim Versagen aller anderen Therapiemöglichkeiten eingesetzt werden.

Bei der Therapie mit Antiemetika ist zu bedenken, daß die emetogene Wirkung der Opioide meist nachläßt, so daß die Medikamente dann abgesetzt werden können. Häufig sind Übelkeit und Erbrechen jedoch (auch) durch gleichzeitig gegebene andere Medikamente (z.B. Chemotherapeutika und Zytostatika), eine Strahlentherapie oder aber durch die Tumorerkrankung selbst (z.B. intestinale Obstruktionen, Hyperkalzämie bei ausgedehnten Knochenmetastasen) verursacht.

Bei Verwendung von nichtsteroidalen Antiphlogistika und/oder Kortikoiden ist insbesondere beim Vorliegen von zusätzlichen Risikofaktoren eine **Prophylaxe peptischer Ulzerationen** durch Gabe von H_2-Rezeptorantagonisten wie z.B. Ranitidin (z.B. Sostril®, Zantic®), Pirenzepin (Gastrozepin®) oder dem Prostaglandinanalogon Misprostol (Cytotec®) indiziert.

Die Behandlungsstrategie zur systemischen analgetischen und kausalen (s. Kap. A.6.3.5) Tumorschmerztherapie unter Beachtung eines Stufenschemas ist in Abbildung A.6-2 dargestellt.

Parenterale Therapie mit Analgetika

Bei den folgenden Situationen besteht Indikation zur parenteralen Analgetikatherapie:

- orale (rektale, transdermale) Gabe von Schmerzmitteln nicht möglich (therapieresistentes Erbrechen, Dysphagie, schmerzhafte lokale Entzündungen im Mund-Rachen-Bereich)
- Ganzkörper- oder multilokulärer Schmerz, der nicht ausreichend auf rückenmarksnahe Verfahren anspricht oder diesen Verfahren nicht zugänglich ist
- als passagere Maßnahme, bis andere Therapien (z.B. analgetische Radiatio) greifen
- anstelle rückenmarksnaher Verfahren, wenn diese wegen fehlender Behandlungsmöglichkeiten nicht lege artis durchgeführt werden können

Die Methode erlaubt die ambulante Behandlung der Tumorschmerzpatienten und kann sowohl vorübergehend als auch über einen längeren Zeitraum subkutan oder intravenös mit Opioiden und/oder Nichtopioidanalgetika durchgeführt werden.

Zumeist wird man die subkutane Dauerinfusion wählen, da diese insbesondere bei ambulanter Therapie das weniger komplikationsträchtige Verfahren darstellt, auch wenn die intravenöse Dauerinfusion zu gleichmäßigeren Blutspiegeln der Analgetika führt und bedarfsweise gegebene Bolusgaben ihre Wirkung unmittelbar zeigen.

Die parenterale Schmerztherapie hat den großen Vorteil, einfach durchführbar zu sein, und es bedarf kaum spezieller Kenntnisse, um eine solche Behandlung vorzunehmen.

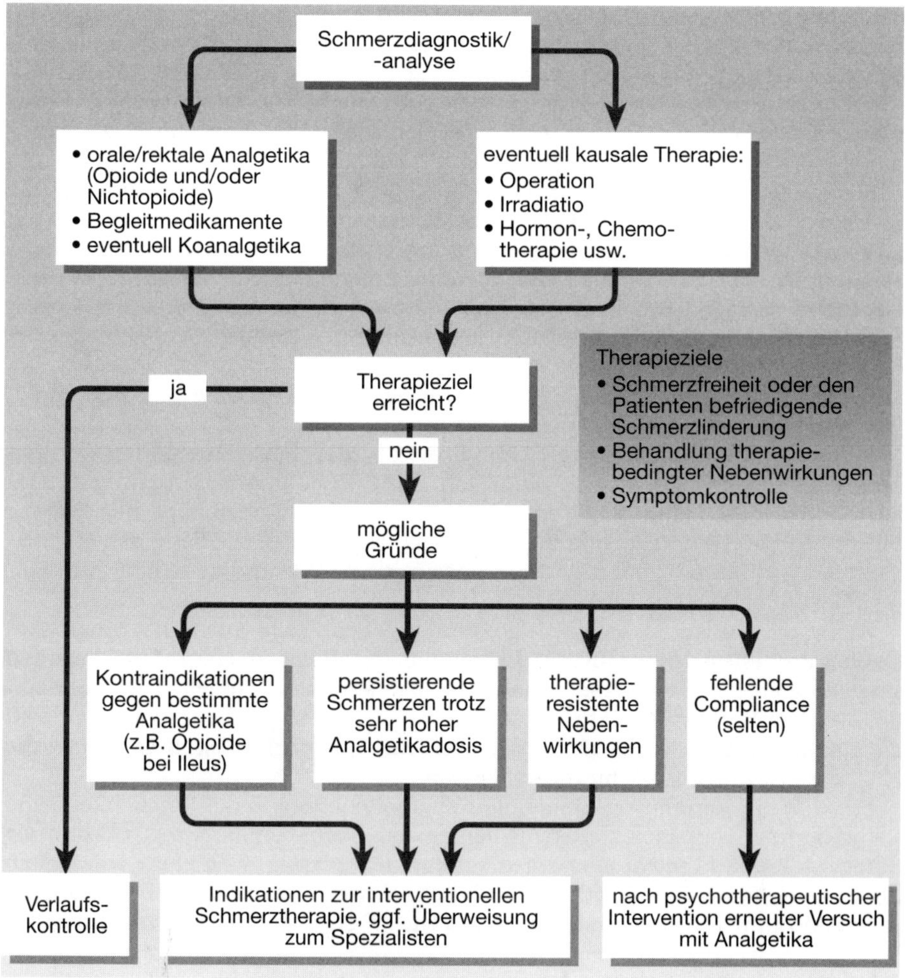

Abbildung A.6-2 Therapiestrategie bei Tumorschmerzen (systemische analgetische und kausale Therapie).

Deshalb sollte auch dann an die parenterale Therapie gedacht werden, wenn z.B. rückenmarksnahe Verfahren nicht durchgeführt werden können, weil in der Methode erfahrene Ärzte nicht verfügbar sind oder der Kranke auf Grund seines Allgemeinzustands nicht in eine entsprechende Einrichtung gebracht werden kann.

Falls bei den Patienten bereits aus anderer Indikation ein intravenöser Katheter vorhanden ist, wird man nach Möglichkeit diesen auch zur Zufuhr der Analgetika verwenden. Anderenfalls sollte der subkutane Zugang gewählt werden. Hierzu wird eine 25–27-G-Butterfly-Kanüle oder eine Plastikverweilkanüle ähnlicher Größe (z.B. Viggo®) in die Subkutis des vorderen Brustkorbes, der Bauchwand oder der Oberschenkelvorderseiten eingestochen und die Kanüle mit Pflasterstreifen fixiert. An diese Kanüle wird dann eine Infusionspumpe zur kontinuierlichen Analgetikagabe angeschlossen.

Insbesondere bei ambulanter Therapie sollten die verwendeten Pumpen die bedarfsweise Abforderung von zusätzlichen Analgetikaportionen zulassen („Bolustaste"). Im stationären Bereich können auch die handelsüblichen Spritzenpumpen, die zur postoperativen Akutschmerztherapie verwendet werden, eingesetzt werden. Im Gegensatz zur postoperativen patientenkontrollierten Schmerzbehandlung sollte jedoch die Dauerinfusion der Analgetikalösung („Basalrate") verwandt werden.

Die voraussichtlich notwendige Dosis für die Dauerinfusion muß durch vorherige intravenöse Titration ermittelt werden.

Mittel der Wahl ist das Morphin, entweder als Morphinhydrochlorid (Morphin Merck Ampullen) oder als Morphinsulfat (MSI Mundipharma® Ampullen). Das letztere Präparat bietet dabei den Vorteil, daß es als Zubereitung mit 200 mg Morphinsulfat/10-ml-Ampulle im Handel ist, wodurch die Füllung der Medikamentenreservoire erleichtert wird und der zeitliche Abstand zwischen zwei Füllungen verlängert werden kann.

Wenn die Patienten, Angehörige und gegebenenfalls auch die Mitarbeiter ambulanter Pflegedienste in die Bedienung der Pumpen eingewiesen worden sind, können die Tumorkranken nach Hause entlassen werden. Die Wundverhältnisse im Bereich der Infusionskanüle sollten einmal täglich kontrolliert und die Kanüle gegebenenfalls gewechselt werden. Außerdem müssen unbedingt die Hausärzte entsprechend informiert werden.

Ein weiterer Vorteil der parenteralen Therapie besteht in der Möglichkeit, eine Rehydrierung von exsikkierten Patienten im Sinne einer Symptomkontrolle durchzuführen, da selbst über einen subkutanen Zugang die Zufuhr von täglich bis zu zwei Litern Elektrolytlösung möglich ist, wenn je einem Liter Infusionslösung 600 Einheiten Hyaluronidase (z.B. Hylase® „Dessau") zugesetzt werden [6].

6.3.4 Regionale analgetische Therapie

Die meisten Patienten mit Tumorschmerzen können mit oralen bzw. rektalen Analgetika befriedigend behandelt werden (s. Tab. A.6-14 und Abb. A.6-2). Dennoch muß damit gerechnet werden, daß in 5–10% der Fälle eine Therapie mit oralen bzw. rektalen Analgetika aber nicht oder nicht mehr indiziert ist. Dies kann aus folgenden Gründen der Fall sein:

- nicht tolerierbare Nebenwirkungen der oralen Schmerzbehandlung (therapieresistente Übelkeit, Erbrechen oder Obstipation, den Patienten störende Sedierung) bei zugleich nicht oder nicht mehr indizierten kausalen Behandlungsmöglichkeiten
- Kontraindikation gegen orale Analgetika (z.B. Opioide bei vorbestehendem, nicht anders zu behandelndem Subileus oder Ileus)
- Unmöglichkeit einer ausreichenden Zufuhr von Analgetika auf oralem, rekta-

Tabelle A.6-14 Wesentliche Analgetika, Koanalgetika und zusätzliche Therapieverfahren (kausale Therapie, interventionelle Verfahren usw.) bei verschiedenen Tumorschmerzsyndromen. Die Analgetika sind in der Reihenfolge ihrer Indikation aufgeführt, sollten aber gegebenenfalls in Kombination verordnet werden.

Schmerzsyndrom	Analgetikum	Koanalgetikum	Zusätzliche/alternative Therapieverfahren
Knochenschmerz	– Metamizol – NSAID – Opioide	– Kortikoide – Calcitonin	– Diphosphonate – lokalisiert: Radiatio – diffus: Radioisotope
Weichteilschmerz (Haut, Bindegewebe, Muskeln)	– Nichtopioidanalgetika – Opioide	– Kortikoide	– Radiatio
Eingeweide	– Opioide – Metamizol	– Spasmen bei Befall von Hohlorganen: Butylscopolamin	– lokalisiert: Radiatio – Pankreas: evtl. chemische Neurolyse des Plexus coeliacus
Kapselspannungsschmerzen (Leber)	– NSAID – Opioide	(Kortikoide)	– chemische Neurolyse des Plexus coeliacus
Nervenkompression, Nerveninfiltration	– Opioide – NSAID	– Kortikoide – Antidepressiva – Antikonvulsiva	– Befall weniger Nerven (Interkostalnerven, sakrale Wurzeln): chemische Neurolyse – Kryoanalgesie? – TENS
Kopfschmerz bei Hirndruck	– Nichtopioidanalgetika	– Kortikoide – Diuretika	– Radiatio – Lagerung (– Antiepileptika)
Muskelverspannungen	– NSAID – Flupirtin	– Muskelrelaxanzien	– Physiotherapie – Entspannungsverfahren – therapeutische Lokalanästhesie – TENS
Ischämieschmerzen	– Opioide		– untere Extremität: chemische Neurolyse des lumbalen Sympathikus – obere Extremität: chirurgische Exhairese des Ganglion stellatum
Lymphödem	– Opioide	– Kortikoide	– Lymphdrainage – Lagerung – Kompressionsverband

lem oder transkutanem Weg (z.B. obstruierende Karzinome im Mund-Rachen-Bereich, tumorbedingte Stenose der Speiseröhre usw.)

- unbefriedigende Schmerzlinderung trotz maximaler Dosissteigerung der möglichen Analgetika und Koanalgetika
- als passagere Maßnahme, bis andere Therapien (z.B. analgetische Radiatio) greifen

In diesen Fällen ist an eine Behandlung mit rückenmarksnah applizierten Opioiden zu denken.

Bevor man sich jedoch hierzu entschließt, sollte die Indikation zu einem perkutanen neurodestruktiven Verfahren überprüft werden, denn bei der rückenmarksnahen Opioidanalgesie wird der Kranke in erheblichem Umfang an Ärzte und Angehörige der Pflegeberufe gebunden.

Das am häufigsten zur rückenmarksnahen Analgesie verwendete Opioid ist das Morphin, wofür die meisten Erfahrungen vorliegen. Neben dem Sufentanil (Sufenta®) ist es das einzige Opioid, das gegenwärtig in der Bundesrepublik Deutschland zur rückenmarksnahen Applikation zugelassen ist. Außerdem werden noch Buprenorphin (Temgesic®) und Fentanyl (Fentanyl®-Janssen) benutzt. Der Vorteil von Sufentanil, Buprenorphin und Fentanyl besteht darin, daß diese Substanzen auf Grund ihrer sehr viel stärkeren Lipophilie besser in Höhe des Applikationsortes an die Strukturen des Rückenmarks gebunden werden und damit die Gefahr des Aufsteigens zum Hirnstamm deutlich geringer ist. Inwieweit dies bei der Therapie von Tumorschmerzen von relevanter Bedeutung ist, kann jedoch zur Zeit nicht entschieden werden.

Prinzipiell kommen zwei Verfahren in Frage: die epidurale und die intrathekale Opioidanalgesie. Der Wirkmechanismus ist bei beiden Applikationswegen der gleiche, nämlich eine Interaktion des Opioids mit den Endorphinrezeptoren in der Substantia gelatinosa des Rückenmarks.

Da die Analgetikagabe bei diesen Methoden „näher zum Rezeptor“ erfolgt, kann die effektive Dosis sehr viel niedriger sein als bei der systemischen Gabe. Theoretisch treten damit die Nebenwirkungen der Opioide seltener und in geringem Umfang auf. Tatsächlich sind Übelkeit, Erbrechen, Obstipation und Sedierung seltener zu beobachten. Juckreiz, Miktionsstörungen und Myoklonien treten jedoch bei der rückenmarksnahen Gabe häufiger auf.

Epidurale Opioidanalgesie

Generell sollte die epidurale Applikation aller verwendeten Analgetika immer in Höhe des Rückenmarkssegments erfolgen, in dem die neuronale Umschaltung der Schmerzreize erfolgt.

Neben Opioiden können Clonidin (Catapresan®) und das langwirksame Lokalanästhetikum Bupivacain (Carbostesin®) gegeben werden. Clonidin ist am ehesten bei Deafferenzierungsschmerzen indiziert. Die Gabe von Bupivacain wird bei viszeralen, ossären und neuropathischen Tumorschmerzen, die nicht ausreichend auf epidurale Opioide ansprechen, empfohlen. Dabei ist zu beachten, daß die durch Lokalanästhetika vermittelte Analgesie einer raschen Toleranzentwicklung unterliegt. Dennoch ist eine Zumischung von Bupivacain zu der epidural zu applizierenden Lösung auf Grund seiner bakteriziden Eigenschaften sinnvoll.

In einem ersten Schritt muß immer geklärt werden, ob die epidurale Opioidanalgesie überhaupt den gewünschten Erfolg haben wird.

Deshalb wird zunächst ein normaler Epiduralkatheter angelegt, über den das Opioid appliziert wird. Zumeist gelingt es dann innerhalb von ein bis zwei Tagen, endgültig über die Indikation zu dem Verfahren zu entscheiden.

Falls die Patienten durch diesen ersten Katheter eine befriedigende Schmerzlinderung erfahren, wird unter OP-Bedingungen der endgültige Epiduralkatheter angelegt. Zum Schutz gegen Infektion und Dislokation sollten Katheter, die perkutan ausgeleitet werden, unbedingt über eine möglichst lange Strecke subkutan geführt werden. Außerdem besteht die Möglichkeit, anstelle der handelsüblichen Epiduralkatheter aus PVC solche aus stark flexiblem und elastischem Silikon zu verwenden oder den Katheter kurz vor seiner Durchtrittsstelle durch die Haut mit einem Silikonkatheter („Hickman"- oder „Broviak"-Katheter, Firma Davol) zu verbinden [12]. Durch einen mit dem Katheter verklebten Dacron®-Filz ist ein sehr guter Schutz vor aufsteigenden Infektionen sowie vor einem Herausziehen des Katheters gegeben.

An den Katheter wird eine tragbare Pumpe zur kontinuierlichen Medikamentengabe (z.B. CADD-PCA, Firma Pharmacia u.a.m.) angeschlossen. Die Medikamentenreservoire dieser mikroprozessorgesteuerten programmierbaren Pumpen sollten mindestens ein Volumen von 100 ml fassen. Die Pumpen müssen unbedingt mit sogenannten „Bolustasten" ausgestattet sein, durch deren Betätigung zusätzlich zu der Dauerinfusion eine durch den Arzt einstellbare Analgetikadosis abgefordert werden kann. Durch programmierbare Zwangspausen zwischen zwei Einzeldosen („lock-out-time") können Intoxikationen verhindert werden. Die Benutzung von solchen „Bolustasten" ermöglicht es den Patienten, in Situationen, in denen ihre Schmerzen regelmäßig zunehmen (z.B. morgendliches Aufstehen), sich prophylaktisch eine Analgetikadosis zuzuführen. Die Anwendung eines solchen Behandlungsregimes widerspricht nicht der Forderung, daß die bedarfsweise Gabe von Analgetika in der Tumorschmerztherapie abzulehnen sei.

Eine weitere Möglichkeit, die Gefahr von Katheterinfektion und Dislokation zu verringern, besteht darin, den Epiduralkatheter in einem subkutan gelegenen Injektionsreservoir („Port") enden zu lassen. Die Gabe von Analgetika kann dann entweder mehrmals täglich durch Punktion des Ports erfolgen oder aber wie bei den perkutan ausgeleiteten Epiduralkathetern durch eine extern zu tragende Medikamentenpumpe.

Die kontinuierliche Gabe über eine Pumpe bietet im Vergleich zu Einzelinjektionen erhebliche Vorteile:

- Handhabung, Patientenkomfort: geringere Beeinträchtigung als durch mehrmals täglich vorzunehmende Punktionen des Ports und damit auch größere Unabhängigkeit von Personen, die die Punktionen durchführen müssen
- pharmakokinetisch: stabilere Liquorspiegel, bessere Analgesie, weniger Nebenwirkungen, geringere Toleranzentwicklung

Wenn die Patienten, ihre Angehörigen und gegebenenfalls auch die Mitarbeiter ambulanter Pflegedienste in die Bedienung der Pumpen sowie die Katheterpflege eingewiesen worden sind, können die Tumorkranken nach Hause entlassen werden. Die Wundverhältnisse im Bereich der Austrittsstelle des Katheters bzw. des Injektionsports sollten einmal täglich kontrolliert werden.

Außerdem sollte keinesfalls eine entsprechende Information der Hausärzte vergessen werden.

Intrathekale Opioidanalgesie

Die intrathekale Opioidanalgesie bietet den Vorteil, daß die verwendeten Dosen geringer sein können. Damit sollten die Nebenwirkungen der Opioide seltener und in geringem Umfang zu erwarten sein. Literaturangaben hierzu sind jedoch widersprüchlich [12]. Validierte Studien an Tumorschmerzpatienten, die den Vorteil des einen gegenüber dem anderen Verfahren bestätigen, fehlen.

Generell ist wie bei der epiduralen Opioidanalgesie auch bei intrathekaler Applikation zunächst zu testen, ob die Patienten von dem Verfahren profitieren.

Bei Respondern wird dann in zweiter Sitzung ein intrathekaler Katheter angelegt, der mit einer subkutan gelegenen Pumpe verbunden wird. Neuere Pumpen (z.B. Infusaid®, Fa. Medtronic usw.) können telemetrisch über eine von außen auf die Haut aufgelegte Antenne programmiert werden. Das Reservoir kann durch perkutane Punktion einer Silikonmembran gefüllt werden.

Im Vergleich zur epiduralen Opioidanalgesie sprechen folgende Nachteile gegen die intrathekale Applikation:

- Auf Grund der fehlenden Möglichkeit, zusätzliche Analgetikadosen abzufordern („Bolustaste"), können Schmerzspitzen unter Umständen nicht adäquat behandelt werden. Deshalb erscheint dieses Verfahren für häufiger oder stärker wechselnde Schmerzen weniger geeignet als die epidurale Opioidanalgesie, bei der die Benutzung extern zu tragender programmierbarer Pumpen möglich ist.
- Die subkutan zu implantierenden Pumpen zur intrathekalen Opioidanalgesie sind wesentlich teurer als die externen Geräte, die bei der epiduralen Therapie verwendet werden können. Die billigeren externen Pumpen können keinesfalls zur intrathekalen Opioidzufuhr benutzt werden, da katheterbedingte Infektionen nicht selten sind und diese den Patienten durch Meningitis, Myelitis oder Enzephalitis erheblich bedrohen. Eine zusätzliche Ersparnis ergibt sich dadurch, daß die externen Pumpen, deren Kosten zumindest von den gesetzlichen Krankenkassen übernommen werden, nach dem Tode der Tumorkranken weiter verwendet werden können.
- Die Neubefüllung des Analgetikareservoirs der subkutan gelegenen Pumpen ist im häuslichen Milieu auf Grund der Infektionsgefahr schwieriger und aufwendiger als der einfache Austausch der Reservoire der externen Pumpen, der im Gegensatz zu den implantierten Pumpen auch von eingewiesenen Angehörigen oder Pflegekräften durchgeführt werden kann.

Hieraus ergibt sich, daß die intrathekale Opioidanalgesie erst dann erwogen werden sollte, wenn die epidurale Therapie nicht mehr möglich ist.

Intraventrikuläre Opioidanalgesie

Die Behandlung von Tumorschmerzen über einen operativ in das Vorderhorn eines Seitenventrikels des Gehirns eingelegten Katheter ist nur als Maßnahme im Sinne einer Ultima-ratio-Therapie nach Versagen anderer Verfahren der Schmerztherapie indiziert.

Die notwendigen Opioiddosen sind niedriger als bei der intrathekalen Applikation (ca. 1 mg/Tag).

Das Verfahren erscheint eher zur Therapie von Knochen- und Weichteilschmerzen als von neuropathischen Schmerzen geeignet.

Nervenblockaden, ganglionäre lokale Opioidanalgesie (GLOA)

Prinzipiell sollten sämtliche Nervenblockaden ebenso wie die ganglionäre lokale Opioidanalgesie (zu Technik und Indikation s. Kap. B.2.2.7) auch bei Tumorpatienten nur dann eingesetzt werden, wenn sich mit einigen wenigen Injektionen eine anhaltende Schmerzlinderung oder Schmerzfreiheit erreichen läßt. Die Nachteile der Behandlung (Invasivität, mögliche Komplikationen, Abhängigkeit des Patienten vom Therapeuten) dürfen deren Vorteile (Einsparung von Analgetika, Koanalgetika) keinesfalls überwiegen.

Gerade bei Tumorpatienten müssen Serien von mehr als acht bis zehn Injektionen innerhalb weniger Tage als Kunstfehler gelten.

Die Behandlungsstrategie bei Einsatz von interventionellen, regionalanalgetischen und neurodestruktiven Verfahren ist in Abbildung A.6-3 dargestellt.

6.3.5 Kausale Therapie

Wo möglich, sollten Tumorschmerzen nicht nur symptomatisch, sondern auch kausal behandelt werden. Das heißt, daß immer auch die Indikation zu Therapieverfahren, die auf eine Hemmung oder Unterdrückung des Tumorwachstums zielen, überprüft werden muß.

Mit kausaler Therapie sind (palliative) Operationen, Chemo- oder Hormontherapie, Radiatio, Therapie mit Radioisotopen oder Gabe von Diphosphonaten zur Rekalzifizierung metastatisch veränderter Knochen gemeint.

Dies darf aber nicht heißen, daß eine symptomatische Therapie erst nach Ausschöpfung aller kausalen Therapiemaßnahmen initiiert werden soll. Oft ermöglicht erst die symptomatische Schmerztherapie die Einleitung und Durchführung einer kausalen Behandlung. Andererseits können aber selbst Kranke im Terminalstadium ihrer Erkrankung beispielsweise von einer palliativen analgetischen Bestrahlung der Knochen profitieren.

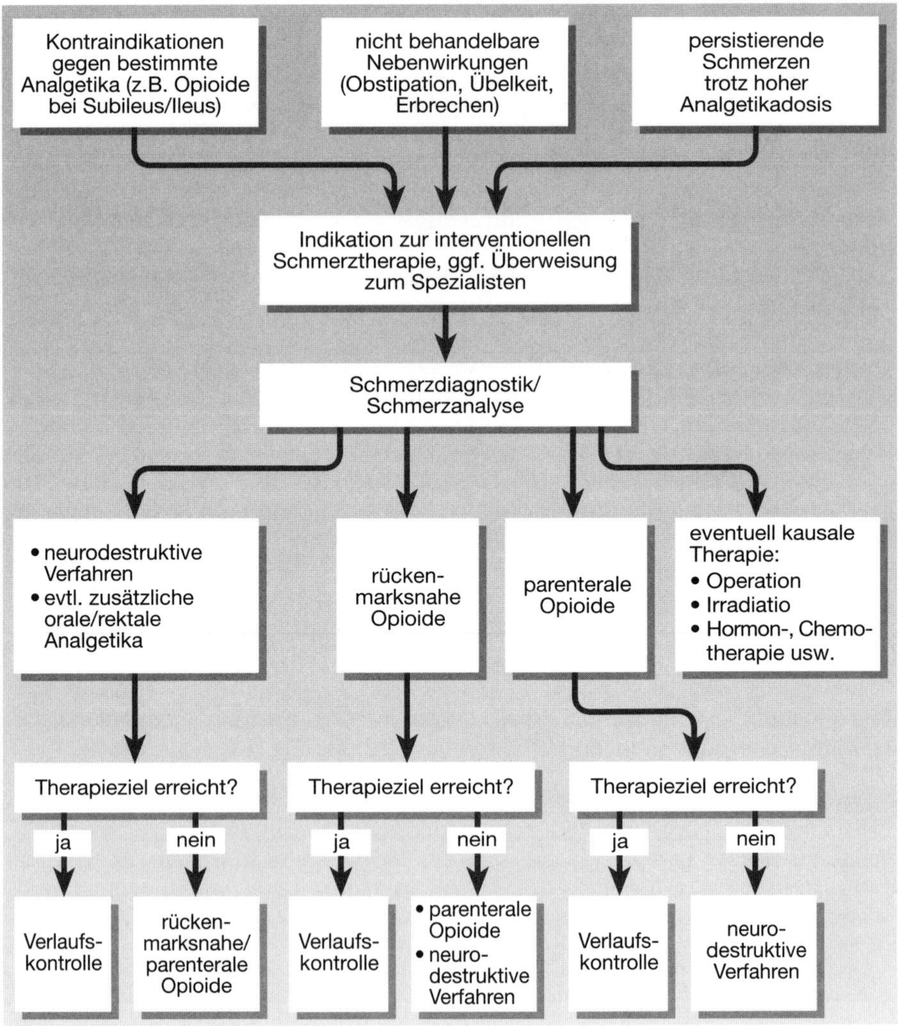

Abbildung A.6-3 Therapiestrategie bei Tumorschmerzen (interventionelle, regionale analgetische und neurodestruktive Verfahren, s.a. Kap. B.2).

Operative Verfahren

Bei individueller Indikationsstellung kann eine palliative Verkleinerung des Tumors oder die Resektion einer einzelnen Metastase sinnvoller sein als eine über Wochen und Monate durchgeführte Analgetikatherapie. Dies kann beispielsweise bei einer einzelnen Rippenmetastase, die auf einen Interkostalnerv drückt, der Fall sein. Nach einer Kompressionsfraktur der Wirbelsäule kann eine Laminektomie zur Schmerzlinderung und zur Verminderung neurologischer Schäden beitragen.

Die palliative Anlage eines Anus praeter kann im Sinne einer Schmerztherapie indiziert sein, wenn Malignome im kleinen Becken Schmerzen verursachen, die entweder nur während der Defäkation auftreten oder dabei regelmäßig zunehmen.

Die traumatologisch-orthopädische Versorgung pathologischer Frakturen oder frakturgefährdeter Knochen kann allein als schmerztherapeutische Maßnahme indiziert sein. Eine Osteosynthese kann die Mobilisation und Pflege bettlägeriger Tumorkranker oft erst (wieder) ermöglichen und damit zur Verbesserung der Lebensqualität beitragen.

Chemo- und Hormontherapie

In Anbetracht der Vielzahl von Studien zur chemotherapeutischen Behandlung von Malignomen muß es erstaunen, wie wenige kontrollierte Untersuchungen zur Frage der Schmerzlinderung im Rahmen einer antineoplastischen Chemotherapie vorliegen [10]. Dennoch wird die analgetische Wirkung einer palliativen Chemotherapie nicht bestritten.

> Selbst wenn es dabei nicht immer zu einer nachweisbaren Tumorverkleinerung kommt, spielen antiphlogistische Effekte in der unmittelbaren Umgebung des Tumors eine Rolle [10].

Es sei allerdings daran erinnert, daß eine Chemotherapie, insbesondere dann, wenn sie in kurativer Absicht durchgeführt wird, selbst auch Schmerzen auslösen kann (Neuropathien, Muskelschmerzen, Mukositiden). Auch wenn solche Effekte dosisabhängig sind, müssen sie bei der Indikationsstellung und Therapieplanung berücksichtigt werden.

Mamma- und Prostatakarzinome können durch Geschlechtshormone in ihrem Wachstum gehemmt werden. Folglich können diese auch zur Schmerztherapie eingesetzt werden. Beim Mammakarzinom muß vor einer solchen Therapie der sogenannte Hormonrezeptorstatus bestimmt werden. Zumeist kann dann mit Antiöstrogenen (z.B. Tamoxifen) behandelt werden. Außerdem kommt eine Behandlung mit Androgenen und Östrogenderivaten in Frage. Diese ist jedoch durch eine höhere Rate von Nebenwirkungen belastet. Auch wenn es bei Prostatakarzinomen keinen Gewebsmarker wie bei den Mammakarzinomen gibt, reagieren 80% aller Prostatakarzinome auf eine antiandrogene Behandlung.

Zur Frage der Schmerztherapie durch Einsatz von Geschlechtshormonen bei anderen Malignomen (Endometriumkarzinom, Ovarialkarzinom, Hypernephrom) liegen zur Zeit keine gesicherten Ergebnisse vor.

Strahlentherapie

Die Strahlentherapie stellt einen weiteren Ansatz zur kausalen Behandlung von Tumorschmerzen dar. Die Wichtigkeit dieser Methode wird dadurch illustriert, daß etwa 20% aller Patienten in strahlentherapeutischen Einrichtungen eine

Radiotherapie zur Linderung ossärer Schmerzen auf dem Boden von Knochenmetastasen (in erster Linie bei Bronchial-, Mamma- und Prostatakarzinomen) erhalten.

Die analgetische Bestrahlung ist die Therapie der Wahl zur Behandlung von Schmerzen infolge von Skelettmetastasen [1], wobei es sich jedoch nicht um diffuse Knochenschmerzen im gesamten Skelett handeln sollte. Abhängig von der Tumorhistologie profitieren bis zu 90% der Patienten von einer palliativen analgetischen Bestrahlung [1]. Da hierbei die notwendige Strahlendosis niedrig bleiben kann (fraktioniert 20–30 Gy), wird sie meist sehr gut toleriert. Die Analgesie setzt dabei meist erst gegen Ende der Bestrahlungsserie nach zwei bis drei Wochen ein. Der wesentliche Wirkmechanismus besteht in einer Normalisierung des im Rahmen der entzündlichen Azidose erniedrigten pH-Wertes in der Umgebung des Tumors. Hierdurch wird der Entzündungsschmerz beseitigt und das Elektrolytgleichgewicht zwischen Intra- und Extrazellulärraum wiederhergestellt. Neben der Analgesie kann eine Radiotherapie auch zu einer Stabilisierung frakturgefährdeter Knochen führen.

Schmerzen infolge der Infiltration von Weichteilen durch ein Rektumkarzinom sprechen oft gut auf eine Radiotherapie an. Daß die Ergebnisse teilweise skeptisch gesehen werden [1], mag jedoch daran liegen, daß Tumorschmerzen, die durch Malignome im kleinen Becken verursacht werden, oft nicht allein durch eine Infiltration von Weichteilen (= somatische Nozizeptorschmerzen) verursacht werden. Nicht selten handelt es sich um eine Kombination von viszeralen, somatischen und neuropathischen Schmerzen. Gerade letztere Schmerzen sprechen nur dann auf eine Radiatio an, wenn eine Kompression und keine Infiltration von Nerven durch den Tumor vorliegt.

Diese Zusammenhänge machen die Notwendigkeit einer genauen Analyse der Schmerzursachen vor Stellung der Indikation zu bestimmten Therapieverfahren deutlich.

Radioisotope

Eine weitere Möglichkeit der kausalen Therapie ossärer Tumorschmerzen ist die Behandlung mit Radioisotopen. Diese Behandlung scheint im Gegensatz zur perkutanen Irradiatio insbesondere für Schmerzen bei diffuser Metastasierung in das Skelett geeignet zu sein.

Ihr Stellenwert bei der Therapie von Tumorschmerzen ist nicht endgültig gesichert, da Studien mit größeren Kollektiven noch fehlen und teilweise unbefriedigende Ergebnisse berichtet werden [15].

Gegenwärtig werden ^{186}Rhenium, ^{90}Yttrium und ^{89}Strontium eingesetzt. Der Therapieerfolg hängt stark davon ab, ob die Metastasen das Isotop speichern, was nicht immer der Fall ist. Eine Vorhersage ist in Grenzen durch eine Ganzkörperknochenszintigraphie möglich. Im positiven Fall setzt die Analgesie nach einigen Tagen ein und hält in der Regel ein bis drei Monate an.

^{32}Phosphor hat zwar eine bessere analgetische Wirkung als ^{89}Strontium, dafür aber einen ausgeprägten myelodepressiven Effekt, weswegen es heute seltener eingesetzt wird.

Diphosphonate
Ein weiterer kausaler Therapieansatz besteht in der Gabe von Pharmaka, die in der Lage sind, die Rekalzifizierung osteolytischer Metastasen zu fördern und damit zur Schmerzlinderung beizutragen. Es handelt sich hierbei um sogenannte Diphosphonate.

Das erste Medikament dieser Art war das Clodronat (Ostac®, Bonefos®). Da die enterale Resorption dieser Substanzen schlecht ist, müssen zunächst über eine Woche täglich 300 mg Clodronat in 500 ml physiologischer Kochsalzlösung infundiert werden. Danach wird das Präparat dann oral (2 × 2 Kapseln = 2 × 400 mg) über sechs Monate gegeben, wobei nach jeweils vierwöchiger Clodronatgabe eine Pause von vier Wochen eingelegt wird, während der dann ein Kalziumpräparat verordnet wird.

Alternativ ist die Infusion von Pamidronat möglich (Aredia®, initial 30 mg in 500 ml NaCl, danach als Erhaltungstherapie vier Infusionen mit 30–90 mg in 500 ml NaCl im Abstand von einer Woche; keine weitere orale Gabe; nach Ende der Infusionsbehandlung Gabe eines Kalziumpräparats).

Da die analgetische Wirkung von Calcitonin (z.B. Karil®, Cibacalcin®, Calsynar®) entgegen früheren Annahmen nicht über eine Hemmung des Knochenabbaus oder eine Rekalzifizierung osteolytisch veränderter Knochen zustande kommt [11], sind der Substanz keine kausaltherapeutischen Eigenschaften zuzuordnen. Calcitonin kann aber bei rein ossären Schmerzen als Koanalgetikum eingesetzt werden (zu Dosierung und Nebenwirkungen s. Kap. A.6.3.3).

6.3.6 Neurodestruktive Verfahren

Mit der Verbesserung der oralen Schmerztherapie, insbesondere durch die Einführung langwirksamer Morphinpräparate sowie die Einbeziehung kausaler Therapiekonzepte, ist die Bedeutung neurodestruktiver Verfahren (zur Technik s. Kap. B.2.2) in der Tumorschmerzbehandlung zurückgegangen.

> Dennoch können Krebspatienten bei richtiger Indikationsstellung (!) und technisch einwandfreier Durchführung (!) von neurodestruktiven Verfahren erheblich profitieren.

Da jedoch bis heute keine ausreichend validierten Studien zur Frage des Stellenwerts neurodestruktiver Verfahren in der Tumorschmerztherapie vorliegen, bleibt ihre Bedeutung nicht unumstritten. Insbesondere besteht keine Einigkeit hinsichtlich der Frage, wann die Indikation zu einem neurodestruktiven Behandlungsverfahren gestellt werden soll. Als „Paradebeispiel“ für deren Nutzen wird immer wieder die chemische Neurolyse des Plexus coeliacus zur Behandlung von Schmerzen durch ein Pankreaskarzinom angeführt. Aber selbst hier besteht die Indikation selten so eindeutig, wie dies von Verfechtern der Methode gerne angeführt wird. In einem Großteil der Fälle ist der Tumor bereits in den Retroperitonealraum oder die Bauchhöhle eingebrochen. Spätestens ab diesem Zeitpunkt ist die Neurolyse nicht mehr als alleinige Maßnahme wirksam. Allenfalls kann die Menge der benötigten Analgetika reduziert werden, was im Einzelfall durchaus einen Erfolg bedeuten kann.

Deshalb besteht nur dann eine Indikation zur Anwendung neurodestruktiver Verfahren, wenn die Schmerzen nicht, nicht ausreichend oder nur bei unakzeptablen Nebenwirkungen durch eine lege artis durchgeführte systemische Analgetikatherapie zu behandeln sind.

Als Ausnahme von dieser Regel kann die chemische Neurolyse im Bereich des lumbalen Grenzstrangs zur Behandlung von Ischämieschmerzen gelten.

Grundsätzlich muß allen chemischen Neurolysen eine diagnostisch-prognostische Lokalanästhetikablockade vorausgehen. Die Standards zur Durchführung und Bewertung diagnostischer Blockaden sind in Tabelle B.2-1 dargestellt.

Neurodestruktive Verfahren zur Behandlung von Tumorschmerzen gehören grundsätzlich in die Hand von in diesen Methoden Erfahrenen, da bei falscher Indikationsstellung oder fehlerhafter Durchführung nicht selten schwerwiegende und vor allem irreversible Komplikationen auftreten können.

An dieser Forderung wird ein Dilemma neurodestruktiver Verfahren in der Tumorschmerztherapie deutlich, denn zur qualifizierten Indikationsstellung und Durchführung bedarf es der Erfahrung. Da heute angesichts der zur Verfügung stehenden Therapiemöglichkeiten gute Indikationen zu neurodestruktiven Verfahren viel seltener bestehen als noch vor einigen Jahren, fehlen zunehmend Einrichtungen, die die notwendige Aus- und Weiterbildung ermöglichen.

Folgende Schmerzsyndrome lassen sich durch neurodestruktive Verfahren behandeln:

- segmental zuordenbare neuropathische oder Nozizeptorschmerzen im Versorgungsgebiet von ein bis drei Nervenwurzeln im Thorakalbereich (Therapie: intrathekale chemische Neurolyse der Hinterwurzeln thorakaler Spinalnerven)
- neuropathische, somatische oder viszerale Nozizeptorschmerzen im kleinen Becken, die nicht in die Beine ausstrahlen, d.h. bei denen nur die Wurzeln von S3 bis S5 betroffen sind (Therapie: sakrale intrathekale chemische Neurolyse)
- Ischämieschmerzen im Bereich der unteren Extremitäten (Therapie: chemische Neurolyse im Bereich des lumbalen Grenzstrangs)
- Ischämieschmerzen im Bereich der oberen Extremitäten (Therapie: transthorakale endoskopische Exhairese der sympathischen Ganglien Th1 und Th2)
- auf den Oberbauch beschränkte Schmerzen bei Pankreaskarzinomen oder bei Kapselspannung durch Lebermetastasen (Therapie: chemische Neurolyse des Plexus coeliacus)
- neuropathische Schmerzen im Versorgungsgebiet eines einzelnen peripheren Nervs (Therapie: Kryoanalgesie)
- neuropathische Gesichtsschmerzen durch Tumorinfiltration oder -kompression von Ästen des N. trigeminus ohne Beteiligung anderer sensibler Hirnnerven (Therapie: Thermokoagulation des Ganglion Gasseri)
- halbseitige, nicht auf der Körpermittellinie lokalisierte Schmerzen in den Extremitäten oder dem Rumpf unterhalb von C6 (Therapie: perkutane oder seltener offene Chordotomie)

Für die Kryoanalgesie, die Thermokoagulation des Ganglion Gasseri und die Chordotomie besteht nur selten eine gute Indikation.

Die Verfahren seien hier aber der Vollständigkeit halber kurz erwähnt:
- Kryoanalgesie: Durch dieses Verfahren können Nerven durch lokale Kälteapplikation (–65 bis –80 °C) zerstört werden. Da hierbei die Markscheiden geschont werden, kommt es innerhalb einiger Wochen zu einer Restitution des Nervs. Deafferenzierungsschmerzen wie nach chirurgischer Nervendurchtrennung oder chemischer Neurolyse sollen deshalb bei der Kryoanalgesie seltener auftreten. Die Behandlung kann dann gegebenenfalls wiederholt werden. Da bis heute kontrollierte Studien zu diesem Verfahren fehlen, steht eine endgültige Bewertung noch aus. Nach anfänglich sehr positiven Berichten scheinen die Ergebnisse jedoch enttäuschend zu sein.
- Thermokoagulation des Ganglion Gasseri: Bei neuropathischen Gesichtsschmerzen durch Tumorinfiltration oder -kompression von Ästen des N. trigeminus **ohne** Beteiligung anderer sensibler Hirnnerven kann als Ultima-ratio-Maßnahme eine Thermokoagulation (temperaturkontrollierte Hochfrequenzläsion) des Ganglion trigeminale erwogen werden. Da tumorbedingte Gesichtsschmerzen aber häufig durch den Befall mehrerer Hirnnerven verursacht werden und der Zugangsweg zu dem Ganglion nicht selten in Bereich der Malignome liegt, dürfte nur selten eine gute Indikation zu diesem Verfahren bestehen. Außerdem liegen zu wenige Erfahrungen bei der Behandlung von Tumorschmerzen vor, so daß diese Methode für diese Indikation nicht bewertet werden kann.
- Chordotomie: Vor Einführung langwirksamer Opioide sowie der regionalen Techniken zur Schmerzbehandlung (Epidural- und Intrathekalkatheter) und der perkutanen chemischen Neurolysen waren die perkutane zervikale und die offene anterolaterale Chordotomie oft die einzigen Verfahren, mit denen bei Tumorpatienten eine befriedigende Schmerzreduktion möglich war. Die Methode bedarf großer Erfahrung. Hierbei wird der kontralaterale Vorderseitenstrang (Tractus spinothalamicus) durch Inzision in Höhe Th3 bis Th5 (offene anterolaterale Chordotomie bei Schmerzen unterhalb Th8) oder durch eine Hochfrequenzläsion (perkutane zervikale Chordotomie in Höhe C1/C2 bei Schmerzen unterhalb C6) zerstört. Die häufiger eingesetzte perkutane Chordotomie kann in Lokalanästhesie durchgeführt werden.
  Indikation sind schwerste, halbseitige, nicht auf der Körpermittellinie lokalisierte und anders nicht zu behandelnde Tumorschmerzen. Prinzipiell ist auch eine bilaterale Chordotomie möglich, die dann jedoch in zwei zeitlich voneinander getrennten Eingriffen vorgenommen werden muß. Der Eingriff sollte nur bei Patienten mit einer auf wenige Monate begrenzten Prognose vorgenommen werden, da die Rezidivquote mit 35% hoch ist.

6.3.7 Elektrostimulationsverfahren

Die transkutane elektrische Nervenstimulation (TENS), die bei Tumorschmerzen nur selten als alleinige Therapie ausreicht, aber dennoch als zusätzliche Maßnahme ihre Berechtigung hat, wird in Kapitel B.4.5 beschrieben.

Elektrostimulationsverfahren wie die Hinterstrangstimulation (DCS = Dorsal column stimulation, SCS = Spinal cord stimulation) und die Hirnstimulation (DBS = Deep brain stimulation) haben bei der Behandlung von Tumorschmerzen keine relevante Bedeutung und werden deshalb an dieser Stelle nicht abgehandelt (s. Kap. B.2.2.12).

6.3.8 Psychotherapeutische Verfahren

Schmerzwahrnehmung und -verarbeitung werden durch zahlreiche psychosoziale Faktoren sowohl negativ (Angst, Trauer, Depression, soziale Isolation usw.) als auch positiv (Freude, Geborgenheit, soziale Zuwendung usw.) beeinflußt. Hier setzen verschiedene psychotherapeutische Verfahren ein. Die wesentlichen Methoden und ihre Indikationen sind in Kapitel B.3 beschrieben. Leider sind die meisten psychotherapeutischen Verfahren bei Tumorpatienten nicht validiert.

> Es sollte nicht vergessen werden, daß viele Patienten gerade in der Terminalphase ihrer Tumorerkrankung von seelsorgerischer Betreuung erheblich profitieren können.

Hierfür kommen nicht nur Krankenhausseelsorger, sondern auch die Pastoren oder Priester der Kirchengemeinden, denen die Patienten angehören, in Frage.

6.3.9 Physikalische Verfahren, Krankengymnastik

Der Wert physiotherapeutischer Verfahren sollte nicht unterschätzt werden. Gerade bei somatischen Nozizeptorschmerzen (Muskelverspannungen, Lymphödeme usw.) kann der rationale Einsatz verschiedener Verfahren entscheidend zur Schmerzlinderung beitragen und den Gebrauch von Medikamenten reduzieren.

Die wesentlichen Verfahren werden in Kapitel B.4 beschrieben.

6.3.10 Häusliche Krankenpflege

Tumorschmerzpatienten sollten, wenn irgend möglich, zu Hause versorgt werden. Dies gilt selbstverständlich auch für Patienten, die mit interventionellen Verfahren behandelt werden. Oft sind aber Angehörige z.B. mit der Versorgung von Epiduralkathetern überfordert.

> Zur Schmerzbehandlung gehört deshalb gegebenenfalls auch die Initiierung von häuslicher Krankenpflege.

In den letzten Jahren sind zunehmend ambulante Pflegedienste gegründet worden. Der Zeitaufwand, den eine umfassende Information und Anleitung der Mitarbeiter solcher Einrichtungen erfordert, zahlt sich zumeist aus. Nicht selten gelingt es dadurch, die stationäre Aufnahme von Tumorschmerzpatienten unnötig werden zu lassen. Es sei an dieser Stelle darauf hingewiesen, daß nach den Bestimmungen des Gesundheitsstrukturgesetzes (GSG) und des Sozialgesetzbuches (SGB) die stationäre Behandlung allein wegen Problemen bei der pflegerischen Versorgung nicht statthaft ist.

6.3.11 Hilfsmittel

Die Versorgung von Tumorpatienten mit bestimmten Hilfsmitteln kann im Sinn von Schmerztherapie und Symptomkontrolle wirksam sein und die häusliche Versorgung ermöglichen oder erleichtern. Beispiele hierfür sind die Verordnung geeigneter Krankenbetten mit Unterlagen zur Prophylaxe und Therapie von Dekubitalgeschwüren oder die Versorgung mit einem Stützkorsett bei Schmerzen durch Insuffizienz des Halteapparats der Wirbelsäule.

Die wesentlichen Analgetika, Koanalgetika und zusätzlichen Therapieverfahren (kausale Therapie, interventionelle Verfahren usw.) bei verschiedenen Tumorschmerzsyndromen sind in Tabelle A.6-14 zusammengefaßt.

Literatur

1. Ashby, M.: Radiotherapy in the palliation of cancer. In: Patt, R. B. (ed.): Cancer Pain. p. 235. Lippincott, Philadelphia 1993.
2. Bonica, J. J.: Management of cancer pain. In: Zimmermann, M., P. Drings, G. Wagner (eds.): Pain in the Cancer Patient. pp. 13–27. Springer, Berlin 1984.
3. Bonica, J. J.: Treatment of cancer pain: Current status and future needs. In: Fields, H. L., R. Dubner, F. Cervero (eds.): Advances in Pain Research and Therapy, Vol. 9. Proceedings of the Fourth World Congress on Pain. p. 589. Raven Press, New York 1985.
4. Bonica, J. J.: Basic aspects of cancer pain: Importance of the problem. In: Swerdlow, M., V. Ventafridda (eds.): Cancer Pain. p. 3. MTP Press, Lancaster–Boston 1987.
5. Bonica, J. J.: Cancer pain. In: Bonica, J. J. (ed.): The Management of Pain. p. 400. Lea & Febiger, Philadelphia–London 1990.
6. Hays, H.: Hypodermoclysis for symptom control in terminal care. Canad. Family Physician 31 (1985), 1253.
7. Hill, K.: Pathological anatomy of cancer pain. In: Zimmermann, M., P. Drings, G. Wagner (eds.): Pain in the Cancer Patient. p. 33. Springer, Berlin 1984.
8. Jage, J.: Medikamente gegen Krebsschmerzen: Wirkungen und Nebenwirkungen. edition medizin, Weinheim 1991.
9. Jurna, I., R. Kaiser, O. Kretz, J. Baldauf: Oral naloxone reduces constipation but not antinociception from oral morphine in the rat. Neurosci. Lett. 142 (1992), 62–65.
10. Kurman, M. R.: Systemic therapy (chemotherapy) in the palliative treatment of cancer pain. In: Patt, R. B. (ed.): Cancer Pain. p. 251. Lippincott, Philadelphia 1993.
11. Maier, C.: Das Medikament: Calcitonin. Schmerz 4 (1990), 47–53.
12. Stamer, U., C. Maier: Ambulante Epiduralanalgesie bei Tumorpatienten. Ein überholtes Verfahren? Anästhesist 41 (1992), 288–296.
13. Strumpf, M., M. Zenz: Stufenplan bei chronischen Schmerzen. In: Dethlefsen, U. (Hrsg.): Chronischer Schmerz – Therapiekonzepte. S. 34. Springer, Berlin 1989.
14. World Health Organization: Cancer Pain Relief. WHO, Genf 1986.
15. Zech, D., S. A. Schug, S. Grond: Therapiekompendium Tumorschmerz und Symptomkontrolle. 2. Aufl. perimed-spitta, Erlangen 1992.

A.7 Ischämieschmerz

MARTIN GLEIM

Ischämieschmerzen können in fast allen Organen auftreten. Am häufigsten treten sie in den Extremitäten bei der peripheren arteriellen Verschlußkrankheit (PAVK) und als Angina pectoris bei der koronaren Herzkrankheit (KHK) auf. Die Prävalenz der symptomatischen PAVK in der Bevölkerung wird mit 1–6% angegeben, sie ist im höheren Alter größer. Sie dürfte in der Häufigkeit eher unterschätzt werden, da bei gleichzeitigem Auftreten z.B. mit der KHK die nicht lebensbedrohende und weniger aufwendig zu behandelnde AVK zur Nebendiagnose wird.

Vergleichsweise seltener sind Schmerzen durch eine Ischämie des Darms.

Durchblutungsstörungen im vertebrobasilären Stromgebiet können mit Kopfschmerzen einhergehen, eine Minderperfusion im Stromgebiet der übrigen hirnversorgenden Arterien äußert sich lediglich durch neurologische Symptome, nicht durch Schmerzen.

> Aber auch in allen anderen Organen muß eine Ischämie nicht zwangsläufig zu Schmerzen führen, sondern nur, wenn periphere Nozizeptoren und Leitungsbahnen zum ZNS intakt sind.

Ein Beispiel sind die oft schmerzlosen ischämischen Ulzera bei Diabetikern, bei denen die Grunderkrankung nicht nur die Durchblutung, sondern auch die Nozizeption und Schmerzleitung beeinträchtigt.

7.1 Periphere arterielle Verschlußkrankheit

7.1.1 Leitsymptome

Die periphere arterielle Verschlußkrankheit (PAVK) manifestiert sich überwiegend an den unteren Extremitäten. In Anlehnung an Fontaine werden verschie-

Tabelle A.7-1 Stadien der Durchblutungsstörungen nach Fontaine.

Stadium	Symptome
I	Durchblutungsstörung ohne klinische Symptome
II	Schmerzen unter körperlicher Belastung
III	Ruheschmerzen
IV	Nekrose, Gangrän, trophische Störungen

dene Stadien unterschieden (Tab. A.7-1). Allerdings treten die vier Stadien nicht immer in chronologischer Reihenfolge ein. Die Erstmanifestation kann durchaus ein Ulkus sein, entsprechend einem Stadium IV. Bei vielen Patienten finden sich Symptome, die mehreren Stadien der AVK zugeordnet werden können (z.B. Ulzera und Claudicatio-Symptomatik).

Therapeutisch ist bei jeder Art von Ischämieschmerz zu unterscheiden, ob ein akutes Ereignis mit komplettem Gefäßverschluß und drohendem Organverlust vorliegt oder ob die Beschwerden aus einer chronisch verlaufenden Erkrankung herrühren, die sich evtl. verschlechtert hat.

Akute Ischämie: Die akute Ischämie verursacht stärkste Schmerzen in der gesamten Extremität oder in einem Teil von ihr. Die Haut ist kalt und blaß-livide. Häufig zeigt der Patient vegetative Begleitsymptome bis hin zum Schock. Periphere Pulse sind nicht palpabel.

Chronischer Verlauf: Belastungsschmerzen in der Wade oder im Fuß sind im Regelfall die ersten Symptome einer langsam progredienten Durchblutungsstörung der Beine. Sie treten je nach Schweregrad nach einer Gehstrecke von 20–500 m auf und klingen nach dem Stehenbleiben rasch ab (Claudicatio intermittens, Stadium II nach Fontaine). Gelegentlich kommt es auch vor, daß die Schmerzen wieder verschwinden, ohne daß der Patient stehenbleiben muß („walking through“-Phänomen). Patienten können jahrelang unter diesen Beschwerden leiden, ohne daß eine Progredienz erkennbar wird.

Ruheschmerzen (Stadium III nach Fontaine) zeigen, daß die energetische Versorgung der Peripherie auch unter Ruhebedingungen nicht mehr ausreicht. Sie treten oft nachts verstärkt auf, fast pathognomonisch ist die rasche Besserung, wenn der Patient die Beine tief lagert. Im Extremfall müssen die Patienten nachts in sitzender Position schlafen, um die Schmerzen ertragen zu können.

Infolge der Minderperfusion entwickeln sich trophische Störungen der Haut und Ulzera bis hin zur Gangrän (Stadium IV nach Fontaine).

7.1.2 Diagnostik

Klinische Untersuchung

Akuter Gefäßverschluß: Der Ischämieschmerz durch einen akuten Gefäßverschluß ist durch die Leitsymptome (kalte, blasse, pulslose Extremität) in der Regel ohne weitere Untersuchungen oder Provokationstests zu diagnostizieren.

Tabelle A.7-2 Klinische Provokationstests zur Prüfung der ischämischen Genese von Extremitätenschmerzen.

Provokationstest	Durchführung und Interpretation
Ratschowsche Lagerungsprobe	Der Patient liegt auf dem Rücken, der Untersucher hebt die Beine des Patienten über die Horizontale an und fordert ihn auf, mit den Füßen kreisende Bewegungen zu machen. Für einen AVK-bedingten Schmerz spricht eine Zunahme der Beschwerden innerhalb von Minuten, die u.U. den Patienten zum Abbruch der Fußbewegungen zwingen. Ischämiebedingte Schmerzen sollten nach dem Aufsetzen mit herabhängenden Beinen rasch abklingen. Zumeist imponiert dann am erkrankten Fuß zunächst eine anhaltende Blässe, gefolgt von einer im Seitenvergleich deutlich prolongierten Vasodilatation. Dies kann als ein Hinweis auf ein gestörtes Adaptationsvermögen des Vasokonstriktorsystems interpretiert werden.
schmerzfreie und maximal mögliche Gehstrecke	Der Patient wird aufgefordert, in zügigem Tempo eine definierte Strecke abzuschreiten. Die Distanz bis zum Auftreten von Claudicatio-Schmerzen und die maximal mögliche Gehstrecke geben einen Hinweis auf den Grad der Ischämie.
Prüfung an der oberen Extremität	Analog läßt man den Patienten wiederholt die Faust mit eleviertem Arm ballen, evtl. auch nach Abduktion zum Ausschluß eines Thoracic-outlet-Syndroms.

Chronischer Verlauf: Die Palpation der Arterienpulse gibt einen groben Anhalt über den Ort eines möglichen Gefäßverschlusses, bis in die Peripherie tastbare Pulse und fehlende Ulzera schließen eine PAVK als Ursache der Schmerzen weitgehend aus. Weitere Hinweise auf eine PAVK liefert die Auskultation der Stenosegeräusche im Bereich der Leisten- und Kniearterien nach leichter Belastung (ein bis zwei Kniebeugen). Blasse oder livide, kalte Haut, stark verzögerte Wiederfüllung des Kapillarbettes, trophische Störungen und Ulzera (auch interdigital untersuchen!) weisen auf eine gestörte Mikrozirkulation hin.

Es besteht kein enger Zusammenhang zwischen angiographischem Befund und der Intensität der Ischämieschmerzen. Der Grund kann einerseits eine gestörte Nozizeption sein (durch Ischämie oder Begleiterkrankungen), andererseits gibt die Angiographie nur einen groben Anhalt für die Kollateralisierung und die nutritive Versorgung.

Daher sind klinische Testverfahren unverzichtbar, um die ischämische Genese des Schmerzes zu sichern und von einem z.B. polyneuropathisch bedingten Beschwerdebild abzugrenzen.

Hierbei sind Provokationstests (Tab. A.7-2) hilfreich, bei denen unter standardisierten Bedingungen durch Muskelarbeit oder Lageänderung eine Minderperfusion erzielt wird, die zu einer reproduzierbaren Schmerzverstärkung führt.

Technische Untersuchungen

Die Diagnose Ischämieschmerz wird klinisch gestellt. Apparative Diagnostik dient im wesentlichen der Therapieplanung und der Verlaufskontrolle:

- Doppler-Sonographie
- Angiographie
- Weitere Verfahren wie Laserdoppler-Messungen, Kapillarmikroskopie, Plethysmographie werden nur selten benötigt. Die Indikation hierzu wird in der Regel durch den angiologisch erfahrenen Arzt gestellt und dient überwiegend differentialdiagnostischen Überlegungen

Unabhängig von der Art der geplanten Schmerztherapie ist stets nach den wichtigsten Risikofaktoren für Entstehung und Progredienz der PAVK zu suchen und auch bei Nachkontrollen zu überwachen:

- Diabetes mellitus (Blutzuckertagesprofil, HbA_1)
- Hyperlipidämie (Cholesterin, LDL)
- Hypertonus (wiederholte Blutdruckmessungen, evtl. Tagesprofil)
- Nikotin

7.1.3 Differentialdiagnose

Von der arteriosklerotisch verursachten PAVK ist die **Thrombangiitis obliterans** abzugrenzen. Diese Differentialdiagnose sollte in Betracht gezogen werden, wenn folgende Konstellationen vorliegen:

- Erstmanifestation einer akral betonten Durchblutungsstörung (auch an den Händen) zwischen dem 20. und 50. Lebensjahr ohne Zeichen einer generalisierten Arteriosklerose
- Phlebitis migrans
- männliches Geschlecht
- Nikotinabusus (nahezu obligat)
- rasche Rückbildung der Symptome bis zur Heilung nach Beendigung des Rauchens

Weitere Hinweise geben typische Gefäßdarstellungen in der Angiographie, die endgültige Sicherung der Diagnose erfolgt histologisch. Die Prävalenz der Erkrankung soll in Europa unter 1% liegen.

Begleiterkrankungen der AVK, wie der Diabetes mellitus, oder die Durchblutungsstörung selber gehen bisweilen mit einer **Polyneuropathie** einher. Eine sichere Abgrenzung der schmerzhaften Polyneuropathie vom ischämischen Ruheschmerz ist nicht immer möglich. Neurologische Untersuchungen können hier nur eine Entscheidungshilfe geben, aussagekräftiger sind die in Tabelle A.7-2 aufgeführten Provokations- und Lagerungsproben. Mögliche Differential-

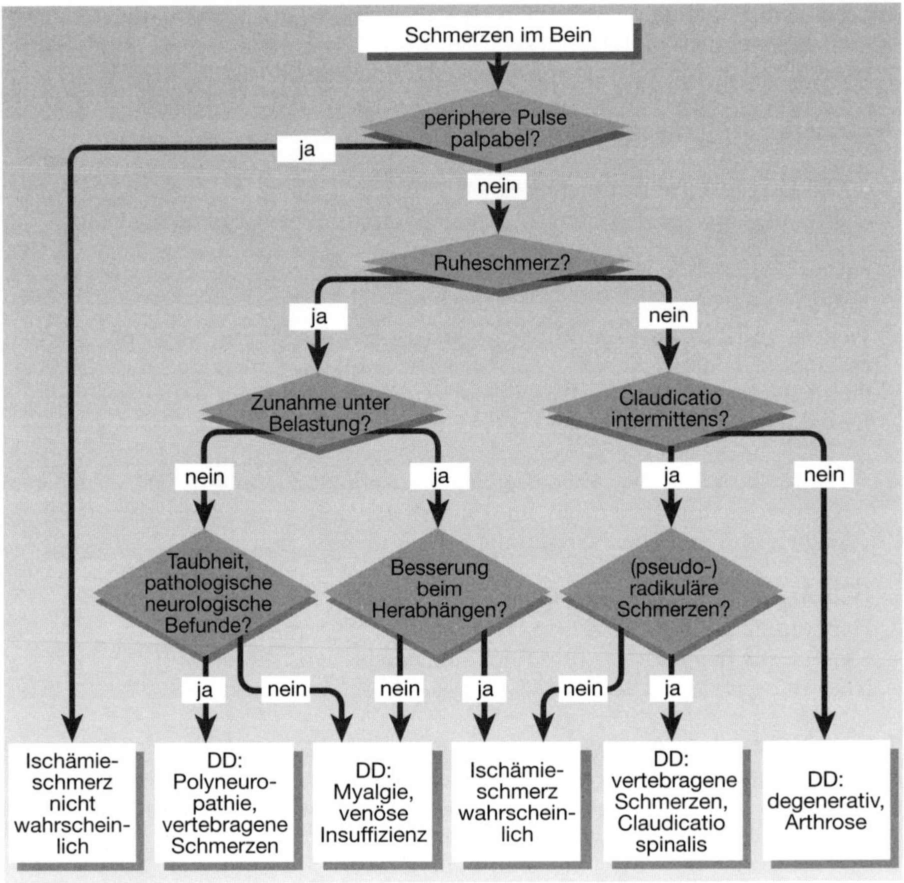

Abbildung A.7-1 Differentialdiagnostische Überlegungen bei Verdacht auf Ischämieschmerzen des Beins.

diagnosen bei Claudicatio und bei Ruheschmerzen sind in Tabelle A.7-3a und b zusammengefaßt, das Schema des diagnostischen Entscheidungsablaufs in Abbildung A.7-1.

7.1.4 Therapie
Allgemeine Regeln

Der Schmerz ist nur ein Symptom der Durchblutungsstörung, die wiederum Folge von Noxen und systemischen Erkrankungen ist. Jede Schmerztherapie ist kausalen Maßnahmen unterzuordnen, die eine Besserung der Perfusion erreichen können.

Tabelle A.7-3a Differentialdiagnosen für ischämische Belastungsschmerzen.

Erkrankung	Unterscheidungsmerkmale	Methoden zum Ausschluß
Arthroseschmerzen (Cox-, Gonarthrose), Fehlhaltung, Senk- und Spreizfuß	keine typische Claudicatio-Symptomatik, oft Schmerzen sofort mit Beginn der Bewegung, evtl. „Einlaufen", d.h. Besserung der Schmerzen nach längerem Gehen, auch Schmerzen bei passiver Gelenkbewegung	körperliche Untersuchung, Prüfung der Gelenkbeweglichkeit, Röntgen der Gelenke, orthopädische Untersuchung
Claudicatio spinalis	oft radikuläre Schmerzausbreitung, Besserung nach Vorbeugen	MRT oder CT der Wirbelsäule, orthopädische Untersuchung
chronisch venöse Insuffizienz	Besserung durch Bewegung	Inspektion: Varikosis, Pigmentierung, Ulkus
Muskelschmerzen anderer Genese	Myositis, Überlastung	Entzündungsparameter, Anamnese

Tabelle A.7-3b Differentialdiagnosen für ischämische Ruheschmerzen.

Erkrankung	Unterscheidungsmerkmale	Methoden zum Ausschluß
Schmerzen bei spinaler Enge, lumbale Radikulopathie	teils radikuläre Schmerzausbreitung	neurologische und orthopädische Untersuchung, CT bzw. MRT der LWS
Arthroseschmerzen	Schmerzverstärkung bei Gelenkbewegung, oft gutes Ansprechen auf Antiphlogistika	bildgebende Verfahren, orthopädische Untersuchung
chronisch venöse Insuffizienz	Besserung durch Bewegung, Hochlagerung, Schmerzverstärkung beim Stehen, Ulcus cruris überwiegend Medialseite des Unterschenkels	Inspektion: Varikosis, Pigmentierung, Ulkus
neuropathische Schmerzen	eher strumpfförmige Schmerzausbreitung, Schmerzen eher brennend, kribbelnd, stechend	neurologische Untersuchung
Wundschmerzen	Schmerzen lokalisiert auf Wunde oder Entzündungsherd, pochende Schmerzen	Inspektion, Palpation: Abszeß?, Paronychie?

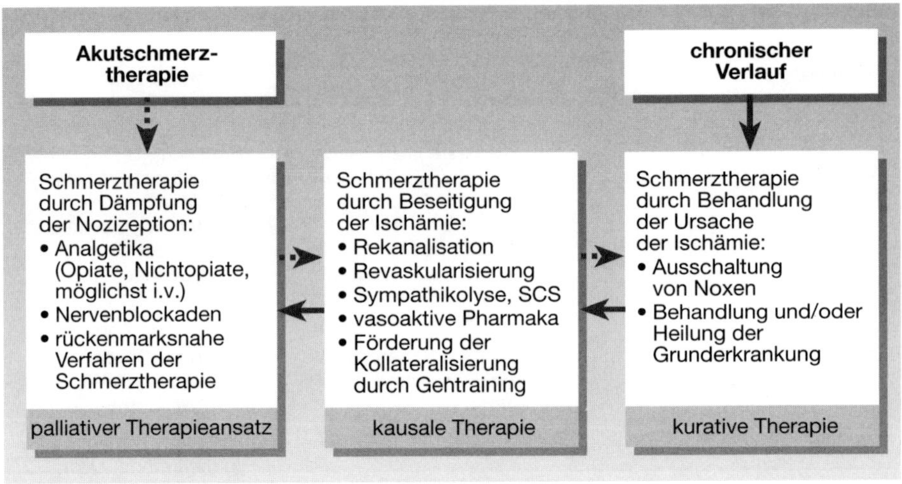

Abbildung A.7-2 Strategien für die Behandlung von Ischämieschmerzen.

Hieraus leitet sich eine Hierarchie der therapeutischen Maßnahmen ab (Abb. A.7-2), deren Reihenfolge primär davon abhängt, ob eine Akutintervention oder die Behandlung von lange bestehenden Ischämieschmerzen ansteht.

Grundsätzlich ist es wenig sinnvoll, einem Patienten, der wegen ischämischer Ruheschmerzen keinen Nachtschlaf findet, als alleinige Maßnahme Nikotinkarenz aufzuerlegen. Hier muß die Möglichkeit einer raschen Intervention geprüft werden. Andererseits ist eine Gabe von Analgetika mit dem Ziel, die schmerzfreie Gehstrecke von 300 auf 500 m zu verlängern, sicher nicht indiziert. Auch bei Ulzera muß die Schmerztherapie in ein Gesamtkonzept eingebettet werden, d.h. es ist eine adäquate Lokaltherapie, eventuell eine Antibiose erforderlich. Der richtige Zeitpunkt einer unvermeidlichen Amputation (z.B. aufsteigende Gangrän, Sepsis) darf nicht verpaßt werden.

Akutschmerztherapie

Ziel ist die rasche Linderung der Schmerzen, um z.B. weitere invasive Maßnahmen wie Rekanalisierung, Revaskularisierung oder auch die Diagnostik überhaupt zu ermöglichen.

Maßnahmen: Parenterale Gabe von Analgetika, z. B. Morphin 1–5 mg, Novalgin 0,5–1 g langsam (!) nach den Regeln der Akutschmerztherapie, eventuell mittels patientenkontrollierter Analgesie (vgl. Kap. A.8.2.2). Verfahren der Regionalanästhesie, z.B. Blockaden des Plexus cervicobrachialis oder die Epiduralanalgesie mit Lokalanästhetika (vgl. Kap. B.2.2.9), bewirken eine sensorische und sympathische Blockade. Sie sind daher bereits präoperativ gut für Patienten geeignet, bei denen eine operative Revision indiziert ist. Die hierzu erforderliche Übung und Erfahrung schränken die Verfahren der Regionalanästhesie auf die Anwendung in Kliniken mit entsprechend ausgestatteten Anästhesieabteilungen ein.

Akute Schmerzzustände mit einer vasospastischen Komponente (Endangiitis, Ergotismus oder andere Noxen, Zustände nach Kathetereinführung oder Punktion) werden durch selektive Sympathikusblockaden gebessert (z.B. Stellatumblockaden bei der oberen Extremität). Sie sind in diesen Situationen als kausaltherapeutisches Verfahren einzustufen.

Langzeittherapie

Ziele sind die Beschwerdelinderung (d.h. Besserung von Schmerz und Funktion) und die Prävention einer weiteren Verschlechterung der Schmerzen und der Ischämie.

Maßnahmen: Ausschaltung von Noxen, in erster Linie Beendigung des Rauchens. Therapie der zugrundeliegenden Systemerkrankung, Behandlung von Risikokonstellationen, die die Progredienz der Erkrankung fördern können (z.B. Hypertonus, Diabetes mellitus).

Die (Differential-)Indikation für die eine oder andere im folgenden aufgezählte Maßnahme zur Beseitigung der Ischämie (kausaler Therapieansatz) wird in erster Linie nach Konsultation der ausführenden Fachdisziplinen gestellt (Radiologen, Gefäßchirurgen etc.).

- Förderung der Kollateralisierung einer Stenose durch kontrolliertes Gehtraining. Speziell bei der AVK mit Claudicatio-Symptomatik, die durch Rekanalisierung nicht zu verbessern ist, ist das Gehtraining Behandlung der Wahl mit ausgezeichneten Langzeitergebnissen. Einschränkungen ergeben sich, wenn durch allgemeine Morbidität des Patienten oder degenerative Erkrankung des Bewegungsapparats ein effektives Gehtraining nicht mehr möglich ist.
- Rekanalisierung einer Stenose durch radiologisch-interventionelle Verfahren.
- Bypass-Chirurgie.
- Sympathikusblockaden bzw. Neurolysen des lumbalen Grenzstrangs sind dann indiziert, wenn die zuvor angeführten Verfahren nicht durchführbar sind oder nicht den gewünschten Erfolg hatten. Sympathikusausschaltungen werden heute fast ausnahmslos nicht mehr chirurgisch, sondern perkutan durch Injektion von neurolytisch wirkenden Substanzen wie Alkohol oder Phenol durchgeführt (s. Kap. B.2.2.11). Obwohl eine Verbesserung der Makrozirkulation meist nicht nachweisbar ist, kommt es oft zu einer schnellen klinischen Besserung. Als Wirkmechanismus für diesen Soforteffekt kann eine Dilatation perischämisch verengter Arteriolen angenommen werden, durch die es zu einem Anstieg des prä-/poststenotischen Druckgradienten und einer Zunahme der Strömungsgeschwindigkeit über der Stenose kommt. Dies mag wiederum ein Reiz zur Ausbildung von Kollateralen sein, durch die die lange anhaltenden Besserungen nach Sympathikolysen erklärt werden können.
- Vor einer Neurolyse muß obligat durch eine diagnostische Sympathikusblok-

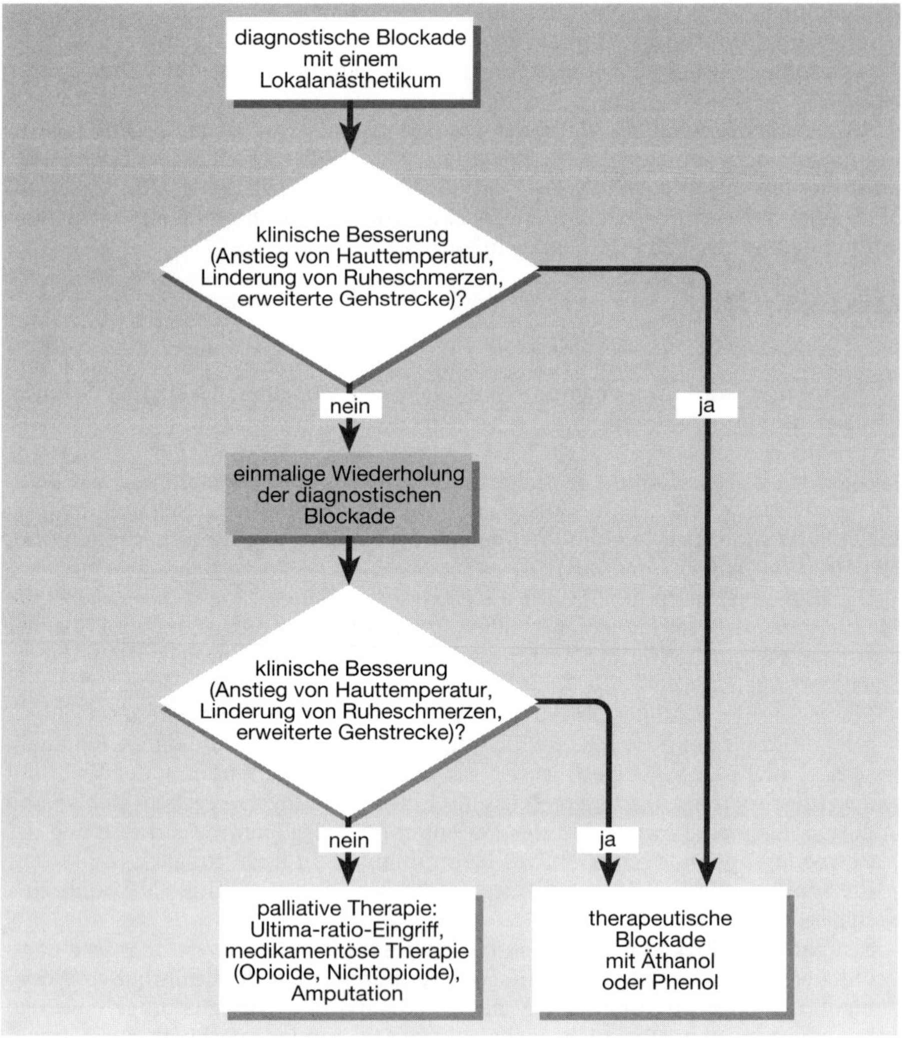

Abbildung A.7-3 Entscheidungsablauf nach diagnostischer Sympathikusblockade.

kade mit einem Lokalanästhetikum der spätere Effekt einer Neurolyse ausgetestet werden. Eine Austestung durch Epiduralkatheter ist ungeeignet, da die Wirkung der Sympathikolyse von der möglicherweise eingetretenen sensorischen Blockade nicht abgegrenzt werden kann. Wenn nach der diagnostischen Sympathikusblockade der gewünschte Effekt (Erwärmung der Haut, Abnahme der Ruheschmerzen, Ausweitung der schmerzfreien Gehstrecke) eintritt, ist die Indikation zur (langfristig wirksamen) Neurolyse gegeben (Abb. A.7-3).

Kommt es zu keiner klinischen Besserung oder gar zur Verschlechterung (Zunahme des Ödems bei gleichzeitig bestehender chronisch venöser Insuffizienz, Schmerzzunahme, evtl. Verschlechterung oder Neumanifestation von Inkontinenzbeschwerden), ist die definitive Neurolyse kontraindiziert.
Neben der inoperablen AVK stellen Erkrankungen mit einer vasospastischen Komponente eine wesentliche Indikation für die Sympathikolyse dar. Hier sind in erster Linie die Thrombangiitis obliterans (obwohl die Ausschaltung der Hauptnoxe Nikotin der effektivste, wegen der Nikotinabhängigkeit der Erkrankten aber meistens erfolglose Behandlungsansatz ist) und Raynaud-Phänomene bei Systemerkrankungen zu nennen.

- Vasoaktive Substanzen: Von allen Pharmaka mit vasoaktiven Effekten hat heute lediglich das Prostaglandin PGE_1 Bedeutung behalten. Als wesentliche Wirkmechanismen werden die Hemmung der Thrombozytenaggregation und die Vasodilatation mit Anstieg des prä-/poststenotischen Druckgradienten angesehen. Letzterer bewirkt eine Beschleunigung der Strömung im Bereich der Stenose mit langfristiger Besserung der Kollateralisierung. Am effektivsten scheint die regionale, intraarterielle Injektion zu sein. Sie ist jedoch mit gewissem Punktionsrisiko und entsprechender Immobilisierung des Patienten verbunden.
- SCS (= spinal cord stimulation) führt ebenfalls zu einer Linderung ischämischer Ruheschmerzen. Als Wirkmechanismus wird eine Besserung des nutritiven Blutflusses angenommen, somit dürfte auch ein kausaler Wirkmechanismus zugrunde liegen.

Eine Behandlung mit Analgetika ist nach den Regeln der Pharmakotherapie für Schmerzen nichtmaligner Genese durchzuführen (s. Kap. B.1.1). Die zeitkontingente Verabreichung der Medikamente ist der Bedarfsmedikation vorzuziehen. Neben dem reinen Ischämieschmerz findet man häufig Wundschmerzen im Bereich der Ulzerationen sowie muskuloskelettäre und neuropathische Schmerzkomponenten.

7.2 Raynaud-Syndrom

7.2.1 Leitsymptom

Es handelt sich um eine akrale Ischämie der oberen Extremitäten, die mit starker Abblassung und Parästhesien, jedoch nicht obligat mit Schmerzen einhergeht.

Das **primäre** Raynaud-Syndrom tritt anfallsartig auf (Auslöser: Kälte, Streß) und ist eine vasospastische Erkrankung. Die Haut verfärbt sich im Anfall häufig dreiphasig: Blässe, Zyanose, Rötung (reaktive Hyperämie), oder zweiphasig: Zyanose und anschließend reaktive Hyperämie. Trophische Störungen fehlen, Frauen sind häufiger betroffen, der Befall ist symmetrisch, oft unter Aussparung der Daumen. Schmerzen können im Anfall auftreten.

Das **sekundäre** Raynaud-Syndrom geht in der Regel mit Veränderungen der Handarterien einher. Es ist Folge einer Systemerkrankung; trophische Störungen und Nekrosen der Fingerkuppen sind häufig. Allerdings gelingt die Diagnose der Grunderkrankung oft erst Jahre nach den Auftreten der Durchblutungsstörung.

7.2.2 Diagnostik

Die klinische Untersuchung umfaßt Messung der Hauttemperatur, Untersuchung auf trophische Störungen und Ulzera sowie Palpation und Kompression von Aa. ulnaris und radialis, um weiter proximal lokalisierte Verschlüsse zu erfassen. Häufig ist im anfallsfreien Intervall, speziell beim primären (rein vasospastischen) Raynaud-Syndrom, allein die Anamnese richtungweisend für die Diagnose (Auslöser für die Anfälle?, Dauer der Beschwerden?).

Zu den Laboruntersuchungen gehören Blutbild, Hämatokrit, BSG, Kryoglobuline sowie antinukleäre Antikörper.

Weiterführende Untersuchungen sind

- Hauttemperaturmessungen durch Thermographie
- Doppler-sonograpische Blutdruckmessung der Hand- und Armarterien
- Lichtplethysmographie
- Kälteprovokationstests
- Kapillarmikroskopie (speziell zur Diagnose der Sklerodermie als Grunderkrankung)
- Angiographie zum Nachweis von Verschlüssen und Stenosen, eventuell auch unter Gabe eines Vasodilatators

7.2.3 Differentialdiagnostische Überlegungen

Es wird zwischen primärem und sekundärem Raynaud unterschieden, da hieraus Konsequenzen für die Prognose und weitere Therapie erwachsen. Differentialdiagnosen der primären oder sekundären Raynaud-Phänomene sind in Tabelle A.7-4 aufgeführt.

7.2.4 Therapie

Akutschmerztherapie

Topische Anwendung von Nitroglycerinsalbe und Erwärmung der Extremität führen zur Vasodilatation und zur Beschwerdelinderung. Im akuten Anfall, speziell beim sekundären Raynaud-Syndrom, löst eine Sympathikusblockade (Ggl. stellatum) die Vasospastik.

Langzeittherapie

Eine Anfallsprophylaxe durch Vermeidung von Kälteexposition und Verzicht auf potentiell vasokonstriktive Pharmaka wie Ergotaminpräparate oder Betarezeptorenblocker sowie Nikotinkarenz sollte angestrebt werden.

Wenn bekannt, ist die auslösende Grunderkrankung zu behandeln. Empfohlene pharmakologische Maßnahmen sind Kalziumantagonisten, α-Rezeptorenblocker und Nitrate zur Senkung eines erhöhten Vasotonus oder Prostaglandine.

Sympathikusblockaden (Ggl. stellatum) mit einem Lokalanästhetikum führen oft zu einer raschen Besserung der akralen Durchblutung und der Schmerzen. Als Dauerbehandlung sind Serien von Sympathikusblockaden eher ungeeignet, da die Injektionen in ein- bis mehrtägigen Abständen durchgeführt werden müssen und so das Risiko einer punktionsbedingten Komplikation steigt. Zudem ist eine derartige Behandlung für den Patienten sehr zeitaufwendig und z.B. bei Reisen schwer zu organisieren.

Tabelle A.7-4 Differentialdiagnose primärer und sekundärer Raynaud-Phänomene (nach [1, 2]).

Merkmal	Primärer Raynaud	Sekundärer Raynaud
Erkrankungsalter	10–45 Jahre, meist weiblich	abhängig vom Grundleiden, oft > 50 Jahre
Befall der Finger	symmetrisch, D II–V	asymmetrisch, häufig isolierte Finger betroffen
Organmanifestation	nie	entsprechend der Grundkrankheit
akrale Nekrosen	niemals	häufig
serologische Veränderungen	keine	entsprechend der Grundkrankheit
Kapillarmikroskopie	keine morphologischen Veränderungen	häufig pathologisch
Handarteriographie	Vasospasmen ohne organische Veränderung	Abnormitäten der kleinen Gefäße, organische Veränderungen, Vasospasmen
Suche nach Systemerkrankungen, Traumata	negativ	Kollagenosen (Sklerodermie, Lupus erythematodes), AVK (Thrombangiitis obliterans, Embolie etc.), Vibrationstraumen, Intoxikationen, Pharmaka, neurologische Erkrankungen, Malignome (paraneoplastisches Syndrom)

Bei gesichertem positivem Effekt durch Sympathikusblockaden käme die epidurale Elektrostimulation (spinal cord stimulation: SCS) in Frage, durch die eine Verbesserung der akralen Durchblutung erreicht werden soll.

Die thorakale Sympathektomie wird heute selten durchgeführt, weil die Langzeitergebnisse eher enttäuschend waren. Wenn allerdings nur noch von einer begrenzten Lebensdauer des Patienten auszugehen ist (Raynaud-Syndrom als paraneoplastische Erkrankung oder als Nebenwirkung einer Chemotherapie), sollte die thorakale endoskopische Sympathektomie erwogen werden.

7.3 Koronare Herzerkrankung

7.3.1 Leitsymptome

Die koronare Ischämie ist gekennzeichnet durch thorakale, oft drückend empfundene Schmerzen (Angina pectoris). Eine Schmerzausstrahlung in das Versorgungsgebiet der unteren und mittleren Zervikalnerven (Gesicht/Hals/Arm) ist häufig, ebenso vegetative Symptome wie kalter Schweiß und Angst. Zur weiteren Symptomatologie der akuten Angina pectoris und des Myokardinfarkts sei auf die einschlägigen Lehrbücher der Inneren Medizin verwiesen.

Generell sollte bei entsprechendem Alter und Risikokonstellation bei allen thorakalen Schmerzen eine koronare Ischämie in Betracht gezogen werden.

7.3.2 Diagnostik

Neben der Klinik ist das EKG richtungweisend für die Diagnose einer kardialen Ischämie.

Laborchemische Untersuchungen sichern die Diagnose eines Infarkts. Sie sind aber ebenso wie z.B. die Echokardiographie und die Koronarangiographie keine Untersuchungen, die die Erstmaßnahmen verzögern dürfen.

7.3.3 Differentialdiagnose

Zur weiterführenden Diagnostik des akuten und subakuten Schmerzes bei Koronarischämie sei auf die Lehrbücher der Inneren Medizin verwiesen. Thoraxschmerzen anderer Genese sind nur nach Ausschluß einer koronaren Ischämie zu diskutieren (akuter Herpes zoster vor Ausbruch der Effloreszenzen bzw. postzosterische Neuralgie, Schmerzen durch Pleuritis, Interkostalneuralgie, vertebragene Schmerzen [Abhängigkeit von Bewegungen?]).

7.3.4 Therapie

Akutintervention

Bei Verdacht auf Herzinfarkt, Angina pectoris: Gabe von Nitroglycerinspray sublingual, peripher-venöser Zugang, evtl. Gabe von Vasodilatatoren, Opiaten, Notfalleinweisung in die Klinik.

Langzeittherapie

Standard in der medikamentösen Behandlung der (chronischen) Angina pectoris sind Medikamente, die das Mißverhältnis zwischen Sauerstoffangebot und -bedarf verbessern (Betarezeptorenblocker, Kalziumantagonisten, Nitrate). Bei Versagen dieser Therapien und bei Vorliegen kritischer Stenosen kommen interventionelle Verfahren oder Bypass-Operationen in Betracht.

Dennoch sind bei einem Teil der Patienten diese Verfahren nicht auf Dauer effektiv oder auch nicht durchführbar. Hier kommt die systemische Gabe von Opioiden in Frage.

Weitere Verfahren, deren therapeutischer Stellenwert nicht festgelegt und deren Wirksamkeit erst in kleinen Beobachtungsreihen gezeigt wurde, sind die epidurale Elektrostimulation (SCS) und die epidurale Opiatgabe.

7.4 Abdomineller Ischämieschmerz

7.4.1 Leitsymptome

Akuter Verlauf: Stärkste abdominelle Schmerzen (speziell bei bekannter Arteriosklerose und/oder Herzrhythmusstörungen wie absoluter Arrhythmie mit Vorhofflimmern), oft kolikartig, unter dem Bild eines akuten Abdomens ergeben den Verdacht auf einen Mesenterialinfarkt.

Chronischer Verlauf: Abdominelle Schmerzen 20–30 min nach der Nahrungsaufnahme können durch eine Ischämie im Versorgungsbereich der Mesenterialarterien hervorgerufen sein (Angina abdominalis), häufig stellt sich ein Gewichtsverlust ein.

7.4.2 Diagnostik und Differentialdiagnostik

Akuter Verlauf: Die Klinik des akuten Abdomens erlaubt keine ausgedehnte präklinische Diagnostik. Palpation und Auskultation des Abdomens sowie Messung der rektalen und axillaren Temperatur und Anamneseerhebung (länger bekannte periphere Durchblutungsstörungen? letzte Nahrungsaufnahme? Stuhlgang?) dienen schon mehr differentialdiagnostischen Überlegungen des akuten Abdomens (s. Lehrbücher der Chirurgie).

Chronischer Verlauf: Zahlreiche Erkrankungen des Gastrointestinaltrakts verursachen postprandiale Schmerzen. Funktionelle Magen-Darm-Diagnostik und Ausschluß von Infektionen sollten der Diagnosestellung vorangehen. Die Diagnose wird angiographisch gesichert. Die weitere Abklärung von Risikokonstellationen und anderen zugrundeliegenden Systemerkrankungen entspricht den Untersuchungen, die im entsprechenden Abschnitt für die PAVK aufgeführt sind.

7.4.3 Therapie

Akute Intervention

Die Schmerztherapie muß wegen der gestörten Darmmotilität und unsicheren Resorption intravenös erfolgen: Metamizol, 0,5–1 g langsam (!) i.v., Opiate werden nach Wirkung titriert (Tramadol 50–100 mg, Morphin 5–10 mg i.v.).

Da immer eine Hypovolämie bis hin zum Schock besteht, muß gleichzeitig Volumen nach den Richtlinien der Notfallmedizin infundiert werden.

> Aufgrund der sehr hohen Mortalität der Erkrankung erfordert der Verdacht auf einen Mesenterialinfarkt die unverzügliche Klinikeinweisung.

Behandlung der chronischen Angina abdominalis

Die Behandlung des chronischen, ischämisch bedingten Abdominalschmerzes besteht zunächst darin, die Auslöser der Attacken zu vermeiden. Häufige kleine Mahlzeiten statt weniger großer können die Schmerzanfälle lindern. Inwieweit Analgetika (Opiate, Nichtopioidanalgetika) längerfristig in der Lage sind, den Schmerzen vorzubeugen, ist nicht geklärt.

Da ein hohes Risiko eines Mesenterialinfarkts besteht, muß die Möglichkeit der Beseitigung der Ischämie durch Dilatation oder operative Revaskularisierung geprüft werden.

Literatur

1. Creutzig, A.: Differentialtherapie chronischer peripherer arterieller Verschlußkrankheiten. In: Hartmann, F., W. Gerok, M. Pfreundschuh, T. Philipp, H.-P. Schuster, G. W. Sybrecht (Hrsg.): Klinik der Gegenwart. Urban & Schwarzenberg, München–Wien–Baltimore 1990.
2. Creutzig, A.: Raynaud-Syndrom. In: Alexander, K. (Hrsg.): Gefäßkrankheiten. Urban & Schwarzenberg. München 1993.
3. Kappert, A.: Lehrbuch und Atlas der Angiologie. Hans Huber, Bern 1989.
4. Maier, C., M. Gleim: Ischämieschmerz. In: Zenz, M., I. Jurna (Hrsg): Lehrbuch der Schmerztherapie. Wissenschaftliche Verlagsgesellschaft, Stuttgart 1993.
5. Maier, C., J. Wawersik: Schmerztherapie bei ischämischen Krankheiten. Reihe Schmerzstudien 9. Gustav Fischer, Stuttgart 1991.

A.8 Perioperative Schmerztherapie

H. WULF

Dieses Kapitel ist entstanden in Anlehnung an die klinikinterne Broschüre der Klinik für Anästhesiologie und Operative Intensivmedizin der Christian-Albrechts-Universität zu Kiel „Richtlinien zur postoperativen Schmerztherapie und zu den Aufgaben des anästhesiologischen Schmerzdienstes – acute pain service“ 3. Aufl., 1995 (C. Maier, K. Kibbel, H. Wulf) sowie unter Berücksichtigung der Ergebnisse eines Expertentreffens von Anästhesiologen und Chirurgen „Standards und Leitlinien der perioperativen Schmerztherapie“ in Seeburg bei Göttingen im März 1995.

Bis heute leidet ein hoher Prozentsatz frisch operierter Patienten unter starken Schmerzen. Dies ist insofern erstaunlich, als zweifelsohne inzwischen Verfahren für eine wirksame Schmerztherapie existieren.

Insbesondere auf allgemeinen Krankenpflegestationen kommen solche Verfahren jedoch kaum zur Anwendung. Die Ursachen liegen unter anderem [5, 11]
- im Zeitmangel der verantwortlichen Ärzte und des Pflegepersonals
- in unzureichenden Organisationsstrukturen
- in ungenügender Erfolgskontrolle (Feedback Patient – Therapeut)
- im mangelnden Fachwissen der Beteiligten
- in unklaren Kompetenzverteilungen
- in der Sorge vor Komplikationen

Letzteres ist oft das Hauptargument gegen den Einsatz wirksamer Analgesieverfahren auf der Allgemeinstation. Dabei ist die Schmerztherapie sicherlich gar nicht selten eine Gratwanderung zwischen dem theoretisch möglichen „Optimum“ der absoluten Schmerzfreiheit und dem Absturz in gefährliche Komplikationen. Neben den wirklich potentiell bedrohlichen Nebenwirkungen (wie z.B. die Atemdepression durch Opioide) stehen dabei nach wie vor die Bedenken bezüglich einer möglichen Suchtentwicklung des Patienten durch Schmerzmittelgabe im Vordergrund. Dabei spielt letzteres Problem in der Praxis der postoperativen Schmerztherapie eine höchst untergeordnete Rolle.

Ausmaß und Dauer postoperativer Schmerzen sind im Einzelfall nicht vorhersehbar.

Nach größeren Operationen leiden nach einer Woche noch über 50% der Patienten unter starken, behandlungsbedürftigen Schmerzen. Andererseits korreliert das Ausmaß des operativen Traumas oft nur gering mit der Stärke postoperativer Schmerzen. So bedeuten einerseits kleinere Eingriffe nicht automatisch wenig Schmerzen (Beispiel Hammerzehkorrektur: kleiner Eingriff – starke Schmerzen), während andererseits in Einzelfällen selbst Patienten nach großen Oberbaucheingriffen kaum Analgetika benötigen.

Darüber hinaus wird das Ausmaß perioperativer Schmerzen von Ärzten und Pflegekräften im Vergleich zum subjektiven Urteil des Patienten oft erheblich unterschätzt. Anordnungen „bei Bedarf ..." werden häufig im Sinne des „so wenig wie möglich" interpretiert. Daraus resultiert häufig ein psychologisches Problem: Der Patient wird als wehleidig oder als Simulant eingestuft, Psychologen sprechen vom Zweikampf zwischen Schwester und Patient. Häufig wird dann noch Kochsalzlösung als Placebo gespritzt und die positive Wirkung, die Placebo durchaus zumindest für kurze Zeit bei vielen Patienten auslöst, fälschlich als Beweis für die Simulantentheorie gewertet.

Ausreichende Schmerztherapie ist ein ethischer Anspruch des Patienten an den Arzt und begründet sich in dem Selbstverständnis ärztlichen Handelns. Neben dieser ethisch-moralischen Verpflichtung des Arztes sehen die Juristen mittlerweile auch eine Rechtspflicht zur ausreichenden Schmerztherapie.

Eine Verletzung dieser Pflicht kann zivilrechtliche Ansprüche (Schmerzensgeld) bedingen und strafrechtlich den Tatbestand der Körperverletzung oder unterlassenen Hilfeleistung erfüllen [9]. Bezüglich der Zusammenarbeit von Operateuren und Anästhesisten zur Verbesserung der Situation existieren Vorschläge der Berufsverbände für mögliche Organisationsmodelle [12].

Das vorliegende Kapitel soll die Grundlagen und Möglichkeiten der perioperativen Schmerzbehandlung darlegen und den Leser ermutigen, die effizienten Verfahren der Analgesie auch außerhalb der Intensivüberwachungsbereiche einzusetzen, durchaus auch bei ambulanten Patienten. Im angloamerikanischen Raum existieren darüber hinaus praxisbezogene Anleitungen [8, 9], für den deutschsprachigen Raum sind solche Richtlinien in Vorbereitung.

8.1 Prinzipien der postoperativen Schmerztherapie

8.1.1 Nutzen der Analgesie

Neben dem unmittelbaren Gewinn für den Patienten durch die Schmerzlinderung hat eine gute Analgesie durchaus „sekundäre" positive Effekte auf den Krankheitsverlauf. Zwar gibt es keinen Beweis dafür, daß die perioperative Mor-

talität durch gute Analgesie gesenkt würde. Dennoch lassen sich funktionelle Vorteile nachweisen:
- Der Schmerz bedingt eine Schonatmung des Patienten. Gute Analgesie ermöglicht eine verbesserte Atemgymnastik als Prophylaxe von respiratorischen Komplikationen.
- Schmerz und schmerzbedingter hoher Sympathikotonus bedingen Tachykardie, Hypertonus und erhöhten myokardialen Sauerstoffverbrauch.
- Schmerz kann Darmatonie, Übelkeit und Erbrechen induzieren (Opioide allerdings auch).
- Schmerz und operatives Trauma induzieren eine neuroendokrine und metabolische Streßreaktion des Körpers mit Katabolie und Beeinträchtigung des Immunsystems (diese Effekte können allerdings auch durch eine gute Analgesie keineswegs vollständig aufgehoben werden).
- Schmerz führt zu Schlafstörungen und damit zu verzögerter Rekonvaleszenz.
- Schmerz bedingt eine Schonhaltung des Patienten. Gute Analgesie ermöglicht eine frühzeitige Mobilisation (Thromboseprophylaxe!) sowie eine frühzeitige und effiziente Krankengymnastik mit konsekutiver Verbesserung des operativen Ergebnisses (z.B. bezüglich der Gelenkbeweglichkeit nach orthopädischen Eingriffen).
- Starke perioperative Schmerzen können die Ausbildung chronischer Schmerzprobleme begünstigen. Akutschmerztherapie ist daher auch Prophylaxe (s.u.).

8.1.2 Sind Schmerzen meßbar?

Schmerzen (und Schmerzmittelbedarf) treten bei ein und demselben Eingriff beim einzelnen Patienten in extrem unterschiedlicher Stärke und Dauer auf (Abb. A.8-1) und werden zudem durch Fremdpersonen häufig falsch eingeschätzt. Schmerzmessung und Dokumentation in der Krankenkurve, z.B. gleich-

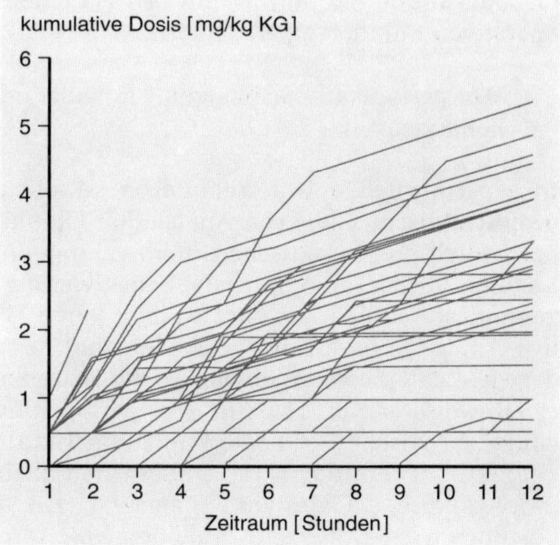

Abbildung A.8-1 Opioidverbrauch nach standardisiertem Eingriff (Pelviskopie). Extreme interindividuelle Schwankungen (2 Zehnerpotenzen!) der postoperativen Schmerzen, hier gemessen als kumulativer postoperativer Opioidverbrauch (Tramadol) mittels patientenkontrollierter Analgesie (PCA).

zeitig mit der zweimal täglichen Messung von Puls und Temperatur, sind ein erster Verbesserungsschritt [3, 7]. Zusätzlich kann die Schmerzstärke vor und nach jeder schmerztherapeutischen Maßnahme dokumentiert werden.

Schmerzen sind ein subjektives Phänomen und lassen sich daher nur über subjektive Einschätzung messen. Schmerzmessung postoperativ muß schnell und einfach sein. In der Praxis haben sich daher nur wenige Skalen bewährt, z.B.:

- die visuelle Analogskala (VAS), wo der Patient wie auf einem Rechenschieber seine Schmerzstärke einstellt, die auf der Rückseite einem Zahlenwert von 0 bis 100 zugeordnet ist (vgl. Abb. A.8-4)
- numerische Ratingskalen: 0 = kein Schmerz, 1 = geringer Schmerz, 2 = mäßiger Schmerz, 3 = starker Schmerz, 4 = unerträglicher Schmerz

Wichtig ist darüber hinaus, die Schmerzstärke nicht nur in Ruhe, sondern auch bei tiefer Inspiration und beim Husten sowie bei der Mobilisation zu erfragen, z.B. mit folgender Skala:

0 = kein Schmerz
1 = Schmerz bei Bewegung
2 = Schmerz beim tiefen Atmen/Husten
3 = Schmerz schon in Ruhe

Solche Skalen ermöglichen es, sinnvoll und eindeutig Interventionsgrenzen und Therapierichtlinien festzulegen („Wenn VAS über 40: gebe 50 mg Tramadol i.v.“).

8.1.3 Prophylaxe oder Therapie?

Wollte man bei der großen interindividuellen Streubreite postoperativer Schmerzen und des Schmerzmittelbedarfs (s. Abb. A.8-1) für alle Patienten Schmerzen prophylaktisch durch entsprechende (intraoperative) Analgetikamengen verhindern, würde dies für einen erheblichen Teil der Patienten eine lebensbedrohliche Überdosierung bedeuten. Sinnvoller ist es hingegen, initial individuell zu therapieren oder Regionalanästhesietechniken (allein oder in Kombination mit Allgemeinanästhesie) zu nutzen, um den Patienten ohne Schmerzen die ersten postoperativen Stunden zu erleichtern.

> Wer perioperativ Schmerzen vermeidet, muß sie nicht postoperativ mühsam behandeln!

In experimentellen Untersuchungen konnte nachgewiesen werden, daß durch **prophylaktische Gabe von Analgetika** (Opioide, nichtsteroidale Antirheumatika) bzw. durch prophylaktische Unterbrechung nozizeptiver Bahnen (Regional- oder Lokalanästhesie) die zentrale Sensitivierung für Schmerzen verhindert oder zumindest deutlich reduziert werden kann. Dieses Phänomen wird als präemptive Analgesie bezeichnet. Die Mehrzahl der Befunde spricht derzeit allerdings dagegen, daß dieses Phänomen in der klinischen Praxis nutzbar ist. Dagegen gibt es Hinweise darauf, daß eine gute perioperative Analgesie dazu beitragen kann, einige chronische Schmerzerkrankungen (z.B. Phantomschmerzen nach Amputationen) zu verhindern [1]. Unbestritten bleibt auch, daß eine rechtzeitige bzw. prophylaktische Gabe von Analgetika (z.B. NSAID bei Ende der Operation) postoperative Schmerzen vermindert bzw. vermeidet.

Auch dem **Operateur** kommt als dem Verursacher postoperativer Schmerzen in der Schmerzprophylaxe besondere Bedeutung zu. Strategien zur Vermeidung postoperativer Schmerzen können bestehen aus:
- Wahl der optimalen Schnittführung (z.B. Oberbauchlängsschnitt statt Transversalschnitt, Subkostalschnitt statt medianer Laparotomie)
- Einsatz schonender Operationstechniken (z.B. endoskopische Chirurgie)
- lokalanästhesiologische Maßnahmen des Operateurs (z.B. Wundinfiltration)
- schonende intra- und postoperative Lagerung, schonende Verbandstechnik
- Vermeidung unnötiger Drainagen und Schläuche (Magensonde, Wunddrainagen, Thoraxdrainagen etc.)

Die Effektivität **psychologischer Interventionsmethoden** bei der Prophylaxe und Therapie akuter Schmerzzustände ist hinlänglich belegt [2, 4]. Sie können eine analgetische Behandlung unterstützen, zur Dosisreduzierung und zur Zufriedenheit des Patienten beitragen, der ernst genommen und in die Behandlung einbezogen wird. Zur Anwendung kommen perioperativ insbesondere Entspannungstechniken (autogenes Training, progressive Muskelrelaxation), Strategien der Aufmerksamkeitslenkung/Imaginationstechniken (z.B. Musikkassetten), Modifikation der Selbstverbalisationen (z.B. gezielte Förderung aktiv-bewältigender, positiver Gedanken), Übertragung von Kontrolle und Eigenveranwortung auf den Patienten (patientenkontrollierte Analgesie, PCA). Eine besondere psychologische Rolle hat auch die präoperative Vorbereitung, insbesondere der Abbau von Angst (s. Kap. B.3).

Die Möglichkeiten der Schmerzprophylaxe bestehen also in:

- Therapie präoperativ bestehender Schmerzen (z.B. Ischämieschmerz)
- psychologischer Vorbereitung, Angstabbau
- prophylaktischer Gabe von Analgetika vor, während und nach der Operation
- schonenden Operations- und Lagerungstechniken
- Einsatz von Lokal- und Regionalanästhesie

8.1.4 Vor der Therapie: Differentialdiagnose

Auch in der perioperativen Schmerztherapie gilt: Vor die Therapie haben die Götter die Diagnose gestellt! Und die Ursachen der Schmerzen können vielfältig sein:
- Häufig werden **vorbestehende chronische Schmerzprobleme** eines Patienten in der postoperativen Phase aggraviert (z.B. Kopfschmerzen [perioperativer Koffeinentzug], Rückenschmerzen durch langes Liegen). Die pauschale Anordnung eines Opioids ist in diesen Fällen wenig hilfreich. Wenigstens zu Beginn der Therapie sollte jeder Patient daher vom Arzt visitiert werden.
- Auch der **eigentliche Operationsschmerz** selbst kann verschiedene Kompo-

nenten haben (z.B. spastische Schmerzen), die unterschiedlich gut auf verschiedene Analgesieprinzipien ansprechen (z.B. Spasmolytika). Eine Differentialdiagnose der Schmerzen eröffnet also Möglichkeiten der Differentialtherapie, auch in der späteren postoperativen Phase: Nicht jeder Schmerz nach einer Amputation ist ein „Phantomschmerz"; häufig bestehen Durchblutungsstörungen des Stumpfes (ischämische Schmerzen) oder Stumpfschmerzen durch Wundinfektion oder Sekretverhalt.

- Gar nicht selten stehen für den Patienten nicht die Wundschmerzen, sondern Beschwerden durch Thorax- und Wunddrainagen, Magensonden, Dauerkatheter etc. im Vordergrund. Hieraus ergeben sich im Einzelfall ebenfalls konkrete Therapieansätze (z.B. Interkostalblockaden bei Thoraxdrainageschmerz). Zu diesen **operationsassoziierten Schmerzen** zählen darüber hinaus Schmerzen durch falsche Lagerung/Lagerungsschäden, Verbände usw., deren Einzeldiagnose wichtig ist.
- Gelegentlich können **Schmerzen durch Analgesieverfahren** induziert oder unterhalten werden (z.B. Harnverhalt/Darmatonie durch Opioide) oder Hinweis auf Komplikationen der Schmerztherapie sein (z.B. Thrombophlebitis bei intravenöser patientenkontrollierter Analgesie, radikuläre Schmerzen bei epiduraler Raumforderung).
- **Komplikationen** der postoperativen Phase sind häufig Ursache für einen primär hohen Analgetikabedarf des Patienten bzw. (noch typischer) für einen (Wieder-)Anstieg des Analgetikabedarfs (z.B. Nahtinsuffizienz/Abszeß/Peritonitis nach Gastrektomie, aber auch zweizeitige Milzruptur nach Trauma, Kompartmentsyndrom etc.).

Zunehmender Schmerz und Anstieg des Analgetikabedarfs nach Operation oder Trauma sind frühe Warnzeichen solcher Komplikationen.

Eine gute Patientenbeobachtung und Dokumentation der Schmerzen bzw. der Schmerztherapie kann als Hilfestellung bei der Frühdiagnose genutzt werden. Nur wenn solche Warnhinweise nicht ernst genommen werden bzw. die Kommunikation zwischen Pflegepersonal und behandelnden Ärzten nicht funktioniert, kann eine Schmerztherapie chirurgische Komplikationen verschleiern.

Für die postoperative Phase typische Erkrankungen müssen daher differentialdiagnostisch berücksichtigt werden: bei thorakalen Schmerzen z.B. Myokardinfarkt, Lungenembolie, Pneumonie/Pleuritis; bei abdominellen Schmerzen z.B. Ulkus, Pankreatitis, Ileus, Cholezystitis, Harnverhalt.

Auch Angst und der Wunsch des Patienten nach mehr Zuwendung beeinflussen die Erscheinung und die Schilderung der Schmerzen. Dieses Phänomen sollte bei der Differentialdiagnose postoperativer Schmerzen berücksichtigt werden. Gar nicht selten werden Analgetika wegen ihres sedierenden/anxiolytischen Charakters als Einschlafmittel mißbraucht (auch bei der patientenkontrollierten Analgesie).

8.2 Systemische Schmerztherapie

Für die perioperative systemische Schmerztherapie können Opioid- und Nichtopioidanalgetika einzeln oder in Kombination eingesetzt werden (zur Pharmakologie s. Kap. B.1.1).

8.2.1 Analgetika

Opioide

Opioide sind aufgrund ihres vorwiegend zentralen Angriffsmechanismus und ihrer Wirkstärke bei einer Vielzahl von Indikationen perioperativ anwendbar. Hauptindikationen sind intraabdominale, thoraxchirurgische sowie größere Eingriffe am Skelett- und Weichteilsystem.

In der Praxis werden im deutschsprachigen Raum vor allem die potenten mittel- bis langwirksamen Präparate Piritramid, Buprenorphin und Morphin sowie auch das schwächer wirksame Tramadol verwendet (Handhabungsvorteil, da nicht BTM-pflichtig).

Keines der genannten starken Opioide bietet gravierende Vorteile, so daß bei der Präparateauswahl die eigenen Erfahrungen und die des Personals berücksichtigt werden sollten.

Kurzwirkende Opioide mit raschem Wirkungseintritt wie Fentanyl, Alfentanil oder Sufentanil werden vorwiegend zur Behandlung kurzfristiger Schmerzspitzen (z.B. Verbandswechsel oder Umlagern) bzw. zur Anästhesie oder „Analgosedierung“ in der Intensivtherapie eingesetzt. Die Effektivität der Therapie kann durch gleichzeitige Gabe von Nichtopioidanalgetika gesteigert werden.

Häufige **Nebenwirkungen** der Opioide in der postoperativen Phase sind Übelkeit, Erbrechen, Obstipation, Miktionsstörungen und Müdigkeit. Potentiell vital bedrohlich ist die zentrale Atemdepression. Der Atemdepression geht praktisch stets eine Minderung der Vigilanz voraus.

Neben der Überprüfung der Atemfrequenz ist daher die Kontrolle des Wachheitsgrades zur Therapieüberwachung besonders geeignet. Risikofaktoren sind extreme Altersklassen (Neu- und Frühgeborene, geriatrische Patienten), reduzierter Allgemeinzustand (Kachexie), respiratorische Vorerkrankungen (auch Schlafapnoesyndrome) sowie Organinsuffizienzen der Eliminationsorgane (Niereninsuffizienz), die eine entsprechende Dosisreduktion und erhöhten Überwachungsaufwand verlangen.

Eine manifeste Atemdepression (Patient nicht ansprechbar, Atemfrequenz < 8/min) wird mit Sauerstoffapplikation, Beatmung und gegebenenfalls Antagonisierung mittels Naloxon behandelt. Da die Wirkdauer des Antagonisten kürzer ist als die der oben angeführten Opioide, muß anschließend trotz initial ausreichend wiederhergestellter Atmung und Vigilanz eine Intensivüberwachung erfolgen.

Die fixe Kombination eines Agonisten mit einem Antagonisten (z.B. Dolantin® S, Valoron® N) kann eine Atemdepression nicht sicher verhindern, schränkt aber die Wirksamkeit ein und gilt daher heute als obsolet.

Auch für Pentazocin (Fortral®) gibt es in der perioperativen Schmerztherapie wegen spezifischer Nebenwirkungen keine Indikation mehr (Tachykardie, Hypertonie, Dysphorie und Ceiling-Effekt).

Die Behandlung von Nebenwirkungen wie Erbrechen und Übelkeit kann mit Phenothiazinen, Butyrophenonen oder Metoclopramid versucht werden, obwohl keines dieser Medikamente immer zum gewünschten Erfolg führt. Manchmal kann auch ein Wechsel auf ein anderes Opioid diesen Zustand beseitigen.

Die Gefahr einer Abhängigkeit ist bei kurzfristiger postoperativer Applikation der Opioide zur Schmerzbehandlung nicht relevant.

Nichtopioidanalgetika (Antipyretika)

Hierzu zählen nichtsteroidale Antiphlogistika (non-steroidal anti-inflammatory drugs, NSAID), Pyrazolonderivate (z.B. Metamizol) und die Substanzen der Anilingruppe (z.B. Paracetamol). Sie eignen sich als Monopräparate in der postoperativen Schmerztherapie vor allem für kleinere Eingriffe am Weichteil- und Skelettsystem.

Nicht bei jedem Schmerz ist ein Opioid das effektivste Analgetikum. Vor allem die Kombination von verschiedenen Therapieprinzipien (z.B. Opioide und NSAID) führt in schwierigen Fällen (unzureichende Analgesie oder zu starke Nebenwirkungen durch eine Monotherapie) oft zum gewünschten Erfolg.

NSAID sind grundsätzlich bei mediatorenvermittelter Schmerzgenese (z.B. in der Gelenkchirurgie) wirksamer, bei viszeralen Schmerzen eher weniger wirksam als Opioide. Im Einzelfall hilft jedoch häufig nur „trial and error", und gar nicht selten bringt erst die Kombination zweier Wirkprinzipien den Durchbruch. Dabei wird zumeist das NSAID in regelmäßigen Intervallen (entsprechend der Wirkungsdauer) oder kontinuierlich über 24 Stunden gegeben und bedarfsgerecht Opioide, z.B. in Form der patientenkontrollierten Analgesie (PCA, s.u.), zusätzlich zugeführt.

Bei der Auswahl des Medikaments sollten eigene Erfahrungen und lokale Gewohnheiten, aber auch die Applikationsformen (nicht alle NSAID sind intravenös anwendbar) und Nebenwirkungen berücksichtigt werden.

Nebenwirkungen:
- Thrombozytenfunktionsstörungen, Blutungsneigung
- Nierenfunktionsstörungen (Risikofaktoren: vorbestehende Niereninsuffizienz, hohes Alter, Dehydratation und Volumenmangel, Diuretikatherapie)
- erhöhter Tonus der Bronchialmuskulatur (Analgetikaasthma)

Metamizol weist ebenfalls eine gute analgetische Wirkung auf und wird wegen seines spasmolytischen Effekts besonders für Eingriffe im viszeral-abdominalen Bereich empfohlen. Metamizol hat periphere wie zentrale Angriffspunkte. Für mittelgroße Eingriffe hat sich die Kombination dieses Analgetikums mit Tramadol als Infusion bewährt (z.B. in Form des sogenannten Würzburger Schmerztropfes: Dosierung: 2,5–6,0 g Metamizol, 400 mg Tramadol und ggf. 2,5 mg Droperidol in 500 ml Infusionslösung kontinuierlich über 24 h).

Nebenwirkung kann eine Blutdruckabfall bei schneller i.v. Injektion sein.

Die gefürchtetste Komplikation der NSAID und von Metamizol ist die extrem seltene Agranulozytose. Im Vergleich zu anderen – viel häufigeren – Nebenwirkungen sollte hierdurch die Indikation für diese Substanzen für eine kurzfristige perioperative Therapie akuter Schmerzen nicht eingeschränkt werden.

Paracetamol hat gegenüber den anderen hier genannten Nichtopioidanalgetika eine schwächere analgetische Potenz. Es eignet sich als Suppositorium nach kleineren Eingriffen, auch bei Kindern, z.B. nach Tonsillektomien. (Cave: geringe therapeutische Breite! Exakte Anpassung an Alter bzw. Körpergewicht bei Kindern.)

Als **Nebenwirkung** können Leber- und Nierenschädigungen auftreten.

Andere Substanzen

Es existieren zahlreiche sogenannte Koanalgetika, die zumindest in Kombination mit den klassischen Substanzen sinnvoll eingesetzt werden können:
- Entsprechend dem Schmerzcharakter können **Spasmolytika** gut genutzt werden (z.B. nach Eingriffen im Urogenitalsystem).
- **Neuroleptika** verstärken die analgetische Wirkung (aber auch die Sedierung und Atemdepression) der Opiode und reduzieren gleichzeitig Übelkeit und Erbrechen.
- Auch **Metoclopramid** hat neben der antiemetischen Wirkung eine gewisse analgetische Wirkkomponente.
- In einer Dosierung von 2–4 mg/kg KG über 15 min infundiert, wurden auch mit dem Alpha-2-Agonisten **Clonidin** gute Erfahrungen gemacht. Klassische Nebenwirkungen sind hierbei Bradykardie und Hypotonie.

Antidepressiva und Benzodiazepine haben dagegen in der Behandlung akuter Schmerzzustände keine Bedeutung.

8.2.2 Applikationsform

Standardapplikationsweg

Der Standardapplikationsweg sollte in der ersten postoperativen Phase prinzipiell intravenös sein (kurze Anschlagzeit, keine Abhängigkeit von peripherer Durchblutung und Magen-Darm-Motilität).

Die klassische konventionelle intramuskuläre Injektion auf Nachfrage des Patienten hat in der Vergangenheit keine befriedigenden Resultate gezeigt (Abb. A.8-2). Zudem besteht ein nicht unbeträchtliches Injektionsrisiko (Spritzenabszeß, Nervenläsion, Nekrose etc.). „Spritzenschäden“ sind die häufigste Ursache von Schadensersatzansprüchen an den Arzt! Die subkutane Injektion birgt ein geringeres Punktionsrisiko, ist aber bezüglich Effektivität und Nebenwirkungen ähnlich unvollkommen. Transdermale Techniken (z.B. Fentanylpflaster) haben sich bislang auch wegen der schlechten Steuerbarkeit perioperativ

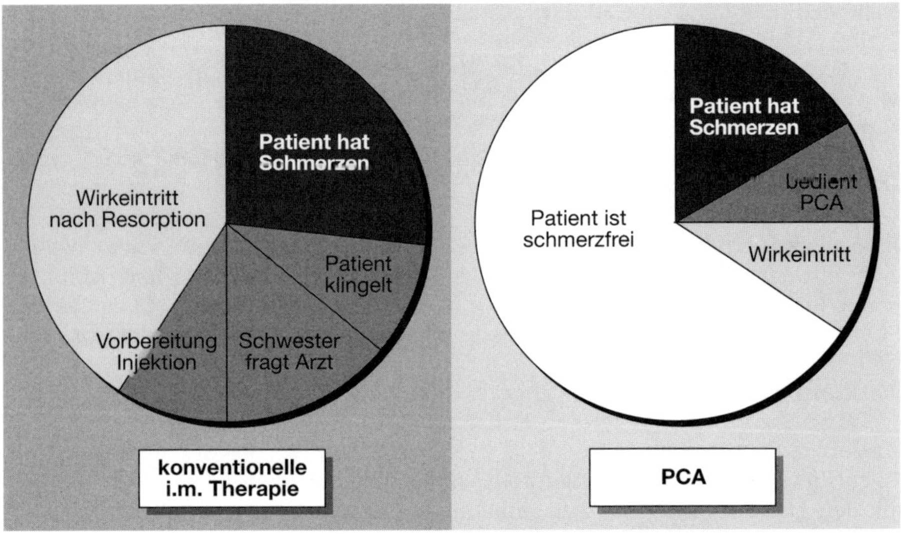

Abbildung A.8-2 Bei der konventionellen (i.m. applizierten) Schmerztherapie vergeht häufig über eine Stunde stärkerer Schmerzen, bis der Patient sich meldet, nach Rückfragen die Injektion erfolgt und letztlich die Resorption aus dem intramuskulären Depot erfolgt (links). Bei der patientenkontrollierten Analgesie (PCA) tritt der Effekt innerhalb weniger Minuten ein (rechts).

nicht durchsetzen können. Ermutigend sind dagegen erste Ergebnisse mit bedarfsadaptierter Dosierung von Opioiden als Nasenspray.

Kleine Dosierungen, in kurzen Intervallen bedarfsgerecht intravenös appliziert (On-demand-Analgesie, s. u.), sind allerdings derzeit zweifelsohne das effektivste Prinzip. Die initiale Therapie (z.B. im Aufwachraum) sollte stets „per Hand“ von Arzt oder Pflegepersonal titriert durchgeführt werden, also z.B. die Anordnung: „3,75 mg Dipidolor® (Piritramid) i.v., ggf. nach 10 min wdh., bis max. 15 mg/h“.

Für stärkere, voraussichtlich länger als 24 Stunden bestehende Schmerzen ist heutzutage für die systemische Anwendung das Verfahren der intravenösen patientenkontrollierten Analgesie (PCA) der „golden standard”.

Patientenkontrollierte Analgesie

Patientenkontrollierte Analgesie (PCA) beschreibt zunächst ein Prinzip, bei dem Patienten die Dosisintervalle für die Einnahme oder Injektion eines vom Arzt festgelegten Medikaments innerhalb bestimmter Grenzen selbst bestimmen.

So kann man beispielsweise eine orale PCA durchführen, indem man dem Patienten eine begrenzte Menge vorbereiteter Tabletten oder Tropfen an das Krankenbett stellt und es ihm überläßt, wann und wie oft er eine ärztlich vorgegebene Dosis einnimmt. Üblicherweise wird die PCA jedoch intravenös mittels programmierbarer Spritzenpumpen durchgeführt (Abb. A.8-3).

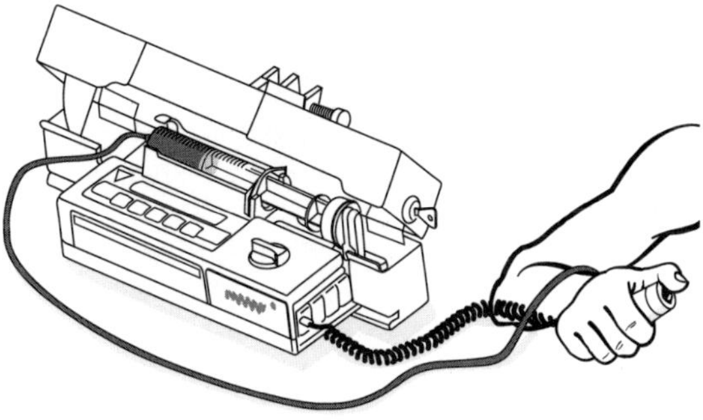

Abbildung A.8-3 Schemazeichnung eines Apparates zur patientenkontrollierten Analgesie (PCA).

Indikation

Der Hauptvorteil der PCA ist die Möglichkeit, die Dosis auf den tatsächlichen Bedarf des einzelnen Patienten abzustellen. Daher empfiehlt sich ihr Einsatz nach Eingriffen oder Traumata, bei denen erfahrungsgemäß ein hoher, jedoch interindividuell schwankender Bedarf besteht (vgl. Abb. A.8-1) und eine Regionalanalgesie nicht indiziert, nicht möglich oder zu risikoreich ist:

- größere abdominelle und thorakale Eingriffe speziell in der Onkologie, Gelenk- und andere Operationen mit Verletzung des Periosts, Verbrennungen
- Konstellationen, bei denen wiederholt mit schmerzhaften Interventionen zu rechnen ist (Mobilisation, Saugspüldrainagen, Verbandswechsel u. a. m.)
- intermittierend schmerzhafte Erkrankungen mit wechselnd hohem Analgetikabedarf (z.B. Angina pectoris, Pankreatitis, passagere Schmerzsyndrome wie Mukositis nach Bestrahlung)
- postoperativ auch bei vergleichsweise kleineren oder mittleren Eingriffen bei Patienten mit anamnestischen Hinweisen auf einen erhöhten Schmerzmittelbedarf (z.B. chronische Schmerzsyndrome wie Migräne, Analgetikakonsum)

Eine Altersgrenze für die PCA besteht nicht, entscheidend sind die Kooperationsfähigkeit und -bereitschaft.

Bei Kindern sind Anwendungen im Einzelfall ab einem Alter von vier Jahren beschrieben. Auch der Einsatz der elternkontrollierten Analgesie, d.h. Injektionen erfolgen auf Knopfdruck durch die anwesenden Eltern oder Begleitpersonen, kann in bestimmten Situationen sehr günstig sein, sofern diese Personen ausreichend geschult sind.

Risiken und Nebenwirkungen

Alle bekannten Komplikationen, Risiken und Kontraindikationen der Opioidapplikation gelten auch für die Opioide, die mittels PCA verabreicht werden.

Behandlungsbedürftige Atemdepressionen und hypoxämische Episoden treten auch unter PCA auf, sind aber seltener als unter herkömmlichen Verfahren. Störungen der Vigilanz sind die wichtigsten Frühsymptome. Die Inzidenz von bedrohlichen Atemdepressionen beträgt bei der PCA mit hochwirksamen Opioiden ca. 0,4%, so daß alle Beteiligten in Prävention, Diagnostik und Therapie der Intoxikation geschult sein müssen. Medikamente und Hilfsmittel zur Reanimation und Beatmung müssen erreichbar, Alarmierungsketten müssen allen bekannt sein. Auch die übrigen Nebenwirkungen einer Opioidtherapie können unter PCA auftreten (z.B. Übelkeit).

Voraussetzungen einer PCA mit Opioiden auf Allgemeinstation sind

- anfänglich häufiger, später mindestens einmal täglich eine ärztliche Visite durch den für die PCA zuständigen Arzt (z.B. „Schmerzdienst", s.u.)
- initial besondere Überwachungsbedingungen (z.B. Aufwachraum, Sammelräume auf Stationen, evtl. SO_2-Messung)
- obligatorische Einstellung von Dosislimitierungen (s.u.)
- Verwendung von Rückschlagventilen zur Vermeidung unbeabsichtigter Bolusapplikationen nach vorübergehender Okklusion des Venenwegs
- Verbleib der Verantwortung für die PCA und die Schmerztherapie des jeweiligen Patienten insgesamt in der Hand hierin erfahrener Ärzte

Programmierung der Pumpen

Loading-Dosis: Es wird empfohlen, die initiale Dosis durch intravenöse Titration „per Hand" zu ermitteln und nicht über die PCA-Pumpe zu applizieren, auch um die individuelle Verträglichkeit und Effektivität sofort zu überprüfen und um den Tagesbedarf abzuschätzen. Erst dann wird die PCA über Automaten gestartet.

Bolusdosis: Bei der Ersteinstellung wird man aus Gründen der Sicherheit mit einem niedrigen Bolus (z.B. 1–2 mg Piritramid beim Erwachsenen) beginnen. Durch Wahl einer an der Anschlagzeit des Medikaments orientierten Intervallsperre (sog. Lock-out-Zeit, 5 bis max. 10 min) kann sichergestellt werden, daß der Patient sich in einem vernünftigen Zeitraum ausreichend häufig nachinjizieren kann. Je höher der Bolus, desto höher ist auch das Risiko von Atemdepressionen. Es ist dagegen nicht sinnvoll, durch zu lange Sperrintervalle die Gesamtdosis zu begrenzen. Dieses führt zu verständlicher Unzufriedenheit des Patienten.

Basalrate: Hierunter versteht man die gleichzeitige Dauerinfusion neben den angeforderten Boli. Auf allgemeinen Pflegestationen gilt diese Kombination inzwischen als obsolet, da hierunter opioidbedingte Nebenwirkungen, einschließlich der Atemdepressionen, deutlich häufiger auftreten. Ausnahmen sind unter Umständen Behandlungen auf der Intensivstation sowie Patienten mit konstantem Bedarf für eine Opioidmedikation (z.B. Tumorschmerz).

Dosislimit: Die Dosislimitierung begrenzt die Gesamtdosis für definierte Zeiträume. Ziel ist weniger, die Dosis generell einzuschränken, als vielmehr eine Sperre einzubauen, die eine Alarmierung der Verantwortlichen bei unerwartet hohem Bedarf sicherstellt (erneute Schmerzanalyse; Dosissteigerung? Kombination mit anderen Analgetika? Verfahrenswechsel?).

Ein Vorschlag für die Programmierung einer PCA mit Tramadol, Piritramid oder Morphin bei Patienten mit durchschnittlichem Analgetikabedarf ist in Tabelle A.8-1 aufgeführt.

Tabelle A.8-1 Vorschlag für die Programmierung einer PCA mit Tramadol, Piritramid oder Morphin bei Patienten mit durchschnittlichem Analgetikabedarf.

Tramadol
Manuelle Titrationsdosis: 0,25–0,5 mg/kg KG als i.v. Einzeldosen in 3- bis 5minütigem Abstand, bis ausreichende Schmerzreduktion einsetzt, bei erneuten Schmerzen Beginn der PCA
Standardeinstellung bei einer Lsg. von 250 mg/50 ml (≅ 5 Amp. à 50 mg):

– Konzentration	5 mg/ml
– Bolus	0,3 mg/kg KG
– Bolusrate	490 mg/h
– Basalrate	inaktiviert
– Lock-out-Zeit	5 min
– Limit 1	200 mg in 4 h
– Limit 2	500 mg in 12 h

Piritramid
Manuelle Titrationsdosis: gleiches Vorgehen durch fraktionierte i.v. Einzeldosen von 0,03–0,06 mg/kg KG
Standardeinstellung bei einer Lsg. von 60 mg/50 ml (≅ 4 Amp. à 15 mg):

– Konzentration	1,2 mg/ml
– Bolus	1–2 mg
– Bolusrate	45 mg/h
– Basalrate	inaktiviert
– Lock-out-Zeit	5 min
– Limit 1	30 mg in 4 h
– Limit 2	45 mg in 12 h

Morphin
Manuelle Titrationsdosis: gleiches Vorgehen durch fraktionierte i.v. Einzeldosen von 0,02–0,05 mg/kg KG
Standardeinstellung bei einer Lsg. von 50 mg/50 ml (≅ 5 Amp. à 10 mg):

– Konzentration	1,0 mg/ml
– Bolus	1–2 mg
– Bolusrate	60 mg/h
– Basalrate	inaktiviert
– Lock-out-Zeit	5 min
– Limit 1	30 mg in 4 h
– Limit 2	45 mg in 12 h

Überwachung
Neben der Effektivität sollten in individuell angemessenen Abständen die Vigilanz, gegebenenfalls die Atemfrequenz oder die Sauerstoffsättigung (Pulsoxymetrie) und übliche Kreislaufparameter notiert werden. Außerdem empfiehlt es sich, täglich die tatsächlich infundierte Menge, die Anzahl der geforderten und gewünschten Boli in geeigneter Form zu dokumentieren. Die hierzu notwendigen Anordnungen des verantwortlichen Arztes sowie die Informationen zum Spritzenwechsel durch das Pflegepersonal sollten in geeigneter Form am Krankenbett oder in der Krankengeschichte vorhanden und einsehbar sein.

Tabelle A.8-2 Empfohlene Bolusdosierung und mittlerer Tagesbedarf für einige Opioide (mod. nach [5]).

Analgetikum	Bolus (mg)	Tagesverbrauch (mg/70 kg KG)
Sufentanil	0,005	0,2
Fentanyl	0,03	0,8
Piritramid*	1,5–2,5	51
Morphin*	1(–3)	50
Tramadol*	10–25	300–450

* auch auf Allgemeinstation geprüft

Wahl des Medikaments

Positive Erfahrungen mit einer PCA liegen für nahezu alle bekannten Opioide vor, ohne daß sie sich hinsichtlich der Analgesie wesentlich voneinander unterscheiden (Tab. A.8-2). In der Praxis ist es wichtiger, daß man sich auf ein, maximal zwei Medikamente beschränkt, mit denen allen Beteiligten ausreichend Erfahrungen haben.

Begleitmedikamente

Die Gabe von oralen oder intravenösen Begleitmedikamenten (z.B. Metamizol, ASS, Clonidin) entweder in dem PCA-Infusomaten oder als zweite (Schwerkraft-)Infusion ist auch bei der PCA oft geeignet, die Opioiddosis und damit Nebenwirkungen zu reduzieren.

Auch die simultane Gabe von Antiemetika ist sinnvoll, wobei allerdings die Auswirkungen auf die Vigilanz zu bedenken sind.

Konventionelle Verfahren der systemischen Schmerztherapie

Parenteral

- kontinuierlich i.v.: Nach größeren Operationen ist die kontinuierliche Infusion eine Alternative zur PCA. Das bedarfsunabhängig infundierte Opioid (z.B. Tramadol 400–600 mg/d) birgt naturgemäß die Gefahr der Atemdepression. Die zunächst gewählte Dosis muß also an Alter und Allgemeinzustand des Patienten orientiert und im weiteren Verlauf individuell angepaßt werden. Gegebenenfalls kann auch mit einem „peripheren“ Analgetikum (z.B. 4–6 g/d Metamizol) und/oder Antiemetikum (z.B. Dihydrobenzperidol) kombiniert werden („Würzburger Schmerztropf“, s.o.).
- intermittierend i.v.: Die intermittierende i.v. Injektion nach Bedarf ist, ähnlich praktiziert wie die PCA, ebenfalls eine gute, rasch wirksame, aber personell aufwendige Methode. Bolusinjektionen sollten eher niedrig dosiert, dafür lieber in kurzen Zeitabständen wiederholt werden. Initial ist eine Überwachung des Patienten erforderlich.
- intramuskulär/subkutan: Die analgetische Effizienz ist bei beiden Verfahren gleichwertig, die subkutane Methode hat ein geringeres Injektionsrisiko

(„Spritzenschäden"). Problematisch ist, daß die Wirkung wie auch die Nebenwirkung (Atemdepression) mit deutlicher zeitlicher Verzögerung einsetzt, was eine langfristige Überwachung (> 1 h) erfordert.

Die Nachteile überwiegen daher bei der intramuskulären Injektion so deutlich, daß diese Applikationsform in der modernen postoperativen Schmerztherapie als obsolet gilt.

- oral, sublingual, rektal: Nachteile der oralen Applikation sind verzögerter Wirkeintritt sowie postoperative Darmatonie und Erbrechen. Nachdem solche Probleme überwunden sind und die Schmerzstärke einen „steady state" erreicht hat, ist die orale Gabe von Opioiden (z.B. Tramadoltropfen) oder NSAID (z.B. Metamizoltropfen) auch nach größeren Eingriffen im späteren Verlauf durchaus praktikabel bzw. sogar Standard. Buprenorphin kann auch sublingual verabreicht werden. Alternativ kann auch bei den oben erwähnten Problemen eine rektale Applikation sinnvoll sein, die vor allem für Paracetamol, Metamizol, NSAID und Spasmolytika praktiziert wird. Chirurgische Kontraindikationen für rektale Applikationen (Rektumeingriffe) sind zu bedenken.

8.3 Regionalanalgesieverfahren

8.3.1 Wundinfiltration

Dieses einfache, durchaus effektive Prinzip wird leider viel zu wenig praktiziert. Prae oder post incisionem können durch lokale Infiltration mit einem langwirksamen Lokalanästhetikum (z.B. Bupivacain oder Ropivacain bis zu 2 mg/kg KG, d.h. bei Erwachsenen etwa bis zu 30 ml 0,5%iger Lösung) die ersten postoperativen Stunden deutlich erleichtert werden.

8.3.2 Rückenmarksnahe Analgesieverfahren

Für die postoperative Schmerztherapie hat sich vor allem die Epiduralanalgesie bewährt.

Darunter wird die Anwendung von Lokalanästhetika und/oder Opioiden über einen epiduralen Katheter verstanden. Die Substanzen können kontinuierlich und/oder intermittierend als Bolus appliziert werden.

Potentielle Vorteile gegenüber einer systemischen Schmerztherapie sind
- die oft bessere Analgesiequalität
- die regional begrenzte, segmentale Wirkung
- geringere systemische Nebenwirkungen
- die Sympathikolyse mit Verbesserung der Perfusion und der Darmmotilität
- der prophylaktische oder gar präventive Effekt bezüglich chronischer Schmerzsyndrome (z.B. Phantomschmerzen nach Amputation)

Indikationen

Indikationen sind daher besonders Eingriffe mit intensiver schmerzhafter postoperativer Bewegungstherapie (z.B. Mobilisation nach Knieoperationen auf der Motorschiene), intensive, aber segmental begrenzte Schmerzen, Einschränkung der postoperativen Atemfunktion durch große thorakale und/oder abdominalchirurgische Eingriffe, insbesondere bei Patienten mit besonderen kardiopulmonalen Risikofaktoren sowie bei Patienten mit arterieller Verschlußkrankheit (Vorteile der Sympathikolyse). Kontraindikationen sind in erster Linie schwere Gerinnungsstörungen.

Nebenwirkungen

Wesentliche Komplikationsmöglichkeiten sind bei epiduraler Anwendung von Lokalanästhetika hämodynamische Reaktionen mit Blutdruckabfall (Sympathikolyse, Vasodilatation) und gegebenenfalls unerwünschte motorische Blockade durch eine zu hoch gewählte Konzentration des Lokalanästhetikums.

Bei der epiduralen Anwendung von Opioiden sind ernsthafte Komplikationen im wesentlichen seitens der Atemdepression durch rostrales Aufsteigen der Opiate zu befürchten. Hinsichtlich dieser Komplikationsmöglichkeiten müssen die Patienten also auch beim Einsatz dieser Verfahren auf allgemeinen Krankenpflegestationen überwacht werden. Bezüglich der opioidbedingten Atemdepression ist besonders die gleichzeitige epidurale und systemische Gabe von Opioiden bzw. anderen Sedativa gefahrenträchtig.

Epidural eingesetzte Substanzen

Für die postoperative epidurale Lokalanästhetikaapplikation wird in erster Linie das langwirksame Lokalanästhetikum **Bupivacain** in einer Konzentration von 0,25% (0,1–0,5%) eingesetzt. Dabei werden zwischen 2 und 10 ml/h kontinuierlich epidural appliziert und gegebenenfalls der analgetische Effekt durch Bolusinjektion (z.B. 5 ml Bupivacain 0,25%) supplementiert. Alternative ist das neu entwickelte Ropivacain (0,2%). Zusätzliche Komplikationsmöglichkeiten ergeben sich aus unbemerkten intravasalen oder intrathekalen Fehllagen solcher Katheter, weshalb vor jeder Injektion ein Aspirationsversuch durchgeführt werden sollte.

Für die epidurale Anwendung ist derzeit **Morphin** in einer Einzeldosis von 2–5 mg in acht- bis zwölfstündigen Abständen das am häufigsten eingesetzte Opioid. Weitere gebräuchliche Substanzen sind Fentanyl, Buprenorphin und Sufentanil zur epiduralen Schmerzbehandlung.

Die Kombination geringkonzentrierter Lokalanästhetikalösungen mit geringdosierten Opioiden (z.B. Bupivacain 0,1% mit Fentanyl 0,001 mg/ml) scheint nach dem derzeitigen Kenntnisstand einen guten analgetischen Effekt bei verminderter Nebenwirkungsrate beider Substanzklassen zu haben.

8.3.3 Weitere Regionalanalgesieverfahren

Hinsichtlich der technischen Durchführung der Nervenblockaden sei auf die Lehrbücher der Anästhesiologie und Regionalanästhesie verwiesen. Die meisten unten aufgeführten Verfahren sind jedoch recht einfach zu erlernen und bieten trotzdem ein hohes Maß analgetischer Effizienz.

Blockaden peripherer Nerven werden in der Regel als Einzelinjektionen (single shot) durchgeführt. Typische Beispiele sind
- Interkostalblockaden nach Thoraxeingriffen bzw. Rippenfrakturen
- der sogenannte Peniswurzelblock bei Eingriffen am äußeren Genitale
- der Ilioinguinalisblock bei Leistenhernien oder Orchidopexien
- der Hand- bzw. Fußblock

Kontinuierliche Kathetertechniken finden dort ihre Anwendung, wo Nerven bzw. Nervenplexus in präformierten gemeinsamen Faszien verlaufen. Typische Beispiele sind
- die kontinuierliche Plexus-brachialis-Anästhesie
- der sogenannte Drei-in-Ein-Block (Blockade der Nn. femoralis, obturatorius, cut. fem. lat.)
- als spezielles Verfahren die Interpleuralanalgesie

Bei der Interpleuralanalgesie wird (in der Regel über einen Katheter) Lokalanästhetikum (z.B. 20 ml Bupivacain 0,25% alle 4 h) in den Pleuraspalt appliziert, was – vermutlich über eine Blockade der Interkostalnerven – zu einer Analgesie der entsprechenden Segmente führt. Dies Verfahren kann z.B. nach Thorakotomien bzw. bei Rippenserienfrakturen eingesetzt werden.

8.4 Nichtmedikamentöse Verfahren

Zu den wichtigsten nichtmedikamentösen Methoden zählen die perioperative bzw. posttraumatische lokale Kälteanwendung und die sogenannten Gegenirritationsverfahren (transkutane elektrische Nervenstimulation [TENS] und Akupunktur).

8.4.1 Kälteapplikation

Die lokale Kälteapplikation stellt ein altbewährtes Verfahren in Traumatologie und Sportmedizin dar, das zur antiödematösen und analgetischen Therapie genutzt wird. Die externe Kälteanwendung gehört zum Standardrepertoire.

Neben der äußeren Kälteanwendung besteht die Möglichkeit, einzelne Nerven gezielt mit Hilfe geeigneter Kryosonden aufzusuchen und durch Kälteapplikation reversibel auszuschalten. Diese Blockade erfolgt während der Operation am freiliegenden Nerv oder postoperativ durch perkutanes Aufsuchen der Nerven mittels Elektrostimulation. Ein analgetischer Effekt nach Thorakotomien und Herniotomien ist gesichert. Inwieweit dieser Effekt jedoch die Wirksamkeit und Verträglichkeit konventioneller schmerztherapeutischer Verfahren übersteigt, ist fraglich. Letztlich ist auch die Kryoanalgesie ein neurodestruktives Verfahren, bei dem sich Risiken wie Neuropathien bis hin zur Anaesthesia dolorosa als Spätfolge nicht sicher ausschließen lassen.

8.4.2 Gegenirritationsverfahren

Die transkutane elektrische Nervenstimulation (**TENS**) ist ein nichtinvasives Gegenirritationsverfahren (s.a. Kap. B.4.5). Kontrollierte Vergleichsstudien zur Wirksamkeit von TENS im Rahmen der postoperativen Schmerztherapie liegen nicht vor. Die Versagerquote ist hoch, die Nebenwirkungsrate hingegen gering.

Auch für **Akupunktur** oder **Akupressur** als Gegenirritationsverfahren liegen keine überzeugenden Ergebnisse hinsichtlich des praktischen Nutzens im Rahmen der postoperativen Schmerztherapie vor.

Insgesamt haben daher die nichtmedikamentösen Verfahren allenfalls einen adjuvanten Stellenwert im Rahmen des Konzepts der modernen postoperativen Schmerzbehandlung.

8.5 Besondere Situationen

8.5.1 Akutschmerztherapie bei Kindern

Ursache der mangelhaften Schmerztherapie bei Kindern ist häufig die Schwierigkeit, Schmerzen objektivieren zu können. Bei Kindern ab etwa vier Jahren kann das Smiley-Schema benutzt werden (Abb. A.8-4). Bei kleineren Kindern ist eine Fremdeinschätzung erforderlich, die neben physiologischen (Blutdruck, Herzfrequenz) auch Verhaltensparameter (Unruhe, Weinen etc.) berücksichtigt (z.B. CHEOPS-Skala).

Häufig wird bei Kindern die Therapie mit **Nichtopioidanalgetika** begonnen. Standard ist Paracetamol als Suppositorium oder Sirup (10 mg/kg KG alle 4 h), Diclofenac als Suppositorium (1 mg/kg KG alle 8 h) oder Metamizol oral, rektal oder intravenös (10 mg/kg KG alle 4–6 h).

Bei vielen Operationen im Kindesalter kann eine zusätzliche Oberflächenanalgesie (EMLA), Wundinfiltration oder Regionalanästhesie mit langwirksamen Lokalanästhetika die ersten postoperativen Stunden vollkommen schmerzfrei gestalten. Die maximale Einzeldosis des Lokalanästhetikums Bupivacain sollte 2 mg/kg KG nicht überschreiten. Als **Regionalanästhesieverfahren** kommen in Frage:

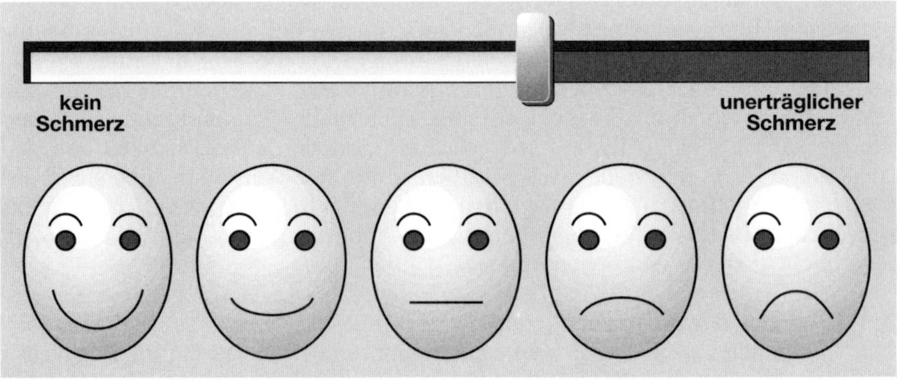

Abbildung A.8-4 Oben: Visuelle Analogskala (VAS) zur Schmerzeinschätzung durch den Patienten. Unten: Smiley-Schema zur Schmerzevaluierung bei Kindern ab etwa vier Jahren.

- Ilioinguinal-/Hypogastricusblock (Leistenhernie, Orchidopexie etc.)
- Peniswurzelblock (Phimose u.a.)
- Kaudalanästhesie (größere urogenitale, anorektale oder orthopädisch-traumatologische Eingriffe an der unteren Extremität)

Von den **Opioiden** kann zunächst das relativ schwache Tramadol (0,5 bis 1,0 mg/kg KG oral, rektal oder i.v., aber nicht i.m.) auch bei Kindern eingesetzt werden.

Bei stärkeren Schmerzen sind Morphin und Piritramid auch in dieser Altersklasse indiziert und werden sicherlich eher zu selten als zu häufig eingesetzt.

Die Gefahr der Atemdepression ist abhängig vom Reifezustand und dementsprechend bei Frühgeborenen deutlich erhöht.

Grundprinzip ist auch hier die initiale intravenöse Titration des Opioids in kleinen Schritten. Auch eine patienten- bzw. elternkontrollierte Analgesie mit PCA-Infusionsautomaten (s.o.) ist spätestens ab dem Schulalter praktikabel. In Analogie zur Behandlung Erwachsener kann die Effektivität der Opioidanalgesie durch Kombination mit Nichtopioiden oft erheblich gesteigert werden.

8.5.2 Ambulante Patienten

Mit steigender Zahl ambulanter Operationen kommt den besonderen Umständen bei der Schmerzbehandlung ambulanter Patienten besondere Bedeutung zu. Unerwartete stationäre Aufnahmen aufgrund akuter Schmerzzustände nach eigentlich ambulant geplanten Eingriffen sind vergleichsweise häufig. Allerdings können auch Nach- und Nebenwirkungen der Anästhesie bzw. der Analgesie (z.B. protrahiertes Erbrechen) eine ungeplante stationäre Aufnahme des Patienten bedingen.

Jeder ambulant operierte Patient muß über die infolge der Anästhesie- und Analgetikawirkungen eingeschränkte Verkehrstüchtigkeit aufgeklärt werden.

Für Problemfälle auch in bezug auf die postoperative Schmerztherapie muß der Patient eine telefonische Anlaufadresse mitgeteilt bekommen.

Als Analgetika nach ambulanten Operationen haben sich hier NSAID oder Paracetamol (Tabletten, Suppositorien) und Tramadol (Tropfen, Suppositorien) bewährt.

Regionalanästhesie

Zur Durchführung ambulanter Anästhesien sind Regionalanästhesieverfahren einschließlich des Einsatzes langwirksamer Lokalanästhetika zur Wundinfiltration sowohl für die Anästhesie als auch für die postoperative Schmerzprophylaxe besonders günstig. Die geringe Inzidenz systemischer Nebenwirkungen ist für eine ambulante Entlassung des Patienten besonders förderlich (hinsichtlich der Einzelheiten der verschiedenen Verfahren s.o.). Der Einsatz von rückenmarksnahen Anästhesieverfahren bei ambulanten Patienten ist allerdings durch Nebenwirkungen wie Harnverhalt oder postspinalen Kopfschmerz problematisch.

Systemische Analgesie

Zur postoperativen Schmerztherapie ambulanter Patienten sind grundsätzlich zunächst die Nichtopioidanalgetika wie Paracetamol, Diclofenac oder Metamizol und schwächere Opioide wie Tramadol geeignet (s.o.). Sind stärkere Analgetika erforderlich, so ist in der Regel eine stationäre Therapie angezeigt.

Dem Patienten wird im Idealfall ein Analgetikum mit fester Einnahmeverordnung nach Plan mitgegeben (z.B. 20 Tropfen Tramadol alle 4 h) und Anweisungen für die Behandlung zusätzlicher Schmerzattacken (z.B. zusätzlich 20 Tropfen Tramadol max. sechsmal pro Tag) erteilt.

8.5.3 Postoperative Schmerztherapie bei Patienten mit chronischen Schmerzproblemen

Patienten, die wegen „benigner" chronischer Schmerzprobleme oder wegen Tumorschmerzen längerfristig auf Opioide eingestellt sind, müssen perioperativ diese Dosierung als Basisbedarf verordnet bekommen. Darüber hinaus müssen natürlich die aktuell hinzukommenden Operationsschmerzen therapiert werden. Bei diesen Patienten kann also beispielsweise eine PCA mit zusätzlicher kontinuierlicher Infusion („Basalrate") angezeigt sein.

Wegen der Toleranzentwicklung gegenüber Opioiden sind häufig recht hohe Dosierungen erforderlich, so daß stets der individuelle Bedarf schrittweise ermittelt werden muß.

8.5.4 Perioperative Schmerztherapie bei aktuell oder ehemalig Opioidabhängigen

Auch Süchtige und Exsüchtige haben natürlich Anspruch auf Schmerztherapie. Ein Entzug sollte in der Regel direkt postoperativ nicht versucht werden, da ein Entzug in dieser Phase nach größeren Eingriffen lebensbedrohlich sein kann.

Süchtige

Generell gilt, daß sich bei diesen Patienten postoperativ ein möglicherweise noch bestehender „Grundbedarf" auf die Dosis zur Schmerztherapie aufpfropft.

Das heißt, Süchtige erhalten ihre Opioide als Substitution weiter und, falls erforderlich, **zusätzliche** Analgetika zur Schmerztherapie.

Hierbei können die Vorerfahrungen des Abhängigen wichtig sein. Sind die Patienten z.B. mit Polamidon® eingestellt, sollte dieses ihnen in gewohnter Dosierung möglichst bald wieder gegeben werden. Da Polamidon® auch ein potentes Analgetikum ist, kann ein zusätzlicher Opioidbedarf oft durch periphere Analgetika vermindert oder beseitigt werden.

Cave: Partielle Antagonisten wie Buprenorphin können einen Entzug hervorrufen. Cave: Polytoxikomanie ist häufig.

Wenn möglich, sollten bei diesen Patienten Verfahren der Regionalanästhesie vorgezogen werden. Ob bei dieser Patientengruppe der Einsatz der PCA generell zulässig ist, wird im Schrifttum kontrovers beurteilt.

Exsüchtige
Zur systemischen i.v. Schmerztherapie kann Metamizol oder Paracetamol zu einem tolerablen Ergebnis führen. Sollten bei starken Schmerzen Opioide notwendig werden, so sind sie möglichst kontinuierlich zu geben, um Wirkspitzen zu umgehen. Fentanyl ist zu vermeiden. Der Bedarf der Exsüchtigen bei größeren Operationen kann nach den oben aufgeführten Regeln in den ersten Stunden außerordentlich hoch sein. Das verlangt dann eine genaue Absprache mit dem Patienten und den Schwestern. Auch hier sollte man schnell eine Umstellung auf periphere Analgetika anstreben.

8.5.5 Der Problempatient

Vorgehen bei unzureichender Analgesie
Bei ineffektiver Therapie ist **vor jeder Dosiserhöhung** der folgende Untersuchungsplan einzuhalten:

1. Schritt Apparativ-technische Überprüfung: Korrekte Einstellung der Geräte? Katheter durchgängig?
Richtige Medikamentenkonzentration? Richtige Programmierung (PCA-Pumpen)?

2. Schritt Ist das Verfahren adäquat?
- bei Regionalanalgesieverfahren: Ist das gewählte Verfahren in der Lage, Schmerz aus den betroffenen Regionen zu bekämpfen (z.B. segmentale zu tiefe [lumbale] Plazierung eines Epiduralkatheters bei Oberbauchschmerzen, Drei-in-Ein-Block bewirkt nur Analgesie im Vorderabschnitt des Kniegelenks, nicht dorsal)?
- bei PCA: Benutzt der Patient das Gerät adäquat? Sind die eingestellten Grenzen angemessen?

3. Schritt Ausschluß und gegebenenfalls Behandlung der Ursachen eines erhöhten Analgetikabedarfs (s.a. Kap. A.8.1.4):
- operations- oder traumabedingte Komplikationen (z.B. Peritonitis durch Anastomoseninsuffizienz, zweizeitige Milzruptur nach Rippenserienfraktur)
- sonstige postoperative Beschwerden (z.B. Lungenembolie, Harnverhalt)
- zusätzliche Schmerzen (wie Schulterschmerz nach Thorakotomie, der z.B. durch das gewählte Regionalanalgesieverfahren nicht erfaßt wird)
- nichtoperationsbedingte Schmerzsyndrome (z.B. Kopfschmerzen, die durch Opioide schlecht therapiert sind)
- Anzeichen für Gewöhnung oder Fehlgebrauch (z.B. Opioide zur Anxiolyse oder als Einschlafhypnotika)

4. Schritt Indikation für Koanalgetika oder zusätzliche Maßnahmen (z.B. NSAID [Knochenschmerzen], Metamizol [viszerale Schmerzen], Antidepressiva [neuropathische Schmerzen], Nervenblockaden [lokalisierte Schmerzen: z.B. Interkostalblockade bei Beschwerden durch Thoraxdrainagen])?

5. Schritt Kritische Beurteilung des Allgemeinzustandes: Ist eine Steigerung

der Dosis oder der Einsatz zusätzlicher Therapieverfahren im Hinblick auf den allgemeinen klinischen Zustand des Patienten vertretbar (Interaktionen mit anderen Pharmaka, Risikofaktoren)?

6. Schritt Erst nach Durchlauf aller vorherigen Schritte darf eine Erhöhung der Dosis oder ein Wechsel des Analgesieverfahrens erfolgen.

Bei auffällig hohem und klinisch nicht nachvollziehbarem Analgetikabedarf ist die psychische Situation des Patienten detailliert zu evaluieren. Auch ist anamnestisch oder mittels Urintoxikologie nach einem Medikamentenabusus (Benzodiazepine, Opioide, Drogen) zu fahnden. Typisch sind hohe Schmerzscores bei hohem Opioidverbrauch (PCA: Limitalarm) ohne Nebenwirkungen (Opiattoleranz).

8.6 Organisation der postoperativen Schmerztherapie

Organisatorische Probleme sind eine der Hauptursachen für die derzeit noch bestehenden Defizite bei der Versorgung von Patienten mit akuten postoperativen Schmerzen. Hier sind andere Organisationsformen gefragt, die unter anderem neue Formen einer interdisziplinären Zusammenarbeit zwischen Operateur und Anästhesisten auch außerhalb des Operationssaals beinhalten. Gleichzeitig soll das Pflegepersonal in die Konzepte der perioperativen Schmerztherapie eingebunden bleiben. Als ein erster Schritt in diese Richtung wurden 1992 von den Berufsverbänden der deutschen Anästhesisten und der deutschen Chirurgen mögliche Organisationsformen in einer Vereinbarung zusammengestellt [12]:

- konsiliarische Hinzuziehung des Anästhesiologen im Einzelfall
- Übertragung der Schmerztherapie für einzelne Patienten, bei denen spezielle Methoden eingesetzt werden
- Übertragung der gesamten postoperativen Schmerztherapie auf den Anästhesiologen
- (als derzeit erstrebenswerteste Option) Einrichtung eines (möglichst interdisziplinären) Akutschmerzdienstes, der die Therapieführung für Patienten mit besonderen Analgesieverfahren (PCA, Regionalanalgesieverfahren) auf den allgemeinen Pflegestationen übernimmt und als Konsiliardienst für Problemfälle rund um die Uhr zur Verfügung steht

Eine Verbesserung der Situation der postoperativen Schmerztherapie kann jedoch auch schon mit kleineren Schritten erreicht werden.

> Erster wichtiger Schritt in diese Richtung ist die Einführung einer Schmerzmessung mit Dokumentation der Schmerzscores in der Krankenkurve.

Darauf basierend können dann Interventionsgrenzen festgelegt werden sowie Therapierichtlinien und Vorgehensweisen für die Therapie auf allgemeinen Pflegestationen formuliert werden (Beispiel in Abb. A.8-5). Will man neue Verfahren auch auf allgemeinen Pflegestationen einsetzen, so hat es sich bewährt, diese zunächst nur auf einer einzigen Station nach intensiver Unterweisung des Pflegepersonals einzuführen. Erst dann sollten solche Neuerungen schrittweise auf alle operativen Stationen ausgedehnt werden [3].

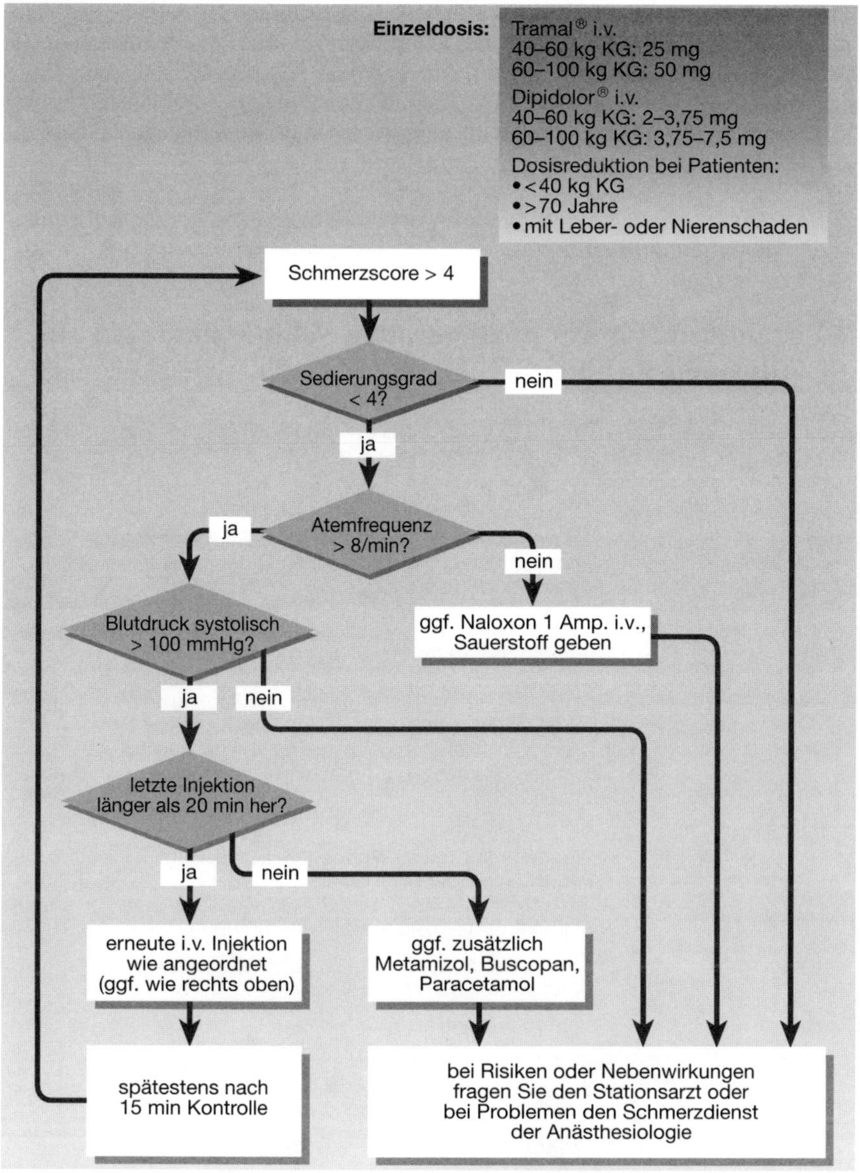

Abbildung A.8-5 Beispiel für einen Algorithmus zur intravenösen Schmerztherapie mit Opioiden durch das Pflegepersonal (Akutschmerzdienst der Klinik für Anästhesiologie und Operative Intensivmedizin der Christian-Albrechts-Universität zu Kiel).
Schmerzscore: 0 = kein Schmerz bis 10 = unerträglicher Schmerz.
Sedierungsscore: 0 = voll alert, 1 = etwas beeinträchtigt, 2 = schläfrig, 3 = leicht erweckbar, 4 = schwer erweckbar, 5 = nicht erweckbar.

Da organisatorische Probleme zu den Hauptursachen der derzeitigen Mängel zählen, darf man sich gerade von einer Verbesserung der organisatorischen Rahmenbedingungen besondere Fortschritte erhoffen. Dazu gehören auch Ausbildungs- und Fortbildungsmaßnahmen, also als elementarste Maßnahme die Lehre der postoperativen Schmerztherapie im Rahmen der akademischen Ausbildung wie auch im Rahmen der Krankenpflegeschulen [11].

Insbesondere die Einrichtung von Akutschmerzdiensten hat die Effizienz und die Sicherheit der perioperativen Schmerztherapie verbessert [7, 8, 10, 11].

8.7 Standards für die postoperative Schmerztherapie auf Allgemeinstation

Beispiele für Standards für die postoperative Schmerztherapie auf allgemeinen Pflegestationen geben die Tabellen A.8-3 bis A.8-5.

Tabelle A.8-3 Analgesie für verschiedene Indikationen (Beispiele; gemeinsame Richtlinien der Klinik für Anästhesiologie und Operative Intensivmedizin und der Klinik für Allgemein- und Thoraxchirurgie der Christian-Albrechts-Universität zu Kiel).

Eingriff	Analgesieempfehlung
Laparotomie	– Tramadol: initial als Bolus, gefolgt von kontinuierlicher Infusion – bei starken Schmerzen initial Piritramid als Bolus – ggf. adjuvant Metamizol, Paracetamol oder Butylscopolamin – wenn nicht ausreichend: Anästhesiologen hinzuziehen (Epiduralkatheter, PCA)
Thorakotomie	– wie bei Laparotomie – bei lokalisierten Schmerzen: Interkostalblockaden (5 ml Bupivacain 0,5% pro Segment) – wenn nicht ausreichend: Anästhesiologen hinzuziehen (Interpleuralkatheter, Epiduralkatheter, PCA, TENS)
Herniotomie	– Ilioinguinalblock (0,25 ml/kg KG Bupivacain 0,5%) – Tramadol, periphere Analgetika
Strumaresektion	– periphere Analgetika, Tramadol
Osteotomie	– Metamizol, ASS, ggf. Kombination mit Tramadol – wenn nicht ausreichend: Anästhesiologen hinzuziehen (z.B. bei schmerzhafter Übungsbehandlung Epiduralkatheter, PCA)
Hüftchirurgie	– Drei-in-Eins-Block, sonst wie Osteotomie
Cholezystektomie	– Butylscopolamin, Metamizol, Tramadol
Amputationen	– Anästhesiologen präoperativ hinzuziehen (kontinuierliche Epidural- oder Plexusanalgesie zur Phantomschmerzprophylaxe!) – periphere Analgetika, Tramadol – wenn nicht ausreichend: Anästhesiologen hinzuziehen (Epiduralkatheter, PCA, Calcitonin, TENS, Antidepressiva, Antikonvulsiva)

Tabelle A.8-4 Dosierung der Medikamente (gemeinsame Richtlinien der Klinik für Anästhesiologie und Operative Intensivmedizin und der Klinik für Allgemein- und Thoraxchirurgie der Christian-Albrechts-Universität zu Kiel).

Substanz	Dosierung
Tramadol	– oral: 50–100 mg (20–40 Trpf.) alle 4 h – i.v.: 25–50 mg als Bolus, ggf. nach 15 min wiederholen – Dauerinfusion: 300–600 mg/24 h
Piritramid	– i.v.: 3,75–7,5 mg (0,5–1 ml), ggf. nach 10 min wiederholen
Metamizol	– oral: 0,5–1g (1–2 Tbl.) alle 4 h – i.v.: 0,5–1 g (1–2 ml) als Bolus, bei Koliken bis 2 g – Dauerinfusion: 4–6 g/24 h
ASS	– oral: 0,5–1 g (1–2 Tbl.) alle 4 h – i.v.: 0,5–1 g als Kurzinfusion – Dauerinfusion: 4–6 g/24 h
Butylscopolamin	– rektal: 10–20 mg (1–2 Supp.) – i.v.: 20–40 mg als Bolus
Paracetamol	– oral, rektal: 0,5–1 g (Tabl., Supp.) alle 4 h

Tabelle A.8-5 Stufenplan der postoperativen Schmerztherapie (gemeinsame Richtlinien der Klinik für Anästhesiologie und Operative Intensivmedizin und der Klinik für Allgemein- und Thoraxchirurgie der Christian-Albrechts-Universität zu Kiel).

Orale Therapie	
1. Stufe	Tramadol Trpf. 50–100 mg, ggf. alle 4 h
2. Stufe	Metamizol Trpf. 0,5–1 g, ggf. alle 4 h
3. Stufe	Kombination von Stufe 1 und 2
4. Stufe	Wechsel auf parenterale Therapie, ggf. Akutschmerzdienst hinzuziehen
i.v. Therapie	
initial 25–50 mg Tramadol als Bolus, ggf. wiederholen, bis ausreichende Analgesie, ggf. danach:	
1. Stufe	Tramadolinfusion 400–600 mg/24 h
2. Stufe	1. Stufe + 4–6 g/24 h Metamizol
3. Stufe	Wechsel auf andere Verfahren, ggf. Akutschmerzdienst hinzuziehen

Literatur

1. Bach, S. E., T. L. Noreng, N. U. Tjellden: Phantom limb pain in amputees during the first 12 months following limb amputation, after preoperative lumbar epidural block. Pain 33 (1988), 297–301.
2. Basler, H. D., C. Franz, B. Kröner-Herwig, H. P. Rehfisch, H. Seemann (Hrsg.): Psychologische Schmerztherapie. Springer, Berlin 1993.

3. Gould T. H., D. L. Crosby, M. Harmer et al.: Policy for controlling pain after surgery: effect of sequential changes in management. Brit. med. J. 305 (1992), 1187–1193.
4. Keeser, W., E. Pöppel, P. Mitterhusen (Hrsg.): Schmerz. Urban & Schwarzenberg, München 1982.
5. Lehmann, K. A. (Hrsg.): Der postoperative Schmerz. Springer, Berlin 1994.
6. Maier, C., J. Wawersik, H. Wulf: Ergebnis einer Fragebogenerhebung zur Praxis und Organisation der postoperativen Periduralanalgesie an 461 Fachabteilungen für Anaesthesiologie. Reg. Anaesth. 14 (1991), 61–69.
7. Rawal, R., L. Berggren: Organization of acute pain services: a low cost model. Pain 57 (1994), 117–123.
8. Royal College of Surgeons of England and The College of Anaesthetists: Report of the working party on pain after surgery. 1990.
9. Uhlenbruck, W.: Die Rechtspflicht des Arztes zu ausreichender postoperativer Schmerztherapie. In: Lehmann, K. (Hrsg.): Der postoperative Schmerz. Springer, Berlin–Heidelberg–New York 1994.
10. U.S. Department of Health and Human Services: Acute Pain Management – Clinical Practical Guideline. Agency for Health Care Policy and Research 1992.
11. Wulf, H., C. Maier: Postoperative Schmerztherapie auf allgemeinen Krankenpflegestationen – Praxis und Organisation eines anästhesiologischen Postoperativen Schmerzdienstes (APS). Schmerz 8 (1994), 111–118.
12. Vereinbarungen zur Organisation der postoperativen Schmerztherapie des BDA und BDC. Anästh. Intensivmed. 34 (1993), 28–32.

B Methoden

B.1 Medikamentöse Schmerztherapie

1.1 Analgetika

C. MAIER

Allgemeine Behandlungsaspekte

Analgetika, die wichtigste Substanzgruppe in der Schmerztherapie, dienen der Symptomkontrolle, d.h. sie sind nicht kurativ oder kausal wirksam. Eine Ausnahme hiervon ist die Behandlung inflammatorisch induzierter Schmerzen wie bei Rheuma. Die Wahl der Substanz und der Applikationsform hängt von der voraussichtlichen Dauer der Therapie ab, von der Schmerzart und -intensität sowie dem Vorliegen allgemeiner oder spezieller Risiken bei bestimmten Begleiterkrankungen oder -medikationen.

Die folgenden Abschnitte konzentrieren sich auf die Analgetikatherapie chronischer Schmerzen. Besonderheiten in der Akutbehandlung und bei einzelnen Schmerzsyndromen, speziell beim Tumorschmerz, werden in den Kapiteln des Abschnitts A behandelt. Einige Regeln haben jedoch für alle Indikationen Gültigkeit:

*1. Man verschreibe nur **wirksame** Analgetika in adäquater Dosis*

Diese nur scheinbar triviale Regel wird, wie schon die Umsatzstatistiken von Präparaten mit Dosierungen unterhalb der Wirkgrenze belegen, oft nicht befolgt. Statt bei Unwirksamkeit von einem Präparat zu einem zweiten oder von einer Substanzgruppe zu einer höher potenten zu wechseln, wird vielfach schematisch an einem Präparat festgehalten.

> Ein nicht ausreichend wirksames Analgetikum ist, falls möglich, höher zu dosieren oder durch ein potenteres zu ersetzen.

Wenn, bisweilen im Gegensatz zu den Lehrbüchern der Pharmakologie, ein Mittel statt der erwarteten sechs nur zwei Stunden wirkt, ist entweder die Dosis zu erhöhen oder das Applikationsintervall zu verkürzen.

Dieses gilt nicht, wenn bei noch unwirksamer Dosis trotz adäquater Gegenmaßnahmen Nebenwirkungen auftreten (z.B. Erbrechen unter Opioiden, gastritische Beschwerden unter Acetylsalicylsäure) oder toxikologisch-pharmakologische Gesichtspunkte eine höhere Dosierung verbieten (z.B. bei Paracetamol, aber nur selten bei Opioiden).

2. Ein nicht ausreichend wirksames Analgetikum ist abzusetzen
Sofern trotz Einhaltung der unten genannten Regeln keine ausreichende Analgesie erreicht werden kann, ist das Analgetikum abzusetzen oder im Rahmen eines Stufenplans, für den in vorherigen Kapiteln Beispiele genannt wurden (s. Teil A), durch ein potenteres oder besser verträgliches Mittel zu ersetzen. Bleiben auch höher potente oder Ausweichmedikamente wirkungslos, dann sind die Schmerzen als nichtsensitiv für die in Frage kommenden Schmerzmittel einzustufen.

- In diesem Fall sind alle Analgetika abzusetzen.

Auch unwirksame Medikamente haben Nebenwirkungen, eine Fortsetzung der Behandlung bei unzureichender Wirkung ist nicht indiziert.

3. Die analgetische Effektivität ist anhand der Patientenangaben zu kontrollieren
Ohne Prüfung der Wirksamkeit ist die Verabreichung von Analgetika ein Behandlungsfehler. Da der Schmerz das Zielkriterium der Therapie ist, muß er auch dokumentiert und quantifiziert werden. Hierfür existieren valide einfache Meßinstrumente (s. Kap. B.3.2), deren Einsatz und Bewertung jedem Arzt im Krankenhaus und in der Praxis zuzumuten sind. Hieraus lassen sich die individuell effektive Dosis und das angepaßte Applikationsintervall ermitteln, wobei natürlich die pharmakologisch und toxikologisch vorgegebenen Grenzen zu beachten sind. Schematische Verordnungen („3×1“) sind, wenn überhaupt, nur bei unkomplizierten Schmerzzuständen sinnvoll.

4. Bei chronischen Schmerzen ist das Ziel der Therapie eine Schmerzprophylaxe
Zumindest bei den Patienten mit chronischen oder tumorbedingten Schmerzen sind diese in der Regel dauerhaft vorhanden. Daher ist eine prophylaktische Therapie möglich, d.h. die Dosis und das Applikationsintervall werden anhand der Patientenangaben so gewählt, daß die nächste Medikamenteneinnahme erfolgt, bevor wieder ein starker Schmerz auftritt. So kann am besten der auch suchtfördernde Circulus vitiosus von Schmerz, Angst und steigendem Analgetikabedarf vermieden werden. Es ist selbstverständlich, daß diese Regel bei intermittierenden Schmerzen oder Alltagsbeschwerden nicht in gleicher Weise gilt.

5. Bei dauerhaften Schmerzen sind Substanzen mit langer Wirkdauer oder retardierter Freisetzung vorzuziehen
Durch Retardpräparate, z.B. von Tramadol oder Morphin, werden die Nachteile subtoxischer Spitzenspiegel vermieden. Zentralnervöse Nebenwirkungen treten

seltener auf. Langwirksame Substanzen gewährleisten zudem ein ausreichend niedriges Schmerzniveau auch für die Nachtzeit. Der Patient muß nicht geweckt werden und wacht dennoch morgens nicht mit Schmerzen auf.

6. Für jedes Analgetikum ist die geringste, noch ausreichend wirksame Dosis anzustreben
Viele Nebenwirkungen sind dosisabhängig. Eine Dosisreduktion kann erreicht werden durch sinnvolle Kombinationen mehrerer Analgetika (z.B. Opioid und Metamizol), mit Koanalgetika (Antidepressiva, -konvulsiva, s. Kap. B.1.2 und B.1.3) oder bei gesicherter Therapieresistenz (s. S. 330) durch regionale (z.B. rückenmarksnahe) Applikationsformen (s. Kap. B.2.2.9).

7. Bei gleicher analgetischer Wirkung ist die Substanz (oder die Substanzkombination) mit dem geringsten Risiko und der besseren Verträglichkeit vorzuziehen
Für die Behandlung von Tumorschmerzen hat sich das von der WHO empfohlene Stufenschema (Stufe I: Nichtopioide, Stufe II: mittelpotente und Stufe III: hochpotente Opioide, evtl. kombiniert mit Koanalgetika) durchgesetzt, das mit gewissen Einschränkungen auch bei anderen chronischen Schmerzen Anwendung finden kann. Sofern sie ausreichend wirksam sind, haben die Medikamente der Stufe I Vorteile, z.B. hinsichtlich bestimmter zentralnervöser Nebenwirkungen. Bei einer Langzeittherapie und einer Reihe von besonderen Konstellationen kann sich das Nutzen-Risiko-Verhältnis durchaus anders darstellen, da bestimmte Risiken unter Acetylsalicylsäure oder nichtsteroidalen Antiphlogistika (NSAID) steigen, je länger die Therapie erforderlich ist. Bei einigen Konstellationen, z.B. einer bekannten Ulkusanamnese, wird man schon primär statt eines Antiphlogistikums ein Opioid bevorzugen, auch dann, wenn z.B. die Intensität oder Art der Schmerzen primär für die Gabe eines Nichtopioids sprechen.

Der Grundsatz, bei gleicher Wirksamkeit das nebenwirkungsärmste Verfahren vorzuziehen, bestimmt natürlich auch die Wahl der Applikationsform (oral, parenteral, regional). Für eine orale Therapie spricht immer, daß der Patient hierbei am geringsten an ärztliche Hilfe angebunden bleibt. Eine orale Therapie ist in der Regel auch risikoärmer, schon deshalb wird man erst nach ihrem Versagen auf systemische oder regionale Applikationsformen (Pumpsysteme, rückenmarksnahe Verfahren usw.) zurückgreifen. Dieser Stufenplan darf nicht umgangen werden, nur weil ein Zentrum auf letztere Verfahren spezialisiert ist.

8. Auch Nebenwirkungen sind regelmäßig zu dokumentieren und, falls möglich, zu therapieren
Bei einer Dauertherapie müssen Nebenwirkungen durch klinische und laborchemische Untersuchungen (Tab. B.1-1) möglichst früh erfaßt werden. Potentiell gesundheitsgefährdende Nebenwirkungen erfordern selbstverständlich in der Regel den sofortigen Abbruch der Medikation oder den Wechsel auf ein anderes Medikament. Einige Nebenwirkungen (z.B. die Obstipation unter Opioiden) können durch eine prophylaktische Therapie (hier: Laxanzien) verhindert oder

Tabelle B.1-1 Kontrollen und Untersuchungen zur Erfassung von Nebenwirkungen der Analgetika.

Substanz	Klinische Erhebung/ Befragung	Laboruntersuchungen	Zusatzuntersuchungen bei manifesten Symptomen
Paracetamol	Inspektion der Haut, gastrointestinale Symptome, Schwitzen, allergische Reaktion	Nierenwerte (zu Beginn, später bei sonst Gesunden jährlich)	bei V.a. Überdosierung: Leberwerte, Quick, Thrombozyten, Sonographie
Metamizol	wie bei Paracetamol	Blutbild (zu Beginn, später dreimonatlich)	
Acetylsalicylsäure, Diflunisal	wie bei Paracetamol, besonders auch auf gastritische Symptome (Oberbauchschmerz) achten, Anämie	Blutbild, Thrombozyten, Nierenwerte	bei Oberbauchschmerz u. anderen Hinweisen auf mögliches Ulkus: Gastroskopie, evtl. Heliobacteruntersuchung
NSAID	wie Acetylsalicylsäure, Nierenfunktionsstörung (Ödeme, Urinmenge)	Blut- und Differentialblutbild, Thrombozyten, Nieren- und Leberwerte, Urinstatus	wie bei Acetylsalicylsäure
Opioide	Vigilanz, Atemfrequenz, zerebrale Funktion, Schlafstörung, Nieren-, Darm- und Blasenfunktion	keine speziellen Untersuchungen erforderlich (evtl. Nierenwerte bei Verdacht), Urinuntersuchung zur Complianceprüfung (s. Text)	Blutgasanalyse bei V.a. Überdosierung

zumindest abgemildert werden. Andere, wie die Übelkeit unter Morphin, erfordern im Fall ihres Auftretens eine Behandlung, die oft nur passager erforderlich ist. In anderen Fällen kann der Wechsel der Substanz oder eine Dosisreduktion (s. o.) zum Verschwinden der Nebenwirkungen führen.

9. Eine Analgetikatherapie ist dauerhaft zu überwachen
Auch für die Verlaufskontrolle gelten die vorgenannten Regeln. Die Effektivität, aber auch die Intensität möglicher Nebenwirkungen sind in regelmäßigen Abständen zu dokumentieren. Durch entsprechende standardisierte Erhebungsinstrumente können Nutzen (= Schmerzlinderung) und Schaden (= unerwünschte Begleiteffekte) abgewogen werden. Hilfreich bei der Abwägung ist auch der Einsatz von Instrumenten, die die Lebensqualität oder die schmerzassoziierte Beeinträchtigung verschiedener Lebensbereiche erfassen.

Bei Patienten mit chronischen Schmerzen ist leider oft zu beobachten, daß die Analgesie abnimmt, während psychische oder somatischen Begleiteffekte an Intensität zunehmen. Hier muß das Konzept nach den vorgestellten Regeln überdacht werden, sofern nicht eine Progression der Grunderkrankung den erhöhten Bedarf erklärt.

10. Die Indikation für eine Fortsetzung der Therapie ist regelmäßig zu überprüfen

Bei jeder Langzeittherapie sollte in angemessenen Abständen geprüft werden, ob Analgetika generell weiter erforderlich sind oder ob zumindest die zunächst notwendige Dosis gesenkt werden kann. Eine wirksame Analgesie kann sich positiv auf die psychische oder die körperliche Belastbarkeit mit konsekutiver Verbesserung von Muskelverspannungen auswirken, so daß sich einige Schmerzen verringern. Bei einigen Krankheiten treten Remissionen auf (Osteoporose, Multiple Sklerose), in anderen Fällen kann wiederum das Fortschreiten der Erkrankung, z.B. durch Ausfall von sensiblen Nervenfasern, einen Rückgang der Beschwerden (Neuropathien, Malignom) induzieren.

1.1.1 Nichtopioidanalgetika

Paracetamol, Metamizol, Acetylsalicylsäure (ASS) und die verschiedenen nichtsteroidalen Antiphlogistika (NSAID) sind die am häufigsten eingesetzten Analgetika (s. Tab. B.1-1). Bezüglich der pharmakologischen Klassifikation sei auf Lehrbücher der Pharmakologie verwiesen.

Der Oberbegriff „Nichtopioidanalgetika“ ist unglücklich, spiegelt jedoch den Umstand wider, daß der Wirkmechanismus der meisten Substanzen dieser Gruppe nur teilweise bekannt ist. Frühere Einteilungen in „periphere“ und „zentral“ wirksame Analgetika haben nach neueren Forschungsergebnissen ihre Berechtigung verloren. Nahezu alle Nichtopioide, insbesondere Paracetamol und Metamizol, haben zentralnervöse Effekte, andererseits können Opioide auch an peripheren Rezeptoren wirken.

Paracetamol

Paracetamol ist in verschiedenen Applikationsformen (Tabletten, Saft, Suppositorien) bei Kindern und vielen „blanden“ Schmerzen auch bei Erwachsenen Mittel der ersten Wahl (Tab. B.1-2). Die antiphlogistische Wirkung ist aber gering.

Für die Behandlung schwerer Schmerzen, gleich welcher Genese, hat Paracetamol nur einen geringen Wert. In einer Reihe placebokontrollierter Studien bei Schmerzen mittlerer Intensität (Kopf- und Rheumaschmerz, Migräne, Dysmenorrhö) erwies sich Paracetamol nur teilweise einem Placebo überlegen, war in den meisten Studien jedoch Metamizol und NSAID unterlegen. Es ist somit sicher zwar kein Placebo, wohl aber ein schwaches Analgetikum. Sein antipyretischer Effekt ist oft nützlich, kann aber auch, z.B. bei Tumorschmerz, zu unerträglichem Schwitzen führen.

Tabelle B.1-2 Nichtopioidanalgetika (für die Schmerztherapie relevante Auswahl [für spezielle Indikationen vgl. Kap. A.3.2, A.6 und A.8], Handelsnamen sind nur Beispiele ohne Empfehlungscharakter).

Substanz	Halbwertszeit (h)	Orale Einzel-/ Tagesdosis (mg)	Indikationen	Kontraindikationen	Bemerkungen
Paracetamol (ben-u-ron®)	1,5–2,5 (Zunahme bei Überdosierung, Leberinsuffizienz)	500–1000/ 4000–5000	geringe/mittlere akute u. chronische Schmerzen v.a. bei Kindern und Schwangeren, Beschwerden bei Infektion, bei Kontraindikationen für sonstige Analgetika	Leberschädigung	in Studien bei starken Schmerzen Placebo nicht immer überlegen
Metamizol (Novalgin®)	2–4 (Zunahme bei Leberinsuffizienz, Alter)	500–1000/6000*	Nichtopioid der 1. Wahl bei Tumorschmerz (Stufe I WHO, adjuvant auch II/III [vgl. Kap. A.6]), postoperativ (v.a. nach abdominellen Eingriffen opiatsparend), Koliken jeder Art, diversen chronischen Schmerzen (Rücken-, Abdominalschmerz, Neuropathie)	Allergie, Analgetika-asthma (Cave: Allergiker, Kreuz-reaktion); Cave: bei Neutropenie	Cave: rasche i.v. Gabe (besser Kurzinfusion), Risiken bei Langzeitgabe niedriger als bei ASS/NSAID
Acetylsalicylsäure (Aspirin®)	2,5–4,5 (Zunahme bei Überdosierung, Leber-, Niereninsuffizienz)	500–1000/ 2500–3000	Alternative zu Metamizol bei Tumor- (s. Kap. A.6) und Operationsschmerz (s. Kap. A.8), Migräne (s. Kap. A.1.1) und anderem Kopfschmerz (s. Kap. A.1), diversen akuten Schmerzzuständen	Kinder, bekannte Ulkusanamnese, Nierenerkrankung, Analgetikaasthma	Langzeitgabe: Ulkusrisiko 4fach erhöht, daher an Ulkusprophylaxe denken (Misoprostol [Cytotec®])
Diflunisal (Fluniget®)	9–13 (Zunahme bei Niereninsuffizienz)	250–500/1000	wie Acetylsalicylsäure (chronische Schmerzen, perioperativ), aber nur oral möglich	wie ASS	wie Acetylsalicylsäure (nur wenige Daten bekannt)

Substanz	Halbwertszeit (h)	Orale Einzel-/ Tagesdosis (mg)	Indikationen	Kontraindikationen	Bemerkungen
NSAID					
Ibuprofen	1,5–2,5	400–600/2400	akute u. chronische Schmerzen mit entzündlicher Komponente, rheumatoide Erkrankungen, Tendopathien, Lebermetastasen, perioperativ bei Knochen- und Weichteileingriffen	Ulkusanamnese, Nierenerkrankung, Analgetikaasthma, postoperative Hypotonie, Volumenmangel	geringstes Komplikationsrisiko unter den NSAID (Ulkusrisiko: 1,1), analgetischer Effekt geringer
Diclofenac (Voltaren®)	1–2 (klinisch länger) (Zunahme bei Niereninsuffizienz)	50–100/150	wie Ibuprofen	wie Ibuprofen	häufigstes angewandtes NSAID, mittleres Komplikationsrisiko (Ulkusrisiko: 3,6), Gefahr der Anaphylaxie nach parenteraler Gabe (1 h Nachbeobachtung obligatorisch!), Ulkusprophylaxe sinnvoll, Cave: Medikamenteninteraktionen (u.a. Antidiabetika, -hypertonika, Digoxin, bestimmte Diuretika)

Tabelle B.1-2 Fortsetzung

Substanz	Halbwertszeit (h)	Orale Einzel-/Tagesdosis (mg)	Indikationen	Kontraindikationen	Bemerkungen
Naproxen (Proxen®)	13–15 (Zunahme bei Leberinsuffizienz)	250/750	wie Ibuprofen	wie Ibuprofen	wie Diclofenac, nur kurzfristiger Einsatz sinnvoll, Komplikationsrate höher (z.B. Ulkusrisiko: 5,8)

* Die übliche Tagesdosis darf bei strenger Indikation (z.B. Tumorschmerz, akuter rheumatischer Schub, Koliken) u.U. überschritten werden. Ulkusrisiko (nach Langman et al. [19]): bereinigtes, gegenüber Kontrollen erhöhtes relatives Risiko eines blutendes Ulcus ventriculi oder duodeni nach bis zu dreimonatiger Einnahme.

Abgesehen von Leberschäden bei Überschreiten der Höchstdosis (5–6 g beim Erwachsenen) und allergisch-kutanen Reaktionen sind bei einer Monotherapie kaum gravierende **Nebenwirkungen** bekannt. Es liegen jedoch Hinweise dafür vor, daß Paracetamol, zumindest in Kombination mit anderen Analgetika, eine schwache ulkogene und nephrotoxische Wirkung haben soll, die aber sicher geringer ist als z.B. die der NSAID.

Metamizol

Wie Paracetamol hemmen auch die Pyrazolonderivate, speziell das Metamizol, kaum die Prostaglandinsynthese. Sie sind demnach nicht als Antiphlogistika einsetzbar. Jüngere Untersuchungen belegen antinozizeptive Effekte auch auf spinaler und supraspinaler Ebene. Die antipyretische Wirkung ist vergleichbar der des Paracetamols. Zusätzlich senkt Metamizol den Tonus der glatten Muskulatur, speziell auch im Ureter und im Gallengang. Daher ist diese Substanz Mittel der Wahl bei kolikartigen Schmerzen. Metamizol hebt sich hierdurch vorteilhaft von Opioiden ab, die eher spasmogen wirken.

Metamizol erwies sich in nahezu allen kontrollierten Studien, in denen aber überwiegend **akute** Schmerzen untersucht wurden, als einem Placebo deutlich überlegen.

Es wirkte in den meisten Fällen stärker analgetisch als Paracetamol und gleich gut oder sogar besser als Opioide wie Tramadol oder Pethidin.

Im postoperativen Bereich ließ sich der stärkste opiatsparende Effekt nach Abdominaleingriffen mit Beteiligung von Hohlorganen nachweisen, während bei Weichteil- und Knocheneingriffen NSAID effektiver waren.

Nur wenige Studien liegen bemerkenswerterweise zur **langfristigen** Wirksamkeit vor. Dennoch wird Metamizol, auch wegen seines günstigen Nebenwirkungsprofils, in den meisten Zentren als Mittel der ersten Wahl sowohl beim Tumorschmerz (Stufe I WHO oder in Kombination mit Stufe II/III) als auch bei nichttumorbedingten Schmerzen eingesetzt (s. Tab. B.1-2) Es ist das Ausweichmedikament der ersten Wahl bei Patienten mit Kontraindikationen für ASS oder NSAID.

Metamizol kann oral (Tabletten, Tropfen), rektal, subkutan, intramuskulär und intravenös (auch als Mischinfusion z.B. mit Tramadol) appliziert werden.

Bei oral/rektaler Gabe beträgt das Dosierungsintervall vier bis maximal sechs Stunden. Hierbei sollte bei Dauerschmerzen eine Tagesdosis von 4 bis 6 g nicht **unterschritten** werden.

Diese obere Grenze, die zumindest bei Tumorpatienten von vielen Klinikern längst ohne erkennbare Nebenwirkung überschritten wird, ist nicht wie beim Paracetamol durch eine akute Leber- oder Organtoxizität begründet.

Gravierende **Nebenwirkungen** sind bei oraler oder rektaler Anwendung selten. Bei rascher i.v. Gabe kann durch Freisetzung von Schockfragmenten und durch die Abnahme des Tonus der Gefäßmuskulatur ein gravierender Blutdruckabfall oder sogar Schock auftreten, der tödlich verlaufen kann. Daher sind bei starken akuten

Schmerzen heute Kurzinfusionen obligatorisch. Metamizol kann, wie viele andere Analgetika auch, sehr selten zu einer Agranulozytose führen. Die Applikation für mehrere Tage erhöht das Risiko um den Faktor 20, wobei jedoch von einer normalen Inzidenz von maximal fünf Fällen pro eine Million Erwachsene pro Jahr ausgegangen werden muß. Daß dem Metamizol hierbei ein besonders hohes Risiko zukommt, wird heute verneint. Zu erwähnen sind jedoch, wie beim Paracetamol, die seltenen, allerdings sehr schwer verlaufenden Hauterkrankungen (Lyell-Syndrom). Pseudoallergische Reaktionen betreffen vor allem Patienten mit chronisch entzündlichen Veränderungen der Schleimhäute (z.B. Asthma bronchiale, Neurodermitis), bei denen durch alle Nichtopioide, speziell auch ASS und NSAID (s. u.), ein sogenanntes Analgetikaasthma induziert werden kann.

Arzneimittelinteraktionen sind, bis auf eine mögliche Wirkverstärkung von Dicumarolen, nicht bekannt.

Die Dauertherapie wird leider sowohl bei Tumorpatienten wie bei anderen chronisch Schmerzkranken häufig limitiert durch zwar ungefährliche, subjektiv jedoch unangenehme Nebenwirkungen, die überwiegend den Gastrointestinaltrakt betreffen (Übelkeit, Erbrechen, pseudogastritische Symptome). Gerade Tumorpatienten empfinden das starke Schwitzen als unangenehm und belastend.

Acetylsalicylsäure, nichtsteroidale Antiphlogistika

Diese Gruppe stellt sowohl von der Anzahl der Substanzen als auch vom Umfang der Anwendung die größte Klasse der Analgetika dar.

Auch ihr Wirkmechanismus ist nicht vollständig aufgeklärt bzw. beschränkt sich auf die Kenntnis der antiphlogistischen Wirkkomponente. Acetylsalicylsäure (ASS) und nichtsteroidale Antiphlogistika (NSAID) sind in unterschiedlichem Maß in der Lage, die Bildung von Prostaglandin zu unterdrücken. Sie werden daher auch als Cyclooxygenasehemmer bezeichnet. Prostaglandine sensibilisieren, z.B. bei Infektionen, die Nozizeptoren oder aktivieren normalerweise inaktive Nozisensoren. Sie sind mit anderen Mediatoren an der Entstehung der klassischen Symptome jeder Entzündung beteiligt. Die Unterdrückung der Prostaglandinsynthese führt hier über die Hemmung des Entzündungsprozesses zur Schmerzreduktion. Bei einigen Schmerzformen (Rheumaschmerz, Arthrosen, z.T. postoperative Wundschmerzen) sind diese Analgetika somit kausal wirksam. Offensichtlich ist jedoch für einen Teil dieser Substanzen (insbesondere für ASS) dieser Wirkeffekt nur eine Teilkomponente. Zentralnervöse, insbesondere auch spinale Effekte sind seit längerem tierexperimentell und auch in der klinischen Anwendung nachgewiesen.

Mit Ausnahme von ASS können die NSAID nur enteral (Tabletten, Suppositorien) oder intramuskulär verabreicht werden.

Die **Hauptindikation** für NSAID und ASS sind inflammatorisch (mit-)ausgelöste Schmerzzustände (s. Tab. B.1-2). Hierzu zählen neben allen rheumatoiden Schmerzzuständen auch andere mit Beteiligung von Muskeln, Sehnenansätzen, Gelenken oder Knochensystem. Besonders ASS wird auch zur Akutbehandlung der Migräne (hier auch intravenös) sowie, zumeist als Selbstmedikation, zur

Kupierung banaler, kurzfristiger Schmerzen unterschiedlicher Genese eingesetzt. Ein ähnliches Indikationsspektrum hat auch Ibuprofen, das im Vergleich zu anderen NSAID zwar schwächer wirksam ist, aber ein geringeres Nebenwirkungsrisiko aufweist.

Aber auch bei dieser Substanz können alle für die NSAID typischen (s.u.), im Einzelfall sogar lebensbedrohlichen Gefahren auftreten, besonders bei Einsatz höherer Dosierungen.

Die Hemmung der Prostaglandinsynthese erklärt auch die meisten substanzspezifischen **Nebenwirkungen** dieser Gruppe. Das relative Risiko eines Magen- oder Duodenalulkus ist bei den einzelnen Substanzen unterschiedlich (s. Tab. B.1-2), ohne daß es bisher gelungen ist, ein nebenwirkungsfreies Präparat zu entwickeln. Grundsätzlich hat es bei chronischen Schmerzen keinen Vorteil, besonders lange im Organismus verweilende NSAID vom Typ des Phenylbutazons einzusetzen, da deren Komplikationsrate vergleichsweise hoch ist. Das Risiko steigt bei allen Substanzen mit der Dosis und der Dauer der Behandlung. Es ist aber auch schon in jeder Dosierung nach wenigen Wochen höher als z.B. unter Paracetamol und Metamizol. Die Ulkusinzidenz kann durch Misoprostol (Cytotec®) verringert werden, das der alleinigen Gabe von H_2-Blockern überlegen ist.

NSAID sind die häufigste Ursache eines medikamentös induzierten akuten Nierenversagens (36% aller Fälle). Sie vermindern die renale Perfusion und können zu einer chronischen, seltener auch zur akuten interstitiellen Nephritis mit nephrotischem Syndrom führen. Symptome einer renalen Funktionsstörung sind Ödeme, Elektrolytstörungen (Hyperkaliämie) sowie eine Oligurie und Hämaturie. Ein erhöhtes Risiko für ein akutes Nierenversagen besteht bei einer Hypovolämie jeder Genese (z.B. postoperativ durch Nachblutung oder Dehydratation) sowie bei Patienten mit Herz-, Leberinsuffizienz und bei allen, auch geringfügigen, Nephropathien. Daher nimmt das Risiko bei älteren Patienten generell zu.

Eine medikamentöse Prävention der Nierenschädigung ist nicht bekannt, so daß eine kritische Indikationsstellung bei erhöhtem Risiko und ein regelmäßiges klinisches und laborchemisches Monitoring (s. Tab. B.1-1) unverzichtbar sind.

Wenn zur Behandlung chronischer Schmerzen dauerhaft hohe Dosen notwendig sind und kein kausaler Ansatz wie beim Rheumaschmerz, sondern „nur“ die Analgesie das Therapieziel darstellt, sollte geprüft werden, ob nicht Opioide der Stufe II/III indiziert sind.

Besonders hinzuweisen ist noch auf die vielfältigen Interaktionen von NSAID mit anderen Arzneimitteln, insbesondere mit oralen Antidiabetika, Antihypertensiva, Dicumarolen, Kortikosteroiden, Lithium, Digoxin und Diuretika. Lebensbedrohliche anaphylaktoide Schockreaktionen sind wiederholt nach parenteraler, z.B. intramuskulärer oder paravertebraler, Injektion beschrieben. Die Arzneimittelkommission der Deutschen Ärzteschaft hat daher schon 1992 dringend vor der, leider immer noch sehr verbreiteten, parenteralen Anwendung gewarnt und eine mindestens einstündige Nachbeobachtungszeit nach jeder NSAID-Injektion gefordert. Erwähnt sei auch die Möglichkeit einer lokalen Schädigung, die vor allem bei artifizieller perineuraler Injektion zu persistierenden Schäden führen kann.

Bei Patienten mit floridem oder anamnestisch gesichertem Ulkus, mit Gastritiden und Nephropathien sind NSAID kontraindiziert.

Flupirtin

Flupirtin ist eine seit wenigen Jahren verfügbare Substanz, über deren Wirkmechanismus (Opioideffekt, NMDA-Rezeptorhemmung, Stimulation noradrenerger Hemmsysteme) nach wie vor wenig Klarheit besteht.

Die Wirkstärke liegt in der Größenordnung der mittelpotenten Opioide vom Typ des Tramadols.

Bis auf die Cholestase bei Überdosierung sind bislang nur wenige **Nebenwirkungen** bekannt geworden.

Die therapeutische Dosierung liegt in einer Größenordnung von 400 bis 600 mg/d beim Erwachsenen.

Hauptvorteil dieser Substanz ist, daß es offensichtlich weder zu einer Histaminfreisetzung noch einer Prostaglandinhemmung kommt. Daher ist diese Substanz für Patienten besonders geeignet, bei denen aufgrund der oben genannten Kontraindikationen die Anwendung sonstiger Nichtopioide nicht oder nicht mehr indiziert ist. Die schwache muskelrelaxierende Wirkung, für die einige experimentelle Hinweise vorliegen, könnte bei Patienten mit muskulär (mit-) bedingten Schmerzen, z.B. beim unspezifischen Rückenschmerz, Vorteile bieten. Bisher wurde keine Berichte über psychische oder körperliche Abhängigkeit publiziert. Auch die Daten tierexperimenteller Studien sprechen gegen ein Suchtpotential.

1.1.2 Opioide

Opioide sind die potentesten Analgetika.

Sie wirken durch Bindung an Opioidrezeptoren im zentralen und peripheren Nervensystem und wahrscheinlich auch in peripheren Organen. Die endogenen Opioide (Betaendorphin, Met-, Lev-Enkephalin, Dynorphin) hemmen die Erregungsübertragung post- und präsynaptisch wahrscheinlich im Bereich des gesamten nozizeptiven Systems.

Da Opioide bei fast jeder Applikationsform an sämtliche Synapsen des nozizeptiven Systems gelangen, addieren sich ihre Wirkungen und Nebenwirkungen.

Da die Schmerzwahrnehmung, biologisch betrachtet, ein wichtiger Bestandteil des protektiven Gesamtsystems ist, wird verständlich, daß durch Opioide auch Schutzreaktionen des Organismus vor noxischen Reizen gedämpft werden. Die Hemmung der Atmung, die Abnahme der Vigilanz und die Erregung des Brechzentrums sind zentralnervöse Effekte, andere Nebenwirkungen (Hemmung der

Darmperistaltik) scheinen dagegen auch (oder überwiegend) auf einem peripheren Angriffsort zu beruhen (evtl. durch Anreicherung in der Darmmukosa).

Bei lokaler oder regionaler, z.B. rückenmarksnaher, Anwendung treten hohe Konzentrationen von Opioiden nur am jeweiligen Applikationsort auf, die systemischen Wirkungen sind dagegen geringer. Daher kann durch rückenmarksnahe Applikation auch in Fällen systemischer Morphinresistenz eine wirksame spinale Opioidanalgesie erreicht und dennoch die Morphindosis gesenkt werden. Folglich sind zentralnervöse und auch periphere Opiateffekte geringer, so daß bestimmte Nebenwirkungen (Obstipation) seltener auftreten.

Dennoch ist bei allen Applikationsformen stets eine systemische Wirkung nachweisbar, deren klinische Folgen unter anderem auch davon abhängen, ob bereits eine Vorschädigung (z.B. chronische respiratorische Insuffizienz) besteht oder ob gleichzeitig noch andere Begleitmedikamente, wie Psychopharmaka, Antihypertensiva, eingenommen werden, die die Vigilanz ebenfalls dämpfen.

Mittelpotente Opioide

Mittelpotente Opioide sind Substanzen vom Typ des Codeins oder Tramadols, die sich in Deutschland großer Beliebtheit erfreuen. Ihre Indikationen sind Schmerzen mittlerer Intensität (Tab. B.1-3). Ihre große Verbreitung erklärt sich nicht zuletzt durch den Umstand, daß sie nicht der Betäubungsmittelverordnung (s. Kap. C.2) unterliegen. Hiervon profitiert auch die Kombination von Tilidin und Naloxon, die eine dem Codein vergleichbare Wirkung hat, obgleich das Tilidin von der Wirkstärke her eher zu den hochpotenten Opioiden zählt.

Die überlegene analgetische Wirksamkeit im Vergleich zu Placebo und Nichtopioiden ist für alle Opioide der Stufe II (s. Tab. B.1-3) gesichert. Bei mittelstarker Schmerzintensität und ausreichend hoher Dosis kann mit diesen Substanzen ein dem Morphin vergleichbarer Effekt erzielt werden. Allerdings treten dann unvermeidlich auch ähnliche Nebenwirkungen auf.

Codein

Es erhebt sich deshalb die Frage, worin die speziellen Vorteile der Stufe-II-Opioide aus medizinischer Sicht liegen. Ihr Stellenwert auf der Stufenleiter der WHO erklärt sich wohl eher aus didaktischen und politischen Gründen, unter anderem ihrer Verfügbarkeit in Ländern der dritten Welt.

In der Therapie chronischer Schmerzsyndrome hat Codein eine abnehmende Bedeutung. Hierzu hat nicht zuletzt der Umstand geführt, daß unter Codein z.B. die Obstipation eher stärker ausfällt als unter Morphin. Ob der antitussive Effekt, wie vielerorts behauptet, tatsächlich unter Codein ausgeprägter ist, wurde wissenschaftlich nicht bewiesen.

Dihydrocodein

Dihydrocodein steht in Deutschland erst seit kürzerer Zeit zur Verfügung. Die analgetische Potenz ist höher als die von Codein. Es hat sich daher als orale Retardtablettenzubereitung bei mäßigen bis starken Schmerzen bewährt.

Tabelle B.1-3 Orale Opioide für die Therapie chronischer Schmerzen (Handelsnamen als Beispiele ohne Empfehlungscharakter).

Substanz	Halbwertszeit (h)	Applikationsintervall und orale Einzeldosis* bei Therapiebeginn (mg)	Umrechnungsfaktor der oralen aus der intravenösen Wirkdosis	Umrechnungsfaktor** (orales Morphin = 1)	Besonderheiten
WHO-Stufe II (mittelpotente Opioide)					
Dihydrocodein (DHC Mundipharma®)	8 –12 (Zunahme bei Niereninsuffizienz)	2–3 × 60–120	entfällt	4–5	langsame Anschlagzeit, heute nur selten empfohlen (wg. antitussiver Wirkung z.B. bei Bronchialkarzinom), ausgeprägte Obstipation
Tramadol retard (Tramal long®, Tramundin retard®)	8–12	2–3 × 100–200 (Grenzdosis: ca. 600 mg/d)	ca. 2–4	10–20	als Retardform trotz langsamen Wirkeintritts heute Mittel der 1. Wahl in Stufe II/WHO; gastrointestinale Symptome geringer als bei Morphin, zentralnervöse Symptome etwa gleich; bei starken Schmerzen oft unwirksam
Tilidin + Naloxon (Valoron® N)	2	6–8 × 50–100	entfällt	keine Daten vorhanden (ca. 3–4)	rascher Wirkeintritt, wenig gastrointestinale, überwiegend zentrale Symptome (Übelkeit, Schwindel, auch Euphorie); Abhängigkeitspotential oft unterschätzt; keine Vorteile bei Dauerschmerzen, aber bei Akut- und Durchbruchsschmerz, wegen Naloxonzusatz nicht mit anderen Opioidagonisten zu kombinieren

Tabelle B.1-3 Fortsetzung

Substanz	Halbwertszeit (h)	Applikationsintervall und orale Einzeldosis* bei Therapiebeginn (mg)	Umrechnungsfaktor der oralen aus der intravenösen Wirkdosis	Umrechnungsfaktor** (orales Morphin = 1)	Besonderheiten
WHO-Stufe III (hochpotente Opioide)					
Morphin retard (MST Mundipharma®)	(8–)12 (Zunahme bei Niereninsuffizienz, Alter)	2(–3) × 10–30	3(–4)	1	Retardformen heute Mittel der 1. Wahl in Stufe III, kurzwirksames Morphin nur als Zusatzmedikation bei primärer Einstellung auf Retardformen oder als „Notfallmedikament“ bei Schmerzspitzen; Morphinnebenwirkungen: s. Text
Buprenorphin (Temgesic®)		3(–4) × 0,2–0,4	1,2–1,4	0,013–0,015	sublinguale Aufnahme, geringere Inzidenz histamininduzierter Nebenwirkungen, evtl. auch weniger gastrointestinale Nebenwirkungen; kann bei Umstellung von Morphin Entzugssymptome auslösen (partieller Antagonismus)
Levomethadon (L-Polamidon®)	8–12 (Zunahme bei Überdosierung)	2(–3) × 5–10	2		Kumulationsgefahr nach 2–7 Tagen (Dosisreduktion einplanen – s. Text), Nebenwirkungsspektrum vergleichbar mit Buprenorphin

* bei opiatnaiven Patienten, Höchstdosis zumeist nur durch Auftreten von Nebenwirkungen limitiert
** Bei hohen Dosierungen kann die Äquivalenzdosis eines höher oder gleich potenten Opioids deutlich niedriger sein (s. Text)

Tramadol

Tramadol gehört heute zu den in Deutschland meistverschriebenen Analgetika. Es liegt in Tropfen- wie Tablettenform und seit kurzem auch als orale Retardpräparation vor (s. Tab. B.1-3). Pharmakologisch handelt es sich um ein Racemat, wobei nur die linksdrehende Komponente einen Opiateffekt hat. Für die analgetische Wirkung scheinen aber beide Komponenten wichtig zu sein.

Der Hauptvorteil bei einer intravenösen Gabe, z.B. postoperativ, ist die große therapeutische Breite infolge der niedrigeren Potenz, so daß bei geringer Überdosierung Atemdepressionen seltener als unter hochpotenten Opioiden auftreten. Bei hierfür disponierten Patienten (z.B. mit respiratorischer Insuffizienz, Hypothyreose, Einnahme vigilanzsenkender Medikamente) kann aber auch unter einer Tramadolinfusion eine lebensbedrohliche Atemdepression entstehen. Weitere Nachteile des Tramadols sind die starke Übelkeit (insbesondere bei zu rascher Injektion), während die Obstipationsneigung schwächer ausgeprägt ist.

Die oralen Retardpräparate haben die Bedeutung von Tramadol für die Behandlung chronischer Schmerzen nach den ersten Erfahrungen erkennbar erhöht. Die Gesamtdosis kann wegen der besseren Verträglichkeit der Retardpräparate nach klinischer Erfahrung bis auf 400–800 mg/d p.o. gesteigert werden. Wissenschaftliche Untersuchungen, die die Vorteile dieser Stufe-II-Medikation im Vergleich z.B. zu niedrigdosiertem Morphin belegen, liegen jedoch nicht vor. Dennoch hat sich Tramadol retard in vielen Schmerzzentren durchgesetzt, wenn Stufe-I-Medikamente nicht mehr oder nicht ausreichend wirksam sind. Die allgemeinen Kontraindikationen und die Anforderung an die Therapieüberwachung und Kontrolle gelten für diese Substanz jedoch in gleicher Weise wie bei anderen Opioiden (s.u.).

> Die Fortsetzung einer inadäquat wirksamen Stufe-II-Medikation ist ebenso ein Fehler wie die Unterschätzung ihres Abhängigkeitspotentials.

Bei Verwendung nichtretardierter Präparate gibt es genügend Belege für eine euphorisierende und somit den Mißbrauch fördernde Wirkung.

Tilidin

Die Mißbrauchsgefahr besteht in besonderem Maße auch für Tilidin, für das kein Retardpräparat existiert. Zweifellos hat der Zusatz von Naloxon in fixer Kombination zu einem weitgehenden Verschwinden aus der Drogenszene geführt. Bei einer Langzeitanwendung, insbesondere bei Schmerzpatienten mit fortgeschrittener Chronifizierung, hat diese Substanz jedoch zumindest das gleiche Abhängigkeitspotential wie andere Opioide. Immer wieder werden Patienten beschrieben, die weiter diese Substanz einnehmen, obwohl sie inzwischen unter einer Morphintherapie eine weitaus bessere Analgesie erfahren.

Hauptvorteil dieser Substanz ist ihr rascher Wirkungseintritt, weshalb sie auch bei akuten Schmerzen (Koliken usw.) sicherlich ihre Berechtigung behält. Ihr Wert für die Behandlung chronischer Schmerzen ist dagegen auch wegen ihrer kurzen Wirkdauer zurückhaltend zu sehen.

Hochpotente Opioide

Hochpotente Opioide vom Morphintyp sind indiziert, wenn die Stärke der Schmerzen eine Behandlung mit anderen Analgetika nicht mehr erlaubt oder diese sich als nicht ausreichend wirksam oder unverträglich erwiesen haben.

Die Indikationen sind
- Akutschmerztherapie nach Traumen, Operationen sowie bei akuten, mit starken Schmerzen einhergehenden Erkrankungen wie dem Myokardinfarkt (s. Kap. A.7.3 und A.5)
- Behandlung des starken Tumorschmerzes (s. Kap. A.6)
- Behandlung chronischer nichttumorbedingter Schmerzen

Der Einsatz von Opioiden bei chronischen Schmerzen ist bis heute zu Recht umstritten und wird daher in einem besonderen Absatz erläutert. Für die Langzeitbehandlung geeignet sind nur Substanzen, die entweder lange wirksam sind wie Buprenorphin oder Methadon, oder Präparate, bei denen durch eine besondere galenische Zubereitung eine retardierte Freisetzung erreicht wird (s. Tab. B.1-3). Daher genügt in der Regel eine zweimalige Einnahme pro Tag, eine dreimalige Einnahme ist nur bei wenigen Patienten erforderlich. Diese lange Wirkdauer bedeutet vor allem, daß der Patient eine schmerzfreie Nacht erleben und folglich durchschlafen kann. Frühere Empfehlungen, den Patienten nachts zu wecken, sind heute glücklicherweise überflüssig geworden.

Neueste Morphinpräparate erlauben offenbar auch die einmalige Gabe. Patienten mit schlechter Compliance und Schluckstörungen können von diesen Präparaten profitieren, z.B. weil auch die Gabe über Sonden hiermit möglich wird.

Eine Sonderrolle spielt Fentanyl, das als transdermales System seit kurzem ebenfalls einsetzbar ist.

Morphin

Morphin ist bis heute der „Goldene Standard“ für die Schmerztherapie mit hochpotenten Opioiden.

Die Einführung retardierter Präparate hat weltweit dazu geführt, daß invasive Formen der Schmerztherapie auch bei schwersten Schmerzzuständen maligner Genese dramatisch zurückgegangen sind (s. Kap. B.2).

Für Morphin liegen auch die meisten Erfahrungen und wissenschaftlich gesicherten Daten zur Effektivität und Nebenwirkungsrate vor. Daher sollen im folgenden die Regeln der Therapie mit hochpotenten Opioiden am Beispiel des Morphins erläutert werden.

Sie gelten im Prinzip jedoch auch für die anderen Substanzen dieser Gruppe, deren Besonderheiten im einzelnen noch dargestellt werden. Welche dieser Substanzen zu bevorzugen sein werden, hängt heute überwiegend von lokalen Erfahrungen ab. Wissenschaftliche Vergleichsstudien fehlen.

Dosierung und Einstellung

Im Unterschied zu den Nichtopioiden gibt es keine allgemeingültigen Empfehlungen zur Dosis.

Die notwendige Dosierung wird ausschließlich durch den Effekt und die Verträglichkeit bestimmt, oder, anders ausgedrückt, die Dosis bestimmt hier der Patient.

Bei sogenannten opioidnaiven Patienten, die keine vorherige Medikation mit anderen Opioiden hatten, ist von der minimalen Einzelwirkdosis (10–30 mg Morphin p.o.) auszugehen. Durch eine allmähliche Steigerung ist die individuell notwendige Wirkdosis zu ermitteln (Abb. B.1-1).

Wenn zuvor andere Opioide verabreicht wurden, kann hieraus die erforderliche Morphindosis kalkuliert werden (s. Tab. B.1-3). Es sei allerdings darauf hingewiesen, daß derartige Umrechnungsfaktoren einer großen individuellen Streuung unterliegen. Sie sind lediglich ein grober Schätzwert. Besonders bei der Umstellung von hochdosierten, aber dennoch ineffektiven Vormedikamenten kann die optimale Morphindosis deutlich niedriger liegen, als pharmakologische Daten erwarten lassen. Dieses gilt auch bei der Umstellung innerhalb der Gruppe der hochpotenten Opioide. Man wird daher zunächst eine geringere Dosis eines retardierten Präparats wählen und eventuell ein kurzfristig wirksames als „Escape“-Medikament verschreiben (s. Abb. B.1-1).

Bei Retardsubstanzen erfolgt der Wirkungseintritt relativ langsam. Auch nach suffizienter Einstellung können Spitzenschmerzen auftreten. In beiden Fällen hat es sich bewährt, mit kurzfristig wirksamem Morphin (Tropfen, Tabletten) dem Patienten eine Ausweichmedikation zu verschreiben. Dieses setzt ein entsprechendes Verständnis beim Patienten voraus. In den meisten Fällen ist auch eine ausreichend rasche Dosistitration (s. Abb. B.1-1) mit Retardpräparaten praktikabel. Unter stationären Bedingungen kann auch eine intravenöse Dosistestung, z.B. mittels der patientenkontrollierten Analgesie (s. Kap. A.8.2.2), vorgenommen werden.

Entgegen anderen Empfehlungen im Schrifttum muß aber von dem „i.v. Morphintest“, einer raschen i.v. Aufsättigung innerhalb von Stunden, abgeraten werden, weil die Dosis bei oraler Gabe bisweilen deutlich niedriger ist, als Umrechnungstabellen vorgeben. Zudem ist die rasche i.v. Gabe mit unnötigen Gefahren verbunden.

Indikation

Morphin ist zur Langzeittherapie indiziert, wenn schwächer potente Analgetika nicht oder nicht mehr wirksam sind oder wegen besonderer Gegenanzeigen nicht mehr eingesetzt werden können. Die Art der Schmerzen, die voraussichtliche Lebenserwartung, die Frage, ob es sich um maligne oder nichtmaligne Schmerzen handelt, ist demgegenüber von untergeordneter Bedeutung.

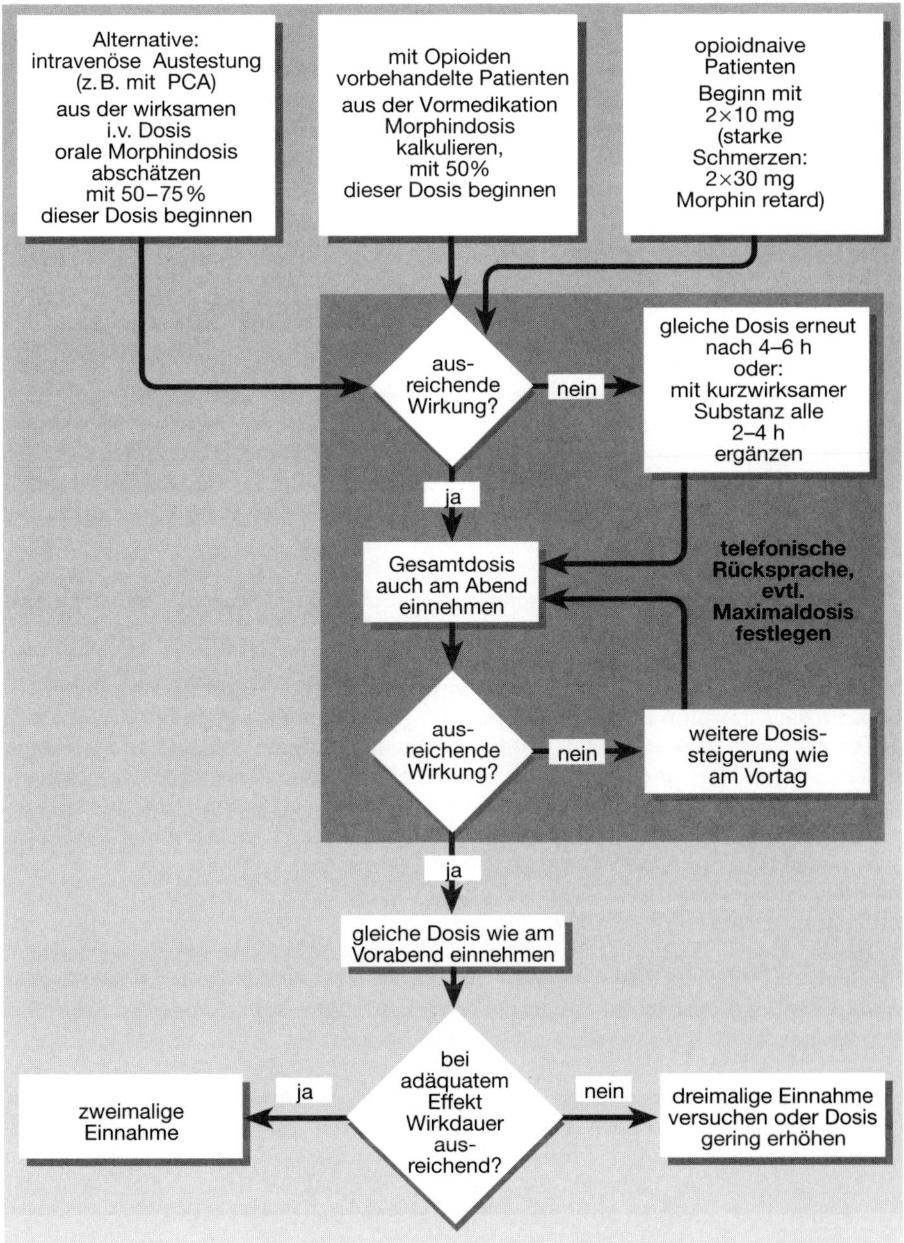

Abbildung B.1-1 Dosisfindung für orales, retardiert freigesetztes Morphin.

Allerdings gibt es durchaus Schmerzen, auch höchster Intensität, bei denen nur selten eine Monotherapie mit Morphin sinnvoll ist. Hierzu zählen Schmerzsymptome, die teilweise oder überwiegend auf entzündlichen Prozessen oder der Freisetzung algogener Entzündungsmediatoren z.B. bei Knochenprozessen beruhen. Sie können durch NSAID oft besser behandelt werden (s.o). Auch andere Schmerzen wie neuralgische Beschwerden oder insbesondere auch sogenannte Durchbruchsschmerzen, die z.B. unter Belastungsbedingungen bei pathologischen Frakturen (z.B. durch Metastase oder Malignom) auftreten, sind häufig eingeschränkt opiatsensibel (s.u.)

Morphin bei chronischen nichttumorbedingten Schmerzen

Selbstverständlich müssen vor einer **Langzeittherapie** mit jedem Analgetikum, aber besonders vor Einsatz hochpotenter Opioide, die Möglichkeiten einer kurativen Therapie (z.B. Optimierung der Diabeteseinstellung bei der endokrinen Polyneuropathie, operative Eingriffe bei Engpaßsyndrom) ebenso ausgeschöpft sein wie auch die Möglichkeiten einer interventionellen Schmerztherapie (z.B. mit Sympathikusblockaden, s. Kap. B.2.2.6 und B.2.2.7), um bei bestimmten Schmerzerkrankungen (Zosterneuralgie, Reflexdystrophie) einer Chronifizierung vorzubeugen.

In diesen Fällen nur medikamentös zu behandeln, wäre ein Behandlungsfehler.

Ist eine derartige Therapie unmöglich, wird man, je nach Art der Erkrankung, vor dem Einsatz morphinähnlicher Substanzen schwächere Analgetika oder Koanalgetika erproben (s. Kap. B.1.1.1). Opioide, gleichgültig ob Stufe II oder III nach Schema der WHO, sind erst indiziert, wenn eine Therapieresistenz gegen die vorgenannte kurative und medikamentöse Basistherapie im interdisziplinären Konsens gesichert ist. Auch in einer multidisziplinär vorbehandelten und daher negativ vorselektionierten Patientenpopulation einer Schmerzambulanz wird die Indikation zur Gabe von hochpotenten Opioiden bei weniger als 5% der Patienten ohne Tumorerkrankung gestellt.

Bei chronischen Schmerzpatienten ist aber sowohl die Ansprechrate geringer als auch das Ausmaß der Analgesie schlechter, als es die Ergebnisse der Tumor- oder postoperativen Schmerztherapie erwarten ließen, wo Opioide bei über 80% der Patienten die Beschwerden weitgehend lindern.

Dagegen sind chronische Schmerzen nur bei etwa 60–70% überhaupt opiatsensibel, und etwa die Hälfte der Patienten bricht die Morphinbehandlung in den folgenden Monaten bis Jahren zumeist wegen Nebenwirkungen wieder ab. Eine mehr als 50%ige Schmerzreduktion tritt nur bei etwa der Hälfte der Patienten ein. Dieser Effekt bleibt dann aber stabil.

Die Gründe für ein Nichtansprechen sind nicht hinreichend bekannt. Aber die Art der Schmerzauslösung, d.h. ob neuropathische Schmerzen oder solche vorliegen, die durch eine chronische Nozizeptorerregung ausgelöst werden (z.B.

Rheuma, viszerale Schmerzen), ist nach neueren Studien irrelevant. Frühere Aussagen, daß Patienten mit Neuropathien auf Opioide nicht adäquat reagieren, beruhten überwiegend auf einer besonderen Patientenselektion oder stammen aus Studien, in denen zu geringe Dosierungen eingesetzt wurden. In drei jüngeren Arbeiten bei insgesamt 207 Patienten fand sich kein signifikanter Unterschied zwischen Patienten mit und ohne neuropathische Schmerzen, in einem Fall war die erforderliche Opioiddosis bei Neuropathien sogar niedriger. Auch das langfristige Ergebnis ist bei Neuropathien nicht schlechter.

Prädiktoren für einen Mißerfolg sind möglicherweise Schmerzen z.B. des Bewegungsapparates, wenn der oftmals nur partielle analgetische Effekt nicht zu einer dauerhaften Verbesserung der körperlichen Leistungsfähigkeit führt. Andere Prädiktoren eines späteren Mißerfolgs sind eine schon initial sehr hohe Morphindosis, geringe Toleranz gegen Nebenwirkungen, vor allem bei Übelkeit. Patienten mit geringerer Opioidsensitivität benötigen höhere Dosen und leiden stärker unter den Nebenwirkungen, da diese oft dosisabhängig sind. Somit relativiert sich der Nutzen der Therapie, und der Patient bricht sie ab.

Folglich ist für Patienten mit chronischen Schmerzen die Indikation für Opioide strenger zu stellen als bei Patienten mit malignen Schmerzen.

Dies bedeutet selbstverständlich nicht, daß einem Patienten mit starken Schmerzen, die anderweitig nicht mehr behandelbar sind, Opioide vorenthalten werden sollen. Die Indikation muß jedoch stets interdisziplinär, obligat unter Einschluß von psychiatrisch erfahrenen Ärzten und von Psychologen, erarbeitet werden.

Nebenwirkungen

Es gibt bis heute keinen Anhalt für eine Organtoxizität von Opioiden. Dieses ist sicher der bedeutendste Vorteil der Opioide gegenüber Nichtopioiden.

Die Beeinträchtigung der Atemfunktion limitiert die Therapie mit Opioiden bei oraler Anwendung praktisch nicht. Auch Patienten mit vorbestehender respiratorischer Insuffizienz können bei entsprechend vorsichtigem Vorgehen, gegebenenfalls stationärer Einstellung, grundsätzlich mit Morphin behandelt werden.

In der Praxis sehr viel größere Probleme sind die zentralnervösen Nebenwirkungen wie unerwünschte Sedierung, Konzentrationsstörungen, Schlafstörungen (Alpträume!) sowie gastrointestinale Symptome wie Übelkeit und Erbrechen, Miktionsprobleme und bei längerer Einnahme die Obstipation (Tab. B.1-4). Letztere nimmt im Verlauf oft im Schweregrad zu, während die akuten zentralnervösen Nebenwirkungen bei der Mehrzahl derjenigen, die nicht ihretwegen die Therapie abbrechen, rückläufig sein können.

Nebenwirkungen wie Übelkeit und Erbrechen können und sollen sofort behandelt werden (Tab. B.1-5).

Die antiemetische Therapie kann später reduziert oder abgesetzt werden.

Tabelle B.1-4 Nebenwirkungen einer oralen Opioidtherapie.

Symptome	Auftreten/Verlauf	Behandlung/Prävention
Häufig		
Übelkeit /Erbrechen	initial, nach 1–2 Wochen meist rückläufig	antiemetische Therapie nach Stufenplan bei Bedarf (s. Tab. B.1-5)
Obstipation	im Verlauf, unter Therapie meist konstant o. zunehmend	Prophylaxe und Therapie nach Stufenschema; bei Konstanz Dosisreduktion/Wechsel des Opioids
Miktionsstörung	oft initial, selten konstant	symptomatische Therapie, zur Überbrückung auch Naloxon, evtl. Dosisreduktion/Wechsel des Opioids; Cave: Vorschäden (z.B. Prostatahypertrophie)
Müdigkeit, unerwünschte Sedierung	initial, später meist rückläufig	evtl. Dosisreduktion/Wechsel des Opioids
sonstige zentrale Beeinträchtigung (kognitive Fähigkeiten, Schlafstörungen, Alpträume, Dysphorie)	konstant oder zunehmend im Verlauf	wie oben
Seltener oder Prävalenz unbekannt		
Juckreiz	unterschiedlich	nicht bekannt, Wechsel des Opioids; Akuttherapie: niedrigdosiertes Propofol (i.v.)
Störung der Sexualfunktion (Amenorrhö, Libidoverlust, Impotenz)	unbekannt	nicht bekannt
Einzelberichte		
Atemdepression	nur bei respiratorischer Erkrankung, Intoxikation oder Begleitmedikamenten	Dosis und Begleitmedikamente reduzieren
Ödeme	im Verlauf	bei Codein, Morphin und Methadon beschrieben (Wechsel des Opioids); Cave: Niereninsuffizienz
Halluzination, psychotische Symptome	Intoxikationszeichen	Dosis reduzieren
Hyperalgesie, Myoklonien	nur bei sehr hohen Dosen	Wechsel des Opioids (nur bei Morphin beschrieben)
Arthralgien	unbekannt (erniedrigtes Kortisol?)	unbekannt

Tabelle B.1-5 Stufenplan der antiemetischen Therapie (Handelsnamen als Beispiele ohne Empfehlungscharakter).

Stufe	Substanz	Applikation	Dosis
1	Domperidon (Motilium®)	oral	3(–4) × 10–20 mg
	Metoclopramid (Paspertin®)	oral	3–5 × 10 mg
2	Neuroleptika, z.B. Haloperidol	oral (gtt.)	Tropfen: 2–30 mg (einschleichend)
	Antihistaminika, z.B. Triflupromazin (Psyquil®)	oral, Supp.	oral: 10–50 mg/d Supp.: 75–150 mg
3	Ondansetron (Zofran®)	oral (i.v.)	2–3 × 4–8 mg

Demgegenüber sollte nicht erst beim Auftreten von Symptomen, sondern bereits vorbeugend eine Obstipationsprophylaxe mit Laxanzien durchgeführt werden (Tab. B.1-6).

Bei einem kleineren Teil der Patienten kann diese Therapie später abgesetzt werden. Die bisweilen beschriebene Diarrhö ist oftmals auf eine Überdosierung von Laxanzien zurückzuführen, in seltenen Fällen morphininduziert (paradoxe Diarrhö).

Wenn diese oder andere Nebenwirkungen (s. Tab. B.1-4) den weiteren Einsatz von Morphin limitieren und eine Dosisreduktion nicht möglich ist, sollte der Wechsel auf ein anderes Opioid erwogen werden. Gerade gastrointestinale Symptome können unter Methadon, Buprenorphin oder transdermalem Fentanyl zurückgehen. Untersuchungen bei süchtigen Methadonkonsumenten gaben Anlaß zu dem Verdacht, daß als Langzeitfolge einer Opioidtherapie auch eine Störung endokrinologischer (z.B. der Sexualhormone) und immunologischer Systeme auftreten kann. Bislang liegen hierzu bei Schmerzpatienten nur Einzelfallberichte vor.

Retardiert freigesetztes orales Morphin besitzt praktisch kein Mißbrauchspotential. Allerdings sind, spätestens bei einem Entzug, fast immer Symptome einer körperlichen und sehr selten auch einer psychischen Abhängigkeit zu beobachten, die aber oft auch auf iatrogenen Fehlern beruhen (falsche Indikation, keine Wirkkontrolle, Polypragmasie).

Besonders gefährdet hierfür sind Patienten, die bereits vorher mit Psychopharmaka behandelt waren. Nach eigenen Erfahrungen bezieht sich die psychische Abhängigkeit weniger auf Morphin als auf andere Opioide. Eine Reihe von Patienten

Tabelle B.1-6 Prophylaxe und Behandlungsprinzipien der opiatinduzierten Obstipation (Handelsnamen als Beispiele ohne Empfehlungscharakter).

Bewegung

Diät
- ballaststoffreich, ausreichend Wasser

Laxanzien
- Quellstoffe
- osmotisch wirksame Substanzen (Lactulose 3 × 2 Eßlöffel [Bifiteral®])
- antiresorptiv wirksame Laxanzien: Na-Picosulfat 5–20 Trpf. (Laxoberal®), Glaubersalz
- Gleitmittel (z.B. Dulcolux®)
- Steigerung des Defäkationsreflexes (z.B. Sorbit®)

nimmt zusätzlich zu Morphin z.B. nichtretardiertes Tramadol und noch häufiger Tilidin trotz seines Naloxonzusatzes ein. Wird jedoch eine Morphintherapie auch bei inadäquater Wirkung fortgesetzt, wie es heute häufiger zu beobachten ist, kommt es auch hier zu einer medikamentös (mit-)induzierten Abnahme der sozialen Aktivität sowie psychischen Veränderungen, die die Lebensqualität letztlich genauso oder sogar mehr als der Schmerz selbst einschränken.

Dieser Aspekt unterstreicht erneut die Wichtigkeit der eingangs erläuterten Grundregeln jeder Analgetikatherapie. Bei Patienten mit Suchtanamnese, mangelnder Compliance und inadäquater Einnahme von suchtfördernden Medikamenten ist die Indikation mit äußerster Zurückhaltung zu stellen, bzw. es ist zuvor eine stationäre Entzugsbehandlung erforderlich (s. Kap. Einführung 2).

Auch bei Respondern haben sich zur Überprüfung der Compliance regelmäßige Urinuntersuchungen bewährt, um die Einnahme anderer Medikamente wie Benzodiazepine rechtzeitig zu erkennen.

Daher sind als Konsequenzen festzuhalten

- Bei fehlender Analgesie, zunehmendem Dosisbedarf oder auf Dauer nicht tolerablen Nebenwirkungen muß jede Opioidtherapie beendet werden.

- Eine langfristige Therapiekontrolle ist auch bei Opioidrespondern unverzichtbar. Diese sollte nicht nur die analgetische Effektivität der Therapie sicherstellen (z.B. durch Schmerztagebücher), sondern mögliche Auswirkungen der Therapie auf alle Lebensbereiche dokumentieren. Eine adjuvante psychotherapeutische Behandlung und Diagnostik sind unbedingt zu empfehlen.

Austestung einer Opiatinsensitivität

Von einer geringen Opioidsensitivität ist auszugehen, wenn sich die Schmerzen trotz systematischer Dosistitration nicht lindern lassen oder bei schon niedriger Dosierung intolerable und nicht behandelbare Nebenwirkungen auftreten, die sich nicht durch entsprechende Gegenmaßnahmen kupieren lassen. In diesem

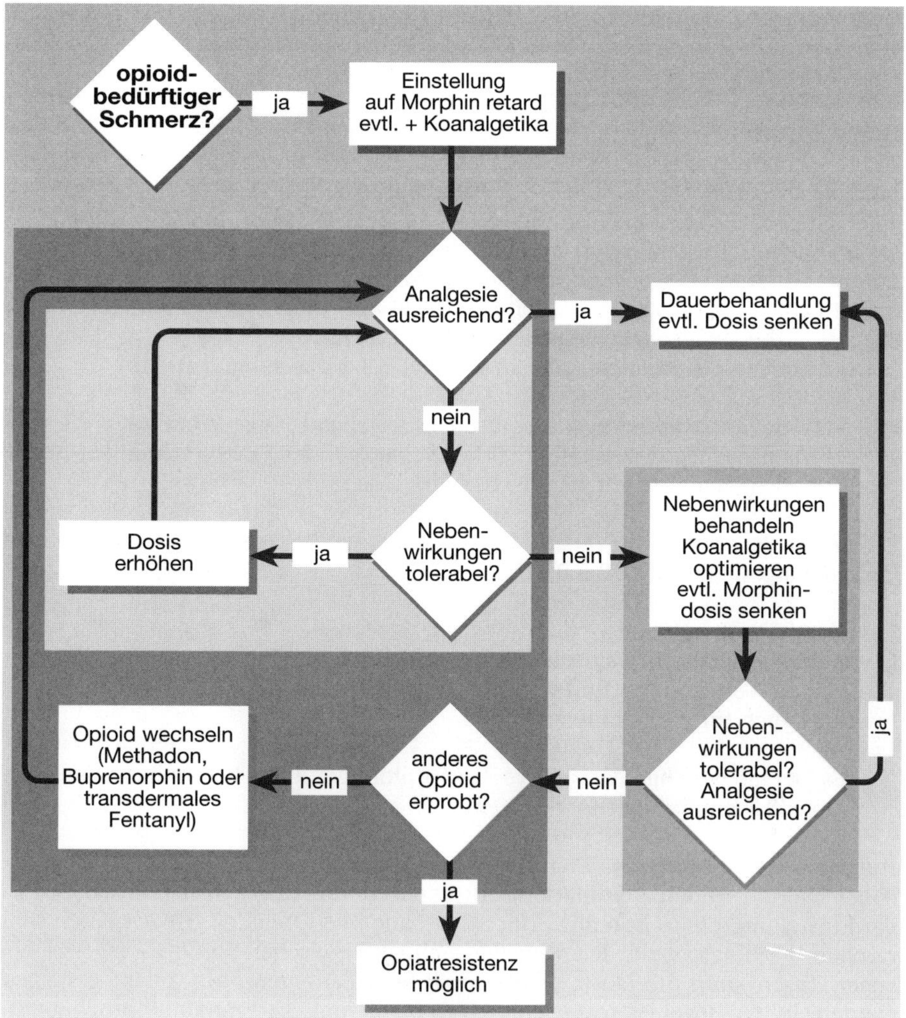

Abbildung B.1-2 Algorithmus bei unzureichender Analgesie unter Morphin.

Fall kann Morphin nicht mehr bis zur Erreichen einer wahrscheinlich effektiven Dosis gesteigert werden.

Die Austestung der Opiatsensitivität kann nach dem in Abbildung B.1-2 vorgegebenen Schema erfolgen.

Vor der Diagnose einer Opiatresistenz und vor allem stets dann, wenn der Einsatz invasiver Verfahren wie der intrathekalen Opiattherapie (s. Kap. B.2.2.9) erwogen wird, ist zuvor das Opiat zu wechseln.

Buprenorphin, Methadon und transdermales Fentanyl weisen, interindividuell allerdings sehr unterschiedlich und bislang kaum vorhersagbar, oft ein von Morphin differentes Nebenwirkungsprofil auf.

Buprenorphin

Buprenorphin ist ein synthetisches Opioid, das sich durch eine hohe Rezeptorbindungsfähigkeit am μ- und κ-Rezeptor auszeichnet. Dies führt einerseits zu einer längeren Wirksamkeit, andererseits zu dem Problem, daß die Gabe eines Opiatantagonisten (Naloxon) im Fall einer Intoxikation nicht ausreichend wirksam ist. Aufgrund der besonderen Bindungseigenschaften tritt, wie bei allen partiellen Opiatantagonisten, ein „Ceiling"-Effekt auf. Daher verbessern Dosen über 2–4 mg/d die analgetische Wirksamkeit nicht mehr.

Die üblichen Dosierungen sind in Tabelle B.1-3 zusammengestellt.

Vorteile von Buprenorphin sind die ausreichend lange Wirkdauer, die sublinguale Applikation, vorteilhaft bei Schluck- oder Passagestörungen, sowie das oben genannte günstige Nebenwirkungsprofil.

Daher ist Buprenorphin auch eine Alternative bei der rückenmarksnahen Opioidanalgesie (s. Kap. B.2.2.9).

Levomethadon

Levomethadon, das in Deutschland hauptsächlich zur Substitution bei Drogenabhängigen Verwendung findet, findet in den letzten Jahren ein zunehmendes Interesse auch für die Schmerztherapie.

Es ist eine wichtige Alternative zu Morphin, vor allem bei Patienten mit therapieresistenten Nebenwirkungen.

Aufgrund der besonderen Pharmakokinetik der Substanz mit einer die Wirkdauer überdauernden Eliminationshalbwertszeit von ca. 72 h (s. Tab. B.1-3) ist die Einstellungsphase komplizierter als bei anderen Opioiden. Es hat einen sehr raschen Wirkungseintritt. Die Einzeldosen liegen zwischen 5 und 15 mg. An den ersten Tagen kann die Dosis relativ rasch vom Patienten nach Effekt gesteigert werden. In der Regel ist später eine zwei- bis dreimalige Einnahme pro Tag ausreichend. Sobald jedoch ein Plateau erreicht ist (nach drei bis sieben Tagen), sollte die Dosis versuchsweise um 20–30% reduziert werden, um eine Kumulation zu vermeiden. Der Patient muß auf das Eintreten von Intoxikationszeichen (starke Sedierung, zunehmende Übelkeit etc.) vorbereitet werden und entsprechend engmaschig überwacht bzw. neu eingestellt werden.

Ein Vorteil dieser Substanz scheint die geringere Histaminfreisetzung zu sein, weshalb es besonders bei Morphinasthma sowie Übelkeit und Erbrechen trotz antiemetischer Therapie Vorteile zu bieten scheint. Auch die Darmmotorik wird offenbar geringer beeinflußt als durch Morphin.

Fentanyl

Fentanyl spielt als i.v. injizierte Substanz eine zentrale Rolle in der Anästhesie und ist auch in der postoperativen Schmerztherapie einsetzbar (s. Kap. A.8). Aufgrund seiner kurzen Wirkdauer (30–45 min) ist es für die Behandlung chronischer Schmerzen ungeeignet.

Einen Ausweg eröffnet das transdermale Applikationssystem, das seit kurzem auch in Deutschland erhältlich ist. Hier wird durch eine spezielle Kontrollmembran eine insgesamt von der Größe des Pflasters abhängige Dosis (2,5 μg/h/cm²) kontinuierlich in die Epidermis freigesetzt (Abb. B.1-3). Durch Resorption wird eine systemische Wirkung erreicht. Diese setzt erst nach 6–8 h ein. Stabile Plasmakonzentrationen liegen nach 12–24 h vor. Ein Pflaster kann für 48–72 h belassen werden, wobei zu beachten ist, daß auch nach Entfernung des Systems noch für 17–20 h Fentanyl aus dem dermalen Depot freigesetzt wird (Tab. B.1-7).

Die transdermale Gabe in Form eines Pflasters begünstigt offenbar den Irrtum, daß es sich hierbei um eine besonders harmlose Anwendung handelt. Dieses ist falsch, denn die transdermale Applikation ist im Prinzip eine parenterale, d.h. systemische Anwendung.

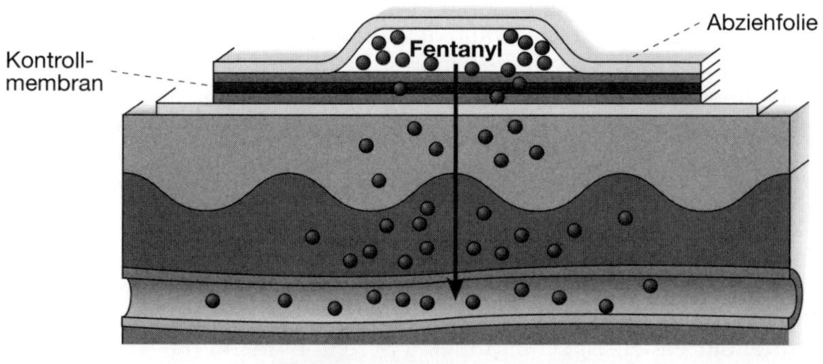

Morphindosis i.v. (mg/d)	orale Morphindosis (mg/d)	Fentanyl (μg/h)	Pflastergröße (cm²)
10–22	45–90	25	10
23–37	91–150	50	20
38–57	151–210	75	30
53–67	211–270	100	40
je 15 mehr	**je 60 mehr**	**je 25 mehr**	**je 10 dazu**

Abbildung B.1-3 Schema des transdermalen Systems (Durogesic®) zur kontrollierten Fentanylfreisetzung und Umrechnungstabelle von Morphin auf Fentanyl.

Tabelle B.1-7 Praktische Regeln für die Anwendung von transdermalem Fentanyl (Durogesic®).

- Pflaster möglichst auf unbehaarte, trockene Hautstellen kleben
- andernfalls Haare nur schneiden, nicht rasieren
- bei Pflasterwechsel neue Hautstelle wählen
- Vorsicht bei starker körperlicher Bewegung, Fieber, Wärmezufuhr (erhöhte Resorption) und bei vigilanzmindernden Medikamenten
- Escape-Medikation verordnen (z.B. kurzwirksames Morphin)
- Pflasterwechsel alle 72 h oder, sofern am 3. Tag Entzugssymptome oder eine nachlassende Analgesie auftreten, nach 48 h (daher in den ersten 14 Tagen Schmerzprotokoll führen lassen)

Ersteinstellung
- nur stationär (nur hierfür zugelassen!)
- Opioidbedarf ggf. austesten (Morphin: oral o. intravenös [z.B. mittels PCA])
- Umrechnung auf die Fentanyldosis nach Tabelle in Abb. B.1-3
- mit der unteren Dosis beginnen und aus der Escape-Medikation endgültigen Bedarf ermitteln

Im Gegensatz zur oralen Anwendung von Opioiden, bei der im Fall einer Überdosierung die Müdigkeit und das Erbrechen die weitere Einnahme eventuell verhindern, wird die Zufuhr des Fentanyls auch bei Auftreten einer starken Sedierung nicht unterbrochen. Auch nach Entfernen des Pflasters können eventuell toxische Serumkonzentrationen für 24–48 h persistieren. Deshalb hat sich z.B. die Anwendung in der postoperativen Schmerztherapie nicht bewährt. Fentanyl ist zudem eines der höchstpotenten Opioide mit sehr niedriger therapeutischer Breite.

Daher müssen bei der Pflasterverschreibung alle Vorsichtsmaßnahmen beachtet werden, die auch sonst für Opioidapplikationen gelten.

Durch Veränderung der Körpertemperatur oder der Hautbeschaffenheit (Entzündung, Verletzung, Rasur, vgl. Tab. B.1-7) kann sich die Kinetik verändern. Bei ca. einem Drittel der Patienten scheint dieses System ohnehin nur 48 h wirksam zu sein. Wenn dies nicht erkannt wird, treten häufig starke Schmerzen am dritten Tag oder sogar Entzugssymptome (Unterdosierung), bisweilen jedoch auch Intoxikationszeichen am ersten Tag auf (Überdosis). Hier muß alle 48 h das Pflaster gewechselt werden. Absolut verboten ist jede Beschädigung des Pflasters. Dieses kann zu schweren Intoxikationen führen.

Aufgrund der Besonderheiten der Kinetik ist eine primäre Einstellung ohne Kenntnis des individuellen Opioidbedarfs nicht statthaft. Vor einer ambulanten Einstellung mit diesem System ist zu warnen, sie widerspricht auch den Auflagen der BfArM. Bei der stationären Einstellung ist zunächst der individuelle Opioidbedarf durch PCA oder orale Gabe zu ermitteln. Aus der hier als wirksam ermittelten Dosis kann der Fentanylbedarf und hieraus die sinnvolle Pflastergröße bestimmt werden (s. Abb. B.1-3). Vor einem Abweichen von dieser Regel kann nur gewarnt werden, wie erste schwere Zwischenfallsberichte belegen.

Der Stellenwert der transdermalen Applikation in der Behandlung von chronischen und Tumorschmerzen ist bislang nicht gesichert. Vergleichende Untersuchungen zum oralen Morphin liegen bemerkenswerterweise nicht vor. Offensichtliche Vorteile dieses Systems bestehen bei Patienten mit schweren Schluckstörungen und in gewissem Umfang auch bei Patienten mit schlechter Compliance. Es gibt Hinweise dafür, daß bestimmte Nebenwirkungen wie Obstipation bei dieser Applikationsform in geringerem Maß auftreten. Hierzu sind jedoch noch weitere Studien notwendig. Die Inzidenz zentralnervöser Nebenwirkungen ist bislang nicht untersucht. Juckreiz, Müdigkeit, Konzentrationsstörungen treten nach eigenen Erfahrungen mindestens ebenso häufig auf wie bei lang dauernder Morphingabe.

Im eigenen Tätigkeitsbereich wird daher das transdermale Fentanyl als Alternative der zweiten Wahl, vor allem bei Patienten mit nicht beherrschbarer Obstipation oder Übelkeit unter oralem Morphin sowie bei Passagestörungen, eingesetzt.

Patienten mit sehr hohem Opioidbedarf scheiden durch die Limitierung der freien Hautareale ebenso aus wie frühere Drogenabhängige oder Patienten mit Kontakt zur Drogenszene, wobei generell anzumerken ist, daß das Problem der Entsorgung dieser Pflaster bislang nicht gelöst ist. Eine Abnahmepflicht gebrauchter Pflaster durch Apotheken sollte umgehend eingeführt werden, da ca. 20–25% im Reservoir verbleiben.

Literatur

Lehrbücher:

1. Brune, B., W. S. Beck: Nicht-Opioidanalgetika (antipyretische Analgetika und andere). In: Zenz, M., I. Jurna (Hrsg.): Lehrbuch der Schmerztherapie. Grundlagen, Theorie und Praxis für Aus- und Weiterbildung. S. 121–136. Wissenschaftliche Verlagsgesellschaft, Stuttgart 1993.
2. Jage, J., I. Jurna: Opioidanalgetika. In: Zenz, M., I. Jurna (Hrsg.): Lehrbuch der Schmerztherapie. Grundlagen, Theorie und Praxis für Aus- und Weiterbildung. S. 137–154. Wissenschaftliche Verlagsgesellschaft, Stuttgart 1993.
3. Freye, E.: Opioide in der Medizin: Wirkung und Einsatzgebiete zentraler Analgetika. Springer, Berlin 1995.

Übersichten und Orginalarbeiten:

4. Arner, S., B. Meyerson: Lack of analgesic effect of opioids on neuropathic and idiopathic form of pain. Pain 33 (1988), 11–23.
5. Bouckoms, A. J. B., P. Masand, G. B. Murray, E. H. Cassem, M. A. Stern, G. E. Tesar: Chronic nonmalignant pain treated with long-term oral narcotic analgesics. Ann. Clin. Psych. 4 (1992), 185–192.
6. Brouwers, J. R., P. A. de Smet: Pharmacokinetic-pharmacodynamic drug interactions with nonsteroidal anti-inflammatory drugs. Clin. Pharmacokinet. 27 (1994), 462–485.
7. Cryer, B., M. Feldman: Effects of non-steroidal anti-inflammatory drugs on endogenous gastrointestinal prostaglandins and therapeutic strategies for prevention and treatment

of non-steroidal anti-inflammatory drug-induced damage. Arch. Intern. Med. 152 (1992), 1145–1155.

8. Dahl, J. B., H. Kehlet: Nonsteroidal inflammatory drugs: rationale for use in severe postoperative pain. Brit. J. Anesth. 66 (1991), 703–712.
9. Galer, B. S., N. Coyle, G. W. Pasternak, R. K. Portenoy: Individual variability in the response to different opioids: report of five cases. Pain 49 (1992), 87–91.
10. Hayllar, J., A. Macpherson, I. Bjarnason: Gastroprotection and nonsteroidal anti-inflammatory drugs (NSAIDs). Rationale and clinical implications. Drug Safety 7 (1992), 86–102.
11. Heel, R. C., R. N. Brogden, T. M. Speight, G. S. Avery: Buprenorphin, a review of its pharmacological properties and therapeutic efficacy. Drugs 17 (1979), 81–110.
12. Herrman, W. M., R. Hiersemenzel, M. Aigner, M. Lobisch, M. Riethmüller-Winzen, I. Michel: Die Langzeitverträglichkeit von Flupirtin. Fortsch. Med. 111 (1993), 266–270.
13. Higgs, C. M., J. Vella-Brincat: Withdrawal with transdermal fentanyl. J. Pain Symptom Manage. 10 (1995), 4–5.
14. Hoskins, P. J., G. W. Hanks: Opioid agonist-antagonist drugs in acute and chronic pain states. Drugs 41 (1991), 326–344.
15. Jage, J.: Methadon – Pharmakokinetik und Pharmakodynamik eines Opiates. Anästhesist 38 (1989), 159–166.
16. Jamison, R. B., K. O. Anderson, C. Peeters-Asdourian, F. Ferrante: Survey of opioid use in chronic nonmalignant pain. Regional Anesthesia 19 (1994), 225–230.
17. Johnson, A. G., P. Seidemann, R. O. Day: NSAID-related adverse drug interactions with clinical relevance. An update. Int. J. Clin. Pharmacol. Ther. 32 (1994), 509–532.
18. Kupers, R. C., H. Konings, H. Adriaensen, J. M. Gybels: Morphine differentially affects the sensory and affective pain ratings in neurogenic and idiopathic forms of pain. Pain 47 (1991), 5–12.
19. Langman, M. J. S., J. Weil, P. Wainwright, D. H. Lawson, M. D. Rawalins, R. F. A. Logan, M. Murphy, M. P. Vessey, D. G. Colin-Jones: Risk of bleeding peptic ulcers associated with individual non-steroidal anti-inflammatory drugs. Lancet 343 (1994), 1075–1078.
20. Levy, M., E. Zylber-Katz, B. Rosenkranz: Clinical pharmacokinetics of dipyrone and its metabolites. Clin. Pharmacokinet. 28 (1995), 216–234.
21. Magnusson, H., M. Scheidt-Mackes: Der Einfluß von Flupirtin auf den Atemantrieb gesunder Probanden und Patienten mit verschiedenen Lungenerkrankungen. Pneumonologie 46 (1992), 580–586.
22. Max, M. B., S. C. Schafer, M. Culnane, D. D. S. Dubner, R. H. Gracely: Association of pain relief with drug side effects in postherpetic neuralgia, a single-dose study of clonidine, codeine, ibuprofen, and placebo. Clin. Pharmacol. Ther. 43 (1988), 363–371.
23. McCormack, K.: Non-steroidal anti-inflammatory drugs and spinal nociceptive processing. Pain 59 (1994), 9–43.
24. Moulin, D. W., A. Iezzi, R. Amireh, W. K. J. Sharpe, D. Boyd, H. Merskey: Randomized trial of oral morphine for chronic non-cancer pain. Lancet 347 (1996), 143–147.
25. Nickel, B., H. O. Borbe, I. Szelenyi: Investigations with the novel non-opioid analgesic flupirtine in regard to possible benzodiazepine-like abuse inducing potential. Drug Res. 40 (II) (1990), 905–908.
26. Portenoy, R. K.: Opioid therapy for chronic nonmalignant pain. A review of the critical issues. J. Pain Symptom Manage. 11 (1996), 203–217.

27. Portenoy, R. K., K. M. Foley, C. E. Inturissi: The nature of opioid responsiveness and its implications for neuropathic pain: new hypotheses derived from studies of opioid infusions. Pain 43 (1990), 273–286.
28. Portenoy, R. K., M. A. Southam, S. K. Gupta, J. Lapin, M. Layman, C.E. Inturissi, K. M. Foley: Transdermal fentanyl for cancer pain. Repeated dose pharmacokinetics. Anesthesiology 78 (1993), 36–43.
29. Risks of agranulocytosis and aplastic anemia: The international agranulocytosis and aplastic anemia study. J. Amer. med. Ass. 256 (1986), 1749–1757.
30. Rodriguez, M., C. Barutell, M. Rull, R. Galvez, J. Pallares, F. Vidal, L. Aliaga, J. Moreno, J. Puerta, P. Ortiz: Efficacy and tolerance of oral dipyrone versus oral morphine for cancer pain. Europ. J. Cancer 30 (1994), 584–587.
31. Rowbotham, M. C., L. A. Reisner-Keller, H. L. Fields: Both intravenous lidocain and morphin reduce the pain of postherpetic neuralgia. Neurology 41 (1991), 1024–1028.
32. Savage, S. R.: Long-term opioid therapy. Assessment of consequences and risks. J. Pain Symptom Manage. 11 (1996), 264–286.
33. Schmieder, G., G. Stankov, G. Zerle, S. Schinzel, K. Brune: Observer-blind study with metamizole versus tramadol and butylscopolamine in acute biliary colic pain. Arzneimittelforschung 43 (1993), 1216–1221.
34. Schofferman, J.: Long-term use of opioid analgesics for the treatment of chronic pain of nonmalignant origin. J. Pain Symptom Manage. 8 (1993), 279–288.
35. Schug, S. A., A. F. Merry, R. H. Acland: Treatment principles for the use of opiods in pain of nonmalignant origin. Drugs 42 (1991), 228–239.
36. Schulzeck, S., M. Gleim, C. Maier: Morphintabletten bei chronischen nichttumorbedingten Schmerzen. Welche Faktoren beeinflussen Erfolg und Mißerfolg einer Langzeittherapie? Anästhesist 42 (1993), 545–556.
37. Seideman, P.: Paracetamol in rheumatoid arthritis. Agents Actions Suppl. 44 (1993), 7–12.
38. Steffen, P., A. Drück, E. Krinn, A. Möller, M. Georgieff, W. Seeling: Untersuchungen zum differenzierten Einsatz von Nichtopioiden zur postoperativen Analgesie II. Quantifizierung des analgetischen Effekts der Kombination von Metamizol plus Diclofenac mittels der patientenkontrollierten Analgesie. Anästhesiol. Intensivmed. Notfallmed. Schmerzther. 31 (1996), 216–221.
39. Verbeeck, R. K.: Pharmacokinetic drug interactions with non-steroidal anti-inflammatory drugs. Clin. Pharamcokinet. 19 (1990), 44–66.
40. Whelton, A., C. W. Hamilton: Nonsteroidal anti-inflammatory drugs: Effects on kidney function. J. Clin. Pharmacol. 31 (1991), 588–598.
41. Zech, D. F., K. A. Lehmann: Transdermal fentanyl in combination with initial intravenous dose titration by patient-controlled analgesia. Anticancer Drugs 6 (Suppl. 3) (1995), 44–49.
42. Zenz, M., M. Strumpf, A. Willweber-Strumpf: Orale Opiattherapie bei Patienten mit nicht malignen Schmerzen. Schmerz 4 (1990), 14–21.
43. Zenz, M., M. Strumpf, M. Tryba: Long-term oral opioid therapy in patients with chronic non-malignant pain. J. Pain Symptom Manage. 7 (1992), 69–77.

1.2 Antidepressiva

H. C. DIENER

Allgemeine Behandlungsregeln

Eine Reihe von trizyklischen Antidepressiva ist auch analgetisch wirksam. Dies gilt vor allem für Substanzen mit gleichzeitiger Wirkung auf das serotonerge und noradrenerge System.

Der Ansatzpunkt ist zentral. Die Wirkung der Thymoleptika erfolgt über die Hemmung zentraler aszendierender Schmerzimpulse. Zusätzlich erfolgt zentral und im Rückenmark eine Faszilitation schmerzhemmender absteigender Systeme, die Schmerzsignale abschwächen. Beim Einsatz von Antidepressiva in der Schmerztherapie sollten die folgenden Punkte beachtet werden:

- Den Betroffenen muß erklärt werden, daß die Antidepressiva zur Schmerztherapie und nicht primär zur antidepressiven Behandlung eingesetzt werden.

> Die meisten Beipackzettel von Antidepressiva enthalten keine Hinweise auf die schmerztherapeutische Wirkung.

- Die Dosierung sollte zu Beginn sehr niedrig erfolgen und angepaßt an die Nebenwirkungen sehr langsam gesteigert werden. Ist ein ausreichender Effekt erzielt worden, sollte auf ein retardiertes Präparat umgestellt werden.
- Die schmerztherapeutische Dosis beträgt zwischen 10 und 50% der antidepressiv wirksamen Dosis.

> Die Patienten müssen zu Beginn der Behandlung auf die zunächst sehr unangenehmen, meist anticholinergen Nebenwirkungen (s. u.) hingewiesen werden.

- Die Patienten müssen darauf aufmerksam gemacht werden, daß die schmerzlindernde Wirkung meist mit einer zeitlichen Verzögerung von einigen Tagen bis zu zwei Wochen eintritt. In dieser Zeit werden die Nebenwirkungen geringer.
- Wird ein rascher Therapieerfolg gewünscht oder soll eine rasche Beurteilung möglich sein, ob die Substanz wirksam ist, empfiehlt sich zu Beginn die parenterale Gabe (hierbei sind die Nebenwirkungen ausgeprägter) mit konsekutiver Umstellung auf orale Gabe.

> Jeder Arzt sollte nur je ein sedierendes und ein stimmungsaufhellendes Antidepressivum benutzen, dessen Nebenwirkungen und Kontraindikationen er genau kennt.

- Die modernen Serotonin-Wiederaufnahmehemmer sind schmerztherapeutisch nicht wirksam (z.B. Fluoxetin). Dies gilt auch für die modernen selektiven MAO-Hemmer.
- Bei Patienten mit gleichzeitig bestehenden Schlafstörungen (entweder durch die Schmerzen oder unabhängig hiervon) sollten eher sedierende Thymol-

eptika wie Amitriptylin (retard), Amitriptylinoxid oder Doxepin mit Gabe vor dem Zubettgehen eingesetzt werden.
- Bei Antriebsminderung und depressiver Verstimmung eher antriebssteigernde Thymoleptika wie Imipramin, Clomipramin und Desipramin in Dosierungen morgens und mittags einsetzen.
- Bei gleichzeitig bestehender Depression Aufdosierung bis in antidepressiv wirksame Bereiche.

Indikation
- Monotherapie beim Spannungskopfschmerz und beim chronischen posttraumatischen Kopfschmerz
- adjuvant oder als Monotherapie bei neuropathischen Schmerzen unterschiedlicher Genese (Deafferenzierungsschmerz, Polyneuropathie, postzosterischer Brennschmerz). Hierzu zählen Schmerzsyndrome, bei denen eine Schmerzkomponente einen neuropathischen Charakter aufweist (z.B. Tumorschmerz, chronischer Rückenschmerz mit Radikulopathie oder epidurale Fibrose)

Dosierung und Anwendung
Initiale Dosierung und die Dosis im Bereich der Schmerztherapie für die wichtigsten Antidepressiva sind in Tabelle B.1-8 aufgeführt.

Nebenwirkungen, Nutzen/Risiko, Kosten/Nutzen
Alle trizyklischen Antidepressiva haben eine Vielzahl unangenehmer Nebenwirkungen, die jedoch im Laufe der Behandlung deutlich weniger werden. Bei entsprechender Aufklärung und langsamer Dosissteigerung tolerieren allerdings die meisten Patienten die Medikamente.

Tabelle B.1-8 Initiale Dosis und therapeutischer Bereich für Antidepressiva in der Schmerztherapie.

Substanz	Initiale Dosis (p.o.)	Therapeutischer Bereich (p.o.)	Initiale Dosis (i.v.)
Amitriptylin (Euplit®, Laroxyl®, Saroten®)	25 mg, bei älteren Menschen 10 mg	25–100 mg zur Nacht (antidepressiv wirksame Dosen: 75–50 mg)	25 mg
Amitriptylinoxid (Equilibrin®)	30 mg	60–90 mg	
Doxepin (Aponal®)	10 mg	50–100 mg	20 mg
Imipramin (Tofranil®)	10 mg	50–100 mg	
Clomipramin (Anafranil®)	10 mg	25–50 mg	

Zu Beginn der Behandlung stehen die typischen anticholinergen Nebenwirkungen wie Mundtrockenheit, Obstipation, Urinretention, Akkomodationsstörungen, Mydriasis und Potenzstörungen im Vordergrund. Unangenehme Nebenwirkungen sind weiterhin orthostatische Regulationsstörungen, Müdigkeit, unsystematischer Schwindel und Haltetremor der Hände. Seltene Nebenwirkungen sind Reizleitungsstörungen am Herzen, Senkung der Krampfschwelle, delirante Zustände bei vorbestehenden Hirnschäden (z.B. nach Contusio cerebri) und allergische Reaktionen im Sinne einer Agranulozytose oder Thrombozytopenie. Extrem selten sind Leberschäden.

Das Nutzen-Risiko-Verhältnis ist günstig. Die Substanzen können über lange Zeit ohne Organschäden eingenommen werden. Es besteht keine Sucht- oder Abhängigkeitsgefahr. Die Kosten-Nutzen-Relation ist günstig, weil die Substanzen preiswert sind.

Kontraindikationen

Absolute und relative Kontraindikationen sind in Tabelle B.1-9 zusammengefaßt.

Wechselwirkungen

Die Wirkung zentraldämpfender Substanzen wie Benzodiazepine, Barbiturate oder Alkohol werden verstärkt.

Die Kombination mit MAO-Hemmern ist kontraindiziert.

Tabelle B.1-9 Kontraindikationen zum Einsatz von Antidepressiva in der Schmerztherapie.

Absolute Kontraindikationen
- Glaukom (zu Beginn der Behandlung bei älteren Menschen Augendruck messen)
- Prostatahypertrophie mit Restharnbildung (ggf. Behandlung der Prostatahypertrophie vor Therapiebeginn)
- schwere Herzerkrankungen wie Zustand nach Myokardinfarkt, gravierende Herzrhythmusstörungen oder Herzinsuffizienz, AV-Block 2. und 3. Grades (im Zweifelsfall Internisten hinzuziehen)
- vorbestehende Hirnerkrankungen wie Epilepsie oder strukturelle Hirnschäden (posttraumatische Läsion, postenzephalitische Läsion)
- manifeste Psychose

Relative Kontraindikationen
- chronische Störungen der Leber- oder Nierenfunktion
- Schwangerschaft
- Stillzeit
- therapeutisch eingestellte Epilepsie
- absolute Arrhythmie

1.3 Neuroleptika

H. C. DIENER

Allgemeine Behandlungsregeln

Neuroleptika selbst haben mit Ausnahme von Levomepromazin nur eine geringe analgetische Wirkung.

Ihre Hauptwirkung in der adjuvanten Schmerztherapie ist sedierend und anxiolytisch.

Bei der Gabe von Opioiden wirken sie antiemetisch.

Bei der Gabe von Neuroleptika sollten die folgenden Regeln beachtet werden:

- Aufklärung des Patienten über
  - den Grund des Einsatzes der Neuroleptika
  - die frühen Nebenwirkungen wie Frühdyskinesien und deren Behandlung (durch Akineton® i.v.)
  - die möglichen antidopaminergen Nebenwirkungen wie Akinese, Tremor oder Rigor
  - die potentiellen Nebenwirkungen und die Tatsache, daß die erwünschte Wirkung erst im Laufe der Zeit eintritt

Wegen der möglichen Langzeitnebenwirkungen (Spätdyskinesie) sollten Patienten mit chronischen Schmerzen mit niedrigpotenten Neuroleptika behandelt werden. Die Behandlungsdauer sollte begrenzt und nicht zu lange sein (< 6 Monate)

Indikation

- adjuvante Schmerztherapie bei chronischen neurogenen Schmerzen oder Tumorschmerzen
- Behandlung von Schlafstörungen durch Schmerzen und zur Anxiolyse
- Behandlung von Agitiertheit und Verwirrtheit unter Opioiden

Dosierung und Anwendung

Levomepromazin (Neurocil®): Die initiale Dosis beträgt 10 mg, die maximale Dosis in der Schmerztherapie 50 mg.

Levomepromazin hat den Vorteil, daß es relativ gut individuell in Tropfenform dosiert werden kann. Die Hauptdosis sollte wegen der sedierenden Wirkung zur Nacht gegeben werden.

Haloperidol (Haldol®): Die initiale Dosis beträgt 0,5 mg, die maximale Tagesdosis 3 mg.

Haldol ist weniger sedierend wirksam als Levomepromazin und kann daher auch am Tag eingesetzt werden.

Nebenwirkungen, Nutzen/Risiko, Kosten/Nutzen

Extrapyramidalmotorische Syndrome: Unmittelbar nach Beginn der Therapie kann es zu Frühdyskinesien in Form von okulogyren Krisen (Verdrehung der Augen nach oben), zu Schlund- und Zungenkrämpfen kommen, die sofort nach der Injektion von Akineton® sistieren. In der Frühphase der Behandlung kann ein Parkinsonoid mit Hypokinese, Rigor und Tremor auftreten. Nach längerer Behandlung kann es zu Spätdyskinesien mit Hyperkinesen kommen, die therapierefraktär sind. **Anticholinerge Nebenwirkungen:** Typische Nebenwirkungen sind Obstipation, Harnverhalt bei Prostataadenom, Akkomodationsstörungen und Mundtrockenheit. Nebenwirkungen im Bereich des sympathischen Nervensystems sind Herzrhythmusstörungen, Tachykardie, Störungen der Temperaturregulation. Daneben kommen zentrale Nebenwirkungen (Erniedrigung der Krampfschwelle) und endokrine Störungen (Gewichtszunahme, sekundäre Amenorrhö, Gynäkomastie, Hypoprolaktinämie) vor. Extrem selten kommt es zu Blutbildveränderungen bzw. malignem neuroleptischem Syndrom.

> Angesichts der potentiellen schwerwiegenden Langzeitnebenwirkungen, auch wenn sie sehr selten sind, sind Neuroleptika zum langfristigen Einsatz nicht geeignet.

Den relativ geringen Kosten steht ein auch nur begrenzter Nutzen gegenüber.

Kontraindikationen

Absolute und relative Kontraindikationen sind in Tabelle B.1-10 zusammengefaßt.

Wechselwirkungen

Neuroleptika und Thymoleptika verstärken sich bezüglich der Nebenwirkungen.

Tabelle B.1-10 Kontraindikationen zum Einsatz von Neuroleptika in der Schmerztherapie.

Absolute Kontraindikationen

- Störungen der Leber- und Nierenfunktion
- Herzinsuffizienz
- Glaukom
- Alkoholmißbrauch
- positive Suchtanamnese

Relative Kontraindikationen

- Epilepsie, erhöhte Krampfbereitschaft
- Prostatahypertrophie
- extrapyramidalmotorische Vorerkrankungen

1.4 Antikonvulsiva

H. C. DIENER

Allgemeine Behandlungsregeln

Die Antikonvulsiva Carbamazepin und Phenytoin sind bei neuropathischen Schmerzen wirksam. Wesentlich sind die folgenden allgemeinen Behandlungsregeln.

- Bei Carbamazepin muß die Dosis langsam einschleichend erhöht werden. Optimal ist ein Zeitraum von vier Wochen bis zum Erreichen der Enddosis.
- Bei Phenytoin kann die Dosissteigerung rascher erfolgen. Diese Substanz kann bei unerträglichen Schmerzen auch infundiert werden.

Unter Carbamazepin treten zu Beginn sehr unangenehme Nebenwirkungen auf, über die der Patient aufgeklärt werden muß.

- Hauptproblem der Behandlung mit Antikonvulsiva sind die Hautnebenwirkungen im Sinne eines Hautausschlags.
- Valproinsäure ist in der Schmerztherapie nur wenig wirksam.
- Clonazepam (Rivotril®) ist zu stark sedierend und wird deswegen auf Dauer meist nicht toleriert.

Indikation

- neuropathischer Schmerz mit attackenförmiger Verstärkung oder triggerbarer Komponente
- typische Neuralgien (Trigeminusneuralgie, postzosterische Neuralgie, radikuläre Schmerzen mit attackenförmiger Komponente)

Dosierung

Carbamazepin: Die initiale Dosis von Carbamazepin (Sirtal®, Tegretal®, Timonil®) beträgt 100 mg. Die Dosis sollte alle drei bis fünf Tage um 100 mg erhöht werden. Die wirksamen Tagesdosen liegen zwischen 600 und 1200 mg. Die Blutspiegel in der Schmerztherapie sollten zwischen 4 und 6 µg/ml eingestellt sein, bei weiter bestehenden Schmerzen kann aber durchaus jenseits dieser Blutspiegel die Dosis bis zur oberen tolerierten Grenze gesteigert werden. Nach Erreichen der Enddosis wird auf die retardierte Form umgestellt.
Phenytoin: Die initiale Dosis von Phenytoin (Phenhydan®, Zentropil®) beträgt 100 mg. Die Dosis kann alle drei Tage um 100 mg erhöht werden. Die schmerztherapeutisch wirksame Tagesdosis liegt bei 300 mg. Aufgrund der langen Halbwertszeit kann die Dosis einmal am Tag gegeben werden. Die Blutspiegel sollten zwischen 10 und 20 µg/ml liegen.

Nebenwirkungen

Carbamazepin: Hautausschlag, ausgeprägte Müdigkeit, Schwindel, Gangunsicherheit, Doppelbilder, Übelkeit, bei Langzeitanwendung Blutbildveränderungen (sehr selten), Anstieg der Leberenzyme (Anstieg der γ-GT durch erhöhten Metabolismus bedingt).

Diphenylhydantoin: Müdigkeit, Ataxie, Gingivahyperplasie, Hypertrichose, Hirsutismus.

Kontraindikationen

Absolute Kontraindikationen sind Reizleitungsstörungen im Bereich des Herzens, AV-Block, Funktionsstörungen der Leber sowie Schwangerschaft.

Wechselwirkungen

Es bestehen Wechselwirkungen mit Beruhigungsmitteln und Alkohol.

1.5 Kortikosteroide

H. C. DIENER

Allgemeine Behandlungsregeln

Kortison kann relativ großzügig bei Tumorerkrankungen mit schlechter Prognose eingesetzt werden.

Die Langzeitnebenwirkungen müssen besonders beachtet werden beim Einsatz bei benignen Schmerzen und im Rahmen von Gelenkschmerzen. Hier ist eine sorgfältige Nutzen-Risiko-Abwägung notwendig.

Die Wirkung ist multifaktoriell. Neben einer analgetischen Wirkung bei Knochenmetastasen haben Kortikosteroide einen positiven Effekt auf Stimmung und Appetit. Sie können auch durch ihre antiödematöse Wirkung die Kompression schmerzsensibler Strukturen verringern.

Indikation

- metastasierendes Prostatakarzinom mit Knochenmetastasen
- andere metastasierende Tumoren
- Organbefall bei malignen Tumoren
- Kopfschmerz bei erhöhtem Hirndruck durch primären Hirntumor oder Metastasen
- Arthritis

Dosierung und Anwendung

Dexamethason: Im Rahmen der Schmerztherapie gibt man Dexamethason (Fortecortin®) in Tagesdosen zwischen 1 und 3 mg. Initial sind auch höhere Dosen (12–20 mg) möglich. Bei erhöhtem Hirndruck liegt die initiale Dosis bei 16–32 mg, die Erhaltungsdosis bei 4–12 mg am Tag.
Prednison: Die Tagesdosis kann bis zu 15 mg (initial bis 100 mg) betragen; morgendliche Einnahme.

Nebenwirkungen

In der Kurzzeittherapie kommt es zu Erhöhung der Blutzuckers, Schlafstörungen, Verwirrtheitszuständen, Senkung der Krampfschwelle, erhöhter Infektanfälligkeit, Gewichtszunahme, erhöhter Thromboseneigung, Ödemen sowie Kaliumverlust.

Nebenwirkungen bei mittellanger Anwendung sind Osteoporose, aseptische Knochennekrose, proximale Myopathie, erhöhtes Risiko von Magen-Darm-Ulzera bei gleichzeitiger Behandlung mit nichtsteroidalen Antirheumatika und Cushing-Syndrom.

Kontraindikationen

Absolute Kontraindikationen sind floride Infekte, Glaukom, Katarakt, Magen-Darm-Ulzera, unbehandelte Hypertonie, floride Psychosen, nicht gut einstellbarer Diabetes mellitus, ausgeprägte Osteoporose sowie bestehende Thrombosen oder Thromboseneigung.

Wechselwirkungen

Bei Kombination mit nichtsteroidalen Antirheumatika besteht ein erhöhtes Risiko für gastrointestinale Blutungen.

1.6 Zentralwirksame Muskelrelaxanzien

H. C. DIENER

Baclofen

Baclofen (Lioresal®) eignet sich zur Behandlung zentral ausgelöster Spastik bei Querschnittslähmung, zentralen Paresen, spinalen Kompressionssyndromen im Rahmen von Metastasen oder Tumoren und in geringerem Umfang bei neuralgiformen Schmerzen.

Eine intrathekale Anwendung ist bei einer Spastik möglich, die auf eine optimale orale Therapie nicht anspricht. Hierfür müssen die Patienten in spezialisierte Zentren überwiesen werden.

Die übliche Dosis beträgt initial 10 mg, Tagesdosen über 60 mg werden selten toleriert.

Typische Nebenwirkungen sind Sedierung, unsystematischer Schwindel, Verwirrtheit, leichte Kopfschmerzen.

Kontraindikationen sind floride Psychosen, eine nicht therapierte Epilepsie und eine Niereninsuffizienz.

1.7 Clonidin

H. C. DIENER

Clonidin ist ein Alpha-2-Adrenozeptor-Agonist, der antinozizeptive Wirkung besitzt. Angriffspunkt sind absteigende inhibitorische Bahnen im Bereich des Rückenmarks. Die Wirkung bei intrathekaler Gabe insbesondere bei Tumorschmerzen und beim postoperativen Schmerz ist gesichert. Die Wirkung bei oraler und transdermaler Gabe ist nur in Einzelfällen belegt.

Clonidin wird am häufigsten zur Verstärkung der Opioidanalgesie bei periduraler oder intrathekaler kontinuierlicher Gabe eingesetzt. Die kontinuierliche Infusion peridural erfolgt mit stündlichen Dosen von 0,02–0,04 mg, die intrathekale Gabe in Dosen von 0,01–0,02 mg/h.

Entscheidender Nachteil von Clonidin ist die Tachyphylaxie bzw. der Umstand, daß auch bei kombinierter Opioid Clonidin-Gabe eine Therapieresistenz nicht sicher vermieden werden kann.

Nebenwirkungen sind Blutdrucksenkung, Abnahme der Herzfrequenz, Müdigkeit, Obstipation und Mundtrockenheit.

1.8 Capsaicin

H. C. DIENER

Capsaicin ist Inhaltsstoff des roten Pfeffers. Es führt in C-Fasern zu einer Abnahme von Polypeptidneurotransmittern wie Substanz P und Calcitonin-gene-related-peptide.

Die lokale Anwendung in Form von Salbe bei neurogenen Schmerzen, neuralgiformen Schmerzen und Schmerzen im Rahmen von Polyneuropathien führt zunächst zu einer Zunahme der Schmerzen und längerfristig bei einem Teil der Patienten zu einer Schmerzreduktion um bis zu 50%.

In Deutschland sind Cremezubereitungen in einer Konzentration bis 0,05% erhältlich, in den Vereinigten Staaten bis 0,075%.

Nach Anwendung auf der Haut treten zunächst unangenehme, brennende Mißempfindungen auf. Wenn diese nicht toleriert werden, kann gleichzeitig eine Lokalanästhetika-Creme appliziert werden. Langzeitnebenwirkungen sind nicht bekannt.

1.9 Calcitonin

C. MAIER

Physiologische Funktion

Calcitonin ist ein endogenes Peptidhormon, das hauptsächlich in den sogenannten parafollikulären C-Zellen, unter anderem in der Schilddrüse, sezerniert wird. Spezifische Bindungsstellen für Calcitonin bestehen im Knochensystem, hier vornehmlich an den Osteoklasten und im zentralen Nervensystem, aber auch an anderen Organen. Die biologische Funktion dieser Rezeptoren ist bis heute in vielerlei Hinsicht unklar.

Als Hormon hemmt Calcitonin die exokrine Pankreas- und Magensaftsekretion. Vor allem ist es ein Antagonist des Parathormons in der Regulation der Kalziumhomöostase. Es hemmt unter anderem die Aktivität von Osteoklasten und vermindert so einen gesteigerten Knochenabbau. Auch auf anderem Weg führt es, insbesondere bei einer Hyperkalzämie, zur Abnahme der Serumkalziumkonzentration.

Calcitonin ist aber auch ein phylogenetisch sehr alter Neurotransmitter, der nach experimentellen Untersuchungen bei Tieren und Menschen die Schmerzschwelle anhebt.

Als Wirkmechanismus wird eine Aktivierung serotonerger absteigender Hemmsysteme der Nozizeption diskutiert. Aber auch Interaktionen mit Opioidrezeptoren sind nach neueren Untersuchungen denkbar.

Medikamentöse Therapie
Die Doppelfunktion von Calcitonin (Hormon und Neurotransmitter) wird auch klinisch für unterschiedliche Indikationen genutzt:
- als Hormon, vornehmlich bei der z.B. tumorassoziierten Hyperkalzämie und bei Störungen des Knochenstoffwechsels mit erhöhter Osteoklastenaktivität (Morbus Paget, „High-turnover“-Osteoporose)
- als zentralwirksames Analgetikum bei sympathischer Reflexdystrophie oder Phantomschmerz

Die analgetischen Effekte sind wahrscheinlich auch bei den zuerst genannten Indikationen bedeutsam. Generell ist aber die Korrelation zwischen der analgetischen und der hormonellen Wirksamkeit nur schwach oder gar nicht nachweisbar.

Für therapeutische Zwecke werden überwiegend synthetisch hergestellte Präparate eingesetzt, wobei das Lachscalcitonin (LCt) die größte Verbreitung hat. Die Dosis wird nach wie vor in sogenannten Internationalen Einheiten (IE) angegeben, obgleich diese lediglich auf dem, für die Schmerztherapie irrelevanten, antikalzämischen Effekt basieren (analgetische Dosierungen s. Tab. B.1-11).

LCt hat eine höhere biologische Aktivität als humanes Calcitonin und wird langsamer abgebaut. Die Plasmahalbwertszeit ist mit 50–80 min kurz. Eine orale Gabe scheidet – wie bei anderen Peptidhormonen – aus, so daß in der Vergangenheit ausschließlich intravenöse oder subkutane Applikationsformen empfohlen werden konnten. Inzwischen liegen ausreichend positive Erfahrungen auch mit der nasalen Applikation für die Langzeittherapie der Osteoporose vor. Die Bioverfügbarkeit liegt etwa in einer Größenordnung von 50% der subkutanen Anwendung.

Calcitonin kann trotz seiner Molekülgröße die Blut-Hirn-Schranke innerhalb weniger Minuten durchdringen. Voraussetzung für den Übertritt scheinen jedoch ausreichend hohe Spitzenkonzentrationen im Serum zu sein, so daß besonders bei der Verwendung als Analgetikum die intravenöse Applikation, zumeist als Kurzinfusion, empfohlen wird.

Gravierende Nebenwirkungen der LCt-Therapie sind nicht bekannt. Häufig sind jedoch Übelkeit, Schwindel sowie, bei wiederholter Gabe, auch allergische Reaktionen (Flush, Erythem). Eine bekannte Allergie ist auch eine Kontraindikation für einer fortgesetzte Behandlung, wobei ein Wechsel des Calcitonins in Einzelfällen eine Alternative sein mag.

Tabelle B.1-11 Dosierung von Lachscalcitonin zur Schmerztherapie (IE: Internationale Einheiten).

Indikation	Applikationsform	Dosierung (IE)	Bemerkungen
High-turnover-Osteoporose (Prophylaxe)	s.c.	nicht mehr empfohlen	mit Kalzium kombinieren; Vergleichsstudien mit Östrogenen oder Biphosphonaten fehlen
	intranasal	50–100 (5 d/Woche)	
manifeste (schmerzhafte) Osteoporose	s.c.	50–200/d	mit Kalzium kombinieren;
	intranasal	200/d	bei intranasaler Gabe rascherer Wirkeintritt; Wirksamkeit nicht unumstritten
M. Paget	s.c.	100/d	Escape-Phänomen unter Langzeittherapie (Antikörper?)
	intranasal	?	
Knochenschmerz durch Tumor/Metastase	i.v.	100/d (Inf.)	Effekt vs. Placebo gesichert (Responderrate 30–70%), aber schwächer als Opioide + NSAID, deshalb und wegen des Wirkverlusts und der Nebenwirkungen eher geringer Stellenwert
	intranasal	200/d	
Phantomschmerz	i.v.	200 (Kurzinfusion über 3–60 min)	im postoperativen Bereich gesicherte Indikation, auch bei chronischen Schmerzen als Therapieversuch sinnvoll; subkutan unwirksam, intranasal nicht untersucht
sympathische Reflexdystrophie	s.c./i.v.	100–200	analgetischer Effekt gesichert, aber keine Verbesserung der Funktion, daher nur bei leichteren Verlaufsformen zu empfehlen (vgl. Kap. A.4.2)
sonstige	i.v.	200 (Infusion)	nur selten indiziert, nur wenige Responder bei Neuropathien mit oft nur geringer Analgesie

Spezielle Indikationen

Morbus Paget

Bei der Behandlung von Schmerzen und der Osteolyse beim Morbus Paget, der mit einem dystrophen Knochenumbau und hoher Osteolyserate verbunden ist, gilt Calcitonin heute als Medikament der Wahl. Die Schmerzen klingen in der Regel relativ rasch ab, die sonstige klinische Symptomatik wird erst durch eine mehrmonatige Therapie beeinflußt. Nicht selten kommt es jedoch zu einem Nachlassen der Wirkung, vermutlich durch die Induktion von Antikörpern.

Osteoporose

Am häufigsten wird Calcitonin heute zur Prävention und zur Behandlung der „High-turnover"-Osteoporose (Typ I, früher: postmenopausale Osteoporose) eingesetzt. Auch bei dieser Indikation korreliert die analgetische Effektivität nicht eindeutig mit der hormonell ausgelösten Wirkung, also der meßbaren Abnahme der Osteoklastenaktivität.

Allerdings wird Calcitonin gerade bei dieser Indikation nicht nur zur Analgesie empfohlen, sondern auch um das Risiko einer Manifestation zu verringern bzw. die Progression der Grunderkrankung zu verlangsamen, d. h. ein Auftreten von neuen oder weiteren osteoporoseinduzierten Frakturen, insbesondere der Wirbelkörper, zu vermeiden.

Während aber die positive Beeinflussung biochemischer Parameter vielfach gesichert wurde, ist die klinische Auswirkung der Calcitonintherapie und -prävention bis heute nicht unumstritten.

Im Vergleich zu Placebo und alleiniger Kalziumgabe kann aber offenbar die Frakturrate um bis zu 75% gesenkt werden. Es fehlen hierzu allerdings, soweit ersichtlich, Vergleichsstudien mit Östrogenen oder Biphosphonaten.

Frühere Studien mit subkutaner Gabe waren unter anderem durch eine hohe Drop-out-Rate wenig aussagekräftig. Heute wird die intranasale Gabe in einer Dosierung zwischen 50 und 200 IE/d empfohlen, wobei einige Autoren intermittierende, d. h. z.B. nur jeweils Applikationen fünf Tage/Woche, angeben (Tab. B.1-11). Die zusätzliche Gabe von oralem Kalzium ist hierbei obligat. Die Annahme einer präventiven Effizienz dieser Kombinationstherapie wird durch epidemiologische Studien gestützt. Bei einer Langzeitbehandlung mit Calcitonin verringert sich das relative Risiko, bei bekannter Osteoporose eine Hüftfraktur zu erleiden, signifikant (um ca. 30%).

Obgleich der analgetische bzw. medikamentensparende Effekt von Calcitonin bei der manifesten Osteoporose schon seit vielen Jahren postuliert wird, liegen bis heute nur wenige kontrollierte doppelblinde Studien vor, in denen die Intensität der Schmerzen von den Patienten erfragt wurde. Von vier diesbezüglichen Studien kamen aber drei zu einem für Calcitonin positiven Ergebnis. Widersprüchlich wird die Wirksamkeit von Calcitonin zur Behandlung von akuten Osteoporoseschmerzen bewertet, z.B. nach Wirbelfrakturen. Insbesondere bei länger vorbestehenden Schmerzen waren die Ergebnisse eher unbefriedigend. Auch bei der Osteoporose scheint der analgetische Effekt von Calcitonin nicht unmittelbar mit der Hormonwirkung zusammenzuhängen, d. h. Vergleiche mit anderen potenten Analgetika wären erforderlich, um den Stellenwert beurteilen zu können.

Tumorschmerz (Knochenmetastasen)

Die Wirksamkeit von Calcitonin bei ossärem Tumorschmerz gehört zu den am längsten bekannten Effekten des Calcitonins. In doppelblinden Studien ergab sich in der Regel ein positiver Effekt, der allerdings nur für Wochen bis Monate anhielt, so lange aber deutlich höher war als bei Schmerzen nichtossärer Genese. Die frühere Annahme einer hormonellen Analgesie durch Calcitonin hat sich aber nicht bestätigt (s. o.).

Die Responderrate bei Knochenmetastasen variiert zwischen 30 und 60%, höchstens ein Viertel der Patienten wird schmerzfrei. Es handelt sich also insgesamt um einen quantitativ eher schwachen Effekt, der zudem oftmals nur für wenige Tage oder Wochen gesichert werden konnte. Die Therapie wird auch häufig durch subjektive Nebenwirkungen (Übelkeit, Hautreaktionen, vegetative Reaktionen) beeinträchtigt. Daher wird bei dieser Indikation nur eine relativ niedrigere Dosis von 100 IE i.v. empfohlen (s. Tab. B.1-11). Langzeiterfahrungen wurden bislang für diese Indikation nicht publiziert.

Calcitonin ist somit bei malignen Knochenschmerzen zwar signifikant wirksamer als Placebo, das Ausmaß der Analgesie ist aber offensichtlich schwächer als das von Opioiden.

Der Stellenwert muß somit eher als gering eingestuft werden, zumal das in der Vergangenheit beliebte Argument, Calcitonin könne den Einsatz von Opioiden hinauszuschieben, heute nicht mehr relevant ist. Für die epidurale Gabe von Calcitonin bei Tumorschmerz gibt es keine Rechtfertigung.

Phantomschmerz

Beim Phantomschmerz hat sich Calcitonin dagegen als ein überraschend wirksames Analgetikum bewährt.

Bei unmittelbar postoperativ auftretenden Phantomschmerzen ist die Wirksamkeit von LCt in einer placebokontrollierten, doppelblinden Studie nachgewiesen worden. Die Wirksamkeit bei länger bestehenden Phantomschmerzen wird nur durch Daten nichtrandomisierter Studien gestützt. Aufgrund der relativen Nebenwirkungsarmut bei kurzfristiger Therapie kann Calcitonin aber als Mittel der ersten Wahl bei Neuauftreten oder länger bestehendem Phantomschmerz empfohlen werden (s. Kap. A.4.3). Ein positiver Effekt tritt in der Regel schon nach ein bis zwei Infusionen (s. Tab. B.1-11) ein. Andernfalls ist aber eine weitere Behandlung nicht indiziert. Für die intranasale Anwendung liegen keine Erfahrungen vor.

Für sonstige neuropathische Schmerzen existieren keine systematischen Untersuchungen, allerdings belegt eine Reihe von Fallberichten, daß Calcitonin hier nur in seltenen Fällen wirksam ist. Ein Therapieversuch kann speziell bei Deafferenzierungsschmerzen sinnvoll sein (vgl. Kap. A.4.3)

Sympathische Reflexdystrophie
Die Gabe von Lachscalcitonin ist in Europa bei der sympathischen Reflexdystrophie (s. Kap. A.4.2) weit verbreitet. Die analgetische Wirksamkeit der subkutanen und intranasalen Gabe von LCt wurde in einer doppelblinden Studie gesichert, obgleich der Unterschied zu Placebo quantitativ gering war. Insgesamt zeigen alle Studien, daß Calcitonin, wenn überhaupt, nur die (Ruhe-)Schmerzen lindert, während diese Substanz weder die Ödemneigung noch die eingeschränkte Beweglichkeit nennenswert zu beeinflussen vermag.

Daher wird in den Schmerzzentren eine Indikation nur bei leichten Verlaufsformen (s. Kap. A.4.2) der Reflexdystrophie diskutiert, während ansonsten Sympathikusblockaden, GLOA (s. Kap. B.2.2.6.7) sowie Kortikosteroide heute als Therapie der ersten und zweiten Wahl gelten.

Literatur

1. Azria, M.: The Calcitonins. Physiology and Pharmacology. Karger, Basel 1989.
2. Jaeger, H., C. Maier: Calcitonin in phantom limb pain. Pain 48 (1992), 21–27.
3. Gennari, C., R. Nuti, D. Agnusdei, A. Camporeale, G. Martini: Management of osteoporosis and Paget's disease. An appraisal of the risks and benefits of drug treatment. Drug Saf. 11 (1994), 179–195.
4. Haas, H. G., B. M. Liebrich, W. Schaffner: Calcitonin und Osteoporose. Kritische Durchsicht der Literature 1980–1989. Klin. Wschr. 68 (1990), 359–371.
5. Hindley, A. C., E. B. Hill, M. J. Leyland, A. E. Wiles: A double-blind controlled trial of salmon calcitonin in pain due to malignancy. Cancer Chemother. Pharmacol. 9 (1982), 71–82.
6. Ljunghall, S., P. Gardsell, O. Johnell, K. Larsson, E. Lindh, K. Obrant, K. Sernbo: Synthetic human calcitonin in postmenopausal osteoporosis. A placebo-controlled, double-blind study. Calcif. Tiss. Int. 49 (1991), 17–19.
7. Kanis, J. A., O. Johnell, B. Gullberg, E. Allander, G. Dilsen, C. Gennari, A. A. Lopes-Vaz, G. P. Lyritis, G. Mazzuoli, L. Miravet, M. Passeri, R. P. Cano, A. Rapado, C. Ribot: Evidence for efficacy of drugs affecting bone metabolism in preventing hip fracture. Brit. med. J. 305 (1992), 1124–1128.
8. Maier, C.: Calcitonin. Schmerz 4 (1990), 47–53.
9. Maier, C.: Calcitonin. In: Zenz, M., I. Jurna (Hrsg.): Lehrbuch der Schmerztherapie. Grundlagen, Theorie und Praxis für Aus- und Weiterbildung. S. 179–186. Wissenschaftliche Verlagsgesellschaft, Stuttgart 1993.
10. Overgaard, K., M. A. Hansen, S. B. Jensen, C. Christansen: Effect of calcitonin given intranasally on bone mass and fracture rate in established osteoporosis. Brit. med. J. 305 (1992), 556–561.
11. Reginster, J. Y.: Calcitonin for prevention and treatment of osteoporosis. Amer. J. Med. 95 (1993), 44S–47S.

12. Reginster, J. Y., R. Deroisy, M. P. Lecart, N. Sarlet, B. Zegels, I. Jupsin, P. Franchimont: A double-blind, placebo-controlled, dose-finding trial of intermittent nasal salmon calcitonin for prevention of postmenopausal lumbar spine bone loss. Amer. J. Med. 98 (1995), 452–458.
13. Szanto, J., N. Ady, S. Jozsef: Pain killing with calcitonin nasal spray in patients with malignant tumours. Oncology 49 (1992), 180–182.

B.2 Interventionelle Verfahren

C. MAIER UND M. GLEIM

2.1 Allgemeine Regeln

Die Infiltration von Lokalanästhetika in sogenannte Triggerpunkte in der Muskulatur, Sehnenansätze oder Narbengewebe ist eine lange bekannte und leicht erlernbare Technik, die hier nicht im einzelnen geschildert werden soll. Die Hauptindikation sind umschriebene Schmerzen (z.B. Myogelose, Tendopathie [s. Kap. A.3]), bei denen diese Injektionen zur Akutintervention hilfreich sein können.

> Die übrigen interventionellen Verfahren dienen diagnostischen, prognostischen und therapeutischen Zielen. Sie sind, von Ausnahmen abgesehen, dem hierin ausgebildeten, zumeist anästhesiologischen Schmerztherapeuten vorbehalten. Die Behandlung der zwar seltenen, im Einzelfall jedoch lebensbedrohlichen Komplikationen erfordert zudem obligat eine ausreichende Erfahrung in der Notfallmedizin.

Interventionelle Verfahren im engeren Sinne sind Behandlungen, bei denen
- Nervenstrukturen entweder
  - passager durch Lokalanästhetika betäubt bzw. durch perineurale Applikation sonstiger Medikamente beeinflußt werden.
  - dauerhaft (z.B. durch „Neurolytika" wie 96%igen Alkohol oder 5–10%iges Phenol) ausgeschaltet werden.

    Der Terminus „Neurolyse" (hiervon abgeleitet Neurolytika) ist mehrdeutig. Im operativen Bereich beschreibt er die Freilegung komprimierter Nervenstrukturen (z.B. im Karpaltunnel), in der Schmerztherapie eine Zerstörung von Nervenfasern z.B. durch Hitzereize oder chemische Substanzen.
- Opioide, Steroide, Neurolytika oder sogenannte Koanalgetika rückenmarksnah (epidural oder intrathekal) als Einzeldosis oder kontinuierlich über einen Katheter appliziert werden.

Die hierzu erforderlichen Techniken werden im folgenden nur skizziert. Für Einzelheiten sei auf die unten angeführten Lehrbücher der Regionalanästhesie und Schmerztherapie verwiesen. Schwerpunkte der folgenden Darstellung sind ihre diagnostische Wertigkeit und ihr therapeutischer Nutzen, die Prognose invasiver Verfahren sowie deren Risiken.

2.1.1 Stellenwert diagnostischer Interventionen

Diagnostische Interventionen werden aus zwei Gründen durchgeführt:

- Um den Zusammenhang zwischen Schmerz und einer bestimmten neuralen Struktur (peripherer Nerv, Nervenwurzel) zu prüfen, indem durch die Nervenblockade der Ort der Schmerzgenerierung eingekreist oder der Pathomechanismus geklärt wird.
- Als prognostische Maßnahme, um
  - die Sensitivität von Schmerzen vor einer langfristigen Applikation, z.B. von intrathekalen oder epiduralen Opioiden, für diese Substanzen zu prüfen.
  - den späteren Effekt neurodestruktiver Maßnahmen abzuschätzen.

Wenn durch neurologische Untersuchungsverfahren die anatomische Zuordnung bestimmter Schmerzformen nicht eindeutig ist, können selektive Nervenblockaden zur Diagnostik beitragen. Als Beispiel sei eine radikuläre Brachialgie genannt, bei der sowohl Hinweise für eine Polyneuropathie als auch für eine Plexusschädigung und eine vertebragene Funktionsstörung vorliegen. Wenn der Schmerz nach einer selektiven Wurzelblockade verschwindet, d.h. nach Betäubung **ausschließlich** einer Wurzel, ist anzunehmen, daß eine Irritation oder Läsion hier oder distal von der Wurzel für das Schmerzgeschehen verantwortlich ist (zur Einschränkung s.u.). Bei peripheren Schmerzen kann durch zeitlich versetzte Blockaden einzelner Hautäste, die überlappend die Knieregion innervieren und vom N. femoralis oder N. ischiadicus stammen, eine anatomische Zuordnung der Beschwerden gelingen. Durch eine Spinalanästhesie kann eine zentralnervöse Unterhaltung oder Mitgenerierung des Schmerzes wahrscheinlich gemacht werden, sofern ein peripher wahrgenommener Schmerz trotz kompletter Anästhesie der betroffenen Hautareale persistiert.

> Voraussetzung für die Bewertung einer diagnostischen Blockade ist, daß die in Tabelle B.2-1 genannten Regeln bei der Durchführung eingehalten werden. Sofern die diagnostische Blockade delegiert wurde, muß für den weiterbehandelnden Arzt die Einhaltung dieser Regeln nachprüfbar sein!

Allerdings ist die diagnostische Selektivität sensibler Nervenblockaden nicht unumstritten. Auch bei nachgewiesener Radikulopathie können Nervenblockaden, die distal vom Läsionsort erfolgen, analgetisch wirksam sein. Erschwert wird eine diagnostische Aussage zusätzlich durch Placeboeffekte. Kochsalzinjektionen als Placebokontrolle sind kaum sinnvoll, weil der Patient wegen der fehlenden lokalanästhetischen Wirkung das Placebo erkennt.

Es gibt bestimmte Testbatterien, z.B. den Test nach Cherry, bei dem Placebo, Lokalanästhetika in verschiedenen Konzentrationen sowie Opioide epidural appliziert werden. Ob dadurch jedoch „psychogene", sympathisch unterhaltene

Tabelle B.2-1 Standards zur Durchführung und für die Bewertung diagnostischer Blockaden mit Lokalanästhetika.

- Sicherung der optimalen Kanülenposition durch geeignete Hilfsmittel (z.B. Neurostimulator), ggf. radiologische Dokumentation, evtl. mit Kontrastmittel
- Injektion einer möglichst geringen Menge eines kurzwirksamen Lokalanästhetikums (< 2 ml!), um diffusionsbedingte Effekte auf Nachbarstrukturen (Nerven, Bandansätze, Muskeln) zu vermeiden
- genaue Dokumentation des Ausfalls sensibler, evtl. auch vegetativer Nervenfasern mit getrennter Erfassung verschiedener Empfindungsqualitäten (Wärme, Kälte, taktile Reize, Wahrnehmung von Druck in tieferen Strukturen)

Entscheidend zur Bewertung:
- Sicherung einer technisch korrekten Blockade:
  Kommt es zur kompletten Anästhesie im Versorgungsbereich der blockierten Nerven?
- Wie verändern sich Schmerzen, die zuvor innerhalb und außerhalb dieser Region lagen? (Am besten vorher mit Farbstift Schmerzzonen markieren)
- Nach Gelenkinjektionen ist analog die aktive und passive Beweglichkeit, nach Sympathikusblockaden Veränderung z.B. der Hauttemperatur im Seitenvergleich zu dokumentieren

- In Zweifelsfällen wiederholte Injektionen, evtl. auch mit kurz- und längerfristig wirksamen Substanzen
- Dokumentation des analgetischen Effekts anhand eines Tagebuches durch den Patienten über mindestens 24 h
  Kurzfristige Änderungen des Schmerzes in den ersten Stunden sind von Placeboeffekten nicht abzugrenzen!

oder opioidsensitive Schmerzen eindeutig differenziert werden können, ist wissenschaftlich nicht bewiesen und nach eigener Erfahrung eher fraglich. Ein Nachteil derartiger, standardisiert ablaufender Testreihen ist z.B., daß der Untersucher weiß, welche Substanz gerade verabreicht wird. Insgesamt muß auch die Sensitivität der Tests kritisch hinterfragt werden, weil die Effekte des zuerst injizierten Medikaments die der folgenden mitbeeinflussen.

Dennoch ist es unbestritten, daß vor einer endgültigen Implantation eines Katheters zunächst ausreichend lange (4–7 Tage) und unter möglichst alltagsnahen Bedingungen die Sensitivität der Beschwerden für das vorgesehene Medikament ausgetestet werden muß (s.u.).

Für alle Verfahren, einschließlich der Sympathikusblockaden, gilt, daß der analgetische Effekt nur dann als sicher positiv zu bewerten ist, wenn die Abnahme der Schmerzintensität markant ist (z.B. mehr als 50–75% gegenüber dem Ausgangswert). Der Effekt einer Blockade muß auch wenigstens so lange anhalten, wie es die pharmakologische Wirkdauer der injizierten Substanz erwarten läßt. Daher ist es wichtig, daß der Patient für mindestens 24 h sowohl die Analgesie (z.B. mittels einer visuellen Analogskala) wie auch von ihm beobachtete sensible oder vegetative Veränderungen (Taubheit, Parese, Überwärmung) in entsprechende Protokolle einträgt.

Besonders bei der Frage, ob Injektionsserien oder neurodestruktive Verfahren indiziert sind, ist weniger der Effekt der ersten Injektion wichtig, als vielmehr der Verlauf nach zwei bis drei Injektionen. Bei der ganglionären lokalen Opioidanalgesie (GLOA, s.u.) oder Sympathikusblockaden ist eine langfristig wirksame Beeinflussung der Schmerzen nur zu erwarten, wenn eine mehr als 50%ige Schmerzreduktion 24 h nach der dritten Injektion eingetreten ist. Bei Blockadeserien von peripheren Nerven sichern jedoch auch anfänglich positive Effekte mit allmählich zunehmender Wirkdauer keineswegs den Langzeiterfolg.

Die Sensitivität von diagnostischen Blockaden sensibler Nerven und Spinalanästhesien ist somit größer als ihre Spezifität! Daher sollte nur der fehlende analgetische Effekt einer technisch nachweisbar korrekten Blockade sensibler Nerven diagnostisch-prognostisch bewertet werden.

Wenn z.B. ein Patient mit einem radikulären Schmerz trotz morphologisch nachweisbarer Einengung des Foramen intervertebrale nach einer selektiven Wurzelblockade keine Schmerzlinderung verspürt, obgleich in der blockierten Region keine taktilen und thermischen Reize mehr wahrgenommen werden, kann davon ausgegangen werden, daß diese Schmerzen keine monoradikuläre Genese haben. Entweder sind andere Nervenwurzeln oder Nerven beteiligt oder der Schmerz wird durch entsprechende Prozesse im Rückenmark oder supraspinal unterhalten.

Ein positiver Ausfall der Testblockade beweist aus den vorgenannten Gründen dagegen wenig! Die Spezifität von Sympathikusblockaden scheint höher zu sein, wie Untersuchungen bei Ischämieschmerzen und bei der sympathischen Reflexdystrophie nahelegen. So erlaubt die Analgesie nach einer diagnostischen Grenzstrangblockade bei Patienten mit AVK in der Regel, die Indikation zur chemischen Neurolyse zu stellen (s. Kap. A.7.1).

Noch zurückhaltender ist die prognostische Beweiskraft von Testblockaden sensibler Nerven bzw. von Gelenkstrukturen zu beurteilen, wenn hieraus eine Indikation für neurodestruktive Eingriffe, z.B. eine Facetten- oder Gelenkdenervierung, eine Rhizotomie oder auch eine Neuromexstirpation bei Stumpfschmerz hergeleitet werden soll. Allerdings kann der Patient so die sensiblen Effekte der vorgesehenen Nervenzerstörung bereits kennenlernen. Ein ausbleibender Effekt ist auch hier aussagekräftiger und sollte zum Verzicht auf den geplanten Eingriff führen.

2.1.2 Stellenwert therapeutischer Interventionen

Der Stellenwert therapeutischer interventioneller Verfahren bei der Behandlung chronischer und tumorbedingter Schmerzen sinkt. Hierfür sind in erster Linie die Fortschritte der medikamentösen Therapie verantwortlich, die heute die Basis der Schmerztherapie darstellt (s. Kap. B.1).

Wichtige Ausnahmen sind therapieresistente Tumorschmerzen (s. Kap. A.6) und einige Krankheitsbilder wie die sympathische Reflexdystrophie (s.

Kap. A.4.2), die Zosterneuralgie (s. Kap. A.4.5) oder der Ischämieschmerz (s. Kap. A.7), bestimmte Formen des atypischen Gesichtsschmerzes (s. Kap. A.1.10) und Syndrome mit sympathisch unterhaltenem Schmerz (s. Kap. A.4.1). Hier kann oft durch wenige Interventionen die Krankheitsprogression gestoppt werden. In anderen Fällen läßt sich sogar eine dauerhafte Linderung, bisweilen – wie bei der Reflexdystrophie – sogar eine Schmerzbefreiung erreichen. Hier ist die Indikation möglichst frühzeitig zu stellen. Auch bei langfristig nur medikamentös einstellbaren Syndromen, wie der Trigeminusneuralgie, können z.B. durch GLOA (s. u.) die Schmerzattacken sofort unterbrochen werden und so die Zeit bis zum Eintritt der Wirksamkeit der Antikonvulsiva überbrückt werden. Bei vielen chronischen Schmerzbildern, die konservativ durchaus mit Erfolg behandelt werden, können Schmerzrezidive auftreten, bei denen rasche invasive Interventionen (Blockade, Triggerpunktinfiltration) hilfreich sein mögen.

Sofern jedoch, wie z.B. bei chronischen Rückenschmerzen, von einer fortgesetzten Reizung peripherer Nozizeptoren auszugehen ist, ist der Sinn neurodestruktiver Maßnahmen (z.B. Facettendenervierung) durch ihre letztlich begrenzte Wirkdauer fraglich.

Eine Durchtrennung oder Zerstörung peripherer Nerven oder Nervenstrukturen zum Zweck der Schmerztherapie muß heute bis auf wenige Ausnahmen (vgl. Trigeminusneuralgie) als obsolet eingestuft werden.

Das Risiko einer bleibenden Hyperpathie oder gar einer Anaesthesia dolorosa ist zu hoch. Die Schmerzintensität steigt nach derartigen Eingriffen geradezu regelhaft an (s. Kap. A.4.1 und A.4.3).

Ein weiterer Grund für eine diesbezügliche Zurückhaltung sind die Risiken der Interventionen selbst.

Doch auch abgesehen von den, glücklicherweise seltenen, lebensbedrohlichen Komplikationen (Tab. B.2-2) kann sich ein vorschneller Übergang zu invasiven Maßnahmen negativ auswirken, da die Chronifizierungstendenz gefördert wird.

Es ist später schwieriger, konservative Behandlungskonzepte durchzusetzen, wenn zuvor – mehr oder weniger erfolglos – bereits invasive Verfahren zur Anwendung kamen. Hierbei spielt es keine Rolle, ob es sich um lange Serien von Triggerpunkt-, Nerven- oder Sympathikusblockaden handelte. Bei fehlendem Erfolg dieser Maßnahmen verfestigt sich nur die Überzeugung des Patienten, an einem therapieresistenten und selbst für Spezialisten nicht mehr angehbaren Krankheitsbild zu leiden. Versuche, ihn dann doch noch einmal einer zuvor vielleicht nicht systematisch erprobten medikamentösen oder psychotherapeutischen Therapie zuzuführen, scheitern dann an seiner mangelnden Akzeptanz (s. Kap. Einführung 2).

Natürlich können Interventionen z.B. zur Überbrückung bei akuter Dekompensation (Krisenintervention) oder akuten Schmerzrezidiven sinnvoll sein.

Tabelle B.2-2 Allgemeine Risiken und Komplikationen interventioneller Verfahren in der Schmerztherapie.

	Beispiel	**Maßnahmen zur Vermeidung und zur Risikominimierung**
Punktionsfolgen	Nervenläsion	Verwendung atraumatischer Kanülen; Vermeidung einer intraneuralen Injektion; Benutzung von Nervenstimulatoren
	Hämatom	Anamnese beachten: Gerinnung, Engpaßsyndrome
	Verletzung von Organen	optimale Punktionstechnik, Verwendung von Bildwandler o. ä. Hilfsmitteln
	Infektion	aseptisch arbeiten!
bei Verwendung von Lokalanästhetika	Fehlinjektion: intravasal: Krampfanfall intrathekal/ epidural: hohe Epidural-/ Spinalanästhesie mit Atemlähmung (z.B. bei Wurzel- oder Stellatumblockade)	Punktionstechnik optimieren, ggf. Verwendung von Bildwandler o. ä. Hilfsmitteln, sicherer Venenweg und Aspirationsversuch vor der Injektion
	Hypotonie durch Sympathikolyse (bei rückenmarksnaher Anwendung)	Plasmaexpander vor Injektion; evtl. Sympathomimetika (Akrinor®)
	Intoxikation, unerwünschte Parese	Beachtung der Höchstdosen, möglichst niedrige Dosen (evtl. fraktioniert) einsetzen
	allergische Reaktionen	Anamnese beachten
Opioide	Atemdepression	kleinste effektive Dosis wählen, ausreichende Nachbeobachtung, evtl. zusätzliches Monitoring
	Pruritus, Obstipation und Blasenfunktionsstörung	Dosis reduzieren, zusätzlich Naloxon s.c. (?), Opioid wechseln

Voraussetzungen sind aber die vorherige Abklärung des limitierten Therapieziels mit dem Patienten und eine klare Vorgabe hinsichtlich der Zahl der geplanten Injektionen!

Besonders schädlich für eine weitere Chronifizierung ist die leider oft zu beobachtende Neigung, Injektionsbehandlungen auch bei schlechtem oder nur sehr kurzem initialen Erfolg ohne klare Zeitbegrenzung fortzuführen. Oftmals ersetzen sie letztlich nur die ärztliche Zuwendung und münden zumindest in Einzelfällen in eine im Prinzip kaum noch auflösbare pathologische Arzt-Patienten-Beziehung.

> Nach einem Mißerfolg der ersten zwei bis drei Interventionen treten Späterfolge bei Weiterführung dieser Therapie sowohl bei Nerven- als auch bei Sympathikusblockaden oder GLOA so gut wie nie auf!
>
> Aufgrund dieser Überlegungen und der Risiken (s. Tab. B.2-2) ist es prinzipiell nicht anzuraten, invasive therapeutische Verfahren einzusetzen, bevor nicht alle Möglichkeiten einer Pharmako- oder Physiotherapie versucht wurden.

Ausnahmen von dieser Regel wurden unter anderem in den vorherigen Kapiteln genannt. Die Indikation für besonders risikobehaftete und für neurodestruktive Verfahren, z.B. für einen Epiduralkatheter oder für eine Facettendenervierung, sollte immer in einem interdisziplinär, d.h. **auch** konservativ arbeitenden Zentrum überprüft werden, in dem vor allem die Therapieresistenz kompetent nachgewiesen werden kann (vgl. Kap. B.1).

Ist jedoch eine invasive Therapie indiziert, so ist bei der Wahl des Verfahrens neben der allgemeinen Risikoabwägung selbstverständlich auch die persönliche Erfahrung des Therapeuten maßgebend. Nur für wenige Verfahren ist ihre spezielle Überlegenheit gegenüber anderen Vorgehensweisen nachgewiesen. Von daher haben die im folgenden aufgeführten Indikationen für einzelne Verfahren lediglich empfehlenden Charakter.

2.2 Spezielle Verfahren

2.2.1 Periphere Nervenblockade

Definition

Passagere Ausschaltung eines peripheren Nervs durch ein Lokalanästhetikum.

Technik

Der Nerv wird anhand anatomischer Landmarken, mittels Neurostimulator oder, weniger empfehlenswert, durch mechanisch ausgelöste Parästhesien aufgesucht und durch geeignete Lokalanästhetika betäubt. Der Effekt ist immer durch eine genaue Dokumentation aller Auswirkungen der Blockade zu sichern (s. Tab. B.2-1).

Im Prinzip können alle peripheren Nerven selektiv blockiert werden (vgl. Lehrbücher). Bei Punktionen in Plexusnähe oder in den Fällen, in denen mehrere Nerven von einer Gefäßnervenscheide umhüllt sind (Leistenkanal), ist eine selektive Anästhesie oft nur schwer möglich.

Spezielle Risiken

Neben allgemeinen Risiken (s. Tab. B.2-2) sind Punktionsverletzungen oder -folgen hervorzuheben, die zu persistierenden Dysästhesien führen können. Besondere Vorsicht ist bei Patienten mit Engpaßsyndromen, Gerinnungsstörungen sowie bei Punktionen geboten, bei denen der Nerv aus anatomischen Gründen (Hypomochlion) nicht ausweichen kann (z.B. N. ulnaris im Ellenbogenbereich). Die Verwendung atraumatischer Kanülen (z.B. Sprotte-Kanüle) ist anzuraten.

Intraneurale Injektionen und Injektionen in bereits zuvor anästhesierten Bereichen sind unbedingt zu vermeiden.

Indikationen

Diagnostisch: Bei Schmerzen in mischinnervierten Arealen (z.B. Knieregion) oder aus sonstigen Gründen fraglicher Zuordnung der Beschwerden zu bestimmten Nerven (zur Sensitivität s. o.).

Therapeutisch: Therapeutische Nervenblockaden sind weit verbreitet und wirksam bei akuten Neuralgien (postoperativ, Zoster-, Interkostalneuralgie). Bei chronifizierten Schmerzsyndromen ist die langfristige Wirksamkeit zweifelhaft (s. o.).

> Generell gilt: Je länger Beschwerden bestehen, desto unwahrscheinlicher wird ein anhaltender Effekt.

Alternativen sind unter anderem perineurale Injektionen mit Steroiden bei Engpaßsyndromen (Cave: Gefahr der Gewebseinschmelzung) oder Opioiden (wenig überprüft). Die Beifügung von Clonidin zum Lokalanästhetikum verlängert die Wirkung.

2.2.2 Interkostalblockade

Definition

Passagere Ausschaltung eines thorakalen Spinalnervs mit seinen sensiblen, motorischen und autonomen Anteilen durch ein Lokalanästhetikum.

Technik

Anhand der anatomischen Orientierungspunkte leicht durchführbare Punktionstechnik, die paravertebral oder weiter distal erfolgen kann (s. Lehrbücher). In der Regel können durch ausreichende Injektionsvolumina mehrere Segmente anästhesiert werden. Eine Sonderform ist die Interpleuralanalgesie (s. Kap. A.8.3.3). Die Dokumentation des Blockadeeffekts ist wie bei peripheren Nervenblockaden erforderlich (s. Tab. B.2-1).

Spezielle Risiken

Lokale Hämatome, Pneumothorax, Ateminsuffizienz bei Ausschaltung zu vieler Segmente und bei pulmonaler Vorschädigung, Intoxikation bei Kathetertechniken.

Indikationen

Diagnostisch: Abklärung von Interkostalneuralgien, Oberbauchschmerz.

Therapeutisch: wie bei peripheren Nervenblockaden bei thorakaler (unilateraler!) Lokalisation der Schmerzen (z.B. Herpes zoster). Zur Neurolyse bei Tumorschmerzen wird heute die intrathekale Injektion empfohlen (s. u.).

2.2.3 Wurzelblockade

Definition

Selektive Ausschaltung (Betäubung) einer oder mehrerer lumbaler, thorakaler oder zervikaler Nervenwurzeln durch ein Lokalanästhetikum. Sie ist nicht zu verwechseln mit den „blind“ durchgeführten „Paravertebralblockaden“ oder Injektionen ohne eindeutige Identifikation der Kanülenlage.

Technik

Für diagnostische Blockaden ist eine aufwendige Technik unumgänglich, da zunächst eine sichere Identifikation der wurzelnahen Kanülenlage mittels Neurostimulator oder durch radiologische Verfahren erfolgen muß (Bildwandler, evtl. CT-gesteuert). Es werden nur geringe Volumina injiziert (1–2 ml!), eventuell unter Zusatz eines Kontrastmittels. Dokumentation von Analgesie und sensiblen oder motorischen Folgen.

Spezielle Risiken

Bei Einführen der Nadel in das Foramen intervertebrale kann es zu Nervenläsionen oder zur akzidentellen Injektion in den Epidural- oder Subduralraum mit konsekutiver vorübergehender Parese oder gar hoher Spinalanästhesie mit einer Atemlähmung kommen.

> Daher keine Injektion ohne Möglichkeit zur Reanimation und kontrollierten Beatmung!

Bei ordnungsgemäßer Technik und radiologischer Lageüberprüfung sind derartige Komplikationen selten.

Indikationen

Diagnostisch: Prüfung der segmentalen Zuordnung bei radikulären Schmerzen mit unklarer neurologischer Begleitsymptomatik (s. o.).
Therapeutisch: Wurzelblockaden dienen der Akutintervention bei radikulären Schmerzen sowie mit Zusatz eines Kortikosteroids auch zur länger anhaltenden Therapie bei ödematös bedingter Einengung der Nervenaustrittszone. Wiederholte Serien haben keinen gesicherten therapeutischen Effekt. Sie sind bei der konservativen Therapie des medialen Diskusprolaps weniger wirksam als die epidurale Kortikoidapplikation (s. Kap. A.2).

2.2.4 Blockaden am Achsenskelett

Definition

Vorübergehende oder dauerhafte Ausschaltung der Rami articulares der hinteren Spinalnerven, die die kleinen Wirbelgelenke versorgen (Facettenblockaden). Die Injektion bzw. Denervierung muß jeweils oberhalb oder unterhalb der betroffenen Segmente erfolgen. Seltener werden intraartikuläre Injektionen durchgeführt (s. Kap. A.2). Außerdem können die verschiedenen intraspinalen und paravertebralen Band- und Muskelansätze infiltriert werden (zumeist eher sekundäre Schmerzursache).

Technik
Punktion unter Durchleuchtung. Bei der Denervierung wird heute in der Regel mit Thermosonden gearbeitet.

Spezielle Risiken
Gefahren jeder Injektion mit Lokalanästhetikum (s. Tab. B.2-2).

Indikationen
Diagnostisch: Diagnose einer zervikalen oder lumbalen Facettenarthropathie.
Therapeutisch: als intermittierende Blockade bei Facettenarthropathien vor krankengymnastischen Behandlungen, nicht als Monotherapie. Die Prognose denervierender Eingriffe scheint bei zervikalen Arthropathien günstiger zu sein als bei Erkrankung der LWS.

2.2.5 Gelenkblockade, Denervierung

Definition
Ausschaltung der sensiblen Afferenzen aus einem betroffenen Gelenk durch intraartikuläre Injektion von Lokalanästhetika bzw. therapeutische Beeinflussung durch Kortikoidinjektionen. Bei bestimmten Erkrankungen (Rheuma) werden auch operative Denervierungen durchgeführt.

Technik
Vgl. Lehrbücher der Orthopädie.

Spezielle Risiken
Neben allgemeinen Risiken (s. Tab. B.2-2) Gefahr einer Gelenkinfektion mit bleibenden Schäden. Daher müssen alle Injektionen unter sterilen Kautelen erfolgen.

Indikationen
Diagnostisch: bei nicht sicher zuzuordnenden Schmerzsyndromen (Hauptindikation: Iliosakralgelenk).
Therapeutisch: meist mit Zusatz von Steroiden. Die Denervierung des Iliosakralgelenks ist technisch möglich (z.B. thermisch oder durch hyperosmolare Lösung), der langfristige Effekt ist jedoch eher zweifelhaft.

2.2.6 Sympathikusblockade

Definition
Passagere Ausschaltung sympathischer prä- und/oder postsynaptischer Efferenzen. Eine dauerhafte Ausschaltung ist perkutan durch Alkohol- oder Phenolinjektionen möglich (vgl. Kap. B.2.2.8).

Technik
In Abhängigkeit von der Lokalisation der Schmerzen wird die Kanülenspitze in der Nähe der zugehörigen sympathischen Ganglien positioniert und ein Teil des Grenzstrangs mit langwirksamen Lokalanästhetika blockiert oder durch Neurolytika zerstört (nur lumbal oder im Plexus coeliacus). Epidurale Lokalanästhetika

erzeugen auch eine präsynaptische beidseitige Sympathikusblockade. Allerdings kann auch bei Verwendung niedrigkonzentrierter Lokalanästhetika keine sicher selektive Sympathikusausschaltung erreicht werden, da gleichzeitig sensible Fasern zumindest partiell ausgeschaltet werden können. Die Epiduralanästhesie hat daher eine geringere diagnostische Sensitivität als die Grenzstrangblockade und ist folglich weniger geeignet, z.B. einen sympathisch unterhaltenen Schmerz zu diagnostizieren.

- Blockade des **zervikalen** Grenzstrangs („**Stellatumblockade**") mit höheren Volumina eines Lokalanästhetikums, um auch die oberen thorakalen Ganglien zu erreichen. Efferenzen, die in die Hals- und Gesichtsregion ziehen, werden präsynaptisch blockiert.
- Die Punktion des **thorakalen** Grenzstrangs sollte wegen der Pleuranähe nur unter CT-Kontrolle erfolgen. Sie ist als therapeutische Blockade nur selten indiziert, da eine Sympathikolyse auch nach einer Interkostalblockade eintritt.
- Auch der **lumbale** Grenzstrang wird unter Bildwandlerkontrolle, in Sonderfällen auch CT-gesteuert punktiert.
- Die Blockade des **Plexus coeliacus** ermöglicht eine Ausschaltung sympathischer Efferenzen und viszeraler Afferenzen aus dem oberen Abdominalbereich. Beschrieben sind sowohl ventrale ultraschallgesteuerte wie dorsale Punktionstechniken mit Bildwandler oder CT. Beide Verfahren haben Vor- und Nachteile, kontrollierte Vergleichsstudien fehlen bislang.
- Alternativ zu den vorbeschriebenen Techniken ist nur an den Extremitäten auch eine **postsynaptische intravenöse regionale Sympathikusblockade** (**IVRS**) möglich. Hierfür wird an der betroffenen Extremität zunächst eine Verweilkanüle gelegt. Nach Auswickeln der Extremität (Blutleere) wird eine Manschette mit suprasystolischen Druck aufgepumpt und in die Kanüle der periphere Ganglienblocker Guanethidin (Ismelin®) injiziert. Nach 15–20 min kann die Manschette geöffnet werden. Die Sympathikolyse dauert dann 8–24 h und beruht zum Teil auf einer Hemmung der Speicherfähigkeit adrenerger Neurone für Noradrenalin. Die Selektivität dieser Methode ist in jüngster Zeit umstritten. Hinzu kommt, daß allein die länger dauernde Ischämie bei bestimmten Schmerzsyndromen zu einer länger dauernden Schmerzlinderung führen kann, wodurch der diagnostische Wert im Vergleich zu den selektiven Grenzstrangblockaden beeinträchtigt ist.

Spezielle Risiken

Bei der **Stellatumblockade** treten mit einer Häufigkeit von ca. 1–2‰ lebensbedrohliche Komplikationen (Atemlähmung, hohe Spinalanästhesie, Krampfanfall) auf, die durch akzidentelle Injektion des Lokalanästhetikums entweder in den Epidural-, Intrathekalraum oder in die A. vertebralis entstehen.

Daher ist die Bereitstellung einer Reanimationseinheit mit der Möglichkeit zur kontrollierten Beatmung unabdingbar!

Weitere sehr seltene punktionsbedingte Komplikationen sind Pneumothorax, Verletzung des Ösophagus, Infektionen (Knochen, Ösophagus, Mediastinum).

Andere Komplikationen treten nur auf, wenn Kontraindikationen nicht beachtet werden (beidseitige pulmonale Erkrankung, Asthma bronchiale, AV-Block 2.–3. Grades).

Bei der **thorakalen** Grenzstrangpunktion besteht zudem das hohe Risiko eines Pneumothorax.

Die Komplikationsrate der **lumbalen** Punktion ist deutlich niedriger. Bei ordnungsgemäßer Technik sollten epidurale Fehlinjektionen sowie Verschleppung von Neurolytika z.B. in die Psoasmuskulatur mit einer konsekutiven Neuralgie des N. genitofemoralis (Inzidenz: 2–5%, fast immer passager) vermeidbar sein. Nach Alkoholneurolyse kann es zu einer Verschlechterung der Blasen- und Stuhlkontinenz (bei Vorschädigung) sowie zu Ejakulationsstörungen kommen.

Die Komplikationsrate der **Plexus-coeliacus**-Blockade ist gering (Verletzung großer Gefäße, intra- und retroperitoneale Hämatome). Bei Anwendung von Neurolytika liegen jedoch mehrere Fallberichte über eine Querschnittslähmung vor, die als Folge einer Läsion oder eines Vasospasmus der A. radicularis magna (Adamkiewicz) interpretiert werden.

Die **IVRS** ist komplikationsarm. Bei wiederholter Anwendung ist mit einer Kumulation des Guanethidins zu rechnen. Akut können zentralnervöse Reaktionen, Hypotonie und Tachykardie wahrscheinlich durch Anfluten nicht gebundenen Guanethidins auftreten. Die Hauptprobleme dieser Methode sind der hohe zeitliche Aufwand und die bisweilen nicht tolerablen Schmerzen bei der Durchführung, so daß in Einzelfällen eine Analgosedierung oder Kurznarkose notwendig ist.

Indikationen

Diagnostisch: zur Diagnose eines sympathisch unterhaltenen Schmerzes (SMP, s. Kap. A.4.1), prognostisch vor perkutaner oder chirurgischer Sympathektomie.
Therapeutisch: als Blockadeserie bei Patienten mit sympathisch unterhaltenen Schmerzen (Zosterneuralgie, sympathische Reflexdystrophie, bestimmte Neuropathien [s. Kap. A.4]) sowie bei einigen viszeralen Schmerzsyndromen wie der Pankreatitis (Plexus-coeliacus-Blockade). Eine lumbale Sympathikusneurolyse ist indiziert bei den ansonsten inkurablen fortgeschrittenen Stadien der arteriellen Verschlußkrankheit und bestimmter Angiitiden verschiedener Genese (s. Kap. A.8). Bei anderen sympathisch unterhaltenen Schmerzsyndromen ist die Prognose der Sympathektomie eher schlecht. Die Plexus-coeliacus-Neurolyse ist heute nur noch bei Tumorschmerzen nach Versagen der oralen Therapie indiziert (s. Kap. A.6).

2.2.7 Ganglionäre lokale Opioidanalgesie (GLOA)

Definition

Eine in den letzten Jahren verbreitete Alternative zu therapeutischen Sympathikusblockaden, bei der niedrigdosierte Opioide (z.B. 0,03 mg Buprenorphin [Temgesic®]) an die Ganglien des sympathischen Grenzstrangs injiziert werden.

Es tritt keine efferente Blockade auf. Der Nachweis der Wirksamkeit von GLOA konnte am Beispiel der Zosterneuralgie erbracht werden. Hauptvorteile von GLOA sind neben ihrer Komplikationsarmut auch ihre Effektivität bei einem schon länger bestehenden Schmerzsyndrom mit Komponenten eines sympathisch unterhaltenen Schmerzes.

Technik
Im Prinzip wie bei der Sympathikusblockade mit dem einzigen Unterschied, daß die Punktion möglichst in der Höhe der Umschaltung von prä- auf postsynaptischen Neurone erfolgen sollte. Von daher ist bei Gesichtsschmerzen eine intraorale Punktion des Ganglion cervicale superior sinnvoll.

Spezielle Risiken
Punktionsrisiken wie bei der Sympathikusblockade, jedoch ohne Komplikationen oder Nebeneffekte, die auf das Lokalanästhetikum zurückzuführen sind (s. Tab. B.2-2). Dadurch ist die Akzeptanz bei den Patienten höher. Auch bei intravasaler/-thekaler Fehlinjektion sind keine lebensbedrohlichen Folgen zu erwarten.

Indikationen
Diagnostisch: zum Nachweis eines sympathisch unterhaltenen Schmerzes nicht direkt geeignet, da keine efferente Sympathikusblockade auftritt und es somit kein Kriterium für eine technisch korrekte Punktion gibt. Die prognostische Aussagekraft der ersten Injektionen hinsichtlich der Effektivität einer Serie von GLOA-Behandlungen ist hoch.
Therapeutisch: atypischer Gesichtsschmerz, als Überbrückungsmaßnahme bei Trigeminusneuralgie, zervikogener Gesichtsschmerz, Patienten mit Ausbreitung von Schmerzen auf größere Körperregionen (Quadrantensyndrom), akute und postzosterische Zosterneuralgie, sympathische Reflexdystrophie und posttraumatische Neuropathien mit sympathisch unterhaltenem Schmerz, in Einzelfällen bei Polyneuropathie und Phantomschmerzen.

2.2.8 Chirurgische Sympathektomie

Definition
Endoskopische und chirurgische Entfernung sympathischer Ganglien.

Technik
Im thorakozervikalen Bereich wird heute die videoassistierte endoskopische Entfernung der drei bis vier oberen thorakalen Ganglien unter Schonung des Ganglion stellatum empfohlen. Wie bei jedem neurodestruktiven Eingriff sind zuvor wiederholte diagnostisch-prognostische Blockaden des Sympathikus erforderlich. Die lumbale chirurgische Sympathektomie ist angesichts der heutigen Möglichkeiten perkutaner Techniken (s. o.) obsolet.

Spezielle Risiken
Alle Komplikationen eines operativen thorakalen Eingriffs (Pneumothorax, Nachblutung) sowie das „Postthorakotomiesyndrom". Hierbei treten mit Myalgien einhergehende und oftmals opiatbedürftige Schmerzen im denervierten Bereich auf, die ca. zwei bis vier Wochen nach der Sympathektomie einsetzen und zumeist spontan abklingen.

Indikationen

Therapeutisch: schwere Verlaufsformen einer sympathischen Reflexdystrophie, therapieresistente Durchblutungsstörungen der oberen Extremitäten mit Ruheschmerz oder trophischen Störungen (Endangiitis obliterans, sekundäre Raynaud-Syndrome [z.B. paraneoplastisch], sonstige schwere Angiitiden).

2.2.9 Rückenmarksnahe Analgesieverfahren (Epiduralanalgesie, Spinalanalgesie)

Definition

Hierbei werden entweder epidural oder direkt intrathekal Medikamente als Einzelinjektionen oder mittels spezieller Katheter kontinuierlich injiziert. Vorteil der Methode ist die Reduktion der benötigten Opioidmenge um den Faktor 5–10 gegenüber der parenteralen Gabe, somit eine Verringerung dosisabhängiger, nicht zentraler Nebenwirkungen (z.B. bei Tumorschmerzen). Außerdem konnte bei einer Reihe von sonst therapieresistenten Schmerzsyndromen durch die hohen spinalen Konzentrationen des Wirkstoffs eine bessere Wirksamkeit, insbesondere auch bei schweren neuropathischen Schmerzen, erreicht werden.

Technik

Punktion des Intrathekalraums wie bei der Lumbalpunktion möglichst mit atraumatischen Nadeln (z.B. nach Sprotte). Bei der intraspinalen Katheteranalgesie wird ein sehr dünner Katheter appliziert und in der Regel entweder an einen subkutanen Port oder bei Daueranwendung auch an eine heute zumeist gasbetriebene Pumpe angeschlossen. Diese können dann je nach benötigtem Volumen in Abständen von zwei bis acht Wochen regelmäßig neu aufgefüllt werden. Die Punktion des Epiduralraums erfolgt mit hierfür geeigneten Spezialnadeln. Um zu erreichen, daß die höchste Konzentration des epidural injizierten Medikaments in Höhe der an der Schmerzunterhaltung beteiligten spinalen Segmente erreicht wird, sollte auch der Epiduralkatheter in dieser Höhe plaziert werden (z.B. im thorakalen Bereich bei Oberbauchschmerz).

Spezielle Risiken

Erwähnt seien zunächst alle punktionsbedingten Komplikationen wie Auslösung einer epiduralen Blutung (auch nach längerer Katheterlage möglich) mit Bildung eines Hämatoms und in Einzelfällen bleibender Querschnittslähmung. Außerdem können Läsionen und Irritationen von Nervenwurzeln durch fehlerhafte Punktionstechnik auftreten. Das intrathekale Vorschieben des Katheters kann ebenfalls schwere Schäden am Myelon hervorrufen. Bei der Daueranwendung besonders gefürchtet sind Infektionen (Hautinfektionen, epidurale Abszesse, Meningitis, Enzephalitis).

Bei epiduraler Langzeitanwendung kann es zu einer allmählichen Dosissteigerung bzw. zu Wirkungsverlust durch epidurale Fibrosierung kommen, aber auch bei intrathekaler Anwendung werden Dosissteigerungen beschrieben.

Angesichts der geringen therapeutischen Breite besonders der intrathekal verabreichten Opioide ist bei Pumpendysfunktionen oder fehlerhafter Bedienung die Gefahr einer Atemdepression oder hohen Spinalanästhesie besonders hoch.

Die Komplikationsrate steigt insgesamt mit der Dauer der Anwendung, wobei dann technisch Probleme durch Pumpendysfunktion, Katheterdislokation oder -okklusion eventuell zu wiederholten Eingriffen zwingen.

Indikationen

Diagnostisch: Prüfung einer zentralnervösen Fixierung von Schmerzen (s.o.) und Testung einer Opioidsensitivität vor geplanter Katheterapplikation.
Therapeutisch: epidurale Einzelinjektionen von Lokalanästhetika, Clonidin, Opioiden oder Kortikosteroiden bei akutem oder chronischem Bandscheibenprolaps mit überwiegender Schmerzsymptomatik (nicht indiziert bei hochgradigen Paresen, Inkontinenz und anderen Symptomen eines Bandscheibenvorfalls!). In Einzelfällen Durchführung eines „Pressure-Blocks" durch Injektion eines höheren Flüssigkeitsvolumens (Langzeiteffekt wenig gesichert), wiederholter Kortikosteroidinjektionen bei inoperabler Spinalstenose, epiduraler Fibrosierung und Arachnopathie (Cave: bei epiduraler Kortikoidgabe: protrahierte Unterdrückung der endogenen Kortisonfreisetzung!) (s. Kap. A.3).

2.2.10 Kontinuierliche Katheterverfahren

Epidural: Hauptindikation ist die Akutschmerztherapie (postoperativ nach Oberbaucheingriffen und Gelenkoperationen [s. Kap. A.8], bei Patienten mit erhöhten Risiken für eine systemische Opioidgabe, in der Geburtshilfe) sowie in der Tumorschmerztherapie bei Patienten, bei denen eine orale und gegebenenfalls subkutane oder intravenöse Opioidtherapie versagt. Bei letzteren ist die epidurale Applikation der kontinuierlichen Spinalanästhesie aufgrund des geringeren Infektionsrisikos infolge der intakten Dura-Barriere vorzuziehen.
Intrathekal: Die einzige, aber bei Ausschöpfen aller sonstigen Therapiemöglichkeiten seltene Indikation sind therapieresistente schwerste Schmerzsyndrome nichttumorbedingter Genese. Die langfristige Wirksamkeit ist bei Arachnopathie, Stumpfschmerzen und anderen Schmerzsyndromen nachgewiesen. Die Indikationsstellung ist jedoch nach wie vor kontrovers, eine interdisziplinäre Beratung ist daher unbedingt anzuraten (s.o.).

2.2.11 Intrathekale Alkoholneurolyse

Definition

Intrathekale (in Einzelfällen auch epidurale) Applikation neurolytischer Substanzen wie 95%iger Alkohol oder 5–10%iges Phenol.

Technik

Wie bei der Spinalanästhesie mit genauer segmentaler Plazierung in Höhe oder kurz oberhalb der zu neurolysierenden Segmente. Alle Eingriffe erfolgen in örtlicher Betäubung und setzen voraus, daß der Patient längere Zeit auf hierfür geeigneten OP-Tischen gelagert werden kann (ca. 30minütige Hochlagerung des Beckens, z.B. bei der sakralen Injektion mit Alkohol, der wegen seines geringeren spezifischen Gewichts im Konus hochsteigt).

Spezielle Risiken

Bei sachgemäßer Durchführung und sicherer intrathekaler Kanülenposition relativ geringes Risiko einer unerwünschten Mitbeteiligung sensibler Nerven außerhalb der geplanten Destruktionszone. Bei thorakaler Injektion sind Schädigungen des Hinterseitenstrangs und der absteigenden Bahnen beschrieben.

Bei der sakralen Neurolyse ist die Hauptgefahr das Aufsteigen des Neurolytikums mit Beeinträchtigung sensibler motorischer Nerven oberhalb von S3. Im Rahmen der Destruktion kommt es zu einer unvermeidlichen Ausschaltung sensibler Afferenzen und Taubheit (daher muß stets die Testinjektion vorhergehen, um den Patienten darauf vorzubereiten). Eine Beeinträchtigung der Kontinenz ist möglich.

Indikationen

Therapeutisch: ausschließlich schwerste Tumorschmerzen nach Versagen anderer Verfahren. Sofern die Patienten bereits einen Anus praeter bzw. Blasenkatheter haben, kann bei sakralen Schmerzen, z.B. bei Rektumkarzinom, die Indikation eher großzügig gestellt werden. Die Wirkdauer ist begrenzt (2–6 Monate, in Einzelfällen auch länger).

Im thorakalen Bereich besteht die Indikation bei Patienten mit malignen Neuralgien von maximal drei Interkostalnerven, z.B. bei isolierten schmerzhaften Rippenmetastasen.

2.2.12 Spinalcordstimulation (SCS)

Definition

Bei dieser zu den Verfahren der Gegenirritation zählenden Technik wird eine mehrpolige Elektrode epidural so plaziert, daß bei der Stimulation die Parästhesien vom Patienten in schmerzhaften Körperarealen wahrgenommen werden. Der Wirkmechanismus ist unbekannt.

Technik

Zunächst erfolgt eine Teststimulation mit Plazieren der Sonde und Anschluß an perkutan ausgeleitete Drähte für ca. drei bis vier Tage. Je nach Schmerzlokalisation wird die Sonde epidural, zervikal, thorakal oder lumbal plaziert. Der Eingriff erfolgt in örtlicher Betäubung. Nach positivem Ausfall der Teststimulation erfolgt dann entweder die Implantation eines Stimulationsaggregats oder eines Empfängers, der die Impulse eines extern zu tragenden Senders aufnimmt.

Spezielle Risiken

Hierzu zählen alle Punktionsrisiken jeder Epiduralanalgesie (s.o.). Bei Langzeitanwendung kommen technische Probleme durch Elektrodendislokation oder -beschädigung, Batterieerschöpfung (Wechsel alle 2–4 Jahre) sowie Fremdkörperinfektionen hinzu. Es besteht eine Tendenz zum allmählichen Wirkungsverlust, möglicherweise bedingt durch fibrotische Ablagerungen an der Elektrode oder zentrale Adaptationsphänomene. Bisweilen klagen Patienten über zu starke Parästhesien bei bestimmten Bewegungen der Wirbelsäule, die z.B. beim Autofahren durchaus gefährlich sein können.

Indikationen

Therapeutisch: Die meisten publizierten positiven Erfahrungen liegen bei schweren Verlaufsformen der Reflexdystrophie, bei Radikulopathien (z.B. nach epiduraler Fibrose oder Arachnopathie), bei der arteriellen Verschlußkrankheit (AVK) sowie der inoperablen Angina pectoris vor. Vergleichende Untersuchungen zur Sympathektomie bei AVK und Reflexdystrophie wurden bislang nicht durchgeführt. Aufgrund der Kosten und der Komplikationen ist SCS nicht das Verfahren der ersten Wahl bei der Therapie der inoperablen AVK der unteren Extremitäten, jedoch eine Alternative zur Sympathektomie bei Durchblutungsstörungen der oberen Extremitäten.

Literatur

Lehrbücher/Monographien:

1. Cousins, M., P. O. Bridenbaugh (eds.): Neural blockade in clinical anesthesia and management of pain. 2. ed. Lippincott, Philadelphia 1988.
2. Fields, H. L.: Peripheral neuropathic pain: an approach to management. In: Wall, P. D., R. Melzack (eds.): Textbook of Pain. 3. ed. Churchill Livingstone, Edinburgh 1994.
3. Hankemeier, U.: Sympathikusblockaden. In: Regionalanästhesie, operativer Bereich, Geburtshilfe, Schmerztherapie. Fischer, Stuttgart 1989.
4. Hankemeier, U.: Chemische Neurolysen. In: Hankemeier U., I. Bowdler, D. Zech (Hrsg.): Tumorschmerztherapie. S. 62–75. Springer, Berlin 1989.
5. Krainick, J. U., U. Thoden: Spinal cord stimulation. In: Wall, P. D., R. Melzack (eds.): Textbook of Pain. 3. ed., pp. 1219–1224. Churchill Livingstone, Edinburgh 1994.
6. Maier, C.: Ganglionäre lokale Opioidanalgesie (GLOA) – Ein neues Therapieverfahren bei persistierenden neuropathischen Schmerzen. Thieme, Stuttgart 1996.
7. Maier, C., J. Wawersik (Hrsg.): Schmerztherapie bei ischämischen Krankheiten. Fischer, Stuttgart 1991.
8. Niesel, H. C. (Hrsg.): Regionalanästhesie. Lokalanästhesie. Regionale Schmerztherapie. Thieme, Stuttgart 1994.

Sonstige:

9. Arner, A., B. Lindblom, B. Meyerson, C. Molander: Prolonged relief of neuralgia after regional anesthetic blocks. A call for further experimental and systematic clinical studies. Pain 43 (1990), 287–297.
10. Campbell, C.: Epidural opioids – the preferate route of administration. Anaesth. Analg. 68 (1989), 710–711.
11. Cherry, D. A., G. K. Gourlay, M. Mc Lachan, M. J. Cousins: Diagnostic epidural opioid blockade and chronic pain: Preliminary report. Pain 23 (1985), 143–152.
12. Du Pen, S. L., E. D. Kharash, A. Williams, D. G. Peterson, D. C. Slone, H. Hasche-Klunder, H. W. Krems: Chronic epidural bupivacaine – opioid infusion in intractable cancer pain. Pain 49 (1992), 293–300.
13. Hanks, G. W., D. M. Justins: Cancer pain management. Lancet 339 (1992), 1031–1036.
14. Koes, B. W., R. J. P. Scholten, J. M. A. Mens, L. M. Bouter: Efficacy of epidural steroid injections for low-back pain and sciatica: a systematic review of randomized clinical trials. Pain 63 (1995), 279–288.

15. Loeser, J. D.: Dorsal rhizotomy for the relief of chronic pain. J. Neurosurg. 36 (1972), 754.
16. Mercadante, S.: Celiac plexus block in pancreatic cancer pain. Pain 52 (1993), 187–197.
17. Sharfman, W. H., T. D. Walsh: Has the analgesic efficacy of neurolytic celiac plexus block being demonstrated in pancreatic cancer pain? Pain 41 (1990), 267–271.
18. Stamer, U., C. Maier: Ambulante Epiduralanalgesie bei Tumorpatienten – Ein überholtes Verfahren? Anästhesist 41 (1992), 288–296.
19. Wolter, W., D. Zech, S. Grond, W. Cross-Fengels, K. A. Lehmann: Medikamentöse Schmerztherapie und CT-gesteuerte Alkoholneurolyse des Plexus Coeliacus beim Pankreas-Karzinom. Europ. J. Pain 12 (1991), 39–48.
20. Wulf, H., C. Maier: Komplikationen und Nebenwirkungen bei Blockaden des Ganglion stellatum. Ergebnisse einer Fragebogenerhebung. Anästhesist 41 (1992), 146–151.
21. Xavier, A. V., C. E. Farrell, J. Mc Danal, I. Kissin: Does antidromic activation of nociceptors play a role in sciatic radicular pain? Pain 40 (1990), 77–79.

B.3 Psychologische Behandlung chronischer Schmerzen

R. EISENTRAUT

Die Darstellung psychologischer Verfahren zur Therapie chronischer Schmerzen setzt grundlegende Kenntnisse psychologischer Vorstellungen vom Schmerzgeschehen sowie diagnostische Überlegungen voraus, die daher zunächst kurz umrissen werden.

3.1 Psychologische Vorstellungen vom Schmerzgeschehen

Psychologische Erklärungsmodelle des Schmerzes gibt es bereits seit Ende des vergangenen Jahrhunderts. Aber erst die Entwicklung der Gate-Control-Theorie durch Melzack und Wall 1965 bzw. in einer erweiterten Version 1968 brachte ein weithin akzeptiertes Modell der Schmerzentstehung und -wahrnehmung. Die Autoren postulierten einen Tormechanismus im Bereich des Hinterhorns, durch den Schmerzempfindungen zentral moduliert werden können. Innovativ zum damaligen Zeitpunkt und bis zum heutigen Tag weiterwirkend war die Integration psychischer Prozesse in ein somatisches Modell der Schmerzverarbeitung. Auch wenn zentrale physiologische Annahmen der Theorie bereits in den nächsten Jahren widerlegt wurden, bleibt die Einführung „des Psychischen" in das Verständnis vom Schmerz ein großes Verdienst der beiden Forscher.

Heute wird die multifaktorielle Determination einer Schmerzkrankheit allgemein akzeptiert. Nach diesem Modell wirken bei der Entstehung und Aufrechterhaltung chronischer Schmerzen somatische, soziale und psychische Faktoren in individuell höchst unterschiedlicher Gewichtung zusammen, wobei sich eine psychologische Therapie besonders auf die kognitiven, affektiven und verhaltensmäßigen Komponenten des Schmerzgeschehens konzentriert.

So wie jedes länger andauernde körperliche Leiden hat eine Schmerzerkrankung negative Auswirkungen auf das seelische Wohlbefinden der Betroffenen und letztendlich auch auf ihre soziale Umwelt. Chronisch schmerzkranke Patienten zeigen häufig emotionale Befindlichkeitsstörungen wie erhöhte Ängstlichkeit und eine depressive Grundstimmung. Diese beeinträchtigen zusätzlich zum eigentlichen Schmerz die Arbeitsfähigkeit, finanzielle Einbußen und ein sozialer Rückzug sind dann oft die langfristigen Folgen.

Auf der anderen Seite wirken sich auch soziale Bedingungen auf somatischer und psychischer Ebene aus. So fordern bestimmte Arbeitsprozesse konstant ungünstige, d.h. einseitige Körperhaltungen, was die Entstehung von Rückenschmerzen begünstigt. Diese wiederum haben einen negativen Einfluß auf das seelische Wohlbefinden.

Und schließlich kann länger andauernde psychische Anspannung zu einem erhöhten Muskeltonus führen, mit der Folge von Schmerzen und langfristig ungünstigen Veränderungen im sozialen Bereich.

> Kurz gesagt: Chronische Schmerzen, egal welcher Ätiologie, ziehen immer soziale Konsequenzen und psychische Veränderungen nach sich, die ihrerseits im Sinne einer transaktionalen Rückkoppelung zu einer Intensivierung der Schmerzen führen können.

Ein Krankheitsmodell, das ausschließlich somatische Vorgänge für die Entstehung und Aufrechterhaltung eines chronischen Schmerzproblems verantwortlich macht, erscheint als Ätiologiemodell genausowenig geeignet wie eine Krankheitstheorie, die sich allein auf fehlgeleitete psychische Prozesse oder eine biographische Disposition stützt. Es liegt daher auf der Hand, daß eine Unterscheidung in organischen versus psychogenen Schmerz den komplexen und interagierenden psycho-somatischen Vorgängen nicht gerecht werden kann.

Der Erkenntnis, daß bei einer großen Anzahl der Patienten mit chronischem Schmerz psychosoziale Faktoren eine zumindest gleichwertige Rolle spielen wie Organschädigungen, wird in den letzten Jahren vermehrt in Schmerzkliniken und -ambulanzen Rechnung getragen, in denen die unterschiedlichsten Berufsgruppen bei der Behandlung zusammenarbeiten.

Der größte Teil der Betroffenen kommt allerdings erst dann mit einem psychologischen Schmerztherapeuten in Kontakt, wenn diagnostische und/oder therapeutische medizinische Maßnahmen zu keinem befriedigenden Ergebnis geführt haben. Häufig endet ein langer Behandlungsweg in der frustrierten und polarisierenden Erkenntnis: „Wenn körperlich nichts zu machen ist, muß es psychisch sein." Vor diesem Hintergrund wird die Überweisung zu einem Psychologen von den meisten Patienten als Abschiebung und als ein Nichternstnehmen ihrer Beschwerden aufgefaßt. Eine Motivierung für weitere sinnvolle psychologische Interventionen wird so von Beginn an erschwert.

> Ein psychologischer Schmerztherapeut sollte nicht erst dann zu Rate gezogen werden, wenn schwerwiegende Probleme des Patienten oder in der Patient-Behandler-Beziehung aufgetreten sind.

Wünschenswert wäre vielmehr, daß möglichst frühzeitig, idealerweise sogar parallel zur medizinischen Ursachenabklärung bei einem Großteil der Patienten mit chronifiziertem Schmerz eine psychologische Untersuchung durchgeführt wird, um von Anbeginn der Behandlung den somatischen und psychischen Beitrag am Schmerzproblem aufzudecken. Es wäre viel gewonnen, wenn der betreuende Arzt baldmöglichst im Behandlungsverlauf den Patienten über die Zusammenhänge zwischen organischen und psychischen Prozessen bei der Schmerzentstehung und -aufrechterhaltung aufklären würde. So könnte einer Fixierung auf ausschließlich somatische Vorgänge entgegengewirkt werden, was sich günstig auf den weiteren Behandlungsverlauf auswirkt. Auch könnten bei diesem Vorgehen übergroße Erwartungen an die Effektivität medizinischer Maßnahmen relativiert und erste Einsichten in die Notwendigkeit einer aktiven Krankheitsbewältigung gefördert werden.

Obwohl es sich bei Schmerzen um eine höchst private und subjektive Erfahrung handelt, lassen sich ganz allgemein drei Reaktionsebenen unterscheiden [1]:

- verbal-subjektive Ebene: individuell erlebtes Schmerzempfinden sowie damit einhergehende Gefühle und Gedanken (z.B. Hilflosigkeit, Katastrophisieren, Klagen)
- motorisch-verhaltensbezogene Ebene: für die Umwelt sichtbare Auswirkungen der Schmerzen (z.B. Mimik, Gestik, Schonhaltung).
- psychophysiologische Ebene: Körperreaktionen, die mit den Schmerzen einhergehen (z.B. Veränderungen des Muskel- und Gefäßtonus)

Eine erfolgversprechende Behandlung verlangt die gleichzeitige Beachtung dieser drei Reaktionsebenen. Auf welchen Bereich der Behandlungsschwerpunkt gelegt werden muß, erbringt eine sorgfältige Diagnostik.

3.2 Psychologische Diagnostik

3.2.1 Psychologische Anamnese

Das vorrangige Ziel einer psychologischen Anamnese ist neben der Herstellung eines vertrauensvollen Arbeitsbündnisses die Aufdeckung derjenigen Einflußfaktoren, die sich disponierend, auslösend und stabilisierend auf das Schmerzproblem auswirken. Häufig muß zu diesem Zweck mit dem Patienten zunächst einmal ein psycho-somatisches Schmerzverständnis erarbeitet werden, wie es oben skizziert wurde. Hierdurch soll dem Eindruck entgegengewirkt werden, der Psychologe wolle das Schmerzproblem allein auf die „Psyche" schieben. Denn hat sich ein derartiges Vorurteil erst einmal festgesetzt, stört das in der Regel die Compliance empfindlich.

In der Befragung selbst werden die in Tabelle B.3-1 aufgeführten Themen angesprochen.

Im weiteren geht es darum, gemeinsam mit dem Betroffenen und in Abstimmung mit anderen Behandlern Möglichkeiten und realisierbare Ziele einer gegebenenfalls notwendigen psychologischen Weiterbehandlung zu erarbeiten.

Tabelle B.3-1 Themenschwerpunkte eines Anamnesegesprächs (in Anlehnung an [17]).

Thema	Was wird erfragt?
aktuelle Beschwerden	Schmerzlokalisation und -qualität, Frequenz, Dauer, Intensität, Verlauf (über den Tag/die Woche/das Jahr)
Krankheitsgeschichte	Schmerz- und Behandlungsbeginn sowie bisherige Behandlungsansätze (Erfolgseinschätzung durch den Patienten), Medikamentenanamnese mit Einnahmeverhalten
Einflußfaktoren und Einflußbedingungen, Funktionalität des Schmerzes	auslösende und modulierende Bedingungen für Schmerz, typisches Schmerzverhalten (mit begleitenden Gedanken/Gefühlen), Eigenaktivität, eigene Bewältigungsstrategien (erfolgreiche und nicht erfolgreiche), Reaktionen wichtiger Bezugspersonen, Ausmaß der Beeinträchtigung durch die Schmerzen im Alltag, Rentenbegehren
sonstige Beschwerden	frühere und aktuelle körperliche Beeinträchtigungen neben dem Schmerz (auch Unfälle und OPs), frühere und aktuelle psychische Auffälligkeiten (z.B. Depressivität, Angst), Schlaf
biographische Anamnese	Krankheiten (insbesondere Schmerzerkrankungen) und Todesfälle in der eigenen Familie, Familienstruktur der Herkunftsfamilie (Geschwisterreihe, Rolle, Aufgabenverteilung, emotionale Atmosphäre, Erziehungsstil)
persönliche Entwicklung und aktuelle Lebenssituation	Beziehung zur Herkunftsfamilie und Ablösung daraus, schulischer/beruflicher Werdegang und aktuelle Situation (Betriebsklima, Verhältnis zu den Kollegen, Ziele), lebensverändernde belastende Ereignisse, Partnerschaft und Sexualität, Kinder, Wohnsituation, finanzielle Situation, soziale Kontakte, Interessen, Hobbys, Selbstwertgefühl, Lebenszufriedenheit – bei allen Themen: Veränderung durch die Schmerzen?
Persönlichkeit	Selbstbeschreibung und Fremdbeurteilung durch den Untersucher (und/oder eine wichtige Bezugsperson), allgemeine Problem- und Konfliktbewältigungsstrategien
Krankheitskonzept	subjektives Krankheitsmodell, Kontrollüberzeugungen (besonders bezüglich Schmerzbeeinflussung), Veränderungserwartungen, Behandlungsziele

Da viele Patienten von einem interdisziplinären Ansatz profitieren, erscheint eine Kombination psychologischer und medizinischer Interventionen sinnvoll, wobei während des Behandlungsverlaufs der Schwerpunkt der Therapie zwischen den einzelnen Disziplinen wechseln kann.

3.2.2 Psychometrische Verfahren

Fragebogenverfahren vervollständigen den anamnestisch erhobenen Eingangsbefund. Daneben dienen sie der Therapieevaluation. So läßt sich bei einer mehrfachen Vorgabe desselben Verfahrens durch den Vergleich zwischen dem Status

Tabelle B.3-2 Deutschsprachige Fragebogenverfahren zur Ergänzung der Schmerzanamnese (u.a. nach [4, 8, 9, 15, 18, 19]).

Untersuchter Bereich	Testverfahren
Schmerzintensität	Schmerztagebuch
Schmerzerleben	Schmerzempfindungsskala (SES)
Schmerzverhalten	Tübinger Bogen zur Erfassung von Schmerzverhalten (TBS)
schmerzbezogene Beeinträchtigung	Pain Disability Index (PDI) Funktionsfragebogen Hannover (FFbH)
vegetative Begleitsymptome	Beschwerdenliste (B-L)
Depressivität	Allgemeine Depressionsskala (ADS)
kognitive Schmerzverarbeitung	Fragebogen zur Erfassung schmerzbezogener Selbstinstruktionen (FSS) Kognitive Reaktionen in Schmerzsituationen (KRSS) Kausal- und Kontrollattribution bei chronischen Schmerzpatienten (KAUKON)
Bewältigungsstrategien	Coping-Reaktionen in Schmerzsituationen (CRSS)
schmerzrelevante interaktionale Aspekte in Familie und Partnerschaft	Multidimensionales Schmerzinventar (MPI-D), Teil 2 (Skala 6, 7 und 8) Schmerzbezogenes Inventar familiärer Adaptabilität und Kohäsion (SIFAK-R)
mehrdimensionale Verfahren	Fragebogen zur Erfassung der Schmerzverarbeitung (FESV)
biographische Daten, Schmerzbeschreibung, Schmerzentstehung, Vorbehandlungen u.ä.	z.B. Schmerzfragebogen der Universitätsklinik Göttingen, Kieler Fragebogen zur Schmerzgeschichte

„Beginn der Behandlung" und „Ende der Behandlung" die Effektivität der eingesetzten Interventionen objektivieren.

Tabelle B.3-2 führt wichtige testpsychologische Verfahren auf. Selbstverständlich werden nicht alle Untersuchungsinstrumente parallel eingesetzt.

Erst eine gezielte Fragestellung berechtigt zur Auswahl eines entsprechenden Tests.

Zwei Untersuchungsverfahren sollen aufgrund ihrer hohen klinischen Relevanz kurz erläutert werden.

Da sind zunächst **Schmerztagebücher** zu nennen. Sie eignen sich hervorragend zur zeitkontingenten Erhebung einer Baseline und/oder zur Beurteilung des Behandlungsverlaufs. Es gibt eine große Anzahl unterschiedlicher Schmerztagebücher im deutschen Sprachraum. Ihr Aussehen und ihr Inhalt hängen in

Name, Vorname: ______________________

Schmerztagebuch

Bitte notieren Sie 4x täglich (mo = morgens, mi = mittags, ab = abends, na = nachts) die durchschnittliche Stärke Ihrer Schmerzen von 0 bis 10 (0 = keine Schmerzen bis 10 = intensivste Schmerzen), die eingenommenen Schmerzmedikamente (mit Dosis) und alle anderen schmerzlindernden Maßnahmen. Vermerken Sie auch die Dauer Ihrer Schmerzen über den Tag verteilt (streichen Sie dazu die betreffenden Stundenkästchen durch), die Qualität Ihres nächtlichen Schlafs (streichen Sie das entsprechende Symbol an: ↑ = erholsam, ↓ = nicht erholsam, ↓↓ = nicht erholsam wegen Schmerzen) sowie aufgetretene sonstige Beschwerden.

1. Eintragung am: ________	**Montag**	**Dienstag**	**Mittwoch**	**Donnerstag**	**Freitag**	**Samstag**	**Sonntag**
	mo : mi : ab : na	mo : mi : ab : na	mo : mi : ab : na	mo : mi : ab : na	mo : mi : ab : na	mo : mi : ab : na	mo : mi : ab : na
Schmerzstärke (0 - 10)							
Schmerz-medikamente (mit Dosis)							
Andere schmerz-lindernde Maßnahmen (z.B. Ablenkung, Entspannung)							
Schmerzdauer (Uhrzeit durchstreichen)	6 7 8 9 10 11 12 13 14 15 16 17 18 19 20 21 22 23 0 1 2 3 4 5	6 7 8 9 10 11 12 13 14 15 16 17 18 19 20 21 22 23 0 1 2 3 4 5	6 7 8 9 10 11 12 13 14 15 16 17 18 19 20 21 22 23 0 1 2 3 4 5	6 7 8 9 10 11 12 13 14 15 16 17 18 19 20 21 22 23 0 1 2 3 4 5	6 7 8 9 10 11 12 13 14 15 16 17 18 19 20 21 22 23 0 1 2 3 4 5	6 7 8 9 10 11 12 13 14 15 16 17 18 19 20 21 22 23 0 1 2 3 4 5	6 7 8 9 10 11 12 13 14 15 16 17 18 19 20 21 22 23 0 1 2 3 4 5
Schlaf (Symbol durchstreichen)	↑ — ↓ — ↓↓	↑ — ↓ — ↓↓	↑ — ↓ — ↓↓	↑ — ↓ — ↓↓	↑ — ↓ — ↓↓	↑ — ↓ — ↓↓	↑ — ↓ — ↓↓
Sonstige Beschwerden (z.B. Übelkeit)							

Platz für Abkürzungen, die Sie benutzt haben: ______________________

Abbildung B.3-1 Beispiel für ein zeit- und platzsparendes syndromunspezifisches Schmerztagebuch.

erster Linie von den interessierenden Fragestellungen, der Art der Behandlung und den spezifischen Krankheitsbildern ab. Generelle Regeln zur Konzipierung eines Schmerztagebuchs gibt es nicht, jedoch gilt es, einen Kompromiß zwischen dem Wunsch des Untersuchers nach möglichst vielen Informationen und dem Bedürfnis des Patienten nach einem geringen Zeitaufwand beim Ausfüllen zu finden. Bei aller Verschiedenheit der Tagebücher sollten folgende vier Variablen in jedem Fall erhoben werden:

- „Schmerzintensität“
- „Schmerzdauer“
- „Schmerzmedikation“
- „andere schmerztherapeutische Maßnahmen“

Die Einschätzung dieser vier Parameter sollte viermal pro Tag durch den Patienten erfolgen.

Ein Beispiel für ein zeit- und platzsparendes syndromunspezifisches Schmerztagebuch zeigt Abbildung B.3-1.

Als zweites Untersuchungsverfahren soll der **Fragebogen zur Erfassung der Schmerzverarbeitung (FESV)** skizziert werden. Es handelt sich dabei um einen Test, der verschiedene Aspekte der Verarbeitung chronischer Schmerzen mehrdimensional erfaßt. Mittels 38 Items werden drei Bereiche erfaßt:

- psychische Beeinträchtigungen mit den drei Unterskalen „schmerzbedingte Hilflosigkeit und Depression“, „schmerzbedingte Angst“ und „schmerzbedingter Ärger“
- kognitive Schmerzbewältigungsstrategien mit den drei Unterskalen „Handlungsplanungsfertigkeiten“, „kognitive Umstrukturierung“ und „Kompetenzerleben“
- verhaltensbezogene Schmerzbewältigungsstrategien mit den drei Unterskalen „mentale Ablenkung“, „Ruhe und Entspannungstechniken“ und „gegensteuernde Aktivitäten“

Der Fragebogen erbringt wichtige Informationen darüber, wie Patienten mit ihren Beschwerden gedanklich umgehen, welche psychischen Belastungen aufgrund der Schmerzen auftreten und was Betroffene gegen ihre Schmerz tun.

3.3 Indikation psychologischer Interventionen

Akzeptiert man die oben dargestellten psycho-somatischen Zusammenhänge, erscheinen psychologische Methoden zur Behandlung chronischer Schmerzzustände generell indiziert. Da die Versorgungslage bezüglich psychologischer Schmerztherapie jedoch zur Zeit noch als unzureichend betrachtet werden muß, kann nur ein Teil der Patienten einer psychologischen Behandlung zugeführt werden.

Es kann deshalb für den praktisch tätigen Arzt nur um die Frage gehen, wann er auf jeden Fall einen Schmerzpatienten an einen psychologischen Schmerztherapeuten überweisen sollte.

Tabelle B.3-3 Kriterienkatalog für die Zuweisung zu einem psychologischen Schmerztherapeuten (nach [22]).

Themenkreis	Detailliertere Beschreibung
Vorbehandlungen	Aufenthalte in psychiatrischen/psychosomatischen Kliniken bzw. ebensolche ambulante Behandlung ohne Einbeziehung einer speziellen Schmerztherapie Vorbehandlungen wegen weiterhin behandlungsbedürftiger psychischer Probleme
Krankheitserleben und Belastungen	wiederholte Schmerzerkrankungen unterschiedlicher Lokalisation und unklarer Genese
Belastungen durch aktuelle Krisen in Familie und Beruf	posttraumatische Belastungsreaktionen (Störungen bzw. Persönlichkeitsveränderungen) depressive Verstimmung, Erschöpfungsdepression ausgeprägte psychovegetative Begleitstörungen wiederkehrende Angstzustände mit ausgeprägtem Vermeidungsverhalten
Krankheitsverhalten	auffallendes Schmerzverhalten während der Untersuchung (z.B. unphysiologische bzw. nonanatomische Zeichen) häufiger Arztwechsel aus eigenem Antrieb auffälliger – auch unsystematischer – Medikamentenkonsum oder -abusus, Wunsch nach Psychopharmaka zur Behebung psychovegetativer Beeinträchtigung selektive, d.h. einseitige Compliance, bei der z.B. der Patient eine Therapie, die seine aktive Beteiligung erfordert, ablehnt, jegliche ihn passiv haltende Therapieform dagegen einklagt und akzeptiert
Funktionalität des Schmerzes	wenn der Schmerz im Lebenszusammenhang des Patienten (Partnerschaft, Familie, Beruf) kurzfristig zu Entlastungen und höherer Zufriedenheit führt oder einen anderen funktionalen Charakter aufweist

Tabelle B.3-3 führt empirisch begründete Hinweise auf, bei welchen Patienten eine psychologische Mitbehandlung angezeigt erscheint.

Die Frage nach der differentiellen Indikation („Welcher Patient mit welchem Schmerzbild profitiert am meisten von welchem Behandlungsverfahren?") stellt ein bis heute nicht befriedigend gelöstes Problem dar. Die wenigen bislang vorliegenden Forschungsergebnisse hierzu kommen zu widersprüchlichen Ergebnissen. Von daher führt nur eine genaue und sorgfältige Erhebung der individuellen Problemstellungen und Ressourcen zu den entscheidenden Informationen, die für eine differentielle Behandlungsentscheidung ausschlaggebend sind. Diese Entscheidung kann nur durch einen geschulten Schmerzpsychologen gefällt werden.

Auch die Anwendung der im nächsten Kapitel aufgeführten Verfahren verlangt neben spezifischem schmerzpsychologischem Wissen als Behandlungsvoraussetzung ein breitgefächertes klinisch-psychologisches Wissen, das nur durch eine jahrelange psychologisch-psychotherapeutische Ausbildung erworben werden kann.

3.4 Psychologische Behandlungsverfahren

In den letzten Jahrzehnten ist eine ganze Reihe psychologischer Verfahren zur Therapie chronischer Schmerzen entwickelt worden. Ihnen gemein sind fünf übergeordnete Ziele, die in unterschiedlichem Ausmaß von den einzelnen Behandlungsverfahren angestrebt werden [10]:

- Rekonzeptualisierung des Schmerzes: Das bei vielen Schmerzpatienten verbreitete rein somatosensorische Schmerzkonzept soll durch ein multikausales Schmerzmodell ersetzt werden. So können Ansatzpunkte für eine bewußte Einflußnahme auf das Schmerzgeschehen durch den Patienten selbst aufgezeigt werden.
- Rekonzeptualisierung des Patienten: Schmerzpatienten fühlen sich in der Regel ihrem Schmerz hilflos ausgeliefert. Eine psychologische Behandlung zeigt ihnen Wege auf, sich als aktive Bewältiger ihrer Belastungen erleben zu können, wobei – neben dem Erlernen und Anwenden neuer Strategien – die bereits vorhandenen Potentiale des Patienten genutzt werden.
- Rekonzeptualisierung des Therapeuten: Patienten treten üblicherweise mit der Erwartung an einen Behandler heran, dieser sei der verantwortliche Experte für ihre Probleme. Für eine bewußte und aktive Auseinandersetzung mit der Schmerzerkrankung wird im psychologischen Behandlungssetting ein Therapeutenverständnis angestrebt, in dem dieser als Unterstützer und Förderer dem Patienten mit seinem Expertenwissen zur Seite steht.
- Rekonzeptualisierung des Behandlungszieles: Unrealistische Behandlungserwartungen, z.B. Beseitigung der Schmerzen, sollen ersetzt werden durch erreichbare Therapieziele, z.B. verminderte Beeinträchtigung durch das Schmerzproblem.
- Rekonzeptualisierung des Therapieverständnisses: Zwar werden durch die einzelnen Verfahren spezifische Techniken der Schmerzbeeinflussung vermittelt; von entscheidender Bedeutung für den Therapieerfolg sind jedoch die Befähigung und Motivierung des Patienten, die neu erlernten Strategien im Alltag angemessen anzuwenden.

> Aus diesen Zielsetzungen wird deutlich, daß eine psychologische Therapie vom Patienten einen hohen Grad an aktiver Beteiligung verlangt, die über den zeitlichen Rahmen der einzelnen Therapiestunde hinausgeht. Die hierzu notwendige Compliance wird maßgeblich von der Einstellung des behandelnden Arztes mitbestimmt.

Zeigt sich dieser einer psychologischen Mitbehandlung gegenüber skeptisch, so wird sich dies dem Patienten vermitteln. Grundvoraussetzung für den Behandlungserfolg ist daher, daß Arzt, Psychologe und alle weiteren Behandler dasselbe Schmerzkonzept teilen.

Die im folgenden dargestellten psychologischen Behandlungsverfahren sind fast alle als Kurzzeittherapien konzipiert, was einer Behandlungsdauer von etwa zehn bis 15 Sitzungen entspricht. Sie sind in erster Linie für Patienten mit chronisch-benignen Schmerzproblemen konzipiert, da maligne Schmerzerkrankungen allein aufgrund ihrer Lebensbedrohlichkeit die Beachtung einer ganzen Reihe bislang nicht erwähnter Aspekte erfordern.

3.4.1 Entspannungsmethoden

Grundsätzliche Überlegungen

Relaxationsverfahren werden als eigenständige Verfahren oder als Basisbehandlung in Kombination mit anderen Bewältigungstechniken eingesetzt. Die besten Therapieergebnisse werden durch Einbettung dieser Verfahren in komplexere psychologische Behandlungsprogramme erreicht, z.B. im Rahmen eines kognitiv-behavioralen Behandlungsansatzes (s. Kap. B.3.4.6). Ein bedeutender Vorteil aller Entspannungsverfahren liegt darin, daß auch Patienten, die psychologischen Behandlungsmethoden skeptisch gegenüberstehen, aufgrund des körperorientierten Zugangs für eine Mitarbeit gewonnen werden können.

Folgende Wirkprinzipien werden für Relaxationsverfahren angenommen:

- Chronische Schmerzen lösen Muskelverspannungen in den betroffenen Körperregionen aus, die sich ihrerseits nach einiger Zeit schmerzhaft bemerkbar machen. Ein derart entstandener Circulus vitiosus kann durch Entspannungsmethoden günstig beeinflußt werden.
- Chronische Schmerzen werden in der Regel von vegetativen Symptomen begleitet (z.B. innere Unruhe, Schlafstörungen). Relaxationsverfahren ermöglichen hier eine positive Einflußnahme.
- Entspannung löst angenehme Gefühle wie Ruhe, Schläfrigkeit und Wohlbefinden aus. Patienten machen somit neue, positive Erfahrungen mit ihrem Körper, die dem Schmerzempfinden antagonistisch entgegenstehen.
- Entspannung kann von Schmerz teilweise oder ganz ablenken. Hierdurch wird das Kontrollerleben über eigene Körpervorgänge erhöht.
- Entspannung erhöht die Schmerztoleranz durch eine indirekte Erhöhung der Wahrnehmungsschwelle.

Indikation

Entspannungsverfahren gehören zu den grundlegendsten und bewährtesten Techniken einer psychologischen Schmerzbehandlung.

> Prinzipiell sind sie bei allen Schmerzsyndromen indiziert, besonders geeignet sind sie für Patienten mit starken Schmerzen und einer ausgeprägten vegetativen Begleitsymptomatik.

Setting und Anwendung

Relaxationsverfahren sind – regelmäßiges Üben vorausgesetzt – einfach zu erlernen. Sie eignen sich deshalb sehr gut für ein ambulantes Setting.

Unabhängig davon, welches Verfahren Anwendung findet, zeigen sich Behandlungserfolge meist erst nach einer längeren Übungszeit.

So besteht denn auch die schwierigste Aufgabe für den Anleiter nicht in der Vermittlung komplizierter Techniken, sondern darin, über einen längeren Zeitraum ohne durchgreifende Wirkung die Motivation für weiteres Üben aufrechtzuerhalten.

Entspannungsverfahren können im Sitzen oder im Liegen (meist in Rückenlage) eingeübt werden. Schnellere Erfolge sind in der Liegeposition zu erreichen, die Sitzhaltung ist jedoch wegen ihrer Nähe zu Alltagssituationen von größerer Bedeutung. Ein sukzessiver Übergang von der Liege- in die Sitzposition während der mehrwöchigen Trainingszeit hat sich als Vorgehen bewährt.

Die erlernten Übungen sollten ein- bis zweimal täglich in Eigenregie durchgeführt werden, aus Praktikabilitätsgründen am besten immer zur gleichen Tageszeit. Direkt im Anschluß an die Übungen sollten die dabei gemachten Beobachtungen protokolliert werden (z.B. Ausmaß an Entspannung, Auswirkungen auf das Schmerzerleben), da sich dies positiv auf die Durchführungsmotivation auswirkt.

Nebenwirkungen und Kosten-Nutzen-Abwägung

Es sind keine ungünstigen Nebenwirkungen zu erwarten.

Da Entspannungsverfahren meist im Gruppensetting vermittelt werden, sind sie in zeitlicher wie auch in finanzieller Hinsicht als äußerst ökonomisch zu betrachten.

Kontraindikation

Vorsicht ist bei Patienten mit psychotischen Episoden in der Vergangenheit geboten. Auch bei stark zwanghaften oder stark depressiven Patienten sollte man Entspannungsmethoden nur zurückhaltend einsetzen. Das gleiche gilt für Menschen, die zu ängstlich-hypochondrischer Selbstbeobachtung neigen.

Besonderheiten

Beim Erlernen einer Entspannungstechnik wirken sich naturgemäß aktuelle starke Schmerzzustände sehr hinderlich aus. Patienten sollten deshalb ihre Übungen nur dann durchführen, wenn die Schmerzstärke nicht zu intensiv ist.

Entspannung als Interventionsstrategie sollte erst dann gegen die Schmerzen eingesetzt werden, wenn sie tatsächlich beherrscht wird. So kann in den meisten Fällen eine frühzeitige Entmutigung und damit ein Abbruch der Relaxationsbehandlung abgewendet werden.

Gerade zu Beginn der Lernphase können Störungen wie innere Unruhe, Gedankenwandern, Konzentrationsschwierigkeiten, Muskelzucken, beschleunigter Herzschlag, verzerrte Körperwahrnehmung, Ängste oder verstärkte Wahrnehmung der Schmerzen auftreten. Viele dieser Schwierigkeiten lassen mit der Zeit von alleine nach. Wenn dies nicht der Fall sein sollte, müssen individuell angepaßte Strategien zur Überwindung dieser Beeinträchtigungen entwickelt werden.

Verfahren

Autogenes Training

Das autogene Training (AT) ist ein selbsthypnotisches Verfahren, das um 1920 von dem deutschen Nervenarzt I. H. Schultz entwickelt wurde [21].

In relativ standardisierter Form lernen Patienten, sich mittels konzentrativer Selbstentspannung in einen angenehmen Zustand zu versetzen. Hierzu werden kurze Übungsanleitungen – (Übungs-)Formeln genannt – vom Anleiter vorgesprochen und die darin enthaltenen Anweisungen vom Patienten so gut wie möglich nachempfunden. In der Folge müssen die Übungen beim häuslichen Einüben selbständig wiederholt werden.

Man unterscheidet zwischen einer Unter- und einer Oberstufe des autogenen Trainings, wobei in der Regel nur die folgenden sechs Übungen der Unterstufe vermittelt werden:

- Schwereübung („Der rechte Arm ist schwer")
- Wärmeübung („Der rechte Arm ist warm")
- Herzübung („Herz schlägt ruhig, rhythmisch, regelmäßig")
- Atemübung („Die Atmung ist ganz ruhig und gleichmäßig")
- Übung des Sonnengeflechts („Der Leib ist strömend warm")
- Stirnübung („Die Stirn ist angenehm kühl")

Neben diesen körperbetonten Übungen fließen sogenannte formelhafte Vorsätze in den Ablauf des Trainings mit ein. Darunter versteht man einprägsame, kurze Sätze mit positivem Inhalt, die manchmal rhythmisch, oft klangvoll, aber auch reimend formuliert sind (z.B. „Mit Mut geht's gut"). Hierdurch wird die Überwindung persönlicher Schwierigkeiten angestrebt.

> Die Wirksamkeit des AT zur psychologischen Behandlung chronischer Schmerzzustände wird in der Literatur von positiv über kontrovers bis hin zu ablehnend beurteilt.

Progressive Muskelrelaxation

Die progressive Muskelrelaxation (PMR) – auch Jacobson-Training, Muskelentspannungstraining, Tiefenmuskelentspannungstraining oder progressive Relaxation genannt – wurde etwa zur gleichen Zeit wie das autogene Training von dem amerikanischen Physiologen und Internisten Edmund Jacobson in den USA entwickelt. Sein Ziel war es, mit dieser Methode das gegenseitige Aufschaukeln von Angst und Spannung zu verhindern [3].

Das Prinzip der Methode basiert auf der sukzessiven An- und anschließenden Entspannung einzelner Muskelgruppen bei gleichzeitiger Konzentration auf die dabei auftretenden Empfindungen. Das Vorgehen läßt sich folgendermaßen skizzieren:

- 16 ausgewählte Muskelgruppen werden für jeweils fünf bis zehn Sekunden nacheinander angespannt.
- Während der Anspannungsphase fließt der Atem ruhig weiter.
- Die Anspannung sollte deutlich spürbar sein, ohne daß dabei eine Verkrampfung entsteht.
- Im Anschluß an die Anspannung der ausgewählten Muskelgruppe sollte die

Spannung möglichst vollständig gelöst werden. Es hat sich als günstig erwiesen, diesen Vorgang mit dem Ausatmen zu koordinieren.
- Es sollte eine ca. 20- bis 30sekündige Ruhephase zwischen den einzelnen Übungen eingehalten werden.
- Es sollte nur die ausgewählte Muskelgruppe angespannt werden, während der Körper ansonsten möglichst entspannt bleibt. Falls die Kontraktion einer Muskelgruppe zu Schmerzen führt, sollte die Intensität der Anspannung reduziert oder diese Übung lediglich in der Vorstellung durchgeführt werden.

Insgesamt kommt es bei der Durchführung der Übungen nicht so sehr auf die Stärke der Muskelanspannung an. Vielmehr geht es um die differenzierte Wahrnehmung unterschiedlicher Spannungszustände in der Muskulatur (Spannungsgefühl, Entspannungsgefühl, Wechsel zwischen diesen beiden Zuständen).

Entscheidend ist das tägliche ein- bis zweimalige Üben des Patienten für jeweils ungefähr 20 Minuten zu Hause. Einerseits wird dadurch der Übungserfolg gefestigt, zum anderen kann nur so eine Integration der PMR in das Alltagsgeschehen erreicht werden.

Im Verlauf eines Kurses werden immer mehr Muskelgruppen zusammengefaßt, so daß sich der tägliche Übungsaufwand verringert. Auf diese Weise kann ein alltagstaugliches Entspannen realisiert werden.

> Viele Untersuchungen haben die gute Wirksamkeit der PMR zur Behandlung chronischer Schmerzzustände gezeigt.

Die Vorteile dieses Verfahrens liegen vor allen Dingen in der universellen Einsetzbarkeit und der gut zu erlernenden Sensibilisierung für schmerzrelevante muskuläre Spannungszustände. Auch der im Vergleich zum autogenen Training relativ schnell eintretende Entspannungseffekt läßt die PMR als Methode der Wahl erscheinen.

> Kontraindiziert ist die PMR bei Schmerzsyndromen, bei denen eine Erhöhung der Muskelspannung automatisch zu einer Intensivierung der Schmerzen führt. Hier bietet das konzentrativ betonte autogene Training Vorteile.

3.4.2 Imaginative Verfahren

Grundsätzliche Überlegungen

Imaginative Techniken werden schon seit Anfang dieses Jahrhunderts im Rahmen psychotherapeutischer Behandlungen erfolgreich eingesetzt, obwohl ihre Wirkmechanismen bis heute nicht genau geklärt sind. Wahrscheinlich beruht ihre Effektivität auf einer Beeinflussung kognitiver und perzeptiver Prozesse.

Voraussetzung für ihre Anwendung ist die Fähigkeit des Patienten, Vorstellungsbilder in Form von phantasierten Situationen, Personen oder Gegenständen zu erzeugen. Auch verlangt der Einsatz eines Imaginationsverfahrens in der Regel die gute Beherrschung einer Entspannungstechnik.

Man kann schmerzinkompatible von schmerztransformierenden Imaginationen unterscheiden: Schmerzinkompatible Vorstellungsbilder zielen auf eine Ver-

änderung des affektiven Anteils des Schmerzes (z.B. Abschwächung eines quälenden Schmerzes) sowie auf eine Beeinflussung des sensorischen Aspekts ab (z.B. Verkleinerung der durch Schmerz betroffenen Körperregion). Schmerztransformierende Imaginationen wirken auf drei verschiedene Arten:
- durch eine Veränderung des Schmerzkontextes, z.B. kann ein Schmerz in einen anderen Sinnzusammenhang gestellt werden
- durch die Transformation des Schmerzreizes, z.B. kann das Brennen eines Schmerzes in ein angenehmes Kribbeln umgewandelt werden
- durch eine Veränderung der Wahrnehmungsmodalität, z.B. läßt sich ein Schmerzreiz in eine Kälte- oder Wärmeempfindung umwandeln

Imaginative Techniken werden niemals isoliert angewandt, sondern immer mit anderen psychologischen Verfahren der Schmerzbeeinflussung kombiniert [z.B. 11].

Indikation

Der Einsatz von imaginativen Techniken ist immer dann sinnvoll, wenn folgende Ziele angestrebt werden:
- Intensivierung eines Entspannungszustandes
- internale Aufmerksamkeitslenkung zur Schmerzablenkung
- Modifizierung der Schmerzempfindungen
- Erlernen einer neuen Bewältigungsstrategie und dadurch Verstärkung des Kontrollerlebens
- Erleben angst- und schmerzantagonistischer angenehmer Gefühle
- Verstärkung der Motivation zur aktiven Krankheitsbewältigung

Aber auch direkte Verhaltensänderungen lassen sich beispielsweise damit erreichen: So können Körperregionen, die von einer schmerzbedingten Schonhaltung betroffen sind, zunächst in der Vorstellung verstärkt mobilisiert werden. Anschließend werden diese neuen Bewegungsabläufe realiter unter fachlicher Anleitung vorsichtig eingeübt.

Setting und Anwendung

Imaginative Techniken werden üblicherweise in Kombination mit anderen Schmerzbewältigungsverfahren vermittelt, so daß die Frage nach dem geeignetsten Setting vom Gesamtbehandlungskonzept abhängt.

Zunächst wird der Patient in einen angenehmen, entspannten Zustand versetzt, in dem dann Vorstellungsbilder durch Fremdsuggestion hervorgerufen werden. Bei diesen Vorstellungsbildern handelt es sich oft um ruhige und erholsame Situationen. Zum Beispiel können Patienten dazu angeleitet werden, in Gedanken einen schönen Ort aufzusuchen, an dem sie eine angenehme Stimmungslage erlebt haben, die inkompatibel mit einer Schmerzattacke ist. Es können auch Teillösungen für das Schmerzproblem induziert werden.

Nebenwirkungen und Kosten-Nutzen-Abwägung

Es sind keine Nebenwirkungen zu erwarten.

Imaginationsverfahren können gut im Gruppensetting angewandt werden. Als Nachteil dieses Verfahrens ist ein etwas höherer Zeitaufwand für die Durchführung und Nachbesprechung zu nennen.

Kontraindikation
Bei einem geringen Anteil der Patienten können wegen mangelnder Vorstellungsfähigkeit keinerlei Effekte hervorgerufen werden. Bei diesen Personen sollte man von weiteren Behandlungsversuchen nach einer angemessenen Zeit der Durchführung absehen.

Auch für Patienten mit hypochondrischen Tendenzen oder mit psychotischen Episoden in der Vorgeschichte sowie für Menschen mit Anfallsleiden sind imaginative Techniken nicht gut geeignet.

Besonderheiten
Keine.

3.4.3 Biofeedback-Behandlungen

Grundsätzliche Überlegungen
Mittels Biofeedback können unbewußt ablaufende physiologische Körperprozesse zurückgemeldet werden. Dafür werden Körpersignale von einer speziellen Apparatur aufgezeichnet und zeitkontingent in visuell oder akustisch wahrnehmbare Signale umgesetzt. Eine Veränderung der Körperprozesse führt dabei zu einer Veränderung des zurückgemeldeten Signals. Die am häufigsten für das Feedback herangezogenen Parameter sind: Muskelspannung, Hauttemperatur, Gefäßlumen, Herzfrequenz, Elektroenzephalogramm und Hautwiderstand.

Eine wichtige Grundannahme bei der Behandlung mit Biofeedback geht davon aus, daß bei einigen Patienten eine erhöhte Reagibilität individualspezifischer Körpersysteme auf bestimmte, als belastend empfundene Ereignisse vorliegt. Dies kann beispielsweise eine erhöhte Muskelspannung zur Folge haben. Dauert dieser Zustand länger an, führt dies zu einer Überforderung und Schädigung des entsprechenden Körpersystems, was sich langfristig durch Schmerzen bemerkbar macht. Mangelnde oder ineffektiv wirkende kognitive, emotionale sowie behaviorale Bewältigungsstrategien stabilisieren und verschlechtern diesen Zustand zusätzlich.

Eine Biofeedback-Behandlung läßt sich auf drei Arten einsetzen [14]:
- als Hauptintervention im Sinne eines mehrwöchigen Trainingsprogramms
- als Interventionsbaustein innerhalb einer multimodalen Schmerztherapie (z.B. als ein Baustein eines kognitiv-behavioralen Behandlungsansatzes, s. Kap. 3.4.6)
- als ad hoc eingesetztes Hilfsmittel bei Schwierigkeiten im Verlauf anderer Interventionen (insbesondere Relaxationsverfahren)

Die genauen Wirkmechanismen von Biofeedback-Therapien sind ungeklärt. Es werden drei Modellvorstellungen diskutiert:
- Modell der spezifischen Ursachenbeeinflussung: Bei diesem Modell wird davon ausgegangen, daß die Biofeedback-Behandlung zu einer spezifischen pathophysiologischen Funktionsänderung führt (z.B. Senkung der erhöhten Muskelspannung, die ursächlich mit dem Schmerzgeschehen zusammenhängt).
- allgemeines Entspannungsmodell: Obwohl sich das Feedback auf nur ein Körpersystem bezieht (z.B. Verengung der Schläfenarterie), lernt der Patient,

dadurch in einen allgemeinen Entspannungszustand zu gelangen – mit allen positiven Konsequenzen, die daraus resultieren.
- Modell der erhöhten Selbstwirksamkeit: Nach diesen Modellüberlegungen wirkt Biofeedback vor allen Dingen auf der kognitiven Ebene. Es erhöht die Überzeugung, in Schmerzsituationen die notwendigen Bewältigungsstrategien zu besitzen und diese wirksam anwenden zu können.

Indikation

Sichtet man die Literatur, so finden sich verschiedene, teils sogar widersprüchliche Befunde zur Effektivität von Biofeedback-Trainings. Bei folgenden Krankheitsbildern kann von einem nachgewiesenen positiven Effekt auf die Schmerzerkrankung durch Biofeedback ausgegangen werden:
- Migräne (z.B. Feedback des Lumens der A. temporalis superficialis)
- Spannungskopfschmerz (z.B. Feedback der Aktivität des Musculus frontalis)
- Rückenschmerzen (z.B. Feedback der Muskelaktivität des oberen Rückenbereichs)
- Kiefergelenkschmerzen (z.B. Feedback der Aktivität des Musculus masseter)
- entzündliche Gelenkerkrankungen (z.B. Feedback der Temperatur betroffener Gelenke)
- Raynaud-Krankheit (z.B. Feedback der Temperatur betroffener Hautregionen)

Setting und Anwendung

Biofeedback-Therapien eignen sich sowohl für den stationären als auch den ambulanten Bereich.

Eine typische Biofeedback-Behandlung kann in drei sich teilweise überlappende Phasen unterteilt werden:
1. Psychophysiologisches Screening: Der erste Schritt besteht in einer diagnostischen Erhebung des psychophysiologischen Ist-Zustandes. Neben der Bestimmung der verbal-subjektiven und der motorisch-verhaltensbezogenen Komponenten einer Schmerzerkrankung und der Vermittlung eines multikausalen Schmerz- und Therapiekonzeptes (s. Kap. B.3.1) konzentriert sich die Untersuchung auf die Beantwortung folgender Fragen:
   - Lassen sich auffällige psychophysiologische Reaktionsmuster in Ruhe und unter Belastung nachweisen?
   - Gibt es eine erhöhte physiologische Reagibilität, für die bestimmte Belastungen oder Verhaltensweisen verantwortlich gemacht werden können? (Zu diesem Zweck wird häufig ein Provokationsexperiment durchgeführt, z.B. soll der Patient sich eine aversiv erlebte Situation vorstellen.)
   - Zeigt sich eine verzögerte Rückbildung der pathologischen Werte?
   - Besitzt der Patient bereits Strategien, mit denen er psychophysiologischen Dysregulationen entgegenwirken kann?
   - Korrelieren pathologische Körperprozesse mit dem Schmerzempfinden?

Bei unauffälligen psychophysiologischen Werten ist in der Regel nicht mit einer spezifischen Effektivität der Biofeedback-Therapie zu rechnen.

2. Übungsphase:
   - Es werden bis zu zwei Sitzungen pro Woche mit einer maximalen Übungszeit von 45 Minuten für insgesamt fünf bis 15 Wochen durchgeführt.
   - Die einzelnen Sitzungen selbst sind in mehrere kurze Lerneinheiten unterteilt.
   - Zunächst wird eine Verbesserung der Selbstbeobachtung angestrebt. Dadurch sollen typische, aversiv erlebte Situationen identifiziert werden, die zu dysfunktionalen physiologischen Prozessen führen.
   - Schließlich geht es um die Entwicklung von Strategien zur Bewältigung dieser Auslösefaktoren. Die Wirksamkeit des neu Erlernten kann durch die Rückmeldung der entsprechenden psychophysiologischen Parameter beurteilt werden.
3. Generalisierung: Diese Phase zielt auf die Etablierung der neuen Bewältigungsstrategien im Alltag ohne Feedback ab. Dies stellt den entscheidenden und meist auch schwierigsten Schritt einer Biofeedback-Behandlung dar.

Nebenwirkungen und Kosten-Nutzen-Abwägung
Unerwünschte Nebenwirkungen sind nicht zu erwarten.

Die Anschaffung geeigneter Hard- und Software für den klinischen Alltag sowie das für die Behandlung notwendige Einzelsetting wirken sich ungünstig auf die Kosten-Nutzen-Rechnung aus. Hinzu kommt, daß Biofeedback-Therapien offenbar nicht effizienter sind als beispielsweise gängige Entspannungsverfahren.

Kontraindikation
Eine Kontraindikation ist nicht bekannt. Es gibt allerdings Hinweise, daß ältere und depressive Menschen von einer Biofeedback-Behandlung nur wenig oder gar nicht profitieren.

Besonderheiten
Biofeedback besitzt als Methode eine hohe Akzeptanz bei Patienten. Dazu tragen der Einsatz von High-Tech-Geräten, eine direkte Rückmeldung des Erfolgs sowie der gut nachvollziehbare theoretische Ansatz bei.

3.4.4 Streßbewältigungstraining

Grundsätzliche Überlegungen
Das heute am weitesten verbreitete und am meisten anerkannte Streßmodell wurde von Lazarus formuliert [16]. Nach diesen Überlegungen entsteht Streß immer dann, wenn Umgebungsanforderungen und/oder innere Anforderungen die Anpassungsmechanismen eines Individuums beanspruchen oder übersteigen. Dabei spielen die Einschätzung und Bewertung der potentiell streßauslösenden Reize, der eigenen Bewältigungsmöglichkeiten und die Streß- bzw. Bewältigungsresultate eine entscheidende Rolle.

Liegt eine streßbezogene Bewertung vor, kommt es zu einer Streßreaktion. Diese kann im besten Fall zu einer Bewältigung der Anforderungen führen, wodurch der Streß beendet wird. Mißlingt die Streßbewältigung, besteht die

Streßreaktion weiter, was sich auf behavioraler, kognitiv-emotionaler und physiologischer Ebene bemerkbar macht. Dauert die Aktivierung der Körpersysteme länger an, kann es zu psychischen und/oder physischen Störungen kommen, die ihrerseits erneut als Stressoren wirken. Moderne Streßbewältigungsprogramme beziehen deshalb alle drei Reaktionsebenen in ihr Behandlungskonzept ein.

Zwar wurden Streßbewältigungstrainings nicht speziell für die psychologische Schmerztherapie entwickelt, doch stellen sie heute einen nicht mehr wegzudenkenden Bestandteil in der Behandlung chronischer Schmerzzustände dar. So werden Streßbewältigungsstrategien entweder als ein Baustein eines multimodalen psychologischen Behandlungsprogrammes vermittelt [z.B. 20], oder aber sie werden als eigenständige Bewältigungsmethode angeboten.

Die Wirksamkeit von Streßbewältigungstrainings ist durch die enge Verknüpfung von Schmerz und Streß bedingt. Zwei sich ergänzende Positionen zeigen die Wechselwirkung auf:

- Der Schmerz selbst wird als Stressor angesehen.
- Streß kann als Auslöser einer Schmerzattacke wirken: Nach dem Diathese-Streß-Modell (vgl. dazu [6]) können genetische Faktoren und Lernerfahrungen die Bereitschaft eines bestimmten Organsystems fördern, auf Streß mit stereotypen physiologischen Reaktionsmustern zu antworten. Zum Beispiel kann dies zu einer Erhöhung der Muskelspannung in bestimmten Körperregionen führen. Als Folge tritt nach einiger Zeit Schmerz auf und wird über einen Circulus vitiosus aus Muskelspannung und Schmerz aufrechterhalten.

Indikation

> Der Einsatz eines Streßbewältigungstrainings ist für die Schmerzpatienten geeignet, bei denen Streß und Schmerz sich gegenseitig ungünstig beeinflussen.

Diese Zusammenhänge können immer wieder bei Patienten mit Kopfschmerzen beobachtet werden, aber auch Menschen mit chronischen Rückenbeschwerden können von Streßbewältigungstrainings profitieren. Voraussetzung ist auf jeden Fall eine einzelfallbezogene Abklärung, die einen positiven Befund bezüglich eines deutlichen Zusammenhangs zwischen inadäquatem Umgang mit Belastungen und einer Exazerbation der Schmerzen erbringen muß.

Setting und Anwendung

Strategien, die in einem Streßbewältigungstraining erlernt werden, sollten möglichst schnell im konkreten Lebensumfeld Anwendung finden, damit ein besserer Lerneffekt erreicht werden kann. Derartige Behandlungsprogramme eignen sich deshalb ideal für den ambulanten Bereich.

Streßbewältigungstrainings werden zumeist im Gruppensetting durchgeführt. Die Beobachtung und der Vergleich mit anderen Teilnehmern ermöglichen Lernprozesse, die zusätzlich zu einer edukativen und übenden Komponente den Erfolg der Programme begründen.

Die Bewältigung belastender Ereignisse stellt einen Schwerpunkt der Trainings dar, die Vorbeugung gesundheitsschädigender Auswirkungen von Streß im Alltag ist ein zweites Anliegen.

Dabei konzentrieren sich Streßbewältigungstrainings auf folgende Bereiche (modifiziert nach [12]):

- eine Veränderung streßinduzierter Bewertungen, situativer Anforderungen und eigener Bewältigungsmöglichkeiten: Nach dem Aufsuchen und Verdeutlichen der Auswirkungen abgelaufener Bewertungsprozesse und dem Identifizieren möglicher irrationaler und ineffektiver Einstellungen geht es um die Veränderung derselben (z.B. Abbau übersteigerter Kontrollbedürfnisse, Sensibilisierung für eigene Erschöpfungszeichen, Abbau einer übertriebenen Wettbewerbshaltung oder einer perfektionistischen Leistungseinstellung, Akzeptanz eigener Leistungsgrenzen, adäquates Zeitmanagement u.ä.).
- die Erweiterung des Repertoires verfügbarer Bewältigungsstrategien: Hierzu gehören eine problemorientierte Bewältigung, die die streßbezogene Transaktion verändern soll (z.B. durch Problemlöse- oder Selbstsicherheitstraining, regelmäßige Freizeitaktivitäten mit dem Ziel des Belastungsausgleichs, Genußtraining u.ä.), sowie eine emotionsbezogene Bewältigung. Durch dieses Vorgehen wird eine Regulierung und Kontrolle der mit der Streßsituation einhergehenden somatischen und emotionalen Reaktion angestrebt (z.B. durch Entspannung, Ausdruck von Gefühlen, sportliche Aktivitäten, Einholen sozialer Unterstützung u.ä.).

Der entscheidende Schritt besteht in dem Einüben und Umsetzen der neuen Fertigkeiten zunächst in der Vorstellung und im Rollenspiel, später dann auch unter Alltagsbedingungen, so daß die Teilnehmer am Ende eines Kurses über ein breites Repertoire an Fähigkeiten für ein flexibles Reagieren verfügen.

Nebenwirkungen und Kosten-Nutzen-Abwägung

Negative Auswirkungen eines Streßbewältigungstrainings sind nicht zu erwarten, jedoch ist der spezifische Effekt auf die Schmerzwahrnehmung umstritten. Wahrscheinlich trägt das Erleben einer erhöhten Selbstwirksamkeit viel zur positiven Bewertung dieser Programme bei. Zusätzlich haben einzelne Behandlungseinheiten bereits für sich allein gesehen günstige Auswirkungen auf das Schmerzerleben (z.B. Entspannung, sportliche Aktivitäten).

Die Durchführung als Gruppentraining läßt diesen Behandlungsansatz unter ökonomischen Gesichtspunkten günstig erscheinen, obwohl zehn bis zwölf zweistündige Sitzungen zur Stabilisierung des Behandlungserfolgs notwendig sind.

Kontraindikation

Keine.

Besonderheiten

In den letzten Jahren bieten immer mehr Krankenkassen Streßbewältigungskurse als Gesundheitstrainings an.

3.4.5 Operante Behandlungsansätze

Grundsätzliche Überlegungen

Im Mittelpunkt eines operanten Behandlungsansatzes steht die Erkenntnis, daß Schmerzverhalten zu einem großen Teil durch Konditionierungsprozesse erlernt wird. Von entscheidender Bedeutung sind nach dieser Überlegung die Konsequenzen, die ein Verhalten nach sich zieht (Tab. B.3-4).

Wird ein gezeigtes Schmerzverhalten positiv oder negativ verstärkt, so wird seine zukünftige Auftretenswahrscheinlichkeit ansteigen, ein quasi automatisch ablaufendes, problematisches Verhalten ist die Folge. Zusätzlich kann es zu einer Koppelung an bestimmte Situationen oder Personen kommen, deren Gegenwart eine höhere Wahrscheinlichkeit für eine positive bzw. negative Verstärkung anzeigt. Schließlich kann der Schmerzreiz selbst als Signal wirken, auf das respondente Reaktionen wie Angst, sympathische Aktivierung oder erhöhte Muskelspannung folgen.

An positiven Verstärkern (= Belohnung) sind z.B. Zuwendung und Aufmerksamkeit durch Angehörige oder die Gewährung einer Rente zu nennen, typische negative Verstärker (= Vermeiden einer unangenehmen Konsequenz) sind Bettruhe oder die Einnahme von Schmerzmitteln.

Als Ziel einer operanten Behandlung läßt sich zunächst der Abbau von dysfunktionalem Schmerzverhalten nennen. Dieses dysfunktionale Schmerzverhalten kann zwar kurzfristig zu Entlastung führen, langfristig gesehen jedoch bringt es unangenehme Folgen und Risiken mit sich. Eine verringerte Mobilität, die zunächst schmerzlindernd wirkt, geht beispielsweise häufig mit einer sozialen Isolation einher.

Weiterhin wird der Aufbau gesunder, schmerzinkompatibler Verhaltensweisen angestrebt. Hier ist vor allem körperliche Aktivierung zu nennen, die zu einer

Tabelle B.3-4 Vier-Felder-Schema des operanten Lernens.

	Treten auf	**Treten nicht auf**
Angenehme Konsequenzen	positive Verstärkung (= Belohnung) Folge: R ↑	indirekte Bestrafung (= Wegfall von etwas Angenehmem) Folge: R ↓
Unangenehme Konsequenzen	direkte Bestrafung (= aversive Konsequenzen) Folge: R ↓	negative Verstärkung (= Vermeiden von etwas Unangenehmem) Folge: R ↑

R ↑ = Erhöhung der Auftretenswahrscheinlichkeit von Verhalten (der entsprechenden operanten Klasse)
R ↓ = Verringerung der Auftretenswahrscheinlichkeit von Verhalten (der entsprechenden operanten Klasse)

Verminderung von Schonhaltung und den damit einhergehenden Muskelverspannungen führt.

Da Schmerzverhalten auf operantem Weg erlernt werden kann, ist es über die gleichen Lerngesetze auch wieder löschbar. Dies läßt sich vor allen Dingen durch Kontingenzmanagement, d.h. die Einflußnahme auf die Abfolge von Verhalten und nachfolgenden Konsequenzen, verwirklichen.

Indikation

Erbringt eine Verhaltensanalyse deutliche Hinweise dafür, daß beobachtbares Schmerzverhalten durch einen hohen Anteil nachgewiesener Verstärkerbedingungen unterhalten wird, so erscheint ein operanter Behandlungsansatz angezeigt (z.B. bei überhöhtem Medikamentenkonsum, überproportionalem Aktivitätsverlust).

Setting und Anwendung

Ein operanter Behandlungsansatz läßt sich ausschließlich durch ein stationäres Setting verwirklichen. Denn nur hierdurch kann eine umfassende Überwachung der verstärkenden Einflußfaktoren ermöglicht werden.

Zu Beginn der Behandlung werden Patienten über die möglichen Zusammenhänge von Schmerzverhalten und Konsequenzen informiert. Die Notwendigkeit des Einübens neuer, günstigerer Verhaltensweisen für eine Veränderung des Schmerzproblems wird deutlich gemacht.

Im weiteren geht es, sofern medizinisch zulässig, um die Reduzierung der Medikamenteneinnahme. Diese werden nicht schmerzkontingent, d.h. nach Bedarf, sondern zeitkontingent, also nach einem vorgegebenen Zeitplan, verabreicht, um so einen negativen Verstärkungsmechanismus zu unterbinden.

Eine zunehmende körperliche Aktivierung nach vorgegebenen Plänen mit eigener Dokumentation von Übungsfortschritten (= Selbstverstärkung) und gleichzeitiger Rückmeldung positiver Veränderungen durch das Personal (= Fremdverstärkung) bildet einen zusätzlichen Baustein der Behandlung. Parallel werden Arbeitsabläufe trainiert, wobei darauf geachtet wird, daß schmerzbedingte Unterbrechungen vermieden werden. Dies wird dadurch gewährleistet, daß Patienten bei der Erreichung vorab vereinbarter Zwischenziele eine Pause einlegen.

Schmerzverhalten in jeglicher Art wird systematisch übergangen. Zeigt der Patient Schmerzäußerungen, so wird darauf wie zuvor mit ihm besprochen neutral reagiert. Um eine Übertragung dieser neuen Erfahrungen in den Alltag zu ermöglichen, werden wichtige Bezugspersonen in die Behandlung miteinbezogen.

Nebenwirkungen und Kosten-Nutzen-Abwägung

Es finden sich keine Berichte über unerwünschte Nebenwirkungen eines operanten Behandlungsansatzes.

Da sich die zugrundeliegenden Behandlungsstrategien am besten durch die Zusammenarbeit unterschiedlicher Berufsgruppen verwirklichen lassen, findet die Behandlung in der Regel in spezialisierten Zentren statt. Die nach der Entlassung notwendige Übertragung des neu Erlernten auf den Alltag fällt vielen Patienten auf die Dauer jedoch recht schwer.

Auch die durch das stationäre Setting bedingten hohen Kosten müssen als Nachteil dieses Behandlungsansatzes genannt werden.

Kontraindikation

Einige Autoren sehen ein laufendes sozialmedizinisches Verfahren als wichtigen Hinderungsgrund für eine Behandlung an, da in diesem Fall die Schmerzen eine Voraussetzung für den Bezug einer Rente darstellen und damit keine Veränderungsmotivation gegeben ist.

Auch können medizinische Einwände gegen eine operante Schmerzbehandlung sprechen, wenn nämlich eine Erhöhung des Aktivitätsniveaus oder eine verringerte Inanspruchnahme der medizinischen Behandlung aus ärztlicher Sicht nicht sinnvoll erscheint.

Besonderheiten

Wegen der Verhaltensbetonung dieses Therapieansatzes steht eine Beeinflussung des Schmerzerlebens selbst nicht im Mittelpunkt der Behandlungsbemühungen. Dies wird immer wieder von Betroffenen als Manko angesehen, da nicht das Schmerzverhalten, sondern die Schmerzempfindung in den Augen der meisten Patienten das „eigentliche" Leidenspotential repräsentiert.

3.4.6 Kognitiv-behaviorale Behandlungsansätze

Grundsätzliche Überlegungen

Bei diesem Vorgehen handelt es sich um die kombinierte Anwendung verhaltenstherapeutisch und kognitiv orientierter Verfahren [6]. Häufig fällt in diesem Zusammenhang der Begriff „Schmerzbewältigungstraining" oder auch „Schmerzimmunisierungstraining".

Ausgangspunkt der Behandlung ist die Annahme, daß neben dem Schmerzverhalten die kognitive Bewertung des Schmerzes, also Gedanken, Meinungen, Überzeugungen und Erwartungshaltungen maßgeblich an der subjektiven Schmerzerfahrung beteiligt sind.

Postuliert wird, daß die Art, wie eine Person eine Situation erlebt und wie sie darauf reagiert, nicht von objektiven Charakteristika des Geschehens abhängt. Vielmehr wird der subjektiven Wahrnehmung und Bewertung der eigenen Bewältigungsmöglichkeiten die entscheidende Rolle zugedacht.

Von daher ist es neben einer Veränderung ungünstigen Schmerzverhaltens das wichtigste Ziel der Behandlung, die mit dem Schmerz einhergehenden ungünstigen Kognitionen zu identifizieren und zu verändern.

> Nicht die Beseitigung der Beschwerden wird angestrebt, vielmehr soll ein angemessener Umgang damit erlernt werden.

Um das zu erreichen, werden die Selbstkontrolle gefördert und neue Bewältigungsstrategien eingeübt. Dies geschieht durch die Vermittlung von Selbstmanagementfertigkeiten, so daß Patienten in die Lage versetzt werden, Einfluß auf ihre Schmerzen nehmen zu können. Wichtige Vorteile dieses Selbstmanagementansatzes lassen sich wie folgt formulieren [vgl. dazu 13]:

- Wahrgenommene Kontrolle erhöht die Therapiemotivation.
- Das Verfolgen selbstgesteckter Ziele ist selbst eine Quelle der Motivation.
- Selbstmanagement verringert Widerstand und Gegenkontrolle.
- Die Wahrnehmung von Kontrolle erhöht die Selbsteffizienz.
- Die Selbstattribution – eine Folge der Selbstregulation – verstärkt unabhängige Handlungen.
- Selbstmanagement erleichtert die Generalisierung von Therapieeffekten.

Indikation

Kognitiv-behaviorale Behandlungsansätze sind dann angezeigt, wenn dysfunktionale Kognitionen, die das Schmerzerleben fördern, deutlich im Vordergrund stehen, z.B. bei ausgeprägter Hilf- und Hoffnungslosigkeit, oder wenn das Gefühl dominiert, keinerlei Einflußmöglichkeiten auf die Schmerzen zu haben.

Setting und Anwendung

Kognitiv-behaviorale Behandlungsprogramme können sowohl stationär als auch ambulant durchgeführt werden.

Das Vorgehen kann in fünf, sich teilweise überlappende Phasen unterteilt werden [5]:

1. Diagnostische Phase: Die Durchführung richtet sich nach der in Kapitel B.3.2 dargestellten Vorgehensweise. Daran anschließend werden für jeden Patienten individuell angezeigte therapeutische Interventionen formuliert.
2. Aufbau eines neuen Störungsmodells: Neben dem Abbau von Vorurteilen gegenüber einer psychologischen Schmerzbehandlung (z.B. „Das ist nur etwas für Menschen mit eingebildeten Schmerzen") geht es bei diesem Behandlungsschritt um die Vermittlung eines multifaktoriellen Schmerzmodells. Das Zusammenspiel von Kognitionen, Emotionen und Verhalten wird verdeutlicht, um die Einsicht in die Beeinflußbarkeit des Schmerzerlebens zu fördern. Zusätzlich werden krankheitsspezifische Informationen vermittelt.
3. Aneignung von Bewältigungsfertigkeiten: Das Vorgehen orientiert sich dabei zunächst an den vom Patienten bereits selbst eingesetzten Bewältigungsstrategien. Darauf aufbauend werden verschiedene Schmerzbeeinflussungsmöglichkeiten vorgestellt und ihr systematischer Einsatz eingeübt. An möglichen Strategien stehen zur Verfügung:
   - Entspannungsverfahren (s. Kap. B.3.4.1)
   - imaginative Verfahren (s. Kap. B.3.4.2)
   - Biofeedback (s. Kap. B.3.4.3)
   - externale Ablenkungsstrategien (Interaktionsverhalten mit der Umwelt wie lesen, Musik hören oder ein Gespräch führen)
   - internale Ablenkungsstrategien (Richten der Aufmerksamkeit auf kognitive Prozesse wie Tagträumereien, Erinnern an zurückliegende Ereignisse oder Planung von Aktivitäten)
   - kognitive Bewältigungsstrategien: Ziel dieses Bausteins ist die Umorientierung des Denkens, auch kognitive Umstrukturierung genannt. Es geht dabei

einerseits um den Abbau negativer Selbstinstruktionen. Hierunter versteht man Selbstverbalisationen wie die folgenden: „Das Leben ist sinnlos. Ich kann sowieso nichts gegen meine Schmerzen ausrichten“ oder „Nie kann ich etwas vorplanen, weil der Schmerz mich jederzeit überfallen kann“. Auf der anderen Seite sollen funktionale Kognitionen gefördert werden. Sätze wie: „Ich kann gegen meine Schmerzen selbst etwas tun“ oder „Die Schmerzen werden bald wieder vorbei sein“ wirken sich auf das Kontrollerleben und letztendlich auf die Schmerzwahrnehmung günstig aus.
Zusätzlich können Fertigkeiten zur Streßbewältigung wie allgemeine Problemlösestrategien miteinfließen (s. Kap. B.3.4).
- behaviorale Bewältigungsstrategien: Soziale Faktoren üben einen großen Einfluß auf das Schmerzverhalten und Schmerzerleben aus (vgl. dazu Kap. B.3.6). Deshalb konzentrieren sich behaviorale Bewältigungsstrategien auf die Förderung schmerzinkompatibler und sozialkompetenter Verhaltensweisen. Es können je nach Bedarf Kommunikations-, Selbstsicherheits- und Genußtrainings durchgeführt werden. Die Einbeziehung wichtiger Bezugspersonen spielt hierbei eine wichtige Rolle.
- Medikamentenmanagement: Sehr viele Schmerzpatienten zeigen ein – auf lange Sicht gesehen – ungünstiges Medikamenteneinnahmeverhalten (z.B. überproportionale Dosissteigerung, schmerzkontingente Einnahme u.ä.). Durch Information, Selbstbeobachtung und Selbstkontrolle soll der Patient sein eigenes Einnahmeverhalten reflektieren und in angemessener Weise verändern.
- Aktivitätsmodifikation: Bei verminderter Bewegung (z.B. Schonhaltung) wird eine gestufte Steigerung der Aktivität nach vorab vereinbarten Plänen angestrebt, bei Überaktivität die systematische Einhaltung von Schon- und Ruhephasen. Eine dazu möglicherweise nötig erscheinende kognitive Umstrukturierung kann ebenfalls Teil dieses Behandlungsschrittes sein.

4. Verhaltensübung und Generalisierung: Einen wichtigen Bestandteil der kognitiv-behavioralen Behandlung bilden Hausaufgaben, in denen das zuvor Besprochene im Alltag Anwendung findet. Die Übertragung der neu erlernten Strategien auf den individuellen Lebenskontext sichert den dauerhaften Therapieerfolg.
5. Rückfallprophylaxe und Aufrechterhaltung: Der flexible Umgang mit auftretenden Belastungen wird thematisiert. Zukünftige Schmerzepisoden sollen nicht als Rückschlag, sondern als Hinweisreize für die Anwendung erlernter Bewältigungsstrategien angesehen werden.

Nebenwirkungen und Kosten-Nutzen-Abwägung
Unerwünschte Nebenwirkungen werden nicht beschrieben.

Kognitiv-behaviorale Behandlungsprogramme können sehr gut an die Schwierigkeiten der einzelnen Teilnehmer angepaßt werden. Dies läßt sich normalerweise auch in einem ambulanten Gruppenprogramm verwirklichen, was bei einer durchschnittlichen Behandlung von zehn bis 15 Doppelstunden zu einem akzeptablen Kosten-Nutzen-Verhältnis führt.

Kontraindikation
Die Behandlung erfordert die Bereitschaft, sich aktiv mit der eigenen Schmerzerkrankung und ihren Auswirkungen auf die Wahrnehmung und Lebensführung auseinanderzusetzen, so daß Patienten mit geringer Motivation zu einer selbstbestimmten Veränderung ihrer Situation von einem entsprechenden Angebot nur wenig profitieren werden.

Besonderheiten
Experimentelle Untersuchungen haben gezeigt, daß die von Betroffenen spontan eingesetzten Strategien genauso wirksam oder sogar wirksamer sein können als vorgeschriebene Bewältigungsstrategien.

> Ein unreflektiertes Vorgehen bei der Durchführung der Behandlung ohne Einbeziehen der individuell vorhandenen Potentiale sollte deshalb unbedingt vermieden werden.

Einige Krankenkassen bieten seit kurzer Zeit kognitiv-behavioral orientierte Schmerzbewältigungsprogramme als Gesundheitskurse an.

3.4.7 Psychotherapie bei chronischem Schmerz

Grundsätzliche Überlegungen
Eine Schmerzerkrankung immunisiert nicht gegen weitergehende psychische Beeinträchtigungen. Ein Teil der Schmerzpatienten leidet unter länger andauernden Störungen des Erlebens und Verhaltens, für die eine psychotherapeutische Behandlung angezeigt erscheint. Häufig wirkt sich dabei das Schmerzproblem als disponierender oder modulierender Faktor ungünstig aus.

Beispielsweise kann sich auf dem Boden einer melancholischen Persönlichkeitsstruktur bei gleichzeitigem schmerzbedingten sozialen Rückzug das Krankheitsbild einer Major Depression ausbilden. Dies kann zu allen weiteren Schwierigkeiten führen, die dieser Erkrankung immanent sind.

Strategien zur Schmerzbewältigung bilden dann in solch einem Fall nur einen Bereich der psychologischen Behandlung.

Indikation

> Psychotherapie ist indiziert, wenn neben einer Schmerzerkrankung eine positive psychologische Diagnose bezüglich einer emotionalen Befindlichkeitsstörung und/oder Verhaltensexzessen und/oder Verhaltensdefiziten gestellt werden kann, für die eine Remission durch die Bewältigungsbemühungen des Patienten nicht zu erwarten ist [10].

Setting und Anwendung
Die Frage, ob eine stationäre oder ambulante Psychotherapie angestrebt werden soll, läßt sich nicht eindeutig beantworten. Die Entscheidung hängt unter anderem von der Art, Schwere und Dauer der psychischen Beeinträchtigung sowie den konkreten Lebensumständen ab.

Prinzipiell können alle psychotherapeutischen Verfahren eingesetzt werden, die ihre Wirksamkeit zur günstigen Beeinflussung des jeweiligen Störungsbildes nachgewiesen haben. Wegen der lerntheoretischen Ausrichtung der oben beschriebenen Behandlungsansätze erscheinen allerdings verhaltenstherapeutische Interventionsverfahren als die ideale Ergänzung.

Ein großer Teil der zumeist in psychosomatischen Kliniken angewandten tiefenpsychologisch orientierten Behandlungskonzepte muß jedoch kritisch betrachtet werden, da diese bis zum jetzigen Zeitpunkt eine empirische Absicherung ihrer Wirksamkeit zur konkreten Bewältigung chronischer Schmerzzustände mit ihren Folgen weitestgehend schuldig geblieben sind.

Nebenwirkungen und Kosten-Nutzen-Abwägung

Nebenwirkungen und Kosten-Nutzen-Abwägungen sind verfahrensspezifisch und können an dieser Stelle nicht im einzelnen dargestellt werden.

Kontraindikation

Es sollten die Einschränkungen und Kontraindikationen der angewandten psychotherapeutischen Verfahren beachtet werden.

Besonderheiten

Besonderheiten hängen von den einzelnen Behandlungsverfahren ab.

Literatur

1. Basler, H.-D.: Psychologische Methoden zur Behandlung chronisch Schmerzkranker. In: Zenz, M., I. Jurna (Hrsg.): Lehrbuch der Schmerztherapie. S. 299–305. Wissenschaftliche Verlagsgesellschaft, Stuttgart 1993.
2. Basler, H.-D., C. Franz, B. Kröner-Herwig, H. P. Rehfisch, H. Seemann (Hrsg.): Psychologische Schmerztherapie – Grundlagen, Diagnostik, Krankheitsbilder, Behandlung. Springer, Berlin 1993.
3. Bernstein, D. A., T. D. Borkovec: Entspannungs-Training. Handbuch der progressiven Muskelentspannung. Pfeiffer, München 1992.
4. Denecke, H., B. Glier, R. Klinger, B. Kröner-Herwig, P. Nilges, M. Redegeld, L. Weiß: Qualitätssicherung in der Therapie chronischer Schmerzen. Ergebnisse einer Arbeitsgruppe der Deutschen Gesellschaft zum Studium des Schmerzes (DGSS) zur psychologischen Diagnostik – VIII. Verfahren zur Erfassung schmerzassoziierter Dimensionen: Depressivität, Beschwerden, Angst. Der Schmerz 9 (1995), 299–304.
5. Flor, H., D. C. Turk: Der kognitiv-verhaltenstherapeutische Ansatz und seine Anwendung. In: Basler, H.-D., C. Franz, B. Kröner-Herwig, H. P. Rehfisch, H. Seemann (Hrsg.): Psychologische Schmerztherapie – Grundlagen, Diagnostik, Krankheitsbilder, Behandlung. S. 501–517. Springer, Berlin 1993.
6. Flor, H.: Psychobiologie des Schmerzes. Huber, Bern 1991.
7. Geissner, E., G. Jungnitsch (Hrsg.): Psychologie des Schmerzes. Psychologie Verlags Union, Weinheim 1992.
8. Glier, B.: Qualitätssicherung in der Therapie chronischer Schmerzen. Ergebnisse einer Arbeitsgruppe der Deutschen Gesellschaft zum Studium des Schmerzes (DGSS) zur

psychologischen Diagnostik – V. Verfahren zur Erfassung kognitiver Schmerzverarbeitung (Schmerzkognitionen) und Schmerzbewältigung (Coping). Der Schmerz 9 (1995), 206–211.

9. Glier, B., B. Kröner-Herwig, H. Denecke, R. Klinger, P. Nilges, M. Redegeld, L. Weiß: Qualitätssicherung in der Therapie chronischer Schmerzen. Ergebnisse einer Arbeitsgruppe der Deutschen Gesellschaft zum Studium des Schmerzes (DGSS) zur psychologischen Diagnostik. Der Schmerz 9 (Suppl. 1) (1995), 54–55.
10. Jungnitsch, G.: Psychologische Verfahren in der Therapie chronischer Schmerzen: Grundlagen und Überblick. In: Geissner, E., G. Jungnitsch (Hrsg.): Psychologie des Schmerzes. S. 227–241. Psychologie Verlags Union, Weinheim 1992.
11. Jungnitsch, G.: Schmerz- und Krankheitsbewältigung bei rheumatischen Erkrankungen: Psychologische Hilfen im Einzel- und Gruppentraining. Quintessenz, München 1992.
12. Kaluza, G., H.-D. Basler: Gelassen und sicher im Streß. Ein Trainingsprogramm zur Verbesserung des Umgangs mit alltäglichen Belastungen. Springer, Berlin 1991.
13. Kanfer, F. H., H. Reinecker, D. Schmelzer: Selbstmanagement-Therapie. Springer, Berlin 1991.
14. Kröner-Herwig, B.: Biofeedback. In: Basler, H.-D., C. Franz, B. Kröner-Herwig, H. P. Rehfisch, H. Seemann (Hrsg.): Psychologische Schmerztherapie – Grundlagen, Diagnostik, Krankheitsbilder, Behandlung. S. 469–481. Springer, Berlin 1993.
15. Kröner-Herwig, B.: Qualitätssicherung in der Therapie chronischer Schmerzen. Ergebnisse einer Arbeitsgruppe der Deutschen Gesellschaft zum Studium des Schmerzes (DGSS) zur psychologischen Diagnostik – I. Einführung und Überblick. Der Schmerz 9 (1995), 39–42.
16. Lazarus, R. S., S. Folkman: Stress, appraisal and coping. Springer, New York 1984.
17. Nilges, P., E. Wichmann-Dorn: Anamneseerhebung bei chronischen Schmerzpatienten. In: Geissner, E., G. Jungnitsch (Hrsg.): Psychologie des Schmerzes. S. 45–78. Psychologie Verlags Union, Weinheim 1992.
18. Nilges, P., B. Kröner-Herwig, H. Denecke, B. Glier, R. Klinger, M. Redegeld, L. Weiß: Qualitätssicherung in der Therapie chronischer Schmerzen. Ergebnisse einer Arbeitsgruppe der Deutschen Gesellschaft zum Studium des Schmerzes (DGSS) zur psychologischen Diagnostik – VI. Verfahren zur Erfassung von Behinderung/Beeinträchtigung. VII. Verfahren zur Erfassung schmerzrelevanter interaktioneller Aspekte in Familie und Partnerschaft. Der Schmerz 9 (1995), 242–247.
19. Redegeld, M., L. Weiß, H. Denecke, B. Glier, R. Klinger, B. Kröner-Herwig, P. Nilges: Qualitätssicherung in der Therapie chronischer Schmerzen. Ergebnisse einer Arbeitsgruppe der Deutschen Gesellschaft zum Studium des Schmerzes (DGSS) zur psychologischen Diagnostik – II. Verfahren zur Erfassung des Schmerzerlebens. III. Verfahren zur Erfassung des Schmerzverhaltens. IV. Verfahren zur Erfassung der Schmerzintensität und Schmerztagebücher. Der Schmerz 9 (1995), 151–158.
20. Rehfisch, H. P., H.-D. Basler, H. Seemann: Psychologische Schmerzbehandlung bei Rheuma. Springer, Berlin 1989.
21. Schultz, I. H.: Das autogene Training. Konzentrative Selbstentspannung: Versuch einer klinisch-praktischen Darstellung. Thieme, Stuttgart 1991.
22. Sorgatz, H., C. Franz, P. Nilges, H. Seemann: Zur Integration psychologischer Diagnostik und Therapie bei der Behandlung chronischer Schmerzen. Der Schmerz 8 (1994), 128–130.
23. Zenz, M., I. Jurna (Hrsg.): Lehrbuch der Schmerztherapie. Wissenschaftliche Verlagsgesellschaft, Stuttgart 1993.

B.4 Krankengymnastik und Physikalische Therapie

J. NEBE

Physiotherapeutische Verfahren spielen neben medikamentösen und psychologischen Therapien eine zentrale Rolle in der Schmerztherapie. Die Auswahl geeigneter Behandlungsverfahren bereitet jedoch Schwierigkeiten, da die Vielfalt der Methoden verwirrend und die Wirksamkeit der Therapien selten durch prospektive Studien belegt sind. So finden sich auch in der Literatur oft durch Einzelerfahrungen gefärbte oder von der Sicht bestimmter Schulen geprägte Darstellungen.

Im folgenden Kapitel soll weniger die Technik der einzelnen Methoden beschrieben werden, da sie dem Physiotherapeuten überlassen werden muß. Eher sollen die physiotherapeutischen Verfahren mit ihren Therapieprinzipien im Überblick dargestellt und nach ihrem Wert für die Schmerztherapie eingeordnet werden. Natürlich werden für die Auswahl eines geeigneten Therapieverfahrens auch immer die Ausrichtung der am schmerztherapeutischen Team beteiligten Physiotherapeuten und die Möglichkeiten von Einrichtungen am Ort zu berücksichtigen sein.

> Die Kenntnis physiotherapeutischer Verfahren ist wichtig, um alle relevanten Therapieformen in das schmerztherapeutische Konzept einbeziehen zu können.

Bei Krankengymnastik, Massage und Wärme- oder Kältetherapie (s. Kap. B.4.1, B.4.2 und B.4.4) wird die Behandlung meist von Therapeuten durchgeführt, die per Rezept einen möglichst genauen und zielgerichteten Behandlungsauftrag erhalten. Manuelle Medizin (s. Kap. B.4.3) ist eine ärztliche Domäne; hier wird sich eine gute Orientierung über Nutzen und Risiken der Methoden vor allem darin niederschlagen, ob, wann und unter welcher Vorstellung Patienten an mitbehandelnde ärztliche Kollegen überwiesen werden. Die transkutane elektrische Nervenstimulation (TENS, s. Kap. B.4.5) wird vom Schmerztherapeuten selbst

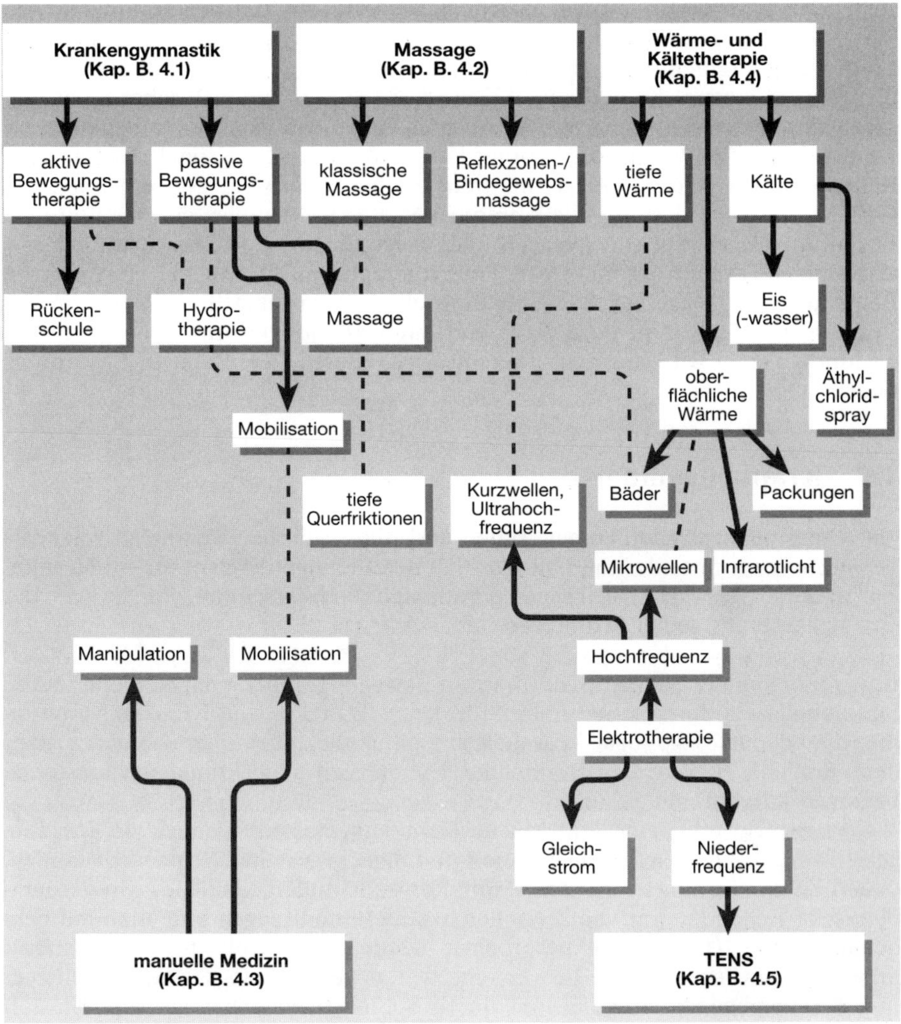

Abbildung B.4-1 Übersicht über physiotherapeutische Verfahren in der Schmerztherapie. Die Pfeile bezeichnen systematische Beziehungen zwischen den einzelnen Verfahren, die gestrichelten Linien Berührungspunkte zwischen physiotherapeutischen Bereichen.

begonnen, bevor die Betreuung später teilweise von Physiotherapeuten fortgeführt werden kann.

Abbildung B.4-1 gibt einen Überblick über die physiotherapeutischen und physikalischen Therapieverfahren, die für die Schmerztherapie relevant sind. Die Themen mit einem eigenen Kapitel sind in der Abbildung mit Fettdruck dargestellt. Die Einteilung im Buch weicht dabei teilweise von der herkömmlichen Systematik ab, da versucht wurde, die Verfahren vorwiegend aus dem Blickwinkel der Schmerztherapie zu betrachten. So würde üblicherweise z.B. die Elektrotherapie ein eigenes Kapitel einnehmen. Aus schmerztherapeutischer Sicht hingegen sind die wesentlichen Aspekte erstens die Hochfrequenzelektrostimulation als eine Form der Wärmeapplikation (deswegen unter dem Kapitel „Wärme- und Kältetherapie") und zweitens die transkutane elektrische Nervenstimulation (TENS), eine Sonderform niederfrequenter Elektrotherapie, der ihrer großen Bedeutung wegen hier ein eigenes Kapitel eingeräumt wurde. Die Hydrotherapie, als weiteres Beispiel, ist für den Schmerztherapeuten in zweierlei Hinsicht von Bedeutung: zunächst zur Unterstützung einer Bewegungstherapie, indem der Auftrieb des Wassers genutzt wird, und dann als Sonderform einer Wärmeanwendung. Daher wird die Hydrotherapie unter diesen zwei Kapiteln Erwähnung finden.

4.1 Krankengymnastik

Unter allen physiotherapeutischen und physikalischen Therapien spielt die Krankengymnastik innerhalb der Schmerztherapie die zentrale Rolle, unter anderem deswegen, weil sie dem Patienten die Möglichkeit gibt, aktiv an der Bekämpfung seiner Schmerzen mitzuwirken.

Ein großer Teil der Schmerzsyndrome am Bewegungsapparat entsteht eher durch funktionelle als durch strukturelle Störungen. Daher ist die Krankengymnastik hier die adäquate, oft sogar kausale Therapie. Nahezu bei allen Schmerzzuständen empfiehlt es sich, von Beginn der Therapie an auch krankengymnastische Übungen durchführen zu lassen.

Voraussetzung für eine erfolgreiche Krankengymnastik ist, daß die Therapie gezielt verschrieben, sorgfältig evaluiert und, bei chronischen Schmerzzuständen, dauerhaft durchgeführt wird. Zur Erfolgskontrolle muß die laufende physiotherapeutische Behandlung in die Zwischenanamnese einbezogen und auch mit dem behandelnden Therapeuten besprochen werden (vgl. Abb. B.4-3). Die Evaluierung kann ferner durch Instrumente wie visuelle Analogskalen zu Schmerz und Schmerzbeeinträchtigung und durch Schmerztagebücher (s. Kap. B.3.2.2) und -fragebögen (s. Tab. B.3-2) ergänzt werden. Bei chronischen Schmerzpatienten muß jede eingeleitete Krankengymnastik in selbständig durchgeführte Übungen einmünden.

Eine undifferenziert verordnete Krankengymnastik, die vielleicht nur aus Verlegenheit gewählt und nicht zielgerichtet weiterverfolgt wird, trägt trotz des eigentlich aktiven Charakters der Krankengymnastik eher zu einer passiven Haltung der Patienten bei.

Verordnender Arzt und behandelnder Physiotherapeut sollten sich persönlich kennen. Gelegentliche Gespräche über die gemeinsam betreuten Patienten, bei denen Probleme und Erfolge der Therapie besprochen werden können, sind erfahrungsgemäß ein effektiverer Weg, Informationen auszutauschen, als aufwendige Behandlungsanforderungs- und Befundbögen. Der direkte Kontakt verhindert auch, daß es zwischen Arzt und Physiotherapeut zu Mißverständnissen kommt, die sich perpetuieren, z.B. über die Wirksamkeit von Methoden oder über die Patientencompliance. Schmerzkonferenzen, gemeinsam mit Ärzten anderer Fachrichtungen und Psychologen, sind ein geeignetes Forum für diesen Informationsaustausch.

4.1.1 Behandlungsformen

Krankengymnastische Maßnahmen haben im allgemeinen folgende Ziele:
- Vergrößerung des Bewegungsumfangs
- Kräftigung der Muskulatur
- Einüben von Bewegungsmustern
- Verbesserung der Körperwahrnehmung
- Steigerung der allgemeinen körperlichen Leistungsfähigkeit

Auch kommt es bei den meisten Schmerzformen schon durch die krankengymnastische Mobilisation und die damit verbundene Stimulierung sensibler Afferenzen (Aβ-Fasern) zu einer reflektorischen schmerzlindernden Wirkung.

Krankengymnastik wird oft auch **prophylaktisch** eingesetzt, sei es zur Verhinderung eines erneuten Schmerzzustandes (z.B. Sekundärprophylaxe einer akuten Lumbalgie) oder zur Vermeidung von Kontrakturen oder falschen Bewegungsmustern, wenn bei schon bestehenden Schmerzen eine Schonhaltung eingenommen wurde.

Bewegungseinschränkungen der Gelenke tragen schon per se zur Entstehung von Schmerzen bei, da die geschrumpften Gelenkkapseln, Bänder, Sehnen und Muskeln bei Bewegungen stärker als gewöhnlich gereizt werden. Aber auch indirekt, über einen zweifachen Circulus vitiosus, wird der Schmerz verstärkt (Abb. B.4-2):
- Funktionell führt der Schmerz zu einer Gelenkfehlhaltung, weiter zu Muskelverspannungen und schließlich wieder zu Bewegungseinschränkungen.
- Aus struktureller Sicht kommt es über eine Schmerzschonung mit Minderbewegung zur Verkürzung periartikulärer Weichteile und zu einer dadurch bedingten, verstärkten Bewegungseinschränkung. Auch die durch die Minderbewegung eintretende trophische Störung von Knorpel und Gelenkdisci spielt eine Rolle.

Das Ziel von Bewegungsübungen in der Schmerztherapie ist es, möglichst früh in diese Mechanismen einzugreifen, wobei zusätzlich auch die Lubrikation der Gelenke und das physiologische Gelenkspiel (vgl. Kap. B.4.3) erhalten oder wiederhergestellt werden.

Passive Bewegungsübungen werden möglichst ohne Eigenaktivität der Muskulatur durchgeführt, d.h. bei den Übungen muß auch die Schwerkraft ausgeschaltet werden. Der Therapeut fixiert das Gelenk proximal und greift den peripheren Gelenkpartner, um das Gelenk unter ganz leichtem Zug systematisch durch alle normalen Bewegungen zu führen, von der Nullstellung bis zum Punkt des Widerstandes oder des Schmerzes. Auch durch motorische Bewegungsschienen können Gelenke in „kontinuierliche passive Bewegung“ versetzt werden.

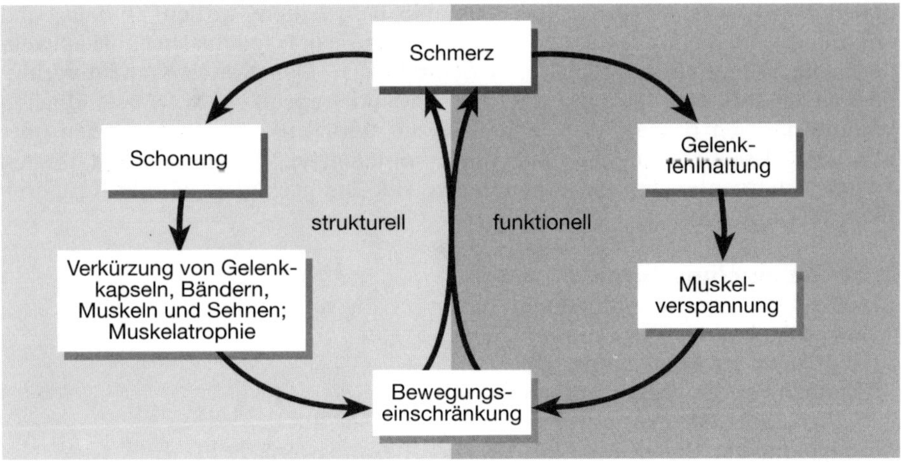

Abbildung B.4-2 Beziehungen zwischen Gelenkbewegungseinschränkung und Schmerz: Es läuft sowohl ein funktioneller als auch ein struktureller Circulus vitiosus ab.

Durch Dehnübungen zur Mobilisation kann der Bewegungsumfang eines Gelenks über die Grenze des Widerstandes hinaus erweitert werden. Passive Bewegungsübungen, Mobilisation und Dehnung bewegungseingeschränkter Gelenke sind zwar einerseits noch Aufgaben der Krankengymnastik, können andererseits auch schon als Bestandteile der manuellen Medizin (vgl. Kap. B.4.3) angesehen werden.

Zu den passiven krankengymnastischen Übungen kann auch die Lagerung gezählt werden. Bei der akuten Lumbalgie oder Lumboischialgie z.B. entlastet die Lagerung im Stufenbett die Lendenwirbelsäule durch Verminderung der Lendenlordose.

Sobald wie möglich sollten die passiven durch **aktive Bewegungsübungen** ergänzt und schließlich ersetzt werden. Bei diesen Übungen unterscheidet man nach dem Grad der Aktivität vier Arten:

- Übungen mit Unterstützung durch die Schwerkraft
- „assistive“ Übungen, unter Ausschaltung der Schwerkraft durch Assistenz des Therapeuten, im Schlingentisch oder im Bewegungsbad
- Übungen gegen die Schwerkraft
- „resistive“ Übungen, wobei der Widerstand durch den Therapeuten oder durch Geräte geleistet werden kann

Allgemein sind aktive Bewegungsübungen etwas weniger auf die Funktion der Gelenke gerichtet. Das Ziel ist in erster Linie die gezielte Kräftigung von Muskeln und in zweiter Linie die Steigerung der allgemeinen körperlichen Leistungsfähigkeit. Bei chronischen Kreuzschmerzen beispielsweise ist es bioptisch nachgewiesen, daß die selektive Atrophie der Typ-II-Fasern in der autochthonen Rückenmuskulatur durch Bewegungsübungen gemindert werden kann.

Isometrischen Übungen, also mit gleichbleibender Muskellänge bei wechselnder Muskelkraft, wird in der schmerztherapeutischen Krankengymnastik der Vorzug gegeben, weil sie am effektivsten zum Muskelaufbau führen. Dieser wird vor allem zur Korrektur oder Prophylaxe von Fehlhaltungen benötigt. Isometrische Übungen gehen aber mit einer anaeroben Belastung der Muskulatur einher. Daher ist statische Muskelarbeit mit konstanter Gelenkstellung oder Körperhaltung bei längerer Dauer unphysiologisch. Statt dessen sollten die isometrischen Übungen in dynamischer Muskelarbeit durchgeführt werden, z.B. durch rhythmisch wiederholte Muskelanspannung. **Isotonische Übungen** arbeiten vorwiegend aerob und haben günstige kardiovaskuläre Wirkungen.

Rückenschule

Systematische krankengymnastische Übungen des Rückens haben wegen der Häufigkeit von Wirbelsäulenerkrankungen, z.B. Nackenschmerzen, Lumbalgie, Ischialgie, Bandscheibenprotrusion und -prolaps, eine besondere Bedeutung und rangieren deutlich vor früher bevorzugten passiven Verfahren wie Gipsbetten, Miedern und Korsetts.

> In der Rückenschule (Tab. B.4-1) werden krankengymnastische Techniken mit anderen kombiniert und durch eine Schulung von Verhalten ergänzt, das zu Therapie und Prophylaxe von Rückenschmerzen sinnvoll ist.

Aufwärmübungen wie Gehen, Laufen oder leichte Gymnastik vor den eigentlichen Übungen haben vor allem das Ziel, das Verletzungsrisiko zu senken. Außerdem sollen die Konzentration und die Aufmerksamkeit für die nachfolgenden Übungen verbessert werden.

Atemübungen sind in der Rückenschule wichtig, da die Anstrengung bei den Kraft- und Dehnungsübungen häufig zu einer verkrampften, gepreßten Atmung und zu längerem Luftanhalten führt. Die Übungen sollen eine ruhige Zwerchfellatmung trainieren sowie Wahrnehmung und Kontrolle von Rhythmus, Frequenz und Tiefe der Atmung schulen.

Entspannungsübungen werden in die Rückenschule integriert, um eine bessere Körperwahrnehmung zu ermöglichen und damit die anschließenden Übungen nicht durch eine Verspannung der Rumpfmuskulatur erschwert werden (zur Technik, z.B. der progressiven Muskelrelaxation nach Jacobson, s. Kap. B.3.4.1).

Tabelle B.4-1 Bestandteile der Rückenschule.

- Aufwärmen
- Atemtechnik
- Entspannung
- Körperwahrnehmung
- Kraftübungen
- Dehnungsübungen
- Tätigkeiten des alltäglichen Lebens

Übungen zur **Körperwahrnehmung** konzentrieren sich vor allem auf Körperhaltung und Balance im Stehen und im Sitzen, können aber auch andere Tätigkeiten des Alltags miteinbeziehen. Die Wahrnehmung der Position und der Belastung der verschiedenen Wirbelsäulenabschnitte, des Kopfes und des Beckens ist die Voraussetzung für eine wirksame Korrektur, zunächst durch die Rückenmuskulaturübungen und später im Alltag.

Die Übungen zur **Kräftigung der Muskulatur** arbeiten größtenteils mit wiederholten, isometrischen Anspannungen verschiedener Muskelgruppen. Sowohl die Anspannung als auch die Entspannung der Muskeln erfolgt dabei langsam. Die Intensität und die Art der Übungen sollten – wie bei allen krankengymnastischen Verfahren in der Schmerztherapie – so gewählt werden, daß die Schmerzen bei und nach den Übungen nicht übermäßig verstärkt werden. Auf die Kontrolle der Atmung während der Übungen wurde bereits hingewiesen.

Das Ziel der Übungen ist es, durch die Kräftigung der Rumpfmuskulatur und zum Teil der proximalen Extremitätenmuskulatur die Körperhaltung zu verbessern, die statischen Funktionen von Knochen und Gelenken der Wirbelsäule durch Haltearbeit der benachbarten Muskulatur zu unterstützen und so plötzlichen, schmerzauslösenden Wirbelsäulenbewegungen vorzubeugen.

Die geläufigen, zu Schmerzen führenden Fehlhaltungen und die zur Korrektur der Fehlhaltungen zu trainierende Muskulatur sind in Tabelle B.4-2 aufgeführt (vgl. Kap. A.2). Es ist jedoch sinnvoll, auch andere Teile der Muskulatur bei den

Tabelle B.4-2 Schmerzauslösende Fehlhaltungen.

Fehlhaltung	Aufzubauende Muskulatur
verstärkte Lendenlordose	M. iliopsoas Bauchmuskulatur (v.a. M. rectus abdominis) Glutealmuskulatur (v.a. M. gluteus maximus) ischiokrurale Muskulatur
verstärkte Kyphose der Brustwirbelsäule	M. erector spinae M. trapezius M. latissimus dorsi
mangelnde Schulterkontrolle	M. trapezius M. levator scapulae Mm. rhomboidei M. infraspinatus M. teres minor M. pectoralis M. serratus anterior (M. latissimus dorsi)
Anteversion des Kopfes	autochthone Nackenmuskulatur M. trapezius M. levator scapulae M. sternocleidomastoideus

Kräftigungsübungen mitzutrainieren, z.B. schräge und quere Bauchmuskulatur, M. deltoideus, Oberschenkelstrecker und Rotatoren der autochthonen Rückenmuskulatur.

Die **Dehnungsübungen**, die im wesentlichen auf die gleichen Muskelgruppen zielen, sollen schmerzbedingten und schmerzauslösenden Bewegungseinschränkungen entgegenwirken. Ferner wird durch sie verhindert, daß einseitige Kräftigungsübungen zur Verkürzung der trainierten Muskulatur führen.

Alle Übungen können mit wenigen Hilfsmitteln durchgeführt werden. Benötigt werden in der Regel eine harte Unterlage, ein Stuhl, ein Hocker und eventuell ein Schaumstoffwürfel, dessen Kantenlänge etwa der Länge des Unterschenkels des Patienten entspricht.

Zunächst werden alle Übungen unter Anleitung des Therapeuten als Lernübungen durchgeführt. So werden Fehler, z.B. der Körperhaltung oder der Atmung, verhindert. Im Intervall zwischen den Terminen beim Physiotherapeuten werden die Übungen regelmäßig selbständig durchgeführt. Schließlich kann die Krankengymnastik vollständig ohne Betreuung fortgesetzt werden. Dazu ist es nützlich, gegen Ende der physiotherapeutischen Behandlungstermine ein individuelles Trainingsprogramm zusammenzustellen, das auf das Schmerzsyndrom des Patienten, aber auch auf seine Möglichkeiten in Haushalt und Beruf Rücksicht nimmt. Eventuell müssen Übungen ausgewählt werden, die als Kurzprogramm in den Tagesablauf integriert werden und z.B. auch im Sitzen oder im Stehen durchgeführt werden können.

Abbildung B.4-3 illustriert den Ablauf einer physiotherapeutischen Behandlung.

In die Rückenschule muß auch die gezielte Einübung von **Tätigkeiten des alltäglichen Lebens** einbezogen werden („activities of daily living" – ADL). Dazu gehören zunächst das Stehen und das Sitzen. Im Stehen besteht häufig vor allem eine Hyperlordose der Lendenwirbelsäule, die mit einer unzureichenden Kontrolle der Beckenstellung einhergeht, besonders mit einer ausgeprägten Beckenkippung nach vorne. Bei der typischen Fehlhaltung im Sitzen hingegen stehen meist eine Beugung der Lendenwirbelsäule und eine betonte Kyphose der Brustwirbelsäule im Vordergrund. Hier schafft eine aufrechte und häufig variierte Sitzposition, z.B. auf nach vorne geneigten Sitzflächen (bewegliche Sitze, Sitzkeile), Abhilfe.

> Bei den Tätigkeiten des alltäglichen Lebens dürfen die Mühe und die Intensität der Übungen nicht unterschätzt werden, die es braucht, bis eine neue Körperhaltung und ein verändertes Verhalten automatisiert sind.

Weitere Bereiche, die berücksichtigt werden müssen, sind das Liegen, das richtige Aufstehen, Bücken, Heben und Tragen, hauswirtschaftliche Tätigkeiten wie Bügeln, Abwaschen und Staubsaugen, das Autofahren und die Büroarbeit, eventuell am Computerbildschirm. Neben der Haltungs- und Bewegungsschulung ist oft die Kontrolle der Umgebung entscheidend: Es müssen z.B. geeignete Schuhe, Stühle, Tische, Matratzen, Büromöbel und Haushaltsgeräte ausgewählt werden.

Ebenso zur Rückenschule gehört die Beratung über rückengerechte Sportarten [4].

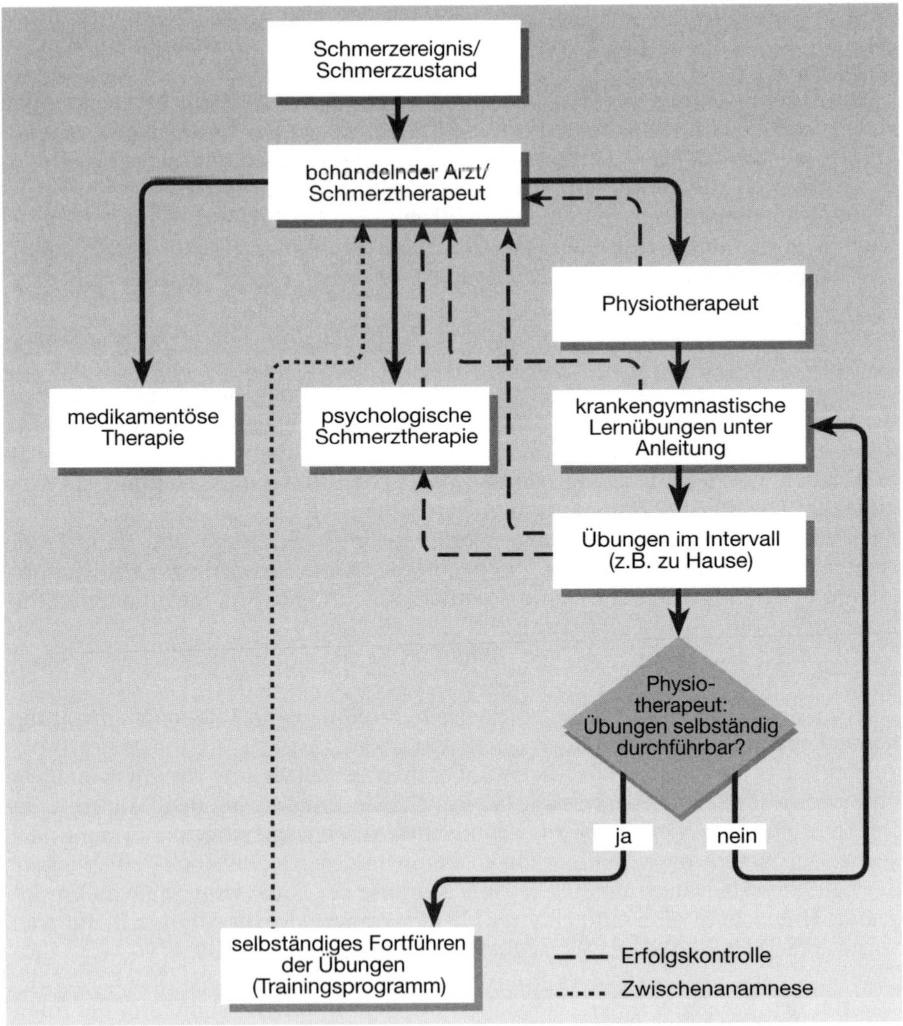

Abbildung B.4-3 Idealer Ablauf einer krankengymnastischen Behandlung: Erste Anlaufstelle ist der ärztliche Schmerztherapeut, der weitgehend das Behandlungskonzept aus medikamentöser, physiotherapeutischer, psychologischer und gegebenenfalls interventioneller (hier nicht dargestellt) Therapie bestimmt. Der Physiotherapeut lehrt krankengymnastische Übungen, die der Patient zu Hause weiterübt. Bei weiteren Terminen muß entschieden werden, ob die Übungen sicher genug erlernt sind, um ein Trainingsprogramm zum Fortführen der Übungen zu Hause festzulegen. Schmerztherapeut und Psychologe evaluieren den Erfolg der physiotherapeutischen Behandlung in Zwischenanamnesen, durch Schmerztagebücher und -fragebögen. Fortschritte und Probleme werden auch in Gesprächen mit dem Physiotherapeuten, etwa in Schmerzkonferenzen, diskutiert.

Andere krankengymnastische Übungen
Ähnliche Programme wie die Rückenschule gibt es auch als Schulter- oder Knieschule. Bei den Knieübungen steht das isometrische Training der Oberschenkelstrecker im Vordergrund.

Sogenannte krankengymnastische Übungen „auf neurophysiologischer Basis" wie die nach Bobath oder die „propriozeptive neuromuskuläre Fazilitation" werden in der Schmerztherapie nur in seltenen Fällen eingesetzt. Die Bobath-Methode behandelt zentrale Störungen und bedient sich dabei der taktilen, propriozeptiven und vestibulären Stimulation. Bei der „propriozeptiven neuromuskulären Fazilitation" liegt der Schwerpunkt auf dem Training von Bewegungsmustern („patterns").

4.1.2 Indikation
Die Indikation zur Krankengymnastik sollte großzügig gestellt werden.

> Vor allem passive und aktive Bewegungsübungen gehören von Anfang an in ein schmerztherapeutisches Behandlungskonzept.

Nicht nur Schmerzen, deren Ursprung im Bewegungsapparat liegt, bilden eine Indikation zur Krankengymnastik, sondern beispielsweise auch Kopfschmerzen, die sekundär zu Schmerzen und Verspannungen des Nackens führen, sowie alle Zustände, bei denen die Schmerzen eine Schonung von Teilen des Bewegungsapparats bedingen.

> Am besten belegt ist die Wirksamkeit von krankengymnastischen Übungen für Rückenschmerzen und Lumboischialgie.

Dabei scheinen sowohl bei einfacher akuter Lumbalgie als auch postoperativ nach einem Bandscheibenprolaps intensive isometrische Übungen wirksamer zu sein als mildere, die die Schmerzgrenze nicht überschreiten. Nach lumbaler Diskektomie ist ein Training, das nach einigen Lernübungen zu Hause durchgeführt wird, fast genauso effektiv wie supervidierte Übungen. Bei den akuten Krankheitsformen sollen krankengymnastische Übungen nicht nur die Schmerzen bessern, sondern sind anderen Therapien vor allem darin überlegen, das Rezidivrisiko zu senken [3].

Bei Arbeitnehmern schlägt sich eine krankengymnastische Rückenschule in einer Abnahme von durch Rückenschmerzen bedingten Krankheitstagen nieder, wobei das Verhältnis von Aufwand und Nutzen sehr günstig ist. Auch bei Zervikalgien und Zervikobrachialgien ist untersucht, daß isometrisches Nackenmuskeltraining Funktion und Schmerz an der Halswirbelsäule bessert.

Weitere Indikationen sind Claudicatio intermittens und Knieschmerzen wie bei Chondropathia patellae. Auch bei entzündlichen Gelenkerkrankungen wie der rheumatoiden Arthritis oder dem M. Bechterew sind krankengymnastische Bewegungsübungen sinnvoll [10]. Zwar haben sie keinen Einfluß auf die Progression der Erkrankungen, können aber Schmerzen erheblich lindern und die Funktion verbessern.

Übungen „auf neurophysiologischer Basis" sind in der Schmerztherapie weniger wichtig. Die Wiederherstellung physiologischer Bewegungsmuster kann jedoch, etwa bei einer den Schmerzen zugrundeliegenden Spastik oder anderen zentralen Läsionen, unterstützt werden (s. Kap. A.4). Bei der sympathischen Reflexsdystrophie und anderen neuropathischen Schmerzen (s. Kap. A.4) können durch diese Übungen Fehlwahrnehmungen von Körperteilen verbessert werden.

Krankengymnastische Verfahren sind selten allein indiziert, sondern sollten in Kombination mit medikamentösen, psychologischen, gegebenenfalls mit interventionellen Therapien zur Anwendung kommen.

4.1.3 Nebenwirkungen und Kontraindikationen

Nebenwirkungen sind sehr selten, vor allem wenn die Grenze zu schmerzhaften Bewegungen und Gelenkstellungen respektiert wird.

Andernfalls kann es, etwa bei der sympathischen Reflexdystrophie oder bei anderen neuropathischen Schmerzen, z.B. mit Allodynie, durch intensive Krankengymnastik zur Schmerzverstärkung kommen. Allgemein sollte es daher vermieden werden, die Schmerzen zu bagatellisieren und die Übungen zu stark zu forcieren.

Bei allen Maßnahmen, bei denen aktiv oder passiv größere Kräfte angewandt werden, muß die Gefahr pathologischer Frakturen, z.B. durch Knochenmetastasen oder schwere Osteoporose, ausgeschlossen sein. Liegen aktive entzündliche Krankheiten wie Arthritiden oder Spondylitiden vor, ist Zurückhaltung mit Bewegungstherapie und vor allem mit Mobilisationen geboten. Besondere Vorsicht ist auch bei passiven Bewegungsübungen angebracht, die unter Regionalanästhesie oder starker medikamentöser Analgesie durchgeführt werden, z.B. postoperativ oder auf der Intensivstation.

4.1.4 Besonderheiten

Im Vergleich zur medikamentösen und zur interventionellen Therapie sind die Vorteile der Krankengymnastik, daß die Maßnahmen fast beliebig oft angewandt und wiederholt werden können und daß der Patient gute Möglichkeiten hat, aktiv einen Beitrag zur Bekämpfung seiner Schmerzen zu leisten.

Das Kosten-Nutzen-Verhältnis ist bei der Krankengymnastik günstig. Dem hohen personellen Aufwand beim Erlernen der Übungen steht der Vorteil gegenüber, daß häufig die Therapie ab einem gewissen Punkt selbständig vom Patienten weitergeführt werden kann. Auch können einige, besonders die prophylaktischen, Übungen als Gruppengymnastik durchgeführt werden.

4.2 Massage

4.2.1 Behandlungsformen

Massage zielt auf die Muskeln, Sehnen und Bänder sowie auf das weiche Bindegewebe. Die Gelenke werden dabei kaum bewegt.

Man unterscheidet klassische Massage und Reflexzonen- oder Bindegewebsmassage.

Klassische Massage

Zu Beginn der Massage ist es die Aufgabe des Masseurs, Tonus und Elastizität des Gewebes, vor allem der Muskeln, zu prüfen. Besonders wichtig ist es auch, Myogelosen und umschriebene myalgische Punkte zu erkennen. Die Intensität der Massage wird so gewählt, daß keine (zusätzlichen) Schmerzreize ausgelöst werden.

Folgende verschiedene Techniken der klassischen Massage werden angewandt [2]:

- Bei Streichungen und Reibungen bewegen sich die Hände des Therapeuten über die Haut des Patienten und folgen in rhythmischen Bewegungen und ständigem Hautkontakt den Konturen des Körpers. Bei tieferen Streichungen werden die Bewegungen von peripher nach zentral geführt, damit Venen- und Lymphrückfluß unterstützt werden.
- Knetungen und Walkungen: Dabei werden die massierten Gewebe fest gegriffen, angehoben oder gedrückt. Im Gegensatz zu den Streichungen bewegen sich die Hände nicht über die Haut, sondern bewegen die Haut über die darunterliegenden Gewebe. Knetungen zielen gewöhnlich auf Muskeln, die gut gefaßt werden können.
- Querfriktionen („deep frictions" nach Cyriax): Ebenfalls nach einleitenden Wärmeanwendungen werden Sehnen und Muskeln, z.B. bei Insertionstendopathien, mit Daumen und Fingern quer zur Faserrichtung verschoben. Dabei sollten höchstens leichte Schmerzen provoziert werden. Das Ziel ist es, Sehnen und Muskeln von Adhäsionen mit dem umliegenden Bindegewebe zu befreien und die Absorption lokaler Exsudate zu beschleunigen. Auch hier wird die Grenze zu den Mobilisationsbehandlungen (vgl. Kap. B 4.3) berührt. Eine ähnliche Methode, bei der tiefe kreisförmige Bewegungen der Fingerkuppen oder des Handballens ausgeübt werden, wird auch als Zirkelung bezeichnet.
- Klopf- und Klatschmassagen arbeiten mit leichten Perkussionen, die über die ulnare Handkante, die Handfläche, die Fingerspitzen oder die Faust des Therapeuten ausgeübt werden. Hauptziele sind eine Steigerung der Durchblutung und eine Beeinflussung des Muskeltonus.
- Schüttelungen und Vibrationen sind vor allem auf die Sekretolyse der Bronchien gerichtet und spielen in der Schmerztherapie nur eine untergeordnete Rolle.

Sonderformen der Massage sind die Bürstenmassage, die vor allem auf Kreislauf und Allgemeinbefinden wirkt, und die Unterwassermassage, eine Kombination aus Wärme und Auftrieb der Hydrotherapie sowie einer Massage mit den Händen oder mit einem Druckstrahl.

Ein Teil der, oft hypothetischen, Massagewirkungen wurde bereits bei den einzelnen Massageverfahren erwähnt. Allen Methoden gemeinsam ist eine intensive Stimulation von Mechanorezeptoren.

Reflexzonen- und Bindegewebsmassage
Hierbei wird versucht, über viszerokutane Reflexe von der Peripherie aus Einfluß auf innere Organe auszuüben. Reflexzonen als Ziel der Massage sind neben bestimmten, den Organen zugeordneten Dermatomen (Headsche Zonen) auch die Muskulatur, das Bindegewebe (Bindegewebsmassage) und das Periost (Periostmassage) in diesen Segmenten. Die Bindegewebsmassage nutzt als Stimuli tangentiale Verschiebungen zwischen Kutis und Subkutis bzw. zwischen Subkutis und der darunterliegenden Faszie. Bei der Periostbehandlung wird Druck auf zugängliche Flächen des Periosts ausgeübt, z.B. auf das Sternum oder die Rippen.

Vor allem sollen durch die Reflexzonenmassage die glatte Muskulatur innerer Organe beeinflußt und damit Veränderungen von Durchblutung, Sekretion und Motilität erzielt werden.

Es handelt sich bei diesen Methoden also nicht um intensivere oder per se überlegene Massageverfahren, sondern die Ziele und das Konzept der Reflexzonen- und Bindegewebsmassage unterscheiden sich grundlegend von der klassischen Massage.

4.2.2 Indikation

Die Wirksamkeit von Massage ist durch klinische Studien nur sehr unzureichend untersucht. Eine wohltuende und schmerzlindernde Wirkung kann zwar nicht geleugnet werden, aber sicherlich sind auch große Anteile dem Placeboeffekt zuzuschreiben, der durch die Zuwendung bei dem intensiven Patienten-Therapeuten-Kontakt zustande kommt.

In Anbetracht der wenigen Nebenwirkungen und Kontraindikationen kann Massage in der Schmerztherapie als supportive Maßnahme eingesetzt werden. Anwendungsgebiete sind:
- Rückenschmerzen, vor allem mit muskulärem Hartspann und Myogelosen
- rheumatische Erkrankungen
- andere Schmerzen des Bewegungsapparats
- viszeraler Schmerz (Reflexzonenmassage)

Auch zur Vorbereitung des Patienten auf krankengymnastische Maßnahmen sind Massagen geeignet. Gewöhnlich werden Serien von sechs Massageterminen verschrieben, die gegebenenfalls auf weitere sechs Behandlungen ausgedehnt werden können.

Es konnte gezeigt werden, daß die Zufriedenheit der Patienten mit der Massagebehandlung hoch ist und im Laufe wiederholter Anwendungen noch steigt. Jedoch ist der Langzeiteffekt einer umschriebenen Behandlungsserie gering. Ein weiterer Nachteil der Massage gegenüber Krankengymnastik und selbständig durchgeführten Entspannungsverfahren ist, daß möglicherweise eine passive, eher konsumierende Haltung des Patienten gefördert wird.

4.2.3 Kontraindikationen

Kontraindikationen für eine Massagetherapie sind:
- Gerinnungsstörungen oder Antikoagulanzientherapie
- lokale Entzündungen (Dermatitis, Myositis, Phlebitis) oder, vor allem fieberhafte, Infektionen
- maligne Tumoren oder Metastasen im Bereich der Massage, bei denen die Gefahr der Streuung besteht

4.3 Manuelle Medizin

Die Begriffe manuelle Medizin oder Chirotherapie beschreiben eine ärztliche Therapieform, die durch Handgrifftechniken Störungen des Bewegungsapparats zu beheben sucht und die sich zunehmend um wissenschaftliche Fundierung bemüht. Davon abzugrenzen ist die Chiropraktik, eine vorwiegend von Heilpraktikern begründete, ferner von englischen und amerikanischen Osteopathen beeinflußte, unwissenschaftliche Lehre und Therapie.

4.3.1 Behandlungsformen

Betrachtet man den Bewegungsbereich eines Gelenks von der Neutralstellung über den aktiven und den passiven Bewegungsumfang bis schließlich zur anato-

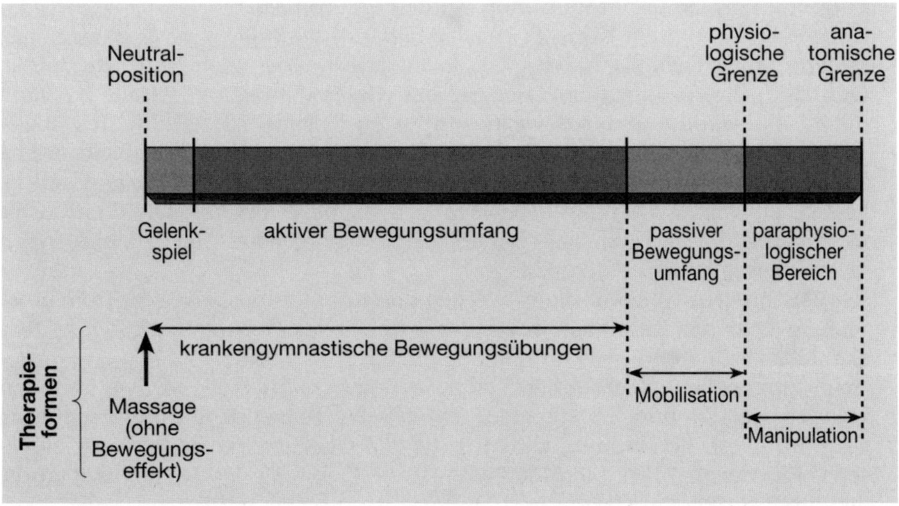

Abbildung B.4-4 Grenzen der Bewegungsbereiche eines Gelenks und Beziehung zu den verschiedenen Therapieformen (mod. nach [2]).

mischen Grenze, so lassen sich die verschiedenen Behandlungsmethoden bestimmten Bereichen zuordnen (Abb. B.4-4). Der aktive Bewegungsumfang wird beispielsweise durch Verkürzung oder Spasmen der Muskulatur beeinträchtigt, die physiologische Grenze durch Bänderverkürzung verschoben. Knöcherne Hindernisse verkleinern den „paraphysiologischen" Raum durch eine engere anatomische Grenze.

Während Massage (vgl. Kap. B.4.2) sich auf Muskeln und Bindegewebe konzentriert, an den Gelenken aber ohne wesentlichen Bewegungseffekt bleibt und passive und aktive Bewegungsübungen (vgl. Kap. B.4.1) nur den Bereich des Gelenkspiels und des aktiven Bewegungsumfangs umfassen, gehen die manuellen Techniken Mobilisation und Manipulation darüber hinaus. Mobilisationen und Dehnungen erfolgen im passiven Bewegungsumfang, der von einer physiologischen Grenze abgeschlossen wird. Ihr Korrelat sind am Gelenk wirkende Muskeln sowie artikuläres und periartikuläres Bindegewebe. Mobilisationen sollen den Bewegungsumfang eines Gelenks über den Widerstand hinaus erweitern, der durch Bänder, Kapsel, Sehnen und Muskeln bedingt ist. Die Manipulation eines Gelenks hingegen überschreitet auch die physiologische Grenze und arbeitet im „paraphysiologischen" Bereich, der nur noch von einer knöchernen, anatomischen Grenze abgeschlossen wird.

Mobilisation

Durch Mobilisation wird der Bewegungsumfang über schmerzbedingten oder leichten mechanischen Widerstand hinaus erweitert. Dabei werden bei der Mobilisation im Gegensatz zur Manipulationsbehandlung jedoch keine starken Kräfte wie Rucke oder Stöße angewandt. Die Behandlung kann durch vorherige Wärmeanwendung unterstützt werden.

Folgende Formen der Mobilisation werden unterschieden:

- Oszillieren: In diesem Konzept (nach Maitland) wird der passive Bewegungsumfang eines Gelenks in vier Grade eingeteilt. Begonnen wird mit feinen Oszillationsbewegungen am Beginn der Gelenkbewegung (Grad I); dann nimmt die Amplitude der Bewegungen zu, so daß die erste Hälfte des Bewegungsumfangs umfaßt wird (Grad II). Grad III erstreckt sich auf die zweite Hälfte der Bewegungsstrecke und erreicht die physiologische Grenze, Grad IV besteht aus feinen Oszillationsbewegungen an dieser Grenze. Die Grade I bis IV werden im Verlauf der Behandlung entsprechend der zunehmenden Gelenkbeweglichkeit eingesetzt.
- Bei der „progressiven Dehnung" werden die Mobilisationsbewegungen in einer Sitzung über den gesamten Bewegungsbereich des Gelenks angewandt, teils ebenfalls oszillierend, teils mit zunehmendem Krafteinsatz.
- Beim „manuellen Querdehnen" eines verkürzten Muskels wird er mit den Händen gefaßt und im rechten Winkel zu seiner Kontraktionsrichtung gedehnt. Diese Behandlung wird z.B. für die Oberschenkeladduktoren eingesetzt. Ein Beispiel für „Längsdehnen" ist die Dehnung des M. rectus femoris, die durch starke Knieflexion und Hüftextension erzielt wird.
- Aktive Muskeldehnung: Hier wird das Gelenk so eingestellt, daß der behandelte Muskel etwas vorgedehnt wird. Der Muskel wird dann angespannt,

gehalten und schließlich entspannt. Diese Behandlung eignet sich z.B. für die Oberschenkelstrecker (in Knieflexion).

Die Technik der „tiefen Querfriktionen“ ist im Kapitel B.4.2 behandelt.

Mobilisationsbehandlungen sollten nicht durchgeführt werden, wenn die Beweglichkeit durch zu starke Schmerzen eingeschränkt ist. Zwar kann die Behandlung dann unter starker analgetischer Medikation oder Lokalanästhesie (Nervenblockade) erzwungen werden, doch führt sie unter diesen Umständen eher zu einer Verschlimmerung des Schmerzzustandes.

Manipulation

Während Mobilisationen, die zwar einerseits Teil der manuellen Medizin sind, andererseits aber auch zur krankengymnastischen Behandlung gehören, zum Teil auch noch von Physiotherapeuten durchgeführt werden, ist die Manipulationsbehandlung nur Ärzten erlaubt.

Das Ziel der Manipulationsbehandlung ist es, „Blockierungen“ eines Gelenks aufzuheben. Dieser manualtherapeutische Begriff beschreibt einen herabgesetzten Bewegungsumfang des Gelenks. Um die Blockierung aufzuheben, wird bei der Manipulation die physiologische Grenze der Gelenkbewegung überschritten, die durch Bänder, Kapsel, Sehnen und Muskeln festgelegt ist.

Blockierungen werden in der manuellen Medizin vor allem durch spezielle Palpationstechniken diagnostiziert, z.B. an den Iliosakralgelenken, den kleinen Wirbelgelenken der verschiedenen Wirbelsäulenabschnitte, den Rippen und am kraniozervikalen Übergang. Ergänzt wird die Diagnose durch Röntgenuntersuchungen in besonderen Projektionen und Gelenkstellungen.

Eine Manipulationsbehandlung beginnt mit der „Vorspannung,“ einer Mobilisation unter gleichzeitiger Distraktion. Durch „Verriegelung“ werden die Gelenke, die nicht manipuliert werden sollen, gegen die Wirkungen des „Manipulationsstoßes“ gesichert. Dies geschieht z.B. an der Wirbelsäule durch gezielte Lagerung der Wirbelsäulenabschnitte und eventuell durch eine Wirbelsäulenrotation oberhalb und unterhalb des Segments, das behandelt werden soll. Gegebenenfalls werden spezielle Chirotherapietische eingesetzt.

Schließlich erfolgt der Manipulationsstoß, eine ansatzlose, sehr schnelle Bewegung mit geringer Amplitude, wobei die Hand des Therapeuten einen Gelenkpartner des blockierten Gelenks in eine bestimmte Richtung stößt und gewöhnlich ein knackendes Gelenkgeräusch erzeugt wird.

4.3.2 Therapiemechanismen der Manipulationen

Mögliche Mechanismen, über die Manipulationen wirken können, sind eine Erhöhung der Schmerzschwelle im behandelten Segment und eine reflektorische Abnahme von Muskelspasmen. Auch die Verbesserung des Bewegungsumfangs eines zuvor eingeschränkten Gelenks (vgl. auch Kap. B.4.1, z.B. Abb. B.4-2) spielt eine Rolle. Ein weiteres Ziel der Manipulation ist es, das physiologische Gelenkspiel („joint play“) wiederherzustellen, das durch die Blockierung vermindert oder aufgehoben ist. Bei diesem Gelenkspiel erlaubt die Elastizität der Bänder geringe zusätzliche Gelenkbewegungen in Ebenen, die nicht zur normalen

Bewegungsrichtung des Gelenks gehören, wie z.B. Verschiebungen und Rotationen der Gelenkpartner gegeneinander. Die Vorstellung ist, daß das Gelenkspiel und mit ihm die zusätzlichen Bewegungen Voraussetzung für die glatte Ausführung von Bewegungen in den Hauptrichtungen sind.

Das Gelenkknacken bei der Manipulationsbehandlung wird am ehesten darauf zurückgeführt, daß die plötzliche und starke Distraktion des behandelten Gelenks zu einer so ausgeprägten intraartikulären Druckminderung führt, daß vorher in der Synovialflüssigkeit gelöste Gase freigesetzt werden und sich dabei die Kapsel abrupt von der Oberfläche der Synovialflüssigkeit löst [1]. Das Knacken ist an bestimmte, hohe Beschleunigungen von Gelenkpartnern, z.B. der Wirbelkörper, gebunden. Da die Distraktion schneller erfolgt, als die Dehnungsreflexe der periartikulären Muskeln einsetzen können, wirken starke Kräfte auch auf die umliegenden Muskeln und Bänder. Denkbar ist demnach auch, daß Manipulationen zum großen Teil lediglich dadurch wirken, daß kleine Gelenkafferenzen traumatisch unterbrochen werden, wenn bei der abrupten Distraktion Gelenkkapsel, umliegende Muskeln und Bänder gedehnt werden. So ließen sich sowohl der oft rasche Erfolg als auch – über einen entstehenden Deafferenzierungsschmerz – das Rezidiv des Schmerzes erklären.

Sicherlich nicht geeignet zur Erklärung des Manipulationserfolges und nicht nachweisbar ist eine Reposition von Bandscheiben oder ein „Einrenken“ subluxierter Gelenke.

Auch die Theorie intraartikulärer synovialer Protrusionen (Meniskoide) in den kleinen Wirbelgelenken, die zwischen den Gelenkpartnern eingeklemmt sein und durch Distraktion freigegeben werden sollen, ist nicht haltbar.

Nicht zu unterschätzen sind psychologische und suggestive Effekte.

So läßt sich die oft begeisterte Zustimmung von Patienten zu Manipulationen mit der dramatischen Behandlung und dem intensiven Patienten-Therapeuten-Kontakt erklären, vielleicht auch damit, daß die Behandlung vordergründig gut mit mechanistischen Vorstellungen der Patienten von ihrer Krankheit zusammenpaßt.

Extensions- und Traktionsbehandlungen werden als unspezifische Lockerung oder unspezifische Mobilisation der gezielten Mobilisation und Manipulation gegenübergestellt. Bei den unspezifischen Behandlungen werden lange Röhrenknochen (z.B. der Beine) oft als „lange Hebel“ benutzt, um die Wirbelsäule zu behandeln, während die spezifischen Behandlungen als Manipulationen mit „kurzem Hebel“ bezeichnet werden.

4.3.3 Indikation zur Manipulationsbehandlung

Vor einer Manipulationsbehandlung muß die Gelenkblockierung klinisch und gegebenenfalls radiologisch klar nachgewiesen werden.

Aus den Studien zur Wirksamkeit von Manipulationsbehandlungen läßt sich am sichersten ableiten, daß Patienten mit **akuter einfacher Lumbalgie** profitieren

[2]. Zumindest scheint die Manipulationstherapie die Schmerzlinderung oft zu beschleunigen. Kurzfristige Verbesserungen sind jedoch besser belegt als langfristige Therapieeffekte. Rückenschmerzen müssen großenteils als funktionelle Störungen angesehen werden. Obendrein haben sie einen sehr guten Spontanverlauf; bei akuten Lumbalgien z.B. haben sich die Schmerzen nach zwei Monaten in etwa 90% zurückgebildet [3]. Daher ist in der Regel von Manipulationen abzuraten, die ihrer Natur nach potentiell traumatisierend sind.

Zu **chronischen** und **rezidivierenden Lumbalgien** gibt es weniger Untersuchungen. Vor allem längerfristige Effekte der Behandlung sind nicht sicher belegt.

Die Wirksamkeit der Manipulationsbehandlung ist bei **Lumboischialgie** und bei nachgewiesener Bandscheibenprotrusion oder gesichertem Bandscheibenprolaps geringer als bei einfacher Lumbalgie.

Für **Nackenschmerzen** muß von Manipulationen abgeraten werden, teils weil die Therapiewirkungen nicht gesichert sind, teils wegen der vergleichsweise hohen Rate an schwerwiegenden Nebenwirkungen bei Manipulationen an der Halswirbelsäule und am kraniozervikalen Übergang (z.B. arterielle Dissektionen).

Für **Kopfschmerzen** gilt das gleiche wie für Nackenschmerzen. Zudem erscheinen aufgrund der Pathophysiologie von Kopfschmerzen (vgl. Kap. A.1) andere Therapien bei weitem sinnvoller.

4.3.4 Nebenwirkungen und Kontraindikationen von Manipulationen

Durch Manipulationen kann es in den betroffenen Gelenken zu Hypermobilität und bleibenden Gelenkfunktionsstörungen kommen, besonders bei Serien von Behandlungen am gleichen Gelenk oder Segment.

Absolut kontraindiziert sind chirotherapeutische Maßnahmen bei malignen Tumoren, Verdacht auf Knochenmetastasen sowie bei Frakturen und Luxationen.

Tabelle B.4-3 Kontraindikationen zur Manipulationsbehandlung.

Absolute Kontraindikationen
- maligne Tumoren
- Verdacht auf Knochenmetastasen
- Frakturen
- Luxationen

Relative Kontraindikationen
- Manipulationen an Halswirbelsäule und kraniozervikalem Übergang
- neurologische Defizite
- ausgeprägte degenerative Veränderungen der Wirbelsäule
- Osteoporose/längere Kortikoidmedikation
- M. Bechterew
- rheumatoide Arthritis
- Bandscheibenprolaps
- Spondylolisthesis
- Gerinnungsstörungen
- wiederholte Manipulationen im gleichen Segment

Tabelle B.4-3 gibt einen Überblick über die absoluten und die relativen Kontraindikationen zur Manipulationstherapie. Allgemein sind die Risikofaktoren für Komplikationen durch Manipulationen: falsche Diagnosen, unerfahrene Behandler, Übersehen des Beginns oder des Fortschreitens neurologischer Ausfälle, Gerinnungsstörungen und Bandscheibenvorfälle [8].

Auch sollten Komplikationen bei früheren chirotherapeutischen Maßnahmen von weiteren Therapieversuchen abhalten. Manipulationen dürfen nicht gegen eine Schonhaltung oder bei so starken Schmerzen ausgeführt werden, daß an der Wirbelsäule keine Vorspannung und Verriegelung mehr möglich ist.

Die gravierendsten Komplikationen sind nach Manipulationen an der Halswirbelsäule und am kraniozervikalen Übergang berichtet.

Unter ihnen sind häufig Hirninfarkte im vertebrobasilären Stromgebiet [5]. Sie sind meistens Schädigungen einer A. vertebralis zuzuschreiben. Durch Gefäßwandläsionen der zum Teil in den Halswirbeln verlaufenden Arterie kann es zu Thrombosen (mit anschließender Basilaristhrombose), Dissektionen und Mobilisierung atherosklerotischer Plaques kommen. Weitere Komplikationen sind Läsionen zervikaler Nervenwurzeln oder des Rückenmarks und Paresen des N. phrenicus.

4.4 Wärme- und Kältetherapie

In diesem Kapitel sollen alle Therapieverfahren beschrieben werden, die Wärme (Thermotherapie) oder Kälte (Kryotherapie) anwenden und in der Schmerztherapie eine Rolle spielen.

Dazu gehören neben Packungen und Bestrahlungen auch
- Hydrotherapie
- Elektrotherapie
- Ultraschalltherapie

Elektro- und Ultraschalltherapie sind Verfahren, die nicht nur an der Körperoberfläche wirken, sondern auch tiefer liegende Gewebe erwärmen können.

4.4.1 Therapieprinzipien

Wärme und Kälte wirken zum Teil direkt auf Nerven und Nervenendigungen. Dabei senkt Kälte die Impulsfortleitung zunächst in kleinen myelinisierten Fasern, dann in Fasern mit größerem Durchmesser und schließlich in unmyelinisierten Fasern [7]. Für die Nozizeption ist vor allem die Reduktion der Impulse in kleinen, unmyelinisierten Aδ-Fasern von Bedeutung. Auch Wärme scheint einen direkt antinozizeptiven Effekt an Nerven und Nervenendigungen zu haben.

Ein weiterer wichtiger Mechanismus ist die Verminderung schmerzhafter Muskelspasmen. Spasmen verstärken oft über einen Circulus vitiosus mit folgender Ischämie die Schmerzen weiter. Sowohl Wärme als auch Kälte ist in der Lage, Muskelspasmen reduzieren. Wie dies geschieht, ist nicht genau bekannt. Zum einen scheint es direkte Wärme- und Kältewirkungen auf Muskelspindel- und

Sehnenorganafferenzen, auf die Muskelspindeln selbst und auch auf efferente γ-Fasern, die die Spindeln versorgen, zu geben. Während bei der Kälteapplikation die Temperatur der Muskeln selbst gesenkt werden muß, damit die Spasmen vermindert werden, kann der Muskeltonus über eine Erwärmung der Haut auch reflektorisch beeinflußt werden.

Auch Spasmen der glatten Muskulatur, z.B. des Gastrointestinaltrakts und des Uterus, können durch Wärme und Kälte beeinflußt werden. Dabei wird die Motilität durch Kühlung der Bauchhaut erhöht, während die Erwärmung der Bauchwand dazu führt, daß die Peristaltik abnimmt bzw. Spasmen aufgelöst werden. Auch die reflektorische Änderung der Mukosadurchblutung und der Magensäureproduktion spielt bei der analgetischen Wirkung in diesem Bereich eine Rolle.

Ein weiterer, bei der schmerzlindernden Wirkung von Wärme und Kälte beteiligter Faktor ist die Beeinflussung der Gefäßweite. Kälte führt zur Vasokonstriktion der Muskulatur, Wärme bewirkt eine Vasodilatation. Diese Gefäßerweiterung kommt in der Muskulatur reflektorisch auch dann zustande, wenn nur die Haut über der Muskulatur erwärmt wird.

Bei Traumen hemmt Kälte die Schmerzwahrnehmung, vermindert durch die Vasokonstriktion aber auch Blutungen und Ödembildung. In einem späteren Stadium hingegen kann eine durch Wärme erzeugte Vasodilatation sinnvoll sein, um die Resorption von Hämatomen und Ergüssen zu beschleunigen. Die gleichen Mechanismen gelten auch bei Entzündungen. Kälte wirkt antiphlogistisch und wird in der Regel bei akuten Entzündungen eingesetzt, während Wärme bei chronischen Entzündungen hilfreich sein kann, indem sie über die Vasodilatation zur Rückbildung von Ödemen und Exsudaten führt.

Ein letzter Mechanismus, über den thermische Reize wirken, wird als Gegenirritation bezeichnet. Auch weit entfernte Stimuli haben dabei einen analgetischen oder wenigstens die Schmerzschwelle hebenden Effekt, der – ähnlich wie bei der transkutanen elektrischen Nervenstimulation (TENS, vgl. Kap. B.4.5) – durch Maskierung der noxischen Afferenzen oder durch eine Erhöhung endogener Opioidagonisten erklärt werden kann. Beispielsweise für die rheumatoide Arthritis ist nachgewiesen, daß sowohl Kälte als auch Wärme die Schmerzschwelle hebt. Kälte wirkt dabei auch noch nach der Applikation fort.

Generell ist eine länger dauernde Erwärmung von Geweben schwieriger zu erreichen als eine Abkühlung. Der Grund liegt darin, daß bei Erwärmung z.B. in der Muskulatur, begünstigt durch einen erhöhten Blutfluß, die ursprüngliche Temperatur bald wiederhergestellt wird. Bei Kälteapplikation hingegen bewirken die Vasokonstriktion und die Isolierwirkung des subkutanen Fetts einen länger anhaltenden Effekt.

> Da die direkten Wärmewirkungen stärker und sicherer zu erzielen sind als die über Reflexe vermittelten, sind wenn möglich lokale Wärmeanwendungen im schmerzhaften Gewebe anzustreben.

Die erzielte Temperatur sollte in den meisten Fällen möglichst hoch, d. h. nahe an der Toleranzgrenze, liegen. Es ist dabei natürlich entscheidend, daß das Wärmeempfinden oder die Kooperation nicht beeinträchtigt ist.

4.4.2 Behandlungsformen

Techniken zur oberflächlichen Wärmeapplikation

Durch Wärmepackungen werden nur oberflächliche Gewebsschichten erwärmt. Verwendet werden Moor- oder Schlammpackungen (Peloide), z.B. Fango, ein Vulkanschlamm. Die Materialien haben eine geringe Wärmeleitfähigkeit und ermöglichen so eine lang anhaltende Überwärmung der Haut. Je geringer die Wärmeleitfähigkeit, desto höher werden die Materialien erhitzt. Fangopackungen, denen häufig noch Paraffin zugesetzt wird, werden bei 45–50 °C für ca. 15 Minuten angewandt. Packungen werden häufig als Einleitung einer Massage oder vor Krankengymnastik eingesetzt.

Wickel werden z.B. in Form der „heißen Rolle" angewandt. Ein trichterförmig zusammengerolltes Frotteehandtuch wird dazu in der Mitte mit kochendem Wasser getränkt und dann über die schmerzhaften Körperpartien abgerollt. Die Behandlungsdauer beträgt rund 15 Minuten.

Auch Infrarotbestrahlungen (Wellenlänge 750–1500 nm) und Bäder gehören zu den oberflächlichen Wärmeverfahren. Man unterscheidet Vollbäder und Extremitäten- oder Teilbäder. Bei Vollbädern und Wechselbädern stehen nicht so sehr die Wärmewirkung auf das zu behandelnde Gewebe, sondern eher allgemein entspannende und Kreislaufwirkungen im Vordergrund. Ferner sind durch den Auftrieb Bewegungen besser möglich, die sonst schmerzhaft wären. Auch in Überwärmungsvollbädern kann die Wassertemperatur nur bis 42–44 °C gesteigert werden, was zu einer Körperkerntemperatur von etwa 40–41 °C führt.

Elektrotherapeutische Techniken zur Wärmeapplikation

Einige elektrotherapeutische Verfahren dienen der Erzeugung von Wärme in tieferen Gewebsschichten. Verwendet werden dabei vorwiegend hochfrequente Wechselströme, während niederfrequente Ströme und Gleichstrom eher anderen Zwecken dienen. Tabelle B.4-4 zeigt die anderen elektrotherapeutischen Verfahren, die nicht auf Wärmeentwicklung basieren und in der Schmerztherapie meist weniger relevant sind.

Die zur Wärmeerzeugung eingesetzten elektrotherapeutischen Verfahren sind Kurzwellen-, Ultrahochfrequenz- und Mikrowellentherapie. Soweit bekannt, beruhen alle dabei auftretenden analgetischen Effekte ausschließlich auf der Wärmeentwicklung im Gewebe und nicht auf anderen, nichtthermischen Wirkungen der elektromagnetischen Wellen wie z.B. auf die Konformation von Makromolekülen und die Ausrichtung von Erythrozyten.

In der **Kurzwellentherapie** werden Frequenzen um 27 MHz (Wellenlänge ca. 11 m) verwendet. Man unterscheidet zwei Applikationsformen:
- die Kondensatorfeldmethode, bei der sich der behandelte Körperteil längs oder quer in einem elektrischen Feld zwischen zwei großflächigen, isolierten Elektroden befindet
- die Spulenfeldmethode, die mit dem magnetischen Feld einer Spulenelektrode arbeitet, das im Gewebe elektrische Ströme induziert

Die Wärmeverteilung ist bei den beiden Anwendungsarten unterschiedlich. Bei der Kondensatorfeldmethode wird der ganze behandelte Körperteil von Wärme durchströmt, es kommt aber zu unerwünschten Wärmespitzen im subkutanen

Tabelle B.4-4 Elektrotherapieverfahren, die nicht auf Wärmeentwicklung basieren.

Methode	Zweck/Eigenschaften
Gleichstrom (Galvanisation) – Zwei-/Vierzellenbad – Stanger-Bad	Hyperämisierung Extremitätengalvanisation Ganzkörpergalvanisation
Iontophorese	perkutane Medikamentenapplikation durch Gleichstrom
Exponentialstrom	Erregung denervierter Muskulatur
niederfrequenter Strom (Faradisation)	Kontraktion normal erregbarer Muskulatur; Atrophiebehandlung
diadynamische Ströme	Kombination von Gleich- und Wechselstrom (analgetisch)
Interferenzstrom	Überlagerung zweier Felder mit etwas unterschiedlicher Frequenz (beide um 4000–5000 Hz) Erzeugung einer niedrigfrequenten Schwebung (analgetisch), Hautschonung, keine Erwärmung von Metall

Fettgewebe. Die Spulenfeldmethode bewirkt eine stärkere Erwärmung der Muskulatur, die Tiefenwirkung über die Muskulatur hinaus ist jedoch begrenzt. Tiefer gelegene Ziele, z.B. Beckenorgane, können jedoch über vaginale oder rektale Elektroden erreicht werden.

Auch bei der **Ultrahochfrequenztherapie** (ca. 434 MHz, Wellenlänge 69 cm) richtet sich die Wirkung nach dem gewählten Applikator. Werden Rund- oder Langfeldstrahler verwendet, entspricht die Wärmeverteilung etwa der Kurzwellentherapie im Spulenfeld, d. h. es wird vor allem die oberflächliche Muskulatur erwärmt. Mit einem Hohlfeldstrahler oder Muldenapplikator wird, ähnlich wie bei der Kurzwellentherapie, im Kondensatorfeld eine gute und durchgehende Tiefenwirkung erzielt. Der Vorteil der Methode ist aber zusätzlich, daß es nicht zu einer thermischen Spitzenbelastung im subkutanen Fettgewebe kommt. Ein Charakteristikum der Ultrahochfrequenztherapie ist, daß ein subjektives Wärmegefühl erst bei einer hohen Dosierung auftritt. Die Toleranzgrenze ist deswegen bei dieser Methode kein geeignetes Maß, um die richtige Dosierung zu finden.

Bei der **Mikrowellentherapie** liegt die Frequenz bei ca. 2450 MHz, die Wellenlänge bei etwa 12 cm. Es wird nur eine Elektrode benötigt. Die kurzwelligen Strahlen erwärmen das Unterhautfettgewebe nur wenig und am meisten die oberflächennahe Muskulatur. Dort wird so viel Energie absorbiert, daß in tieferen Gewebsschichten keine Wirkung mehr erzielt wird.

Die **Ultraschalltherapie**, die mit longitudinalen, mechanischen Wellen zwischen 800 und 1000 kHz arbeitet, erwärmt ebenfalls die Muskulatur. Darüber

Tabelle B.4-5 Wärmeverfahren.

Art	Methode	Eigenschaft	Wellenlänge/ Frequenz	Wärmewirkung						
				Haut	subkutanes Fett	Muskel	Knochen/ Gelenke	Muskel	subkutanes Fett	Haut
Packungen		Fango, Paraffin		++	+	–	–	–	–	–
Bäder/ Hydrotherapie		Wasser		++	+	–	–	–	–	–
Infrarottherapie		elektromagnetische Wellen	750 bis 1500 nm	++	+	–	–	–	–	–
Kurzwellen	Kondensatorfeld	elektromagnetische Wellen	11 m	+	++	+	+	+	++	+
	Spulenfeld			(+)	(+)	++	(+)	–	–	–
Ultrahochfrequenz	Rund-/ Langstrahler	elektromagnetische Wellen	0,69 m	(+)	(+)	++	(+)	–	–	–
	Muldenapplikator			+	+	+	+	+	+	+
Mikrowellen		elektromagnetische Wellen	0,12 m	+	+	+ (oberflächlich)	–	–	–	–
Ultraschall		mechanische Wellen	800 bis 1000 kHz	–	(+)	+	++	–	–	–

hinaus kommt es vor allem an den Grenzflächen der Gewebe zur Erwärmung, z.B. an Knochen, Gelenken, Faszien, Narben, Sehnen, Sehnenscheiden und Nerven. Die Tiefe der Wirkung beträgt rund 8 cm. Die mechanischen Schwingungen sollen eventuell auch in der Lage sein, Adhäsionen zu lösen und Diffusionsprozesse zu beschleunigen.

Tabelle B.4-5 gibt noch einmal einen Überblick über die Wärmeverfahren mit ihren physikalischen Eigenschaften und ihrer Wärmeverteilung.

Im Unterschied zu diffusem Licht haben beim **Laser** alle Wellen die gleiche Wellenlänge und befinden sich in der gleichen Phase. Verwendet werden Laser mit niedriger Leistung und mit Wellenlängen um etwa 1000 nm. Ob neben der gut lokalisierbaren Wärmeentwicklung noch andere therapeutische Effekte auftreten, ist noch nicht geklärt.

Techniken zur Kälteapplikation

Gewöhnlich wird zur Kältetherapie Eis benutzt, das dann langsam schmilzt und das entstehende Eis-Wasser-Gemisch auf konstant 0 °C hält. Dieses Gemisch kann in Plastikbeuteln verpackt und eventuell mit einem Tuch umhüllt als Kältekompresse auf die Körperoberfläche gedrückt werden. Ebenso gibt es fertige Kältepackungen (Kryogel-Beutel), die im Tiefkühlfach bereitgehalten werden können.

Die Dauer der Kältebehandlung sollte mindestens zehn Minuten, gegebenenfalls auch 20–30 Minuten sein, damit nicht nur die Haut, sondern auch die Muskulatur gekühlt wird. Die notwendige Behandlungsdauer ist sehr von der Dicke des subkutanen Fettgewebes abhängig.

Eine andere Kühlmethode besteht darin, Tücher in ein Eis-Wasser-Gemisch zu tauchen, auszuwringen und dann auf die Körperoberfläche zu bringen (Eishandtuch).

Ferner kann die Verdampfungskälte von Flüssigkeiten genutzt werden, die als Spray auf die Körperoberfläche gesprüht werden, z.B. Äthylchlorid. Damit wird allerdings nur eine ganz oberflächliche Kühlung erreicht.

4.4.3 Indikation

Die durchgeführten klinischen Studien reichen bei weitem nicht aus, um auf ihrer Grundlage die Indikation zur Wärme- oder Kältetherapie festzulegen. Die Indikation muß aber in der Schmerztherapie bei den technisch weniger aufwendigen Verfahren nicht zu eng gestellt werden, da Nutzen-Risiko-Verhältnis und Kosten-Nutzen-Verhältnis im allgemeinen günstig sind.

> Im Zweifel über die Indikation sollte immer starkes Gewicht auf den subjektiven Eindruck des Patienten gelegt werden, z.B. in der Frage, ob Kälte- oder Wärmeapplikation günstiger ist.

Tabelle B.4-6 stellt die wichtigsten Indikationen zu Wärme- und Kältetherapie mit den dafür geeigneten Methoden zusammen.

4.4.4 Nebenwirkungen und Kontraindikationen

Wärme

Vorsicht ist geboten, wenn der Patient nicht genügend kooperativ ist, um die Toleranzgrenze für die Wärmeanwendung anzugeben. Auch dürfen deshalb Körperregionen mit Sensibilitätsstörungen sicherheitshalber nicht erhitzt werden.

Weitere Kontraindikationen sind:

- Erwärmung der Gonaden
- bei Schwangeren: Erwärmung des Fetus
- hämorrhagische Diathese
- mangelnde Gefäßversorgung des Gewebes, z.B. bei arterieller Verschlußkrankheit (da bei Erwärmung der metabolische Bedarf erhöht wird)

Tabelle B.4-6 Indikationen zur Wärme- und Kältebehandlung.

Indikation	Beeinflußte Symptome (neben Schmerz)	Maßnahmen
Kreuzschmerzen und andere Rückenschmerzen	Muskelspasmen	Kälte: Eispackung, Eismassage Wärme: in der Tiefe Kurzwellentherapie; oberflächlich Mikrowellentherapie
rheumatoide Arthritis	Gelenksteifigkeit	oberflächliche Wärme (nicht im akuten Schub) Teilbäder (z.B. der Hände) Vollbäder Wechselbäder
Gelenkkontrakturen		Ultraschalltherapie
Bursitis	evtl. Kalzifikationen	akut: Kälte später: Ultraschalltherapie (+ Bewegungstherapie)
Epicondylitis lateralis humeri (Tennisarm)		akut: Kälte (+ Schonung) später: niedrigdosierte Ultraschalltherapie, oberflächliche Wärme
Migräne und Spannungskopfschmerz		in der Attacke: Eispackungen auf Stirn und Nacken
Neurome		Ultraschalltherapie
sympathische Reflexdystrophie		nur akut: evtl. lokale Eispackungen
Neuropathien mit Allodynie (z.B. sympathische Reflexdystrophie)		Gefäßtraining mit erst kontra-, dann ipsilateralen auf- und absteigenden Bädern
Thrombophlebitis		feuchte Wärme
gastrointestinale Schmerzen und Menstruationsschmerzen	Spasmen der glatten Muskulatur	Wärmepackungen (Bauchwand)
Fibromyalgie	schmerzhafte Punkte („tender points")	evtl. lokale Wärme- oder Kältebehandlung der Schmerzpunkte

Bei intensiver Erwärmung des ganzen Körpers, z.B. in Bädern, sollte die Körpertemperatur überwacht werden.

Bei hochfrequenter Wechselstromtherapie dürfen keine Metallteile (wie z.B. Implantate oder Operationsclips) im Behandlungsfeld liegen, da diese sich stark erhitzen und das umliegende Gewebe verbrennen würden. Auch bei kupfernen Intrauterinpessaren ist Vorsicht geboten. Die Augen sind sehr empfindlich; es besteht die Gefahr einer Katarakt, besonders wenn Kontaktlinsen durch die Elektrotherapie stark erwärmt werden. Bei Behandlungen am Schädel kann es zu unerwünschten und nicht kontrollierbaren intrakraniellen Wärmespitzen kommen.

Eine absolute Kontraindikation gegen hochfrequente Elektrotherapieverfahren sind Herzschrittmacher.

Das Hauptproblem bei der Ultraschalltherapie ist, daß es zu einer unerwünschten Gasbildung kommen kann. Diese Gefahr besteht vor allem in Geweben mit einem hohen Wassergehalt:
- Liquor cerebrospinalis
- Augenbulbus
- Abszesse, Zysten
- bei Schwangeren: Amnionflüssigkeit

Diese Nebenwirkungen können großenteils vermieden werden, weil Ultraschallwellen sehr exakt gerichtet werden können. Innere Organe und bei Kindern die Epiphysenfugen sollten ebenfalls nicht im Schallfeld liegen. Da Ultraschall an Gelenken zu einer ausgeprägten Wärmeentwicklung führt, ist eine Ultraschallbehandlung bei akuten Arthritiden ungünstig.

Kälte

Bei Kälteanwendungen entstehen Nebenwirkungen vor allem dann, wenn Hypersensitivitätssyndrome vorliegen. Dabei kann es auf den Kältereiz hin zu einer Histaminfreisetzung mit Urtikaria und gastrointestinalen Symptomen kommen, in schweren Fällen zu einem anaphylaktischen Schock. Andere Formen von Kälteunverträglichkeit entstehen durch Kryoglobuline oder Kälteagglutinine, die zu Vaskulitiden, Raynaud-Phänomen und Hämolyse führen können. Diese seltenen Nebenwirkungen lassen sich vermeiden, wenn vorher an einer kleinen Hautfläche mit einem Eisstück eine Probeapplikation durchgeführt wird.

Auch Kälteapplikationen sollten nicht in Arealen mit schweren sensiblen Defiziten durchgeführt werden. Weitere Kontraindikationen sind arterielle Durchblutungsstörungen und trophische Störungen.

4.5 Transkutane elektrische Nervenstimulation (TENS)

4.5.1 Therapeutische Grundlagen

Als Therapieprinzip der transkutanen elektrischen Nervenstimulation (TENS) wird angenommen, daß durch die Reizung afferenter, kutaner myelinisierter (v. a. Aβ-)Fasern peripherer Nerven inhibitorische Mechanismen im Hinterhorn des Rückenmarks aktiviert werden können, die im gleichen Segment die durch C-Faser-Einstrom bedingte Aktivität verringern. Solche Mechanismen sind auch experimentell nachzuweisen [6]. Ferner werden wahrscheinlich auch periphere Nozizeptoren blockiert.

Ein TENS-Gerät besteht aus Impulsgenerator, Verstärker, Kabeln und (einem oder mehreren Paaren von) Hautelektroden. Meist werden monophasische Rechteckimpulse verwendet. Man unterscheidet kontinuierliche und diskontinuierliche Stimulation (z.B. bei Burst-Stimulation). Verstärker, die den Strom konstant halten, sind solchen mit konstanter Spannung vorzuziehen, weil sonst durch Austrocknen des Elektrodengels oder wechselnden Hautwiderstand die Impedanz, und damit der resultierende Strom, sehr schwanken kann.

Die Stromdichte unter den Elektroden muß groß genug sein, um die afferenten Fasern erregen zu können. Sie ist am größten direkt an der Verbindungsstelle der Elektrode zum Stimulator und fällt zum Rand der Elektrode hin mit der Entfernung ab. Je kleiner die Fläche der Elektrode, desto höher ist die maximale Stromdichte. Um Hautirritationen zu vermeiden, sollte die Elektrodenfläche mindestens 4 cm^2 betragen.

Es gibt selbstklebende Elektroden und Carbon-Kunststoff-Elektroden, die mit Klebeband an der Haut befestigt werden und bei denen der elektrische Kontakt durch spezielles TENS-Elektrodengel (kein EKG-Gel) hergestellt wird.

Die Erregung afferenter Nervenfasern hängt neben der Schwelle der Fasern von den Eigenschaften der elektrischen Reize ab und steigt mit deren Amplitude, Impulsbreite und Frequenz.

4.5.2 Anwendung

Das Ziel der TENS ist es, myelinisierte Nervenfasern zu erregen, ohne daß Muskelkontraktionen oder Schmerzen auftreten. Gereizt wird ein peripherer Nerv, der entweder das schmerzhafte Areal direkt sensibel versorgt oder von den Rückenmarkssegmenten her diesem Areal entspricht. Die Wirkung von TENS bei einer extrasegmentalen Reizung ist nicht belegt [9]. Die Position der Elektroden folgt dem Verlauf der peripheren Nerven, so daß sie an den Extremitäten vor allem in Längsrichtung und am Stamm quer angeordnet sind, entsprechend den Dermatomen.

Die Empfindung der Reize sollte stark, aber angenehm und nicht nur „noch erträglich" sein. Es muß sichergestellt sein, daß die Sensibilität in den gereizten Hautarealen intakt ist, damit nicht durch zu hohe Ströme Hautverbrennungen auftreten, die zunächst unbemerkt bleiben können.

Der Mindestabstand zwischen den Rändern zweier Elektroden sollte 1 cm betragen, um einen direkten Stromfluß zwischen den Elektroden zu vermeiden. Vor dem Anbringen der Elektroden wird die Haut mit Alkohol abgerieben, stark behaarte Stellen müssen rasiert werden. Gleich welche Art von Elektroden benutzt wird, müssen die Elektroden mindestens alle 24 Stunden von der Haut entfernt werden, und die gereizten Hautareale sollten zur Erholung jeweils 24 Stunden frei bleiben.

> Allgemein verbindliche Behandlungsanweisungen lassen sich nicht angeben, da die interindividuellen Unterschiede in Wirkung und Verträglichkeit sehr groß sind. Daher muß nicht nur die Elektrodenposition, sondern auch die Einstellung der Reizparameter durch Ausprobieren ermittelt werden.

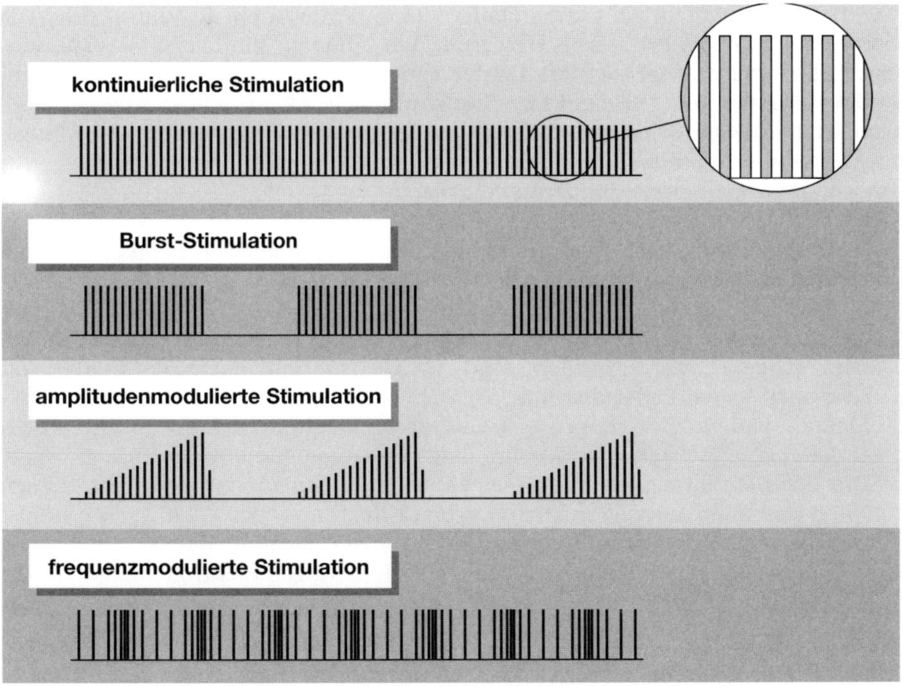

Abbildung B.4-5 Schematische Darstellung verschiedener Stimulationsmuster bei TENS. Die Vergrößerung zeigt, daß die einzelnen Reize aus monophasischen Rechteckimpulsen bestehen.

Dabei ist das bevorzugte individuelle Reizmuster gut reproduzierbar. Die Reihenfolge der Einstellung ist am besten Amplitude – Frequenz – Impulsbreite. Die größte Schmerzlinderung wird oft bei Frequenzen zwischen 40 und 80 Hz und Impulsbreiten von 0,1–0,5 ms erreicht.

Eine starke, aber gut tolerable Stimulation der peripheren Nerven kann durch Burst-Stimulation erreicht werden. Dabei werden in niedriger Frequenz kurze Salven hochfrequenter Reize abgegeben. Noch variablere Stimulationsformen sollen der Toleranzentwicklung entgegenwirken. Dabei bestehen die Salven aus Impulsen von veränderlicher Frequenz und Amplitude, oder es wird eine unregelmäßige und zufällig modulierte Folge kontinuierlicher Reize angewandt (Random-Stimulation). In Abbildung B.4-5 sind die verschiedenen Stimulationsformen dargestellt.

Die TENS-Therapie beginnt mit einer Probebehandlung, die folgende Fragen beantworten soll:
- Wird der Schmerz durch TENS nicht verstärkt?
- Tritt bereits ein analgetischer Effekt ein?
- Findet sich der Patient mit der Technik des TENS-Gerätes zurecht?

Die Probebehandlung sollte eine Dauer von mindestens einer Stunde haben, da bei vielen Patienten die schmerzlindernde Wirkung von TENS erst sehr spät einsetzt. Die Patienten nehmen das TENS-Gerät mit nach Hause und sollen es mindestens dreimal eine Stunde pro Tag, sonst aber soviel wie erforderlich und gewünscht anwenden. Ebenso sollen sie Erfahrungen mit verschiedenen Einstellungen, z.B. kontinuierlicher oder Burst-Stimulation, und einer möglichen poststimulatorischen Schmerzlinderung machen.

Wiedervorstellungen zur Therapieevaluierung, zunächst in regelmäßigen Abständen, sind sehr wichtig.

Insgesamt variiert die TENS-Wirkung von Patient zu Patient beträchtlich:
- Die Analgesie setzt entweder sofort, im Durchschnitt nach 20 Minuten, oft aber auch wesentlich später ein.
- Manche Patienten benötigen eine ununterbrochene Stimulation, während bei anderen eine intermittierende Stimulation ausreicht.
- Die TENS-Therapie wirkt teils nur während der Stimulation, teils gibt es auch einen poststimulatorischen analgetischen Effekt.

Ein großer Teil des Behandlungserfolgs hängt von der individuellen Anpassung der Therapie ab. Daher sollte viel Mühe auf die optimale Elektrodenposition, die

Tabelle B.4-7 Ursachen für mangelnden Therapieerfolg von TENS.

Ursache	Abhilfe
Stimulation des falschen peripheren Nervs	Wahl eines Nervs, der zum Dermatom des schmerzhaften Bezirks paßt
keine ausreichende Stimulation des peripheren Nervs	Verbesserung der Elektrodenposition Erhöhung der Amplitude Erhöhung der Stimulationsfrequenz oder Burst-Stimulation Vergrößerung der Impulsdauer Verkleinerung der Elektrodenfläche Verwendung von Elektrodengel Kontrolle der Kabel
ungünstiges Stimulationsschema	Verlängerung der Stimulationsdauer ununterbrochene Stimulation
mangelnde Compliance	Vermeidung unangenehmer/schmerzhafter Stimulationen eingehendes Training des Umgangs mit dem TENS-Gerät
Toleranzentwicklung	Änderung des Stimulationsmusters (Burst-, Random-Stimulation) TENS-Pause

Schulung im Umgang mit dem TENS-Gerät und die Einstellung der Reizparameter verwandt werden. Ideal ist es, den Patienten zur selbständigen Optimierung und gegebenenfalls Variation der Parameter zu ermutigen. Tabelle B.4-7 gibt eine Übersicht über häufige Gründe für ein Therapieversagen.

4.5.3 Indikation

Grundsätzlich ist ein Therapieversuch mit TENS wegen des günstigen Nutzen-Risiko-Verhältnisses bei allen akuten oder chronischen Schmerzformen gerechtfertigt.

TENS kann je nach Begleitumständen Therapie der ersten Wahl sein, im Rahmen eines mehrarmigen Therapieplans in die Initialtherapie integriert oder nach gescheiterten oder unbefriedigenden anderen Therapieversuchen eingesetzt werden.

Die Indikationen für TENS sind in Tabelle B.4-8 angegeben. Dabei ist anzumerken, daß die Wirksamkeit individuell sehr unterschiedlich ist, so daß nur ein

Tabelle B.4-8 Indikationen für TENS.

Akuter Schmerz	Chronischer Schmerz	Bedingungen mit geringem Therapieerfolg
leichtere/mittelschwere Traumen	Rückenschmerzen	schlecht lokalisierte/ diffuse Schmerzen
Rippenfrakturen	Radikulopathien	viszeraler Schmerz
periodontale Infektionen	atypischer Gesichtschmerz	psychogene Schmerzsyndrome
Zahnfleischentzündungen	Angina pectoris	Deafferenzierungsschmerz
akute Arthritis		Aβ-Allodynie
akute Myalgie	**neuropathische Schmerzen:**	meist: zentrale Schmerzsyndrome
myofasziales Syndrom	sympathische Reflexdystrophie*	
Geburtswehenschmerz	periphere Nervenläsionen	
primäre Dysmenorrhö	postherpetische Neuralgie*	
postoperativer Schmerz	Interkostalneuritis	
Postthorakotomiesyndrom		

* außer bei Aβ-Allodynie

grober Anhalt gegeben werden kann und es sich im Zweifel immer lohnt, einen Behandlungsversuch zu unternehmen. Generell ist TENS besonders erfolgversprechend bei gut lokalisierten, nicht extrem starken und bei neurogenen Schmerzen. Negative Prädiktoren für die Wirksamkeit sind primäre psychische Störungen und fehlende somatische Schmerzursachen.

Die Effektivität von TENS ist durch klinische Studien belegt und vom (geringeren und schneller abnehmenden) Placeboeffekt zu unterscheiden. Der initiale Behandlungserfolg mit TENS liegt bei 60–80% Schmerzlinderung. Davon sind etwa 30 Prozentpunkte dem Placeboeffekt zuzuschreiben. Während der Placeboanteil schnell sinkt, vermindert sich die übrige Wirkung langsamer. Die Langzeiterfolgsquote beträgt dann 20–30%. Diese Toleranzentwicklung ist einer der wesentlichen Nachteile von TENS.

4.5.4 Nebenwirkungen

Häufige Nebenwirkungen sind in Tabelle B.4-9 aufgeführt.

Tabelle B.4-9 Nebenwirkungen von TENS.

Nebenwirkungen	Gegenmaßnahmen
Hautreizungen (1/3 der Patienten)	gewissenhafte Säuberung der Haut/der Elektroden periodischer Wechsel der stimulierten Hautareale Vermeidung hautreizender Kosmetika Wahl größerer Elektroden
allergische Reaktionen	Identifizierung des Antigens (Elektroden, Elektrodengel, Klebstoff, Klebeband) Einsatz hypoallergener Elektroden
elektrische Hautverbrennungen	Stimulation von Hautarealen mit ausreichender Sensibilität

4.5.5 Kontraindikationen

Es bestehen nur wenige und meist relative Kontraindikationen für TENS. Zunächst sollte eine Therapie nicht bei Patienten mit offensichtlich schlechter Compliance versucht werden oder bei solchen, die mit der technischen Handhabung nicht zurechtkommen werden.

Vorsicht ist geboten bei der Anwendung an der Vorderseite des Halses, weil eventuell ein Larynxspasmus oder über den Karotissinus ein vagovagaler Reflex ausgelöst werden kann. Obwohl keine negativen Wirkungen in der Schwangerschaft bekannt sind, sollte sicherheitshalber im ersten Trimester der Schwangerschaft und später in der Nähe des Fetus auf den Einsatz von TENS verzichtet werden. Vor dem Einsatz bei Trägern von Herzschrittmachern, vor allem mit Demand-Schrittmachern, muß der behandelnde Kardiologe zu Rate gezogen werden.

4.5.6 Besonderheiten

Neben den Anschaffungskosten der TENS-Geräte fallen **Kosten** für die Batterien (wenn kein Akku-Betrieb möglich ist), selbstklebende Elektroden und Elektrodengel an. Die gesetzlichen Krankenkassen übernehmen die Kosten für TENS-Geräte und Verbrauchsmaterialien, meist aber erst, wenn eine mehrwöchige Probebehandlung vorausgegangen ist.

Die Technik der TENS kann auch zur Stimulation von Akupunkturpunkten benutzt werden (**Aku-TENS**, s. Kap. B.5.2.4).

Anstelle der elektrischen kann auch eine mechanische Stimulation gewählt werden, z.B. bei der **Vibrationstherapie**. Vibrationsgeräte für diesen Zweck sind jedoch weniger verbreitet als TENS-Stimulatoren. Auch bei der Vibrationstherapie ist es das Ziel, eine noch nicht unangenehme Parästhesie in der schmerzhaften Körperregion zu erzeugen. Verwendet werden Frequenzen zwischen etwa 100 und 200 Hz.

Literatur

1. Brodeur, R.: The audible release associated with joint manipulation. J. Manipulative Physiol. Ther. 18 (1995), 155–164.
2. Haldeman, S.: Manipulation and massage for the relief of back pain. In: Wall, P. D., R. Melzack (eds.): Textbook of Pain. 3. ed. Churchill Livingstone, Edinburgh–London–Madrid–Melbourne–New York–Tokyo 1994.
3. Jenkins, E. M., D. G. Borenstein: Exercise for the low back pain patient. Baillières Clin. Rheumatol. 8 (1994), 191–197.
4. Kempf, H.-D.: Die Rückenschule. Rowohlt, Reinbek bei Hamburg 1990.
5. Lee, K. P., W. G. Carlini, G. F. McCormick, G. W. Albers: Neurologic complications following chiropractic manipulation: a survey of California neurologists. Neurology 45 (1995), 1213–1215.
6. Leem, J. W., E. S. Park, K. S. Paik: Electrophysiological evidence for the antinociceptive effect of transcutaneous electrical stimulation on mechanically evoked responsiveness of dorsal horn neurons in neuropathic rats. Neurosci. Lett. 192 (1995), 197–200.
7. Lehmann, J. F., B. J. de Lateur: Ultrasound, shortwave, microwave, laser, superficial heat and cold in the treatment of pain. In: Wall, P. D., R. Melzack (eds.): Textbook of Pain. 3. ed. Churchill Livingstone, Edinburgh–London–Madrid–Melbourne–New York–Tokyo 1994.
8. Powell, F. C., W. C. Hanigan, W. C. Olivero: A risk/benefit analysis of spinal manipulation therapy for relief of lumbar or cervical pain. Neurosurgery 33 (1993), 73–79.
9. Woolf, C. J., J. W. Thompson: Stimulation-induced analgesia: transcutaneous electrical nerve stimulation (TENS) and vibration. In: Wall, P. D., R. Melzack (eds.): Textbook of Pain. 3. ed. Churchill Livingstone, Edinburgh–London–Madrid–Melbourne–New York–Tokyo 1994.
10. Ytterberg, S. R., M. L. Mahowald, H. E. Krug: Exercise for arthritis. Baillières Clin. Rheumatol. 8 (1994), 161–189.

B.5 Außenseitermethoden

M. K. H. ELIES

Außenseitermethoden sind alle Verfahren, die wissenschaftlich nicht allgemein anerkannt sind. Der Begriff „Außenseitermethode“ ist dabei deskriptiv und nicht (negativ) wertend gemeint, denn er umfaßt auch diejenigen Verfahren, die in Teilbereichen schon zum therapeutischen Standard zählen. Deutlich wird dies bei den Methoden, die in der Definition „Naturheilverfahren“ des Zentralverbands der Ärzte für Naturheilverfahren (ZÄN) aus dem Jahr 1993 Aufnahme gefunden haben: Naturheilverfahren als Teil der Gesamtmedizin verwenden ganzheitliche diagnostische und therapeutische Methoden in Prävention, Therapie und Rehabilitation.

Ziel der Naturheilverfahren ist die Anregung der individuellen körpereigenen Ordnungs- und Heilkräfte. Sie fordern die Mitarbeit des Patienten an seiner Lebensgestaltung und wollen selbstverantwortliches Gesundheitsbewußtsein fördern. Diesen Zielen dienen heute sowohl die klassischen, aus der hippokratischen Medizin abgeleiteten Naturheilverfahren als auch durch objektive Erfahrungen und Forschung neu eingeführte Naturheilverfahren.

Den Sinn dieser Definition erfüllen in alphabetischer Reihenfolge: Akupunktur, Atemtherapie, aus- und ableitende Heilverfahren, Balneo- und Klimatherapie, Bewegungstherapie, Elektroakupunktur nach Voll, Elektrotherapie, Entspannungstherapie, Ernährungstherapie, Hydro- und Balneotherapie, Massagetherapie, manuelle Therapie, mikrobiologische Therapie, Neuraltherapie, Ozontherapie, Phytotherapie, Sauerstofftherapie, Thermographie, Ultraviolettbestrahlung des Blutes/hämatogene Oxidationstherapie (HOT).

Als allgemein anerkannt gelten Balneo-, Bewegungs- und Elektrotherapie (s. Kap. B.4) sowie Atem- und Entspannungstherapie (s. Kap. B.3). Die Akzeptanz der Neuraltherapie ist schon nicht mehr eindeutig. Elektroakupunktur nach Voll (EAV) und mikrobiologische Therapie werden selbst innerhalb der Naturheilkunde kontrovers beurteilt, was gelegentlich zu einer Bewertung der Naturheilverfahren insgesamt als Außenseiterverfahren führt.

Außenseitermethoden in der Schmerztherapie wurden häufig aus eigener Betroffenheit entwickelt. Viele Verfahren enthalten daher Elemente der Selbstbehandlung.

Ein weiteres verbindendes Kennzeichen ist der am Einzelfall orientierte Ansatz, wie er in der ZÄN-Definition beschrieben und besonders konsequent in der Homöopathie vertreten wird.

Naturheilverfahren, Homöopathie und manuelle Therapie sind als Zusatzbezeichnungen in den Weiterbildungsordnungen verankert. Anthroposophische Arzneimittel, Homöopathika und Phytotherapeutika werden im Arzneimittelgesetz als Präparate der besonderen Therapierichtungen geführt. Damit wird dem Umstand Rechnung getragen, daß die Anwendung einer eigenständigen Auffassung von Krankheits- und Gesundheitsprozessen folgt.

Es ergibt sich daraus ein drittes gemeinsames Merkmal therapeutischer Außenseitermethoden: die Verwendung komplementärer diagnostischer Systeme.

Tabelle B.5-1 Das Beziehungssystem der traditionellen chinesischen Medizin (TCM) und daraus abgeleitete Akupunkturkonzepte.

Naturelement	Holz	Feuer	Erde	Metall	Wasser
Funktionskreis (Meridian)	Leber, Galle	Herz, Dünndarm, Kreislauf, 3-Erwärmer	Milz/ Pankreas, Magen	Lunge, Dickdarm	Niere, Blase
Körperschicht	Muskeln	Gefäße	Bindegewebe	Haut/ Haare	Knochen/ Mark
auslösende Emotionen	Zorn	Freude	Besorgnis	Traurigkeit	Angst
auslösende Lebensumstände	körperliche Überlastung	geistige Überlastung	unausgewogene Ernährung	Infektion	Trauma, Sexualstörungen
auslösende Klimafaktoren	Wind	Hitze	Feuchtigkeit	Trockenheit	Kälte
auslösende Jahreszeit	Frühling	Sommer	Spätsommer/ Übergangszeit	Herbst	Winter
Akupunkturkonzept	Le 3,8 Gb 20,34 Lg 20	He 7, Ks 6 Ma 36	Mp 4,6 Ma 36 Kg 12, Lg 13	Lu 7, Ks 6 Di 4, Ma 36 Kg 17, Lg 20	Ni 3, Bl 23 N 6, Bl 62 Kg 6, Lg 4

Diese Systeme fußen nicht selten auf naturphilosophischen Gedanken, wie z.B. die Akupunktur. Als Bestandteil der traditionellen chinesischen Medizin (TCM) bezieht sie ihre Behandlungsstrategie (Behandlungspunkte) aus der Analyse auslösender äußerer und innerer Faktoren gemäß Tabelle B.5-1 und deren Beziehungen zu fünf Wandlungsphasen (Holz, Feuer, Erde, Metall, Wasser) mit den zugehörigen Funktionskreisen/Meridianen. Für die Schmerztherapie ist die Kenntnis des Entsprechungssystems der TCM sehr hilfreich, da es die Zusammenschau von Beschwerden verschiedener fachärztlicher Bereiche gestattet (Syndromdiagnostik) und Aussagen über Krankheitsdispositionen ermöglicht (Vermeidung von unerwünschten Wirkungen/Chronifizierung).

5.1 Entscheidungsweg zur Anwendung von Außenseitermethoden

Befinden behandeln und Therapiefolgeschäden vermeiden sind pragmatische Therapieziele in nahezu allen Außenseitermethoden. Dies entspricht der schmerztherapeutischen Erfahrung, daß jeder negative Therapieversuch zu einem Chronifizierungsfaktor wird (Schmerzgedächtnis).

Die meisten Außenseitermethoden beruhen auf der Annahme von Reiz-Regulations-Prinzipien. Die Aktivierung der körpereigenen Ordnungskräfte bedarf einer möglichst uneingeschränkten vegetativen Regulationsfähigkeit. Die Mitarbeit des Patienten ist erwünscht und notwendig. Er muß informiert und motiviert sein. Sind diese Voraussetzungen gegeben, ist anhand der Schmerzanalyse zu prüfen, ob die ins Auge gefaßte Außenseitermethode bei diesem Schmerzbild kurativ oder adjuvant erfolgreich sein kann.

> Gemäß den Wirkmechanismen ist um so eher von einer kurativen Wirksamkeit auszugehen, je mehr funktionelle Anteile der Schmerz aufweist.

Krankheiten, bei denen eine vegetative Regulationsstarre oder chaotisches Verhalten (Malignom) besteht, werden von Außenseitermethoden als Monotherapie nicht kurativ beeinflußt. Allerdings eignen sich viele Außenseitermethoden in diesen Fällen adjuvant zur Minderung von Nebenwirkungen anderer Therapiemaßnahmen und Verbesserung der Lebensqualität.

Nach dem Ablaufplan von Abbildung B.5-1 sind dann potentielle Interferenzen mit anderen Therapien abzuklären, bevor die Außenseitermethode in den Therapieplan einbezogen wird. Dazu werden Therapieziel, Durchführung einschließlich Umfang der erforderlichen/möglichen Selbstbehandlung und die Dauer der Anwendung bestimmt.

> Ergeben sich negative Aspekte während der Entscheidungsfindung, sollte von der Außenseitermethode Abstand genommen werden. Dies gilt auch bei Ablehnung der Methode durch den Patienten oder mangelnder Compliance.

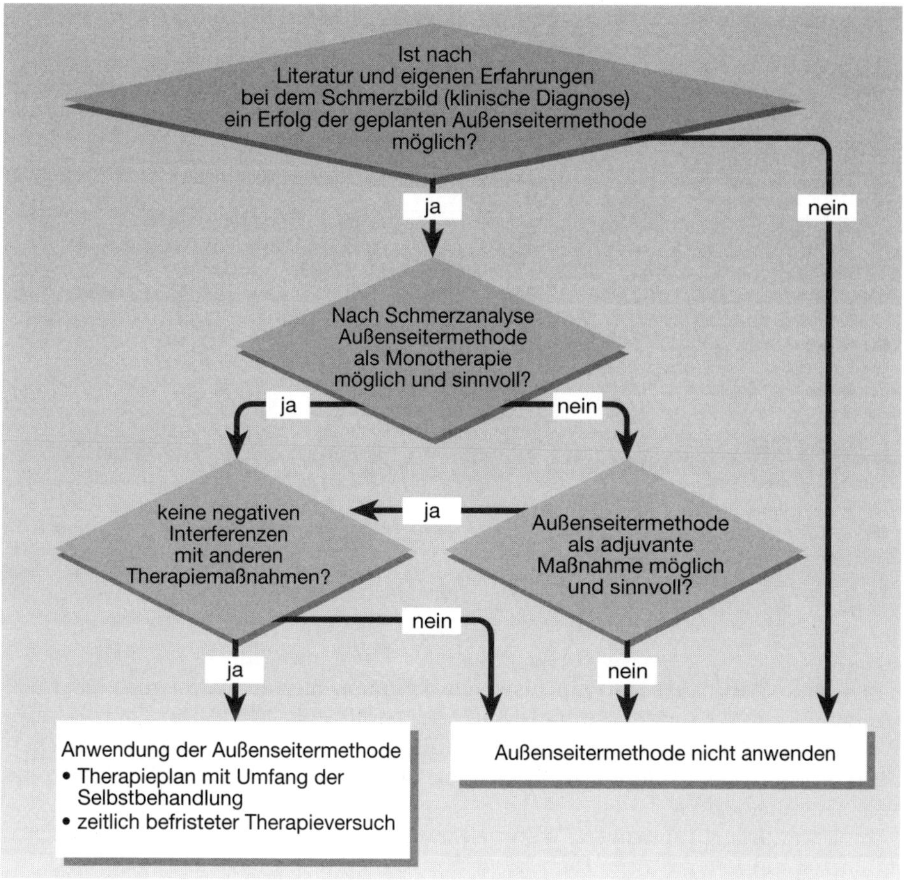

Abbildung B.5-1 Entscheidungsweg zur Anwendung einer Außenseitermethode.

5.2 Beschreibung und Bewertung ausgewählter Außenseitermethoden

Eine zusammenfassende Bewertung der Eignung der verschiedenen „Außenseitermethoden" bei einzelnen Indikationen gibt Tabelle B.5-2 wieder.

5.2.1 Homöopathie

Prinzip

Homöopathie ist die ereignisgesteuerte Anwendung möglichst kleiner Gaben jeweils nur eines Arzneistoffes, dessen Wirkdauer sich unter anderem nach dem spezifischen Verdünnungsgrad (Potenz) bemißt. Niedrige Potenzen (Ø–D6)

Tabelle B.5-2 Bewertung von Außenseitermethoden nach Schmerztyp.

Methode	Kopf/ Gesicht	Rücken	Gelenk/ Muskel	Ischämie	Neuro-pathisch	Viszeral	Tumor	Post-operativ
Homöopathie	++	++	++	+	++	++	+	++
Anthroposophie	++	++	++	+	++	++	++	++
Phytotherapie	++	++	++	+	+	++	++	+
Akupunktur	++	++	++	+	+	+	+/–	+/–
Hautausleitung	–	++	++	–	–	+/–	+/–	+/–
Sauerstoff	+/–	+/–	+/–	+	–	+/–	+/–	+/–
Umstimmung	+/–	+/–	+/–	–	–	+/–	+/–	–

++ gut geeignet
+ mäßig geeignet
+/– in Einzelfällen geeignet
– ungeeignet

haben eine Wirkdauer von ein bis sechs Stunden, mittlere Potenzen (D8–D12) von zwölf bis 24 Stunden, hohe Potenzen (D/C30–200–400–1000) können Tage, Wochen und Monate wirksam sein. Diese Angaben sind Richtwerte. Entscheidend für die Wiederholung der Arzneigabe ist das Wiederauftreten der Symptome vom Therapiebeginn.

Eine kurzfristig intensivere Wahrnehmung der Beschwerden nach Arzneieinnahme ist ein Beleg für die Richtigkeit des Arzneimittels (sog. Erstreaktion).

Bei akuten Schmerzzuständen funktioneller Genese ist nach zwei bis drei Arzneigaben ein Therapieerfolg zu erwarten.

Chronische Krankheiten erfordern in der Regel die Anwendung verschiedener Arzneien nacheinander, es haben sich dabei die sogenannten LM-Potenzen bewährt. Die LM-Potenzen können, obwohl vom Charakter her hohe Potenzen (s.u.), bis zum Auftreten einer Erstreaktion täglich gegeben werden. Dann wird die Arzneigabe bis zum Abklingen der Beschwerden ausgesetzt, danach bei Fortbestehen der Ausgangssymptomatik die Arznei in einem höheren Verdünnungsgrad (LM VI, XII, XVIII, XXIV, XXX) fortgesetzt.

Die Arzneiwahl erfolgt nach dem Ähnlichkeitsprinzip, dem Vergleich von Patientensymptomatik und den aus Arzneimittelprüfungen am Gesunden generierten Arzneimittelbildern (AMB).

Die homöopathische Diagnose ist also eine Arzneimitteldiagnose (AMD).

Der Nutzen der AMD geht gerade für die Schmerztherapie über die therapeutische Anwendung des Arzneistoffes hinaus. Die Informationen des jeweiligen Arzneimittelbildes können etwa herangezogen werden, um die klinische Diagnose zu bestätigen und Aussagen zu Prognose und Risikofaktoren zu treffen. Nicht zuletzt kann die Reaktion des Patienten auf andere Therapiemaßnahmen anhand der AMD im voraus eingeschätzt werden.

Anwendung

Die Gesamtheit der Symptome des Patienten wird durch Anamnese und körperliche Untersuchung einschließlich weiterführender Diagnostik erfaßt und anhand der Arbeitsmittel Repertorium und Arzneimittellehre mit den in Frage kommenden Arzneimitteln auf folgenden Ebenen verglichen:

- histiotrop/organotrop: Besteht ein umschriebenes (akutes) Organleiden, kann sich die Arzneimitteldiagnose nicht selten auf wenige Leitsymptome beschränken („bewährte Indikation"). Das gewählte Arzneimittel wird dann in tiefen Potenzen angewandt.

Beispiel:	Bewegungsapparat	
Aspekt:	„bewährte Indikation"	
	Fersensporn	Hekla lava D 4
	Psoassyndrom	Magnesium phosphoricum D 6
	Kokzygodynie	Castor equi D 4
Potenz:	tiefe	
Verordnung:	Arzneistoff D 4/6	
	S.: 3×tgl. 1 Tbl./5 Glob./5 Trpf.	
	sobald Reaktionen auftreten: Arzneipause	

- funktiotrop: Liegen dem Schmerzbild vegetative Regulationsstörungen zugrunde, oder handelt es sich um Beschwerden, die zwischen verschiedenen Organen wechseln, muß die Arzneimitteldiagnose maßgeblich darauf aufgebaut werden. Der Begriff „Modalitäten" als Summe der äußeren und inneren Faktoren mit bessernder oder verschlechternder Wirkung auf den Schmerz steht dann im Zentrum der Arzneiwahl. Zur Therapie wird das Arzneimittel in mittleren Potenzen verwandt.

Beispiel:	stechende Schmerzen				
Aspekt:	„Modalitäten" (B = besser; V = schlechter)				
	Bewegung	Hitze	Kälte	Zeit	V:
	V	V	B	nachmittags	Apis
	V	V	B	morgens	Bryonia
	B	B	V	nachts	Kalium carbonicum
Potenz:	mittlere				
Verordnung:	Arzneistoff D 8/12				
	S.: 2×tgl. 1/2 Tbl./3 Glob./3 Trpf.				
	sobald Reaktionen auftreten: Arzneipause				

- personotrop: Die homöopathische Arzneimitteldiagnose bleibt unvollständig ohne die Frage, ob das Arzneimittel der Reaktionslage des Patienten („Konstitution“) entspricht. Der Begriff der Schmerzverarbeitung findet seine Entsprechung in den Geistes- und Gemütssymptomen, die in der Homöopathie bei chronischen Krankheiten mittelweisend sind. Läßt sich die Ähnlichkeit zwischen Arzneimittel und Patient vom Organbefund bis zur Konstitution aufzeigen, sind hohe D-/C-Potenzen oder LM-Potenzen angezeigt.

Beispiel:	rezidivierende Sprunggelenksdistorsion, Besserung durch Bewegung	
Aspekt:	„Konstitution“	
	zornig, reizbar	Chamomilla
	unruhig, furchtsam	Rhus tox.
	schwach, mutlos	Stannum
Potenz:	a. hohe (D/C)	
	b. LM	
Verordnung:	a. Arzneistoff D/C 30 S.: 1 × wöchentl. 1 Glob./1 Trpf. sobald Reaktionen auftreten: Arzneipause	
	b. Arzneistoff LM VI S.: 1 × tgl. 1–2 Glob./1–2 Trpf. sobald Reaktionen auftreten: Arzneipause	

- aetiotrop: Der Auslösung von Beschwerden („Causa“) kommt in der homöopathischen Arzneifindung eine besondere Bedeutung zu. Viele bewährte Indikationen (vgl. organotrope Anwendung) basieren auf der Causa, aber auch bei chronischen Schmerzzuständen (personotroper Ansatz) hat ein vom Patienten erinnerter auslösender Faktor einen hohen Stellenwert.

Beispiel:	Migräne	
Aspekt:	„Causa“	
	Schreck	Aconitum
	Kummer	Ignatia
	Ärger	Colocynthis
	Unfall mit Hämatom	Arnica
	Schleudertrauma	Hypericum
	Pharmaka	Nux vomica
Potenz:	je länger das auslösende Ereignis zurückliegt, desto höher die Potenz	

Nebenwirkungen

Bei tiefen und mittleren Potenzen sind Allergien gegen die Arzneistoffe zu beachten. Toxische Effekte können bei unkritischer Selbstmedikation mit tiefen Potenzen resultieren. Eine zu lange Anwendung wird Arzneimittelprüfungssymptome erzeugen, die als Verschlimmerung des Leidens fehlgedeutet werden können.

Kontraindikationen

Als Reiz-Regulations-Therapie sind bei Regulationsstarre keine kurativen Effekte zu erwarten. Mangelnde Compliance des Patienten stellt ebenfalls ein Ausschlußkriterium dar.

Selbstbehandlung
Homöopathische Arzneimittel werden bei akuten Befindlichkeitsstörungen häufig angewandt. Auch bei chronischen Schmerzzuständen werden die Patienten neben der konventionellen Schmerztherapie Gebrauch davon machen, oft ohne den Therapeuten zu unterrichten. Interferenzen mit anderen Therapien sind bei langzeitiger Einnahme tiefer Potenzen in großen Dosen denkbar.

Aus homöopathisch-therapeutischer Sicht sollte Selbstmedikation nur ausnahmsweise erfolgen.

Besonderheiten
Das von der Homöopathie abgeleitete System der **Biochemie nach Schüssler** mit 24 mineralischen Arzneimitteln in D 6/12 ist über die entsprechenden Vereine weit in der Bevölkerung verbreitet. Schmerztherapeutisch beachtenswert ist besonders die „heiße Sieben“. Es handelt sich dabei um Magnesium phosphoricum (vgl. organotroper Ansatz), Schüsslers siebte Arznei, mit der bewährten Indikation Krampfschmerzen. Hierbei sind sieben Tabletten Magnesium phosphoricum D 6 in einer Tasse heißem Wasser aufzulösen und schluckweise viertelstündlich bis zur Besserung zu trinken.

Komplexmittel als fixe Kombination mehrerer homöopathischer Einzelmittel vorwiegend in tiefen Potenzen stellen eine weitere Ableitung der Homöopathie dar. Es wird eine synergistische Wirkung der Arzneistoffe postuliert, die Anwendung erfolgt nach organotropen Gesichtspunkten. Komplexmittel spielen in der Selbstmedikation eine große Rolle.

In jüngster Zeit wird durch die Medien das System der **Bach-Blüten** – auch zur Selbstmedikation – propagiert. Es handelt sich um 38 Wildpflanzenauszüge nach eigenen Aufbereitungsregeln, die einzeln oder in Kombination die psychische Befindlichkeit stabilisieren und damit Krankheiten heilen sollen. Die Anwendung der Pflanzenverdünnungen erfolgt nach dem Ähnlichkeitsprinzip, allerdings ist aus homöopathischer Sicht die Arzneiwahl deutlich unschärfer. Als hilfreich bei akuten Schmerzzuständen wird die Blütenkombination der Notfalltropfen (Rescue Remedy) beschrieben.

5.2.2 Anthroposophische Arzneimittel

Prinzip
Die Anthroposophie geht zurück auf Rudolf Steiner und Ita Wegmann. Sie versteht sich als Erweiterung der Schulmedizin in geisteswissenschaftlicher Hinsicht und bietet ein eigenständiges Denk- und Behandlungssystem an. Rhythmische Prozesse spielen dabei eine besondere Rolle.

Die Diagnosestellung ähnelt der homöopathischen (Konstitutionsdiagnose).

Anwendung
Pflanzliche, mineralische und tierische Arzneistoffe werden als Einzelmittel oder Kompositionen (fixe Kombinationen) in tiefen Potenzen verwandt. Die Herstellung erfolgt nach homöopathischen Prinzipien unter Einbeziehung spagyrischer

Elemente (Fermentation), vegetabilisierte Metalle entstehen durch Verarbeitung von Pflanzen, deren Nährboden mit Metallpotenzen gedüngt wurde.

Als Beispiel soll hier der aufgrund seiner Anwendung in der Tumortherapie wohl bekannteste anthroposophische Arzneistoff dienen: die Mistel (Viscum album). Die verschiedenen Spezies werden nach dem jeweiligen Wirtsbaum benannt. Die Wahl der Mistelspezies erfolgt nach Geschlecht des Patienten und Lokalisation des Tumors:

Männer:	Qu = Quercus (Eiche)
	A = Abies (Tanne) bei Tumoren des Nasen-Rachen-Raums
Frauen:	M = Malus (Apfel)
	P = Pinus (Kiefer) bei Mammakarzinom nach der Menopause
Haut und Hirn:	P = Pinus (Kiefer)
Bronchien:	U = Ulmus (Ulme)

Gelegentlich wird nach der anthroposophischen Diagnostik die Mistelzubereitung mit einem metallischen Zusatz versehen, wobei Kupfer (Cu) für eine verstärkte Organwirkung auf Leber, Galle, Magen und Nieren, Quecksilber (Hg) für Darm und lymphatisches System sowie Silber (Ag) für Urogenitalsystem und Mamma Anwendung finden.

Das Mistelpräparat wird intrakutan, tumornah, im Lymphabflußgebiet oder intravenös appliziert. Die Behandlung beginnt einschleichend, in der Regel mit den jeweils zubereitungsabhängig kleinsten Dosen. Kurzzeitiger Brennschmerz und Rötung um die Einstichstelle bei segmentaler Anwendung und eine Temperaturerhöhung zeigen die therapeutische Wirkung an.

Für Iscador M (= Viscum album Mali) wurde auf intravenöse Injektion von 0,25–0,36 mg/kg KG eine signifikante Stimulation von Granulozyten, Leukozyten, Natural-Killer-Zellen, C-reaktivem Protein und Phagozytose bei Tumorpatienten beobachtet. Bezüglich der Lektinkonzentration wird die optimale immunstimulierende Dosis derzeit mit 1 ng/kg KG Lektin I angegeben.

Die Misteltherapie soll nach anthroposophischer Vorstellung als rhythmischer Prozeß mit steigenden und fallenden Mistelkonzentrationen ablaufen. Praktisch bewährt sind Serien à 14 Anwendungen in zweitägigen Abständen mit 14tägiger Pause nach drei Serien.

Therapieziele sind Verlängerung der Überlebenszeit, Schmerzlinderung und Verbesserung der Lebensqualität (Endorphinausschüttung).

Nebenwirkungen

Allergische Reaktionen sind selten. Bei zu starker Konzentration der Mistellösung können länger anhaltende lokale Entzündungsreaktionen bis zur Nekrose auftreten. Überschießende Reaktionen wurden bei hyperthyreotischer Stoffwechsellage beobachtet.

Kontraindikationen

Eine Mistelallergie stellt eine absolute Kontraindikation dar. Während akut-entzündlicher, hochfieberhafter Erkrankungen ist die Misteltherapie auszusetzen (relative Kontraindikation).

Es dürfen keine Mistelinjektionen in bestrahlte oder entzündete Hautareale vorgenommen werden.

Selbstbehandlung

Umfang und Bewertung sind analog der Homöopathie (s.o.) zu betrachten.

Besonderheiten

Ausgehend vom anthroposophischen Gebrauch wurden Mistelinjektionslösungen entwickelt, die auf Inhaltsstoffe (Lektine) oder nach Lokalreaktion im Tierversuch (NKE) standardisiert sind. Diese werden zum Teil nicht nach Kriterien der Anthroposophie angewandt, sondern pragmatisch zur Reizkörpertherapie.

Neben der systemischen Fiebertherapie als adjuvante Malignomtherapie ist ein besonderes Anwendungsgebiet die Segmenttherapie, speziell bei Gelenkarthrosen.

5.2.3 Phytotherapie

Prinzip

Phytopharmaka sind Präparationen aus Pflanzen oder getrockneten Drogen pflanzlicher Herkunft, die den Wirkstoff oder die Wirkstoffe in mehr oder minder angereicherter Form und zusätzlich noch Begleitstoffe enthalten – mögen sie Wirksamkeit entfalten oder nicht. Diese Definition umfaßt die gelegentlich gebrauchten Begriffe Phytotherapeutika als Rohdrogen (etwa zur externen Anwendung oder als Tee) oder Extrakte und Phytopharmaka (im engeren Sinne) als isolierte Reinstoffe aus Phytotherapeutika.

> Zweckmäßig ist die Anwendung der Phytotherapie bei Befindlichkeitsstörungen, funktionellen Beschwerden und wenn Reinstoffe unverträglich sind, starke Nebenwirkungen entfalten oder ein Wirkungsverlust durch Gewöhnung eintritt.

Anwendung

Phytopharmaka werden häufig zur Selbstbehandlung angewandt.

> Daneben sollten sie einzelfallbezogen adjuvant oder kurativ herangezogen werden bei Schmerzsyndromen, für die eine Standardtherapie aussteht oder mit unverhältnismäßigen Nebenwirkungen verbunden wäre.
>
> Eine Vielzahl unerwünschter Wirkungen chemisch-synthetischer Pharmaka läßt sich ebenfalls gut mittels Phytotherapeutika beherrschen.

Für die Schmerztherapie sind einige Phytopharmaka, differenziert nach externer und interner Anwendung sowie Hauptwirkung, besonders geeignet.

Phytotherapeutika als Externa

- Kräutersäcke/-kissen: Heublumen (Flor. graminis) können in Säckchen gefüllt und erwärmt als milde Segmenttherapeutika mit spasmolytischer Komponente angewandt werden. Zusammen mit Kamillenblüten (Flor. chamomillae), Oregano, Thymian, Lavendel oder Baldrian werden sie auch in Kräuterkissen verfüllt. Statt eines üblichen Kopfkissens nachts unter den Kopf gelegt, sind sie zur Ein- und Durchschlafförderung sowie Affektbeeinflussung (Erwärmung der Kräuter mit Freisetzung der ätherischen Öle und Wirkung auf das limbische System via N. olfactorius) bewährt.

- Phytobalneologie: Phytopharmaka als Zusätze zu Voll-/Teilbädern können die Wirkung der physikalischen Maßnahme verstärken. Verwendung finden geschnittene oder pulverisierte Ganzdrogen (z.B. Heublumen), Gesamtextrakte (Vollextrakte) und ätherische Öle. Gesamtextrakte werden konfektioniert angeboten oder durch zehn- bis 15minütiges Kochen von 50–100 g Droge/l Wasser mit nachherigem Abseihen der Abkochung hergestellt. Für Dampfbäder werden 2 g Droge bzw. 0,1–0,5 g Drogenextrakt auf 1 l Wasser gerechnet und die entsprechende Menge mit kochendem Wasser übergossen. Bei Vollbädern mit Zusatz des Arzneistoffes als ätherisches Öl werden Dosen von 25–50 mg des reinen Öles eingesetzt. Eine sedierende Wirkung entfalten Baldrian (250 g Tinktur oder 100 g Radix) und Melisse (Vollextrakt oder 1–2 EL Oleum). Tonisierend wirken Zusätze von Kalmus (Vollextrakt) und Rosmarin (Aufguß von 50 g Folia). Eine Nachruhe von einer bis 1,5 Stunden ist nach anregend wirkenden Pflanzenextrakten notwendig, abendliche Anwendung nicht indiziert. Die spasmolytische Wirkung steht bei Vollextrakten von Schafgarbe und Zinnkraut im Vordergrund.
- Segmenttherapie: Die in der Balneologie gebräuchlichen Pflanzen können auch zur Segmenttherapie herangezogen werden. Sie stehen dann in ihrer antiphlogistischen Wirkung in einer Reihe mit Zubereitungen aus Beinwell (Symphytum) oder Ätherisch-Öl-Präparaten wie Citronell-, Fenchel-, Lavendel-, Latschenkiefer-, Muskat-, Pfefferminz- oder Wacholderöl.

  Spirituöse Lösungen von Campher oder Angelika mit Chloroform und gegebenenfalls Bilsenkraut erzielen als Einreibung auch analgetische Wirkungen:

Ol. hyoscyami	20,0
Chloroformii	30,0
Spirit. angel. comp.	50,0

  Auch Aconittinktur wirkt anästhesierend, extern wie intern appliziert, allerdings ist die therapeutische Breite wegen der Alkaloide so gering, daß eine routinemäßige Anwendung nicht empfohlen werden kann.

  Ist eher eine hyperämisierende, durchblutungsfördernde Wirkung beabsichtigt, stehen als Rubefazienzien (Hautrötungsmittel) sehr viele verschiedene Arzneipflanzen (u.a. ABC-Präparate, Extractum fructus capsici, Aetheroleum terebinthinae) zur Verfügung. Je nach Hautbeschaffenheit, Dosis und Einwirkzeit können die Hautrötungsmittel auch Blasen oder Pusteln bilden, eine einschleichende Anwendung ist erforderlich.

  Besonders deutlich wird dies bei der Anwendung von Senfmehl zu Fußbädern oder Packungen (50 g Senfmehl mit lauwarmem Wasser breiig angerührt, 10–15–30 min aufgelegt).

Phytopharmaka als Interna

- psychotrop: Baldriantrockenextrakt in einer Tagesdosis von 500–600 mg kann wirkungsmäßig mit niedrigen Dosen von Barbituraten und Benzodiazepinen gleichgesetzt werden. Baldrian wird in fixen Kombinationen mit Extrakten aus Melisse (Fol. melissae), Haferstroh (Stramentum avenae) oder Passiflora (Herb. passiflorae) bei Erregungszuständen, mit solchen aus Hopfen (Gland. lupuli) bei Schlaflosigkeit, mit Convallariazubereitungen bei Kreislaufstörungen und Hypericum bei depressiven Verstimmungen verwandt.
  Zubereitungen aus dem Wurzelstock von Kava-Kava (Rauschpfeffer, Piper methysticum), standardisiert auf Kavalaktone, wirken anxiolytisch in Dosen von 70–210 mg Kavalaktonen/d, auch klimakterische Beschwerden werden positiv beeinflußt. Kava-Kava wird darüber hinaus eine lokalanästhetische Wirkung auf Schleimhäute (Urogenitalbereich) zugesprochen.
  Johanniskraut (Herba hyperici) wird in der Volksmedizin als Nervenmittel extern (Rotöl) und intern (Tee) genutzt. Extrakte aus Hypericum in Tagesdosen von 200–900 mg Extrakt (analog Gesamthypericin von 0,2–1 mg/d) entfalten eine antidepressive Wirkung mit Verbesserung der kognitiven Leistungsfähigkeit.
- endokrin: Wolfstrappkraut (Herba lycopi) hat eine antithyreotrope Wirkung und ist zur Behandlung vegetativer Beschwerden und Erregungszustände im Rahmen einer labilen, hyperthyreotischen Stoffwechselsituation adjuvant zur konventionellen Therapie bewährt.
  Phytopharmaka aus Rhabarber (Radix rhei rhapontici) und Wanzenkraut (Rhiz. cimicifugae) entfalten östrogene Wirkungen. Mönchspfeffer (Fruct. agni casti) wirkt prolaktininhibierend und hat eine schwache Corpus-luteum-Wirkung.
  Bittersüßstengel (Stipes dulcamarae) enthalten Steroidalkaloide, der Extrakt wirkt antiexsudativ und ödemprotektiv (kortikomimetischer Effekt), bei entzündlichen Hauterkrankungen sind Salbenzubereitungen von Dulcamara bewährt.
  Süßholzwurzelextrakt (Radix liquiritiae extr.) mit dem Hauptwirkstoff Glyzyrrhetinsäure greift in den Entzündungsstoffwechsel ein (Hemmung von Prostaglandinsynthetase und Lipoxygenase durch Glyzyrrhetinsäurederivate). Konzentrationen von 200–600 mg/d Glyzyrrhetinsäure (entsprechend 5–15 g der Droge) sollten nicht überschritten werden, das Präparat auch nicht länger als vier bis sechs Wochen angewandt werden, da sonst kortikoidähnliche Nebenwirkungen auftreten können.
- antiphlogistisch: Extrakte aus Weidenrinde (Cortex salicis), über die eine Tagesdosis von 60–120 mg Salicin appliziert werden kann, wirken analog ASS-Präparaten, allerdings ohne deren aggregationshemmende Wirkung und mit einer geringeren allergischen Potenz. Teezubereitungen erscheinen nicht geeignet, da darüber nur 20–25 mg Salicin/d aufnehmbar sind.
  Enzymen aus den Früchten von Ananas (Bromelain) und Carica Papaya (Papain) oder dem Milchsaft von Feigenstämmen (Ficin) wird die Fähigkeit zugeschrieben, Immunkomplexe aufzulösen. Sie müssen dazu aber hochdosiert (3–8 g/d) und über Wochen eingenommen werden. Typische Nebenwirkungen sind dann Veränderungen von Stuhlgeruch und -konsistenz (dünner).

Extrakte aus Tanacetum parthenium (Chrysanthemum parthenium) in einer auf das Blattpulver bezogenen Tagesdosis von 0,5–1,2 g Pulver wirken antiphlogistisch und beeinflussen den Histamin- und Serotoninstoffwechsel. Die Anwendung zur Migräneprophylaxe ist denkbar.

Der Preßsaft von Sonnenhutblättern (Herba echinaceae) hat neben den immunstimulierenden auch entzündungshemmende Wirkungen.

Teufelskrallenwurzel (Radix harpagophyti) wird bei rheumatischen Gelenkbeschwerden als Teezubereitung im Rahmen der Selbstbehandlung häufig angewandt.

Aus der ayurvedischen Medizin stammt der Hinweis, Weihrauch bei rheumatischen Krankheiten anzuwenden. Die Boswelliasäure von Gummi olibanum (Weihrauch) hat in vitro eine ausgeprägte hemmende Wirkung auf das Komplementsystem und die Prostaglandinsynthese. Boswelliahaltige Extrakte haben sich nach Erfahrungsberichten auch in vivo als wirksam erwiesen, eine Wirkungssteigerung scheint durch begleitende Gabe von Zubereitungen aus Gelbwurzel (Rhizoma curcumae longae) oder Ingwerwurzel (Rhizoma zingiberis) möglich.

- spasmolytisch: Ausgeprägte spasmolytische Effekte entfalten Meerträubchenkraut (Herb. ephedrae) und Efeu (Fol. hederae) auf den Bronchialraum, Kamille (Flor. chamomillae), Erdrauchkraut (Fumaria) und Schöllkraut (Herba chelidonii) auf den Oberbauch, Chelidonium und Pestwurz (Radix petasitidis) auf den Urogenitaltrakt, Frauenmantelkraut (Alchemilla vulgaris) und Schafgarbenkraut (Achillea millefolium) auf den gynäkologischen Bereich.

  Über eine Durchblutungsförderung wirksam werden Phytopharmaka aus Gingko biloba (arterielles System), Steinklee (Herb./Extr. meliloti; arteriovenöse Anastomosen) und Roßkastaniensamen (Sem. hypocastani; venöses System).

Nebenwirkungen

> Reinstoffpräparate haben hochdosiert und langzeitig angewendet das gleiche Nebenwirkungspotential wie chemisch-synthetische Arzneimittel.

Rohdrogen und Extrakte haben meist eine größere therapeutische Breite und eine geringere Nebenwirkungsrate, allergische Reaktionen speziell bei externer Anwendung und/oder unkontrollierter Selbstbehandlung (Kreuzallergien) sind aber häufiger zu beobachten.

In letzter Zeit wird eine zunehmende Belastung der Rohdrogen mit Schadstoffen (Schwermetalle, Pestizide) festgestellt. Gesundheitliche Risiken bei längerzeitiger hochdosierter Einnahme sind nicht auszuschließen.

Kontraindikationen

Allergien und mangelnde Compliance (etwa bei länger dauernder Therapie) stellen allgemeine Kontraindikationen dar, spezielle Gegenanzeigen sind stoffbezogen.

Selbstbehandlung
Die Phytotherapie hat in der Volksmedizin einen hohen Stellenwert bei der Prophylaxe und Metaphylaxe; Teekuren mit Löwenzahn und/oder Brennessel als Ausleitungsmaßnahme etwa im Sinne der Humoralmedizin werden häufig in Eigenregie nach sog. allopathischer Therapie durchgeführt.

> Schmerztherapeutisch sinnvoll ist die Verordnung von Segmenttherapie und Phytobalneologie zur Aktivierung des Patienten. Auch Teekuren eignen sich dazu.

Besonderheiten
Ätherische Öle pflanzlicher Drogen werden zur Aroma- und Duftstofftherapie, nicht selten mit esoterischem Bezug, verwandt.

5.2.4 Akupunktur

Prinzip
Als Bestandteil der traditionellen chinesischen Medizin (TCM) kann die Akupunktur als Reiz-Regulations-Therapie definiert werden. Sie wird wirksam über definierte Reaktionsstellen an Haut und Schleimhäuten mittels der Prinzipien
- Triggerpunktmechanismen als lokal-segmentale Anwendung, oft in Form der „Vorne-Hinten-Koppelung" (Tab. B.5-3)
- konsensuelle Reaktionen als Anwendung von Fernpunkten, oft in Form der Kontralateraltechnik
- Polaritäten als Aufsuchen von korrespondierenden Punkten an oberer und unterer Körperhälfte, oft in Form der „Oben-Unten-Koppelung" (Tab. B.5-3)
- Somatotopien als Repräsentation des gesamten Körpers an umschriebenen Haut-/Schleimhautarealen (Ohr, Schädel, Hand, Fuß)

Anwendung
Die Auswahl der Punkte und der Reizqualität (Nadel und Technik, Schröpfkopf, Moxa) erfolgt nach den acht diagnostischen Leitkriterien (Ba Gang) sowie bei

Tabelle B.5-3 Schmerztherapeutisch wichtige Punkte nach den Regeln „Oben-Unten" und „Vorne-Hinten".

Oben	Vorne		Hinten	Unten
Dü 3 3E 5	Bl 2 Gb 3	Kopf	Bl 10 Gb 20	Bl 62 Gb 41
KS 6	KG 17	Brust	Bl 17	MP 4
Di 4	KG 12	Oberbauch	Bl 21	Ma 36
Lu 7	KG 6	Unterbauch	Bl 23	Ni 6

inneren Störungen nach Syndromdiagnostik der TCM. Körperakupunktur und Therapie über Somatotopien lassen sich in einer Sitzung kombinieren.

Folgende pragmatische Regeln sind schmerztherapeutisch auch für andere Reflextherapien relevant:

- Je akuter der Schmerz, desto ferner zum Schmerzort der Therapieort und desto stärker der Therapiereiz („sedierend" über „Kontralateraltechnik" oder „Oben-Unten-Koppelung").
- Je chronischer der Schmerz, desto näher zum Schmerzort der Therapieort und desto schwächer der Therapiereiz („tonisierend" über „Vorne-Hinten-Koppelung").
- Schmerz als Stauungszeichen verlangt nach Bewegung, speziell bei akuten Schmerzen ist der leidende Teil während (!) und nach der Akupunktur zu mobilisieren.
- Je mehr Störungen des reizverarbeitenden Systems (Nervenschädigungen, pharmakologische Blockaden), desto eher Beschränkung auf Somatotopien.
- Bei reproduzierbarer Verschlechterung der Beschwerden nach Akupunkturanwendung ist ein Herd-Störfeld-Geschehen anzunehmen. Dieses ist vor weiterer Reflextherapie zu sanieren.

Nebenwirkungen
Alle bei Injektionen auftretenden Nebenwirkungen wie Hämatom, Infektion (lokal und systemisch), Verletzung innerer Organe, Kollaps treffen auch für die Nadelakupunktur zu. Bei Anwendung von Moxa (Abbrennen von Artemisiakraut zur Wärmeerzielung über Akupunkturpunkten) sind Verbrennungen denkbar. Sedierung wie auch vorübergehende Schmerzverstärkung (Erstreaktion) werden in Einzelfällen beobachtet.

Kontraindikationen
Hochfieberhafte Infekte und Krankheiten, die notfallmäßig oder chirurgisch versorgt werden müssen, stellen Kontraindikationen dar. Traumatisierende Anwendungen in bestrahlten, entzündeten Hautarealen und bei arteriellen Durchblutungsstörungen im mangelversorgten Gebiet sind kontraindiziert. In der Schwangerschaft speziell mit Abortneigung ist die Indikation streng zu stellen.

Selbstbehandlung
Allgemeine Schmerzpunkte (Di 4, Dü 3) oder solche mit spasmolytischem Effekt (Le 3, Gb 34) eignen sich zur Selbstbehandlung (Akupressur) nach Anleitung. Eine Aktivierung des Patienten kann durch Qi Gong als Kombination von Atem- und Bewegungsübungen erfolgen.

Besonderheiten
Die derzeitige Erstattungspraxis bei chronischen Schmerzsyndromen (Erstattung nach erfolgloser Anwendung aller anderen in Frage kommenden Methoden der vertragsärztlichen Medizin) entspricht nicht der Stellung der Akupunktur in der

TCM. Denn dort werden bei Yin-Schwäche-Syndromen (analoge Beschreibung chronischer Schmerzkrankheit) überwiegend interne Anwendungen (Phytotherapie) vorgenommen und der Erfolg der Akupunktur allein nur mit 30–40% angegeben.

5.2.5 Hautausleitende Verfahren nach Aschner

Prinzip

Die Anwendung physikalischer und/oder chemischer Hautreizmittel mit dem Ziel einer Blut-/Lymphentziehung geht zurück auf das Denkmodell der Humoralmedizin. Die Wirkungen lassen sich aber auch physiologisch beschreiben als segmental hyperämisierend, durchblutungs- und lymphstromfördernd sowie reflektorisch auf die zugehörigen inneren Organe.

> Die erste Phase der Hyperämie wird vom Patienten nicht selten als schmerzaktivierend erlebt, die folgende Phase der Entstauung bringt erst den schmerzlindernden Effekt mit sich. Als schmerztherapeutische Indikationen ergeben sich daraus einerseits chronisch-degenerative Erkrankungen des Bewegungsapparates, bei denen der aktivierende Effekt erwünscht ist, andererseits therapierefraktäre akute oder rezidivierende Entzündungszustände, wo die Resorption (2. Phase) im Vordergrund steht.

Anwendung

Entsprechend dem Umfang des Schmerzbildes stehen mit blutigem Schröpfen, Cantharidenpflaster und Baunscheidt-Therapie drei Verfahren zur Verfügung. Alle Techniken erfordern einen im sachgerechten Umgang damit ausgebildeten Therapeuten.

Blutiges Schröpfen

Hauptindikation für blutiges Schröpfen sind Schmerzzustände des Rückens und der Extremitäten mit „heißen" Gelosen. Als heiße Gelosen werden bindegewebige Verquellungen bezeichnet, die vom Patienten „wie zum Platzen" oder „klopfend" beschrieben werden mit Schmerzmaximum tagsüber und die bei Inspektion und Palpation durch multiple fragile Besenreiser imponieren.

Nach Desinfektion wird die Haut über den Besenreisern mit Kanüle/Blutzuckerlanzette mehrmals gestichelt und ein Schröpfkopf aufgesetzt. Im Rahmen einer Akupunkturtherapie kann nach Entfernen der Nadel an der entsprechenden Stelle geschröpft werden, um die sedierende Wirkung zu unterstützen. Der Schröpfkopf verbleibt zehn bis 15 Minuten, der erzeugte Unterdruck entzieht je nach Größe des Schröpfkopfes 2–10 ml Blut. In selteneren Fällen kann nach Füllung des ersten Schröpfkopfes dieser durch einen zweiten (und ggf. folgende) ersetzt werden. Blutentziehungen bis zu Aderlaßdimensionen sind beobachtet. Die Nachbehandlung des Hämatoms erfolgt mittels einer lymphwirksamen Salbe.

Bei akuten Schmerzen reicht die einmalige Anwendung aus, bei chronischen Schmerzzuständen sind Serien von drei bis fünf Anwendungen in zwei- bis dreiwöchigen Abständen bewährt.

Cantharidenpflaster
Chronisch-degenerative Störungen oder rezidivierende Entzündungen mit Ergußbildung von Extremitäten- oder Wirbelsäulengelenken bilden die Hauptindikation für das Cantharidenpflaster in der Schmerztherapie. Dazu kommt noch die isolierte Knochenmetastase, die keiner konventionellen Therapie zugänglich ist und speziell nicht strahlentherapiert wurde/wird (s. Kontraindikationen). Kennzeichnend ist in jedem Fall die umschriebene Störung (im Gegensatz zur Baunscheidt-Therapie bei ausgedehnten affizierten Arealen).

Nach sorgfältiger Reinigung und Desinfektion der Haut wird ein passend großer Teil eines konfektionierten Cantharidenpflasters aufgelegt und mittels Klebeverband fixiert. Schleimhautkontakt mit Pflasterinhaltsstoff und später der Blasenflüssigkeit ist zu vermeiden (starke Reizwirkung). Eine Applikation in der Mittagszeit ist organisatorisch sinnvoll, da das Pflaster zwölf bis 20 Stunden belassen und der Patient am nächsten Morgen zum Verbandswechsel einbestellt werden kann.

Der Pflasterwirkstoff aus Lytta vesicatoria (Spanische Fliege) erzeugt eine intrakutane Blase. Die damit verbundenen Brennschmerzen (bei sensiblen Menschen auch Brennen beim Wasserlassen) können gegebenenfalls durch ein peripher wirksames Analgetikum (ASS, Paracetamol) gemildert werden.

Die Blase wird beim Verbandswechsel am unteren Wundpol steril punktiert, die Blasendecke belassen und mittels Puderverband zweimal täglich weiterbehandelt, bis keine Sekretion mehr erfolgt. Anschließend werden acht Tage lymphwirksame Externa appliziert. Erst dann können eine Bewertung des Erfolges vorgenommen und die weitere Therapie strukturiert werden.

Eine Wiederholung des Cantharidenpflasters ist nach zwei bis drei Monaten möglich.

Baunscheidt-Therapie
Schmerzsyndrome, die Muskelketten folgen, und solche, die von bindegewebigen Strukturen der Wirbelsäule ihren Ausgangspunkt nehmen, lassen sich durch die Baunscheidt-Therapie beeinflussen. Eine weitere Indikation besteht in der palliativen Anwendung bei diffuser Wirbelsäulenmetastasierung, die keiner konventionellen Therapie zugänglich ist (speziell nicht strahlentherapeutisch angegangen wurde/wird).

Nach sorgfältiger Reinigung und Desinfektion der Haut werden die behandlungsbedürftigen Areale mit dem Baunscheidt-Instrument (Schnepper oder Vitralisator) so gestichelt, daß möglichst kein Blutaustritt erfolgt. Es werden dann 1–2 ml Baunscheidt-Öl aufgebracht (Schutzhandschuh) und eingerieben. Das behandelte Areal wird mit einem Watteverband abgedeckt, wobei zur Wirkungsverstärkung exanthematische Watte verwandt werden kann. Der Verband verbleibt 48 Stunden. Es bilden sich darunter Papeln und Pusteln, die mit Juckreiz, Wärmegefühl und einer Verstärkung der Schmerzsymptomatik einhergehen können.

Bei ausgeprägter Reaktion kann analog zum Cantharidenpflaster ein peripher wirksames Analgetikum gegeben werden.

Beim Verbandwechsel nach zwei Tagen werden der Ausschlag kontrolliert und die Weiterbehandlung mit lymphwirksamen Externa eingeleitet. Diese erstreckt sich über zehn bis 14 Tage, bis alle Pusteln eingetrocknet sind und die Haut wieder glatt ist.

Danach kann der Erfolg beurteilt werden. Eine Wiederholung der Baunscheidt-Therapie ist nach vier bis sechs Wochen möglich.

Nebenwirkungen

In ihrer Gesamtwirkung werden die Hautausleitungsverfahren als sedierend bewertet, bei geschwächten Patienten ist der Umfang der Anwendung eher zurückhaltend zu bemessen, damit keine (vegetative) Dekompensation eintritt. Da es zu einer Hautverletzung kommt, sind Entzündungen/Superinfektionen denkbar.

Beim Cantharidenpflaster resultiert eine Hyperpigmentation der Haut im Behandlungsareal, die über sechs bis zwölf Monate anhalten kann.

Kontraindikationen

Mangelnde Compliance des Patienten verbietet die Anwendung von Hautausleitungsverfahren. Allergien auf Behandlungsmaterialien, offene Hauterkrankungen im Behandlungsareal sowie ausgeprägte arterielle Durchblutungsstörungen bei Anwendung an den Extremitäten sind weitere Kontraindikationen. Hautausleitungsverfahren dürfen auch nicht in Körperbereichen vorgenommen werden, die bestrahlt worden sind.

Beim Cantharidenpflaster ergibt sich aufgrund der dosisabhängig nephrotoxischen Wirkung von Cantharidin die Kontraindikation eingeschränkte Nierenfunktion (bei Dialysepatienten hingegen ist die Anwendung möglich).

Selbstbehandlung

Hautausleitungsverfahren sind nicht zur Selbstbehandlung geeignet.

Besonderheiten

Die Blutegelanwendung gehört in die Gruppe der Hautausleitungsverfahren. Als bewährte Indikation gilt die adjuvante präoperative Anwendung bei der akuten Hodentorsion. Eine weitergehende Anwendung in der Schmerztherapie wird nicht empfohlen, da eine vergleichbare Wirkung in der Regel über die Kombination von blutigem Schröpfen mit interner Gabe von Arzneimitteln der besonderen Therapierichtungen erzielt werden kann.

5.2.6 Sauerstofftherapien

Prinzip

Die Applikation von Sauerstoff folgt dem Gedanken, über eine Verbesserung der Mikrozirkulation schmerzmodulierend zu wirken.

> Als mögliche Indikationen ergeben sich daraus alle Schmerzbilder, die auf einer Ischämie beruhen, und solche, die reflektorisch zu einer (lokalen) Durchblutungsstörung führen.

Die Anwendung aller Sauerstofftherapien erfordert differenzierte Kenntnisse der Sauerstoffphysiologie. Daher sollten diese Verfahren nur nach spezieller Ausbildung angewandt werden.

Anwendung
Neben der inhalativen Applikation (s. Selbstbehandlung) werden in der Praxis folgende Sauerstofftherapien durchgeführt:
- intravenöse Sauerstoffinfusionstherapie (Oxygenierungstherapie nach Regelsberger): Sie führt dem Patienten mittels Dosierautomat und Infusionssystem 20–100 ml Sauerstoff/Sitzung zu. Von der Sauerstoffphysiologie her ist das Verfahren prinzipiell nicht risikolos.
- hämatogene Oxidationstherapie (HOT): Dieses Verfahren beruht auf der extrakorporalen Sauerstoffanreicherung und UV-Bestrahlung venösen Blutes. Dazu werden 50–80 ml Venenblut entnommen, ungerinnbar gemacht und in einem Apparat mit Sauerstoff aufgeschäumt und gleichzeitig UV-bestrahlt. Das so behandelte Blut wird intravenös reinfundiert oder intragluteal appliziert. Die HOT kann auch zu den Eigenbluttherapien und damit Umstimmungsverfahren gezählt werden. Vorübergehende Schmerzverstärkung und Allgemeinreaktionen sind möglich.
- Ozontherapie: Die Ozontherapie verwendet Sauerstoff-Ozon-Gemische mit Ozonkonzentrationen im µg-Bereich. Da Ozon eine starke Reizwirkung auf die Bronchialschleimhaut hat, darf es nicht inhalativ angewandt werden. Gebräuchliche Applikationsformen sind die subkutane/intramuskuläre Injektion von 10–100 ml Sauerstoff/Ozon und die große Eigenbluttherapie, die analog der HOT abläuft (ohne UV-Bestrahlung). Die antimikrobielle Wirkung des Ozons wird in Form der Unterdruck-/Beutelbegasung genutzt, indem bei Wundheilungsstörungen/Superinfektion das betreffende Areal direkt Sauerstoff-Ozon-Gemischen ausgesetzt wird. Risikoreiche Applikationsformen wie die früher viel geübte intravenöse oder intraarterielle Injektion von Ozon-Sauerstoff sollten vermieden werden. Ein vergleichbarer Effekt bei Durchblutungsstörungen kann über die Kombination von großer Eigenbluttherapie und therapeutischer Lokalanästhesie erzielt werden.

Nebenwirkungen
Die Verwendung von Sauerstoff-Blut-Gemischen hat eine unspezifische Reizwirkung, die Allgemeinreaktionen nach sich ziehen kann. Bei hyperthyreotischer Stoffwechselsituation können intravenöse Sauerstoffanwendungen (HOT, große Eigenbluttherapie mit Ozon) zu einer akuten Verschlechterung führen.

Kontraindikationen
Allergien auf die verwandten Materialien stellen eine allgemeine Kontraindikation dar, spezielle ergeben sich aus der jeweiligen Technik.

Selbstbehandlung
Der schmerztherapeutische Aspekt einer Aktivierung des Patienten steht im Mittelpunkt der Sauerstoffinhalationstherapie: Die Sauerstoff-Mehrschritttherapie

(SMT) nach von Ardenne etwa kombiniert die Sauerstoffinhalation mit körperlichem Training. Die vorherige Gabe von Vitamin-Mineralien-Präparaten soll dabei die Wirkung verstärken.

5.2.7 Umstimmungsverfahren

Prinzip

Außenseitermethoden, bei denen Krankheit als Regulationsproblem verstanden wird, können unter dem Begriff Umstimmungsverfahren zusammengefaßt werden. Regulation ist dabei eng mit der Funktion des vegetativen Nervensystems verknüpft. Der Indikationsanspruch dieser Methoden ist dementsprechend groß, ein Wirkungsnachweis schwierig.

> Für die schmerztherapeutische Praxis folgt: Die unkritische Anwendung von Umstimmungsverfahren, wie sie zunehmend beobachtet wird, muß vermieden werden. Diese Methoden sind nur im Einzelfall indiziert. Die Durchführung sollte dem speziell darin Ausgebildeten vorbehalten bleiben.

Anwendung

Über eine Serie von Therapiereizen soll die körperliche Regulationsfähigkeit normalisiert (Adaptation) und verbessert (Training) werden. Neben den klassischen Naturheilverfahren, speziell den reflextherapeutischen, werden häufig verwandt (kein Anspruch auf Vollständigkeit):

- Auto-Uro-Therapie als orale oder parenterale Anwendung geringer Mengen des Morgenurins
- Eigenbluttherapie als orale oder parenterale Anwendung geringer Mengen Blut, in letzterer Form gegebenenfalls vermischt mit Arzneimitteln der besonderen Therapierichtungen oder Sauerstoff/Ozon
- Bioresonanztherapie als Präsentation sogenannter pathogener Schwingungen, die durch ein elektronisches Gerät vom Patienten aufgefangen, moduliert und an ihn zurückgegeben werden
- Elektroakupunktur nach Voll als orale oder parenterale Gabe von Arzneimitteln (Mischungen) der besonderen Therapierichtungen auf der Basis von Messungen elektrischer Phänomene an Akupunkturpunkten
- Symbioselenkung oder mikrobiologische Therapie als orale Gabe physiologischer Darmsymbionten, gegebenenfalls in Kombination mit Präparationen aus Patientenstuhl (Autovakzine) oral oder parenteral.

Nebenwirkungen

Vorübergehende Schmerzverstärkung und Allgemeinreaktionen (Abgeschlagenheit, Fieber, Aktivierung sog. Herde/Störfelder) treten häufig auf, nach dem Selbstverständnis der Umstimmungsverfahren handelt es sich um Zeichen der in Gang kommenden Regulation.

Kontraindikationen

Bei Störungen des Immunsystems, hyperthyreotischer Stoffwechselsituation sowie eingeschränkter Nierenfunktion ist die Indikation besonders kritisch zu stellen. Weitere Kontraindikationen wie Allergien auf Behandlungsmaterialien sind methodenspezifisch.

Selbstbehandlung
Umstimmungsverfahren werden zwar häufig in Eigenregie durchgeführt, jedoch ist eine Anwendung ohne Anleitung/Kontrolle nicht sinnvoll.

Literatur

1. Hentschel, H.-D. (Hrsg.): Naturheilverfahren in der ärztlichen Praxis. Deutscher Ärzte-Verlag, Köln 1991.
2. Herget, H. F.: Neuro- und Phytotherapie schmerzhafter funktioneller Erkrankungen. Bd. 1 + 2. Pascoe, Gießen 1984.
3. Pothmann, R. (Hrsg.): Systematik der Schmerzakupunktur. Hippokrates, Stuttgart 1995.
4. Simon, L.: Schmerztherapie mit homöopathisch potenzierten Heilpflanzen. 2. Aufl. Haug, Heidelberg 1994.
5. Wagner, H., M. Wiesenauer: Phytotherapie. G. Fischer, Stuttgart 1995.

C Serviceteil

C.1 Grundzüge der Abrechnung schmerztherapeutischer Leistungen im EBM und in der GOÄ

B. STEINBERG

Die Behandlung von Schmerzen gehört für den niedergelassenen Arzt, gleich welcher Fachrichtung, zu den Hauptaufgaben der ärztlichen Versorgung. Bei der Behandlung und Betreuung spezieller Schmerzerkrankungen ist eine Zusammenarbeit mit schmerztherapeutisch spezialisierten Zentren oder Praxen sinnvoll, insbesondere in der Phase der Diagnosestellung und der Festlegung der Therapie. Andererseits wird die wohnortnahe Betreuung weiterhin über den primär zuständigen Haus- und Facharzt verlaufen, der, in Abstimmung mit den Schmerzspezialisten, die Langzeitbehandlung überwacht, modifiziert und gegebenenfalls eine erneute Wiedervorstellung veranlaßt. Erfordert dieses spezielle Kenntnisse, so kann die Aufgabe an niedergelassene Schmerztherapeuten delegiert werden. Beispiele wären Patienten mit speziellen Kathetersystemen oder Pumpen, mit Schmerzrezidiven, bei denen interventionelle Verfahren angezeigt sein können, bei denen jedoch eine stationäre Behandlung vermeidbar ist, sowie viele Patienten mit fortgeschrittener Chronifizierung ihre Leidens (s. Kap. Einführung 2).

Den niedergelassenen Schmerztherapeuten oder schmerztherapeutisch tätigen Fachärzten kommt für dieses Patientenkollektiv eine wesentliche Rolle zu, die in der Regel von Schmerzkliniken oder -zentren kaum geleistet werden kann. In einer Praxis ist die für die Patientenführung so wichtige Kontinuität, d.h. die Betreuung durch einen oder zwei Therapeuten über viele Jahre, in einem ganz anderen Umfang sicherzustellen als in einer klinischen Institution. Die Vermeidung von Rezidiven und Rückschlägen, das Verhindern eines erneuten „Doctor shopping" oder des Abrutschens in eine Polytoxikomanie sind hierbei zentrale Aufgaben, für deren Bewerkstelligung weniger eine spektakuläre invasive Intervention als der Aufbau einer tragfähigen Arzt-Patienten-Beziehung erforderlich ist. Die in den Schmerzzentren geleistete Arbeit ist vergeblich, wenn die ambulante Nachbetreuung insuffizient organisiert ist. Dadurch kann auch eine erhebliche Reduktion der gesamtwirtschaftlichen Kosten erreicht werden, wenn man sich vor Augen führt, daß nahezu 80% der volkswirtschaftlichen Kosten durch Rückenschmerz von weniger als 10% der Patienten verursacht werden. Diese Patienten konzentrieren sich jedoch sowohl in Schmerzzentren wie in den Praxen derjenigen Kollegen, die die Aufgabe einer Dauerbetreuung auf sich nehmen. Es liegt auf der Hand, daß diese ärztliche Leistung einen höheren Zeitbedarf und Betreuuungsaufwand erfordert, als dieses gemeinhin bei anderen niedergelassenen Kollegen notwendig ist. Was dort die Ausnahme sein mag, wird hier die Regel sein. Die im folgenden aufgeführten Abrechnungsmodalitäten sollen eine Hilfe sein, um diese ärztliche Aufgabe weiter wirtschaftlich überhaupt zu ermöglichen.

Die erbrachten Leistungen müssen korrekt, aber in vollem Umfang abgerechnet werden. Abrechnungstechnisch spielen die Führung und Beratung des Schmerzpatienten eine große Rolle, da die einzelnen Leistungen zur Schmerztherapie nicht mehr gesondert abrechnungsfähig sind.

Man unterscheidet nach dem neuen Bewertungsmaßstab für ärztliche Leistungen (EBM) bzw. der Gebührenordnung für Ärzte (GOÄ)
- Grundleistungen
- Gesprächsleistungen
- Betreuungsleistungen
- Anästhesie-/schmerztherapeutische Leistungen

Grundleistungen im Rahmen der Schmerztherapie gemäß dem Bewertungsmaßstab für ärztliche Leistung (BMÄ), der Ersatzkassen-Gebührenordnung (E-GO) und der GOÄ

BMÄ/E-GO Ziffern	Punkte		GOÄ Ziffern	Punkte
1	fach-gruppen-spezifisch	Ordinationsgebühren	1 1 + A–D 5 6	80 80 100
2	50	Konsultationsgebühr	1	80
3	30	Verwaltungsgebühr	2	30
4	140	Konsiliarpauschale	–	–
2	50	Beratung außerhalb der Sprechstunde	1 + A	150
2 + 5	350	Nachtberatung 22–6 Uhr (GOÄ)	1 + B 1 + C	260 400
2 + 5	350	Wochenendberatung	1 + D	300
5	300	Unzeitzuschlag	–	–

Es muß beachtet werden, daß die Ordinationsgebühr nach der Leistungsziffer 1 nicht neben den Leistungen nach Nr. 10, 11, 17 und 60 am selben Tag berechnungsfähig ist.

Die neue Gebührenordnung belohnt abrechnungstechnisch jeden Arzt-Patienten-Kontakt, da die delegierbaren Leistungen in der Regel bereits durch die Ordinationsgebühr abgegolten sind. In dieser Situation sollte überlegt werden, ob man Praxisabläufe umstrukturiert und möglicherweise eine spezielle Sprechstunde für Schmerzpatienten einführt, um über diesen Weg regelhaft die Konsultationsgebühr nach der Ziffer 2 ansetzen zu können.

Gesprächsleistungen in der Schmerztherapie

BMÄ/E-GO Ziffern	**Punkte**		**GOÄ Ziffern**	**Punkte**
10	300	hausärztliches Gespräch (nur Hausärzte)	3	150
–	–	Gruppenberatungsgespräch	20	120
11	300	psychiatrisches Gespräch (nur Hausärzte)	804	150
17	300	intensives Gespräch (alle Fachgruppen)	34	300
18	300	Zuschlag zu Nr. 10, 11, 17	–	–
19	500	Fremdanamnese und/ oder Führung Unterweisung der Bezugsperson	4	220
–	–	Einleitung flankierender Maßnahmen bei chronisch Kranken	15	300
851	450	verbale Intervention – psychosomatisch –	849	230

Die Steuersignale der neuen Abrechnungsregelwerke lenken die ärztliche Leistung mehr vom apparativen Einsatz zur Gesprächsleistung. Der Führung chronisch kranker Patienten durch das hausärztliche Gespräch oder aber dem intensiven Gespräch aller Fachgruppen wird in der Abrechnung eine besondere Bedeutung zugewiesen, und sie werden auch angemessen vergütet. Zu beachten ist, daß die Gebührenordnung Teilbudgets für Gesprächsleistungen vorsieht. Diese Teilbudgets waren gültig bis zum 31.12.1996.

Auch in der GOÄ '96 stehen für zeitaufwendige Beratungen bzw. Gespräche eigene Leistungsziffern, wie z.B. die Nr. 3 und die Nr. 34 der GOÄ zur Verfügung. Also nicht nur die reinen therapeutischen Bemühungen mit Analgetika oder Blockaden sind abrechnungsfähig, sondern auch die Führung der chronisch kranken Patienten sowie die Unterweisung von Bezugspersonen (Nr. 19 EBM;

Nr. 4 GOÄ), die Einleitung flankierender Maßnahmen (Nr. 15 GOÄ) sowie die psychische (Nr. 11 EBM; Nr. 804 GOÄ) und psychosomatische Betreuung (Nr. 851 EBM; Nr. 849 GOÄ).

Betreuungsleistungen in der Schmerztherapie

BMA/E-GO Ziffern	Punkte		GOÄ Ziffern	Punkte
12	600	Pflegeziffer (Stufe III)	–	–
14	1800	Betreuungsziffer	–	–
15	800	Heimbetreuungsziffer	–	–
16	900	internistische Betreuungsziffer	–	–
20	1800	Sterbebegleitung	–	–
21	800	psychische Dekompensation	812	500

Anästhesie/Schmerztherapie

Neben den allgemeinen Abrechnungsziffern, wie sie für jeden chronisch kranken Patienten zur Anwendung kommen können, gibt es noch für die spezielle Schmerztherapie mittels anästhesiologischer Methoden eigene Abrechnungsmöglichkeiten. Es sei aber darauf hingewiesen, daß der Einsatz der Blockadeziffern nur dann erlaubt ist, wenn auch ein entsprechendes Überwachungsmonitoring in der Praxis vorhanden ist. So werden für die Überwachung dieser Patienten regelhaft ein venöser Zugang sowie das Vorhandensein einer pulsoxymetrischen Überwachung und eines EKG gefordert. Anders als im EBM sind auch in der GOÄ einzelne Injektions- und Quaddelleistungen sowie die Akupunkturleistung weiterhin abrechenbar.

BMÄ/E-GO Ziffern	Punkte		GOÄ Ziffern	Punkte
–	–	Injektion s.c., i.c., i.m.	252	40
–	–	Injektion i.v.	253	70
–	–	Quaddelung	266	60
		medikamentöse Infiltration		
–	–	– eine Körperregion	267	80
–	–	– mehrere Körperregionen	268	130
–	–	Akupunktur	269	250
–	–	– mindestens 20 Minuten	269a	350

BMÄ/E-GO Ziffern	**Punkte**		**GOÄ Ziffern**	**Punkte**
419	180	TENS – Anleitung	3211	120
422	250	Anästhesie Hirnnerv/ Ganglion	2599	225
		Sympathikusblockade		
430	570	– zervikal	498 +446	300 +300
431	350	– thorakal-lumbal	497 +446	220 +300
432	250	ganglionäre Opioid-applikation	2599	225
439	350	Analgesie/Spinalnerv	497	220
–	–	Analgesie – epidural/peridural	+446	+300
447	450	Programmierung Medika-mentenpumpe	661	530
449	500	Langzeitanalgospasmolyse mit Auffüllen einer implantierten Medikamentenpumpe	474 +447	900 +650

C.2 Betäubungsmittel-Verschreibungsverordnung und Schmerztherapie

GABRIELE LINDENA

Starke Opioide (Tab. C.2-1) unterliegen in Deutschland dem Betäubungsmittelgesetz (BtMG) und der Betäubungsmittel-Verschreibungsverordnung (BtMVV), die für die einzelnen Substanzen die Zulässigkeit einer Verschreibung und Höchstverschreibungsmengen definieren. Mittelstark wirksame Opioide – Stufe-II-Präparate nach dem WHO-Stufenschema – müssen in der Regel nicht auf Betäubungsmittel-(BtM-)Rezept verschrieben werden (Tab. C.2-2).

Tabelle C.2-1 Starke Opioide (Stufe III WHO) für die Schmerztherapie, die dem Betäubungsmittelgesetz unterliegen und nach der Betäubungsmittel-Verschreibungsverordnung in den genannten Höchstmengen an einem Tag für einen Patienten verschrieben werden dürfen mit einer Tageshöchstdosis von einem Zehntel. Die Rezepte dürfen für einen Verschreibungszeitraum von 30 Tagen ausgestellt werden. Überschreitungen von Höchstmenge und/oder Verschreibungszeitraum sind bei der zuständigen Überwachungsbehörde zu melden.

Substanz	z.B. in (Handelsname)	Höchstverschreibungsmenge (mg)	Tageshöchstdosis (mg)
Buprenorphin	Temgesic®	150	15
Fentanyl	Fentanyl®-Janssen	120	12
Hydrocodon	Dicodid®	1200	120
Hydromorphon	Dilaudid®	600	60
Levomethadon	L-Polamidon®	1500	150
Methadon	nur Einfuhr	3000	300
Morphin	MST Mundipharma®	20000	2000
Pentazocin	Fortral®	15000	1500
Pethidin	Dolantin®	10000	1000
Piritramid	Dipidolor®	6000	600

Tabelle C.2-2 Mittelstark wirksame Opioide (Stufe II WHO) für die Schmerztherapie (nicht betäubungsmittelrezeptpflichtig).

Substanz	z.B. in (Handelsname)	Von der BtM-Rezeptpflicht ausgenommene Zubereitungen	
		Lösung	abgeteilte Form (Tabletten, Kapseln)
Codein	codi OPT®	< 2,5%	< 100 mg als Base
Dextropropoxyphen	Develin® retard	–	< 135 mg als Base
Dihydrocodein	DHC Mundipharma®	< 2,5%	< 100 mg als Base
Tilidin	Valoron N®	< 7% + 7,5% Naloxon	< 300 mg + 7,5% Naloxon
Tramadol	Tramal®	alle	alle

§ 13.1 BtMG definiert, wann Betäubungsmittel eingesetzt werden sollten: „Wenn ihre Anwendung ... begründet ist und der beabsichtigte Zweck auf andere Weise nicht erreicht werden kann.“ Diese Formulierung erlaubt auch den Einsatz eines Betäubungsmittels zur Substitutionstherapie.

In der Schmerztherapie sind starke Opioide Bestandteil internationaler Richtlinien und nationaler Empfehlungen (WHO [World Health Organisation] und als Beispiel die US-amerikanischen AHCPR [Agency for Health Care Policy and Research] Guidelines [2, 3]). Intra- und postoperativ sind starke Opioide unverzichtbar, sie werden intraoperativ und am ersten postoperativen Tag parenteral verabreicht, später oral (s. Kap. A.8). Bei 35–50% (abhängig von der Tumorlokalisation) der Patienten mit Tumorerkrankungen rechnet man wegen starker Schmerzen mit einem Bedarf an starken Opioiden, terminal sogar bei 70–90% (s. Kap. A.6) [1]. Aber auch bei nichttumorbedingten Schmerzen werden starke Opioide empfohlen, wenn andere Verfahren nicht oder nicht mehr ausreichend schmerzlindernd wirken (vgl. Kap. B.1.2) [6].

Leider erschwert die behördliche Angst vor Mißbrauch die medizinisch notwendige Verschreibung („duale Pharmakologie“ von Opioiden).

Die in Deutschland zur Zeit geltenden Vorschriften schränken Verschreibungszeitraum und -mengen nicht mehr stark ein (noch bis 1985 war die täglich neue Rezeptausstellung für Morphin-Retardtabletten erforderlich). Sie stellen aber eine zusätzliche Schwelle dar und behindern und verzögern eine systematische und konsequente Schmerztherapie [4, 5]. Es werden vermehrt andere Präparategruppen mit fehlender oder zu geringer analgetischer Wirkung (z.B. Benzodiazepine, Neuroleptika), nichtretardierte Opioide der Stufe II und unsinnige Kombinationen (z.B. mehrere Stufe-II-Präparate) eingesetzt.

Eine formal richtige Verordnung bedeutet jedoch nicht immer, daß sie medizinisch sinnvoll ist, und kann auch Mißbrauch oder Fehlgebrauch nicht sicher verhindern.

2.1 Vorschriften für die Anwendung starker Opioide am Menschen

Das Gesetz über den Verkehr mit Betäubungsmitteln (Betäubungsmittelgesetz – BtMG) in der Fassung vom 28.07.1981, zuletzt geändert am 19.10.1994, definiert zum einen Betäubungsmittel im Sinne des Gesetzes und regelt zum anderen die Voraussetzungen für die Erlaubnis zum Verkehr mit Betäubungsmitteln sowie daraus resultierende Pflichten und deren Überwachung; weiterhin bestimmt es Straftaten und Ordnungswidrigkeiten.

Es enthält in Anlage I „nicht verkehrsfähige Betäubungsmittel", wie z.B. Cannabis, in Anlage II „verkehrsfähige, aber nicht verschreibungsfähige", einschließlich ausgenommener Zubereitungen wie z.B. Dihydrocodein (die ausgenommenen Zubereitungen dürfen auf normalen Rezepten verschrieben werden). Anlage III mit „verschreibungsfähigen und verkehrsfähigen Betäubungsmitteln" besteht aus

- Teil A (z.B. Morphin)
- Teil B mit Barbituraten
- Teil C mit den Benzodiazepinen

Substanzen aus Teil B und C werden im wesentlichen in ihren ausgenommenen Zubereitungen auf normalem Rezept verschrieben.

Die Betäubungsmittel-Binnenhandelsverordnung (BtMBinHV) vom 16.12.1981 regelt die Modalitäten für den Erwerb und die Abgabe von Betäubungsmitteln. Sie gilt damit für Apotheker oder Ärzte z.B. innerhalb einer klinischen Prüfung. Betäubungsmittel dürfen nur an Berechtigte abgegeben werden, die im Besitz einer Umgangsgenehmigung sind. Diese wird zeitlich und mengenmäßig begrenzt erteilt. Die Lieferung wird mit einem vierteiligen Lieferschein dokumentiert.

Die Betäubungsmittel-Verschreibungsverordnung (BtMVV) vom 16.12.1981, zuletzt geändert am 24.06.1994, enthält die meisten der oben aufgeführten Bestimmungen. Sie wird derzeit überarbeitet.

2.2 Betäubungsmittel-(BtM-)Rezept/-Anforderungsschein

Warum ein/en Betäubungsmittel-(BtM-)Rezept/-Anforderungsschein?

BtM-Rezepte sollen die Überwachung des Einsatzes von Betäubungsmitteln zum Schutz vor Mißbrauch erleichtern.

Dafür gibt es Rezeptformulare und Anforderungsscheine, die nur an berechtigte Personen ausgegeben werden und von diesen gesichert aufzubewahren sind. Ein BtM-Rezept oder ein -Anforderungsschein hat zwei Durchschläge, die bei den beteiligten Ärzten und Apothekern drei Jahre lang aufbewahrt werden müssen.

Nr. A018241-02

Betäubungsmittel-anforderungsschein **Teil I**

Anfordernde Stelle:

Betäubungsmittelhaltiges Arzneimittel	bestellte Menge	gelieferte Menge

— Leerzeilen bitte streichen! —

Datum — Name des Arztes, Zahnarztes, Tierarztes — Telefon-Nr.

1.93 – Nachdruck verboten

Unterschrift des Arztes, Zahnarztes, Tierarztes

Abb. C.2-1a

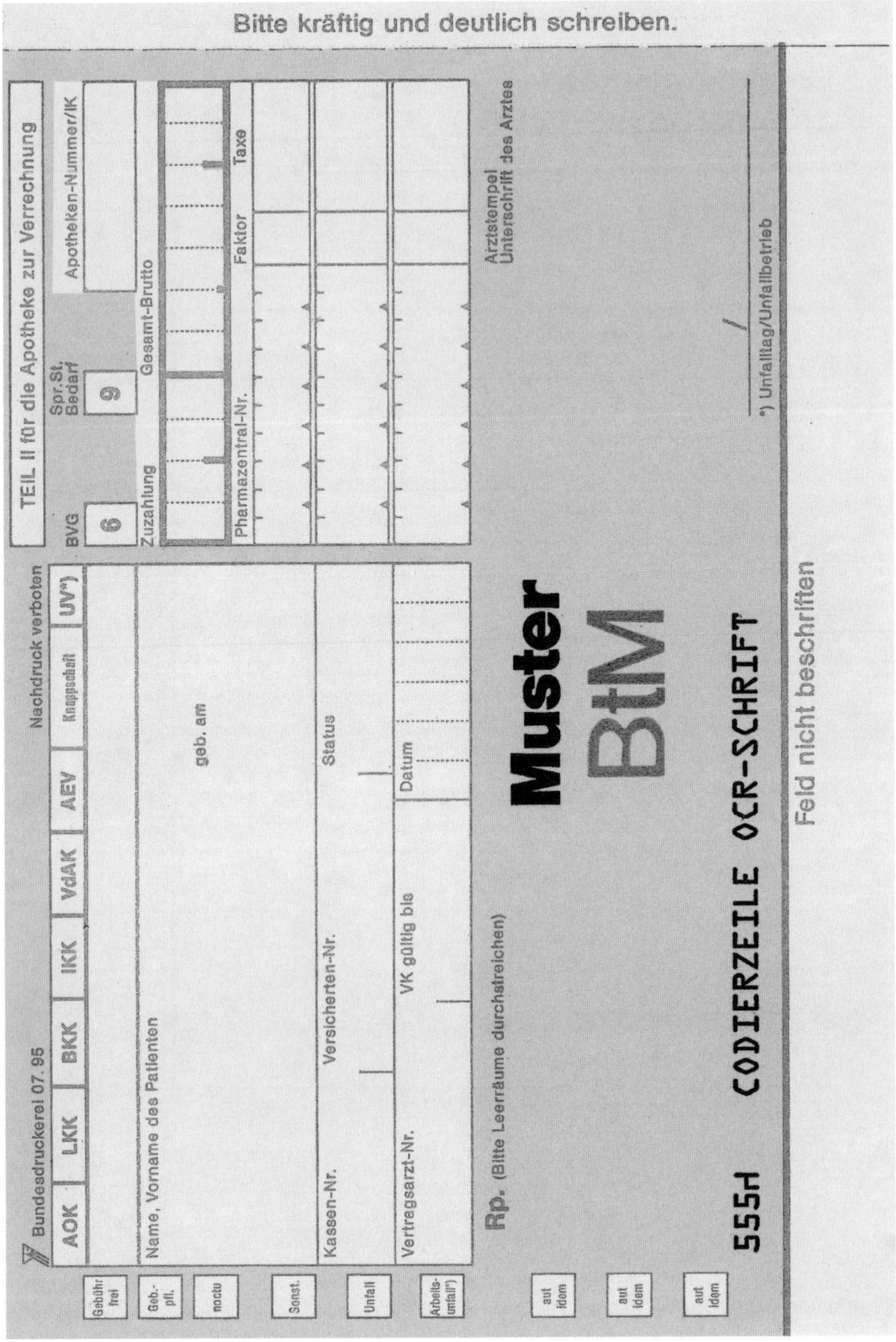

Bitte kräftig und deutlich schreiben.

Bundesdruckerei 07.95

Nachdruck verboten

AOK | LKK | BKK | IKK | VdAK | AEV | Knappschaft | UV*)

Gebühr frei

Geb.-pfl.

noctu

Sonst.

Unfall

Arbeits-unfall*)

Name, Vorname des Patienten

geb. am

Kassen-Nr.

Versicherten-Nr.

Status

Vertragsarzt-Nr.

VK gültig bis

Datum

Rp. (Bitte Leerräume durchstreichen)

aut idem

aut idem

aut idem

Muster

BtM

555H CODIERZEILE OCR-SCHRIFT

Feld nicht beschriften

TEIL II für die Apotheke zur Verrechnung

BVG 6

Spr.St. Bedarf 9

Apotheken-Nummer/IK

Zuzahlung

Gesamt-Brutto

Pharmazentral-Nr.

Faktor

Taxe

Arztstempel
Unterschrift des Arztes

*) Unfalltag/Unfallbetrieb

Abb. C.2-1b

c

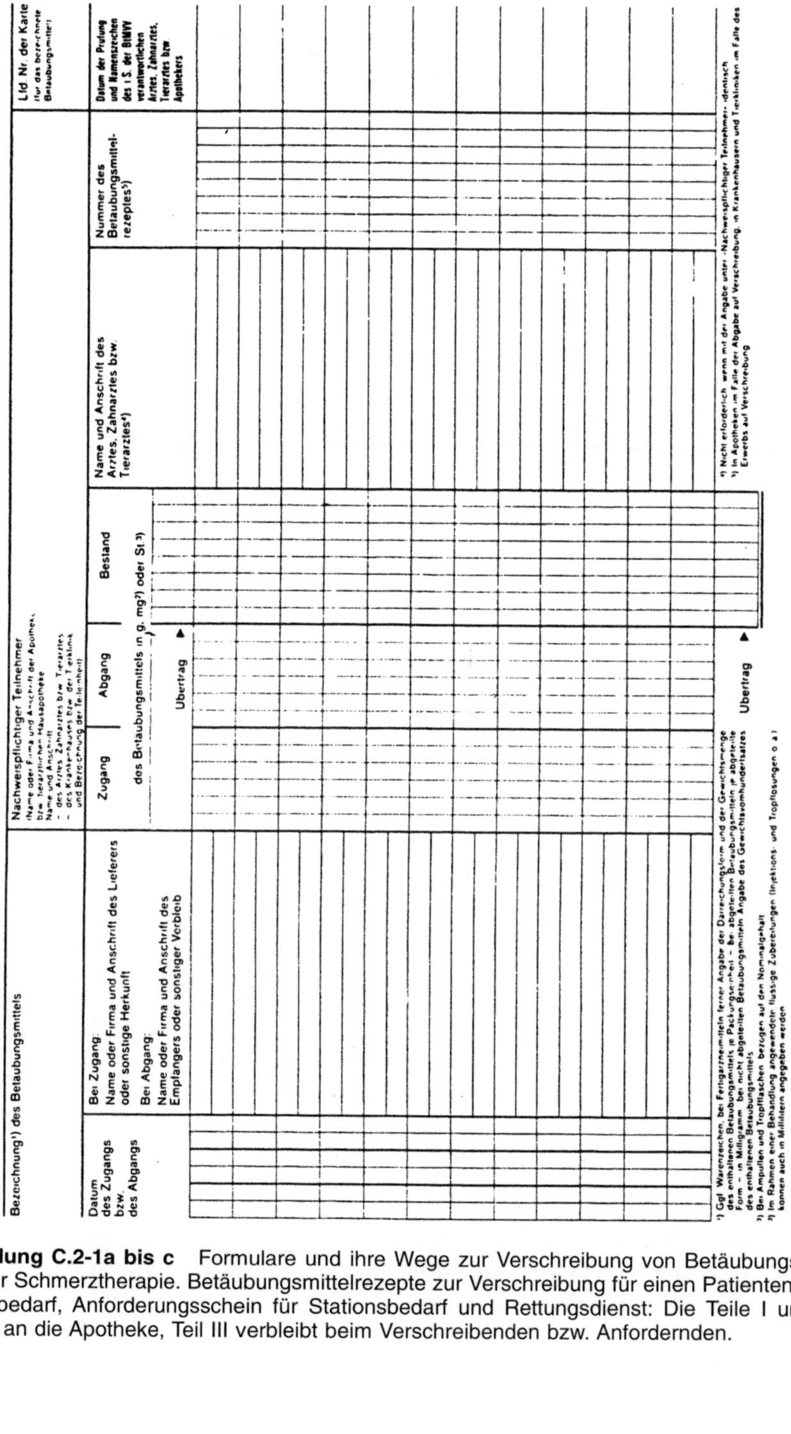

Bezeichnung¹) des Betäubungsmittels

Nachweispflichtiger Teilnehmer
(Name oder Firma und Anschrift der Apotheke bzw. tierärztlichen Hausapotheke
Name und Anschrift
- des Arztes, Zahnarztes bzw. Tierarztes
- des Krankenhauses bzw. der Tierklinik und Bezeichnung der Teileinheit)

Lfd. Nr. der Karte (für das bezeichnete Betäubungsmittel)

Datum des Zugangs bzw. des Abgangs	Bei Zugang: Name oder Firma und Anschrift des Lieferers oder sonstige Herkunft Bei Abgang: Name oder Firma und Anschrift des Empfängers oder sonstiger Verbleib	Zugang	Abgang	Bestand	Name und Anschrift des Arztes, Zahnarztes bzw. Tierarztes⁴)	Nummer des Betäubungsmittelrezeptes⁵)	Datum der Prüfung und Namenszeichen des i. S. der BtMVV verantwortlichen Arztes, Zahnarztes, Tierarztes bzw. Apothekers
		des Betäubungsmittels in g, mg²) oder St.³)					
			Übertrag ▶				
			Übertrag ▶				

¹) Ggf. Warenzeichen, bei Fertigarzneimitteln ferner Angabe der Darreichungsform und der Gewichtsmenge des enthaltenen Betäubungsmittels je Packungseinheit – bei abgeteilten Betäubungsmitteln je abgeteilte Form – in Milligramm, bei nicht abgeteilten Betäubungsmitteln Angabe des Gewichtsvomhundertsatzes des enthaltenen Betäubungsmittels
²) Bei Ampullen und Tropfflaschen bezogen auf den Nominalgehalt
³) Im Rahmen einer Behandlung angewendete flüssige Zubereitungen (Injektions- und Tropflösungen o. a.) können auch in Millilitern angegeben werden

⁴) Nicht erforderlich, wenn mit der Angabe unter »Nachweispflichtiger Teilnehmer« identisch
⁵) In Apotheken im Falle der Abgabe auf Verschreibung, in Krankenhäusern und Tierkliniken im Falle des Erwerbs auf Verschreibung

Abbildung C.2-1a bis c Formulare und ihre Wege zur Verschreibung von Betäubungsmitteln zur Schmerztherapie. Betäubungsmittelrezepte zur Verschreibung für einen Patienten und Praxisbedarf, Anforderungsschein für Stationsbedarf und Rettungsdienst: Die Teile I und II gehen an die Apotheke, Teil III verbleibt beim Verschreibenden bzw. Anfordernden.

Wer darf Betäubungsmittel verschreiben?

Starke Opioide dürfen nur auf sogenannten **Betäubungsmittelrezepten** (Abb. C.2-1) verschrieben werden, die Ärzte, Zahnärzte und Tierärzte bei Bedarf bei der Bundesopiumstelle anfordern. Voraussetzung ist die Approbation.

Die Erstanforderung kann formlos erfolgen beim:

Bundesinstitut für Arzneimittel und Medizinprodukte
– Bundesopiumstelle –
Genthiner Straße 38
10785 Berlin
Tel. 030/4548-0
Fax 030/4548-5210

Für den Folgebedarf werden Anforderungsformulare mitgeliefert.

Jeder berechtigte Arzt hat dann eine siebenstellige „BtM-Nummer", die auf dem Rezept eingedruckt wird.

Betäubungsmittelanforderungsscheine (Abb. C.2-1) sind für den Stationsbedarf und den Rettungsdienst erforderlich. Sie werden ebenfalls numeriert von der Bundesopiumstelle an den jeweiligen Leiter einer Einrichtung oder einer Teileinheit ausgegeben. Dieser dokumentiert die Weitergabe an andere Ärzte auf Station oder im Rettungsdienst und bewahrt diese Dokumentation drei Jahre auf.

2.3 Verschreibungsvorschriften

Was darf auf Betäubungsmittelrezept/-anforderungsschein verschrieben werden?

Opioide gemäß dem § 2 Absatz 1 der BtMVV müssen auf Betäubungsmittelrezept verschrieben bzw. mit einem Anforderungsschein bestellt werden. Tabelle C.2-1 enthält die Substanznamen und die Höchstverschreibungsmengen, die für einen Patienten an einem Tag verschrieben werden dürfen. Andere nicht-BtM-pflichtige Substanzen, z.B. Laxanzien, können nur dann mit auf dem BtM-Rezept verschrieben werden, (§ 5 Absatz 1:) „wenn sie neben den Opioiden verschrieben werden".

Welche Angaben sind auf dem BtM-Rezept und dem -Anforderungsschein erforderlich?

1. Name, Vorname und Anschrift des Patienten (entfällt bei Praxisbedarf) bzw. Name und Anschrift der anfordernden Stelle
2. Ausstellungsdatum
3. Arzneimittelbezeichnung oder Bezeichnung des enthaltenen Betäubungsmittels, Darreichungsform, Gewichtsmenge je Packungseinheit, bei abgeteilten Zubereitungen (Tabletten) je abgeteilter Form, Stückzahl zusätzlich in Worten wiederholt

4. Gebrauchsanweisung mit Einzel- und Tagesangabe oder, wenn dem Patienten eine schriftliche Gebrauchsanweisung gegeben wurde, der Vermerk „gem(äß) schriftl(icher) Anw(eisung)“
5. Name des verschreibenden Arztes, seine Anschrift und Telefonnummer
6. Unterschrift des verschreibenden Arztes

Vom Verschreibenden sind Nr. 3 und 4 derzeit noch handschriftlich auszufüllen, ab der neuen Änderungsverordnung.

Wieviel darf verschrieben werden?

Grundsätzlich, wie bei jeder Verschreibung, gilt die Packungsgrößen-Verordnung. Sie erlaubt für hochpotente Opioide große Packungsgrößen, was die Verschreibung bei länger andauernden Schmerzen erleichtert (so ist die N1 eine 20er-, die N2 eine 50er- und die N3 eine 100er-Packung).

Für jede Substanz sind Höchstverschreibungsmengen angegeben (Tab. C.2-1), die für einen Patienten für einen Zeitraum von 30 Tagen verschrieben werden dürfen. Eine Substanz kann in unbegrenzt vielen verschiedenen Zubereitungen verschrieben werden. Für die Höchstmengenbegrenzung zählt die gesamt verschriebene Substanzmenge.

Wenn der Verschreibungszeitraum oder die genannte Tageshöchstverschreibungsmenge (= ein Zehntel der gesamten Höchstverschreibungsmenge) überschritten wird, kann eine Ausnahmeregelung beantragt werden. Beispiel Morphin: Höchstverschreibungsmenge auf einem Rezept sind 20000 mg, die Tageshöchstdosis für einen Patienten liegt bei 2000 mg. Eine Verschreibung von 20000 mg auf einem Rezept deckt zum Beispiel einen Dosisbedarf von 2000 mg pro Tag für zehn Tage. Wenn ein Patient mehr als 2000 mg pro Tag verschrieben bekommt, ist dies als Ausnahme mit einem Ⓐ auf dem Rezept zu kennzeichnen und der Aufsichtsbehörde zu melden (s.u.).

Für den Praxisbedarf, Stationsbedarf und Rettungsdienst darf der Durchschnittsbedarf für 14 Tage (z.B. fünf Patienten mit je zwei Tabletten), jedoch mindestens die kleinste Packungseinheit aufgeschrieben werden (im Beispiel 20 Tabletten).

Zeitliche Begrenzungen

Der Verschreibungszeitraum ist begrenzt auf 30 Tage. Bei einer Gebrauchsanweisung „gem(äß) schriftl(icher) Anw(eisung)“ ist der Zeitraum aus dem Rezept nicht ersichtlich. Wenn jedoch eine 100er Packung mit der Anweisung „2 × 1 Tablette“ verschrieben wird, sind 30 Tage überschritten und erfordern die Kennzeichnung als Ausnahme (s.u.).

Ausnahmeregelungen

Die Überschreitung der Höchstmenge oder des Verschreibungszeitraumes für einen Patienten muß als Ausnahme kenntlich gemacht werden. Auf dem Rezept wird ein Ⓐ angebracht – kein anderer textlicher Zusatz – und dies der zuständigen Überwachungsbehörde mitgeteilt.

Tabelle C.2-3 Zuständige Überwachungsbehörden nach Ländern.

Baden-Württemberg	jeweiliges Regierungspräsidium in: Freiburg, Karlsruhe, Stuttgart, Tübingen
Bayern	jeweiliges Regierungspräsidium von: Nieder- und Oberbayern, Oberpfalz, Unter-, Mittel- und Oberfranken, Schwaben
Berlin	Senatsverwaltung für Gesundheit Sächsische Straße 28–30 10707 Berlin Tel. 030/8 67-1
Brandenburg	Landesamt für Soziales und Versorgung Dez. Arzneimittel- und Apothekenwesen Tornowstraße 51 14473 Potsdam Tel. 0331/2817-0
Bremen	Senator für Frauen, Gesundheit, Jugend, Soziales und Umweltschutz Birkenstraße 34 28195 Bremen Tel. 0421/361-9567
Hamburg	jeweiliges Gesundheitsamt des Bezirksamtes von: Hamburg-Mitte, -Altona, -Elmsbüttel, -Nord, -Wansbek, -Bergedorf, -Harburg
Hessen	Pharmaziedezernat des jeweiligen Regierungspräsidenten in: Gießen, Kassel, Darmstadt
Mecklenburg-Vorpommern	Sozialministerium des Landes Mecklenburg-Vorpommern Werder Straße 124 19055 Schwerin Tel. 0385/588-0
Niedersachsen	jeweilige Bezirksregierung: Braunschweig, Hannover, Lüneburg, Weser-Ems
Nordrhein-Westfalen	Amtsapotheker des jeweils zuständigen Gesundheitsamts
Rheinland-Pfalz	jeweilige Bezirksregierung in: Koblenz, Rheinhessen-Pfalz, Trier
Saarland	Ministerium für Frauen, Arbeit, Gesundheit und Soziales Franz-Josef-Röder-Straße 23 66119 Saarbrücken Tel. 0681/501-1
Sachsen	jeweiliges Regierungspräsidium in: Chemnitz, Dresden, Leipzig
Sachsen-Anhalt	Landesamt für Versorgung und Soziales Neustädter Passage 15 06122 Halle Tel. 0345/691-2379
Schleswig-Holstein	jeweiliges Gesundheitsamt der Landkreise und der kreisfreien Städte
Thüringen	Landesverwaltungsamt Weimar Referat 730, Pharmazie Carl-August-Allee 2 a 99423 Weimar Tel. 03643/5873-72

Zuständige Überwachungsbehörden sind je nach Bundesland Regierungspräsidien oder Gesundheitsämter (Tab. C.2-3).

Mit der anstehenden Neuregelung der BtMVV kann die Wiederholungsmeldung für jedes Einzelrezept entfallen, wenn bei einer Meldung Indikation und voraussichtliche Behandlungsdauer angegeben werden.

2.4 Betäubungsmittelabgabe

Besitzer einer Erlaubnis nach § 3 BtMG dürfen befristet und begrenzt auf den Erlaubnisantrag Betäubungsmittel z.B. als Hersteller oder als Ärzte im Rahmen einer klinischen Prüfung abgeben. Öffentliche Apotheken und Krankenhausapotheken brauchen für den Erwerb und die Abgabe keine gesonderte Erlaubnis (§ 4 BtMG), müssen aber ihre „Teilnahme am Betäubungsmittelverkehr" beim Institut für Arzneimittel angezeigt haben. Sie geben Betäubungsmittel auf ein korrektes Rezept oder einen Anforderungsschein, eventuell nach Rücksprache, ab. Sie dokumentieren bei Abgabe auf der Rückseite von Teil I ihre eigene Anschrift und das Abgabedatum und unterschreiben.

2.5 Nachweis über den Verbleib in Apotheken für Praxisbedarf, auf Station, im Rettungsdienst und bei klinischen Prüfungen

An allen Stellen, wo Betäubungsmittel vorübergehend bis zu ihrer Abgabe oder Verabreichung gelagert werden, müssen Nachweise geführt werden über:
1. Datum des Zu- oder Abgangs
2. zu- oder abgegangene Menge und den sich daraus ergebenden Bestand am Ende eines Kalendermonats
3. Namen (bei Firma auch Anschrift) des Lieferers oder Empfängers, in Apotheken Namen und Anschrift des verschreibenden Arztes und die Nummer des Betäubungsmittelrezepts bzw. des Betäubungsmittelanforderungsscheins

Nachweisformulare (Karteikarten/Betäubungsmittelbuch) sind erhältlich bei der
Bundesanzeiger Verlagsgesellschaft mbH
Postfach 100534
50445 Köln

2.6 Wer kontrolliert was?

Der Apotheker prüft vor Ausgabe der Medikamente die formale Korrektheit des Rezepts. Er kann den Therapieverlauf (Häufigkeit von BtM-Rezepten für einen Patienten) nicht überwachen, da die Patienten zur Bedienung ihrer Rezepte in verschiedene Apotheken gehen können. Bei Fehlern oder Unklarheiten kann das Rezept in Absprache zwischen Arzt und Apotheker korrigiert und ergänzt werden.

In dringenden Fällen kann auch ein fehlerhaftes Rezept ohne Rücksprache beliefert werden. Dann ist der Verschreibende vom Apotheker darüber zu informieren.

Innerhalb von drei Jahren nach Ausstellung kann dic zuständige Überwachungsbehörde sich die Rezepte vorlegen lassen. Zuständig sind je nach Bundesland die Regierungspräsidien oder die Gesundheitsämter (s. Tab. C.2-3). Diese erhalten und kontrollieren auch die gemeldeten Ausnahmen von Höchstverschreibungsmenge und Verschreibungszeitraum.

Literatur

1. Bonica, J. J.: Treatment of cancer pain: Current status and future needs. Adv. Pain Res. Ther. 9 (1985), 589–616.
2. Cancer Pain Management Guideline Panel: Quick reference guide for clinicians. Management of cancer pain: adults. J. Pharmaceut. Care Pain & Symptom Control 2 (1994), 47–73.
3. Cancer Pain Management Guideline Panel: Quick reference guide for clinicians. Management of cancer pain: infants, children and adolescents. J. Pharmaceut. Care Pain & Symptom Control 2 (1994), 75–103.
4. Grond, S., D. Zech, H. Dahlmann, S. A. Schug, B. Stobbe, K. A. Lehmann: Überweisungsgrund: therapieresistente Tumorschmerzen. Analyse der Schmerzmechanismen und der medikamentösen Vorbehandlung. Schmerz 4 (1990), 193–200.
5. Lindena, G., S. Mueller, T. Zenz: Opioidverschreibung durch niedergelassene Ärzte. Schmerz 8 (1994), 228–234.
6. Merry, A. F., S. A. Schug, E. G. Richards, R. G. Large: Opioids in chronic pain of non malignant orgin: state of the debate in New Zealand. Europ. J. Pain 12 (1992), 39–43.

C.3 Wichtige Adressen

Fachgesellschaften

Deutsche Gesellschaft zum Studium des Schmerzes e.V (DGSS)
Prof. Dr. h.c. M. Zimmermann
(Herausgeber des Schmerztherapeutenverzeichnisses)
II. Physiologisches Institut der Universität
Im Neuenheimer Feld 326
69120 Heidelberg
Fax 06221/54 63 64

Deutsche Migräne- und Kopfschmerzgesellschaft
Prof. Dr. G. Haag
Elztalklinik
Pfauenstraße 6
79215 Elzach
Fax 07682/80 51 22

Deutsche Interdisziplinäre Vereinigung für Schmerztherapie (DIVS)
Prof. Dr. D. Soyka
Neurologische Universitätsklinik
Niemannsweg 147
24105 Kiel

Deutsche Gesellschaft für Neurologie
Prof. Dr. Klaus Felgenhauer
Neurologische Klinik und Poliklinik
Universität Göttingen
Robert-Koch-Straße 40
37075 Göttingen
Fax 0551/39 84 05

Deutsche Gesellschaft für Anästhesiologie und Intensivmedizin
Geschäftsstelle
Roritzer Straße 27
90410 Nürnberg
Tel. 0911/93 37 80

Patientenberatung
Deutsche Schmerzhilfe e.V.
Woldsenweg 3
20249 Hamburg
Tel. 040/46 56 46

Deutsche Schmerzliga e.V.
Roßmarkt 23
60311 Frankfurt
Tel. 069/29 98 80 75

Verschiedene
SCHMERZtherapeutisches Kolloquium e.V.
(Herausgeber Wegweiser Schmerztherapie)
Hainstraße 2
61476 Kronberg/Taunus
Fax 06173/95 56 14

Fachzeitschriften:
- Der Schmerz, Springer Verlag, Heidelberg
- Pain, Elsevier, Amsterdam, Niederlande
- Cephalalgia, Scandinavian University Press, Oslo

Sachregister

C

D

E

F

G

H

I

J

K

L

M

O

P

Q

R

S

T

U